围手术期处理和治疗

Perioperative Management

刘德成　主编

辽宁科学技术出版社

·沈阳·

图书在版编目（CIP）数据

围手术期处理和治疗 / 刘德成主编. —沈阳：辽宁科学技术出版社，2022.3

ISBN 978-7-5591-1475-4

Ⅰ. ①围…　Ⅱ. ①刘…　Ⅲ. ①围手术期—诊疗　Ⅳ. ①R619

中国版本图书馆 CIP 数据核字（2020）第 001645 号

出版发行：辽宁科学技术出版社

（地址：沈阳市和平区十一纬路 25 号　邮编：110003）

印　刷　者：辽宁鼎籍数码科技有限公司

幅面尺寸：184 mm×260 mm

印　　张：18.25

插　　页：4

字　　数：450 千字

出版时间：2022 年 3 月第 1 版

印刷时间：2022 年 3 月第 1 次印刷

责任编辑：寿亚荷

封面设计：刘冰宇

责任校对：王玉宝

书　　号：ISBN 978-7-5591-1475-4

定　　价：120.00 元

联系电话：024-23284370

邮购热线：024-23284502

邮　　箱：1114102913@qq.com

编 委 会

主编寄语

手术是外科最重要的治疗手段，围手术期的处理和治疗是保证手术成功、患者更快康复的重要环节。

笔者有时看到由于围手术期处理和治疗不当，给患者造成不必要的痛苦，导致患者迟迟不能出院，无端地浪费了医疗资源，萌生要撰写本书的决心。

结合国内外文献，将自己的经验、体会倾注于本书中，尽管有的不成熟，可供参考，起到抛砖引玉的作用。

医学知识，多得似浩瀚的、无边际的海洋里的水滴，且不断发展、更新、增多，陈腐的、错误的观点、理论不断被淘汰，成熟的观点、理论也要被先进的科学方法检验，有的也被淘汰。

人类在生存竞争中形成的本能、特性和解剖、生理、病理变化交织在一起，使之极为复杂，难以理解，处理时有时不知所措。

没有其他道理可讲，只能研究其规律，顺应和利用这种特性。

上述诸多原因，加之笔者水平有限，本书的错误、疏漏在所难免，且随着医学发展会发现更多的错误、陈旧的该淘汰的观点理论。敬请同道不吝批评、指正，笔者会感到欣慰，在此表示由衷的感谢。

"假如我看得比较远，那是因为我站在你们这些巨人的肩膀上"（牛顿的名言），同样，要说我们写得有点水平、实用，那是因为我们是在这些名人的辉煌成就上添砖加瓦、再攀高。

本书共有 13 章内容，第一章为手术前准备，第二章为手术后处理，第三章为术后并发症的处理，第四章为围手术期营养支持，第五章到第十二章为围手术期各器官系统的处理，第十三章为围手术期中医中药治疗。

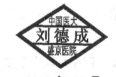

2019 年 10 月
中国医科大学附属盛京医院

目　录

第一章　手术前准备

围手术处理是由英文 perioperative care/management 翻译来的，实际上 care 和 management 都有处理和治疗的意思，因此，称之为围手术期处理和治疗。围手术期是决定做手术、开始手术准备，至本次手术有关的治疗基本结束的一段时间。有的文献[1]将术前检查到术后 1 个月称为围手术期。

围手术期处理和治疗有以下 5 个部分：手术前准备、手术中的处理和治疗、手术后的处理和治疗、手术后并发症的处理和治疗及一些特殊器官系统围手术期的处理和治疗。手术中的处理和治疗，主要由麻醉医生负责，在此不予讨论。

手术是外科特有的、重要的治疗手段，常是最重要的治疗手段，手术都需要麻醉，麻醉和手术使患者受到损害和创伤，产生一系列应激反应，出现一系列临床表现，会出现并发症，甚至威胁生命，引起死亡。围手术期处理和治疗，就是要保证患者顺利渡过围手术期，早日康复。

术前准备就是要通过必要的检查了解患者全身情况，发现影响手术耐受力的异常，进行适当的处理和治疗，使患者达到能耐受手术的最佳状态。

术前准备与疾病的轻重缓急密切相关，大致可分为 3 种。

急诊手术（emergency operation）：例如脾破裂，需在最短的时间内迅速手术，重点进行必要的准备。少数特别紧急情况，股动脉等大血管破裂、喷血，呼吸道梗阻，危在旦夕，这时应分秒必争，即刻手术。在不影响手术情况下，简单问几句病史，做紧急术前准备，与家属交代紧急手术的必要性，取得法律上有责任的家属或监护人的同意和签字，即刻手术。为挽救生命需紧急的手术，如果家属没赶到，应在病史中记录清楚，并上报备案。

急诊问病史和体格检查。一般急诊为了节省时间，不遗漏重要内容，急诊问病史可由 1 个英文词 AMPLE（大量的、宽敞的）的 5 个字母表示，这 5 个字母提示了 5 个重要内容：A（allergies）为过敏史，M（medications）为药物治疗史，特别是抗凝药和皮质类固醇、胰岛素、心血管病等药物的使用，P（past medical history）为过去手术史和内科病史，L（last）为最后一次进餐的时间和内容，与麻醉误吸有关，E（events preceding emergency）为急性疾病前发生的事件[2,3]。

要做常规的体格检查，检查循环血容量是否正常。可通过患者仰卧位，特别是直立位颈静脉充盈情况和血压、脉搏、体位变化来确定，还应做直肠检查（直肠指检）。除非因为年龄、处女或其他理由有禁忌外，都应进行妇科阴道检查。

病史和体格检查发现异常应进一步做相应化验检查和特殊检查[4]。

诊断明确后，急诊手术，术前必要的实验室检查和其他检查：包括血常规（含血型）、尿常规、PT（凝血酶原时间）、APTT（活化部分凝血活酶时间）、心电图、胸部 X 线片。

【几点说明】

病史和体格检查没有肺部异常表现，不是心、胸手术，不怀疑人类免疫缺陷病毒（HIV）和转移癌，胸部 X 线片可不做。

有的医生能阅 CT 图像，做出诊断，如有急腹症，可做腹部 CT，这样不延迟手术时间，对指导手术治疗很有益。

有的医院可做急诊肝、肾功能检查，2小时可出结果，故应权衡利弊，进行肝、肾功能检查。

限期手术：如各种恶性肿瘤手术，手术时间虽可选择，但不宜过久延迟，应在这段时间做充分准备。

择期手术：如溃疡病胃大部切除，施行手术迟早，不致影响治疗效果，应当做充分的手术前准备。

第一节　一般准备

一、心理准备（psychological preparation）

应做好患者及家属的思想工作，要真心实意为患者服务，使患者和家属也感受到你真心实意为他们服务，做起工作来就容易得多，卓有成效。

主要是要解除患者的恐惧和忧虑，最好和家属一起做患者的思想工作，因为家属更了解患者的心理状态，做工作更有针对性。

检查过程中发现的异常，有的可在术前纠正，达到最佳化；有的需要再进一步检查；有的需要内科专家会诊，或专科专家会诊，或多学科讨论、会诊，再纠正，达到最佳化。

如需要术中输血，最好手术前几周贮自体血，术中用，或做手术即刻血液稀释再输入的准备。

如不影响治疗效果，要节约医疗资源，不随意做高档检查，做1~2项主要检查即可，不必做系列检查。

患者术前有一些检查、化验结果是否可用，距手术多长时间可用？这方面仅有美国外科学教科书有报道，书中列举了19种检查、化验项目，提到除妊娠免疫试验必须于术前当即检查外，其他检查、化验阴暗部分（美国外科学教科书图表中标示）90天内可用，非阴暗部分30天内可用[5,6]。文献没有提供理由和根据，笔者找到引用的文献（Crit Care Med，2004，32：876-886.），与美国外科学教科书有同样的观点，但补充提到患者检查、化验后出现新的病情，或病情恶化，或麻醉选择很重要，再重新检查、化验。这样有些检查、化验术前可免于再做。

【笔者的做法】

术前两周内的检查、化验结果可用，不用再进行化验、检查。有两种情况需要重新检查、化验：

（1）病情恶化加重，大部分检查、化验需要重新做。

（2）有影响检查、化验结果的事件发生，受影响的检查、化验需要重新做。

手术前两周的检查、化验结果，根据具体情况决定是否可用，仅供参考。

二、适应手术后变化的锻炼

应在术前训练患者在床上大、小便；术后因伤口痛，患者不敢或不会咳嗽，也应术前训练。人在静息状态下呼吸时，吸气是膈肌收缩，将胸腔拉长，肋间外肌收缩，扩大胸腔前后径和横径。呼气是被动的，膈肌和肋间外肌松弛。咳嗽是一种呼吸现象，是强力呼气，肋间内肌收缩，使胸腔前后径和横径变窄，松弛的膈肌上移，使胸腔上下径变小，同时腹肌收缩，使腹内容上移，使松弛的膈肌进一步上移，使胸腔容积变得更小，内压增大，这时肺内气流由气道冲出声门，发出咳嗽的声音，气道内分泌物、异物被清除[7]。

腹肌收缩是咳嗽重要的动力，因为术后有腹部伤口，腹肌收缩伴疼痛，患者不敢收缩腹肌，咳嗽无力，仅有哈、哈声，不能清除气管内分泌物。术前训练患者咳嗽的方法很简单，应该先吸一口气或深吸一口气，再咳嗽，咳嗽时腹肌用力，发出正确的咳嗽声音。应告诉患者术后必须这样咳嗽，才能将痰咳出，防止肺内感染等并发症。术后咳嗽腹部伤口痛，医护人员、陪护或患者自己要保护伤口，尽量使伤口不痛。保护伤口时，患者取仰卧位或半坐位，保护伤口者站在患者右侧，双手指并拢、展平放在伤口两侧无压痛处，高度警戒，恰当患者咳嗽腹肌紧张时，两手向内（切口方向）、向下挤压，腹肌松弛时，立刻解除挤压（图1-1）。患者自己保护伤口的方法与此类同。

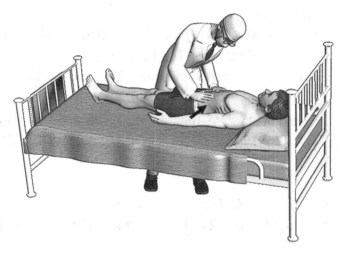

图1-1　患者咳嗽时，保护切口，防止切口疼痛

三、术前忌烟

众所周知，吸烟有害，特别能损害肺和心血管功能，增加术后并发症。推荐手术前2个月忌烟，能降低手术危险[8]。有的文献报道[9]，术前几小时停止吸烟也能获益，停止吸烟几小时，尼古丁在血液循环中的浓度下降，血中的碳氧血红蛋白浓度下降，增加氧的携带和血氧卸载能力。停止吸烟1~2天，肺上皮纤毛功能改善，能增加痰的清除。当然，应尽量增加术前忌烟时间，最好是2个月。

四、输血和补液（transfusion）

估计有出血的较大手术，术前应做好血型鉴定和交叉配血试验，做术中输血的准备。术前患者贫血，需要输血，要按输血指导方案输血，国内外输血指导方案基本是一致的，血红蛋白（Hb）<60~70g/L应考虑输血，更有益。因为绝大多数患者，属于慢性贫血，

机体已代偿，血流动力学稳定，血容量正常。若输血，则血容量过度负荷，有的文献[10]提出慢性贫血患者输血，要监测血容量过度负荷，输血要慢，4小时输1个单位，有可观察的时间，可给以少量髓祥利尿剂，如呋塞米片（速尿片）20mg，口服。

输血目标达到 Hb > 60~70g/L，过多输血有害无益。

国内外输血指导方案的差别是：国外指导方案，Hb < 60g/L 考虑输血；国内指导方案，Hb < 70g/L 考虑输血。

一般血容量正常的贫血患者，没有预期明显失血，可不输血，能安全手术。绝大多数患者能耐受 Hb < 60~70g/L。

【美国外科学教科书推荐的输血指导方案】

● 估计缺血的风险。

● 估计和预测血液丢失的程度，少于 30% 的血容量丢失，既往健康，可能不需要输血。

● 测量 Hb，Hb < 60g/L 常需要输血；Hb 为 60~100g/L，根据临床情况，决定是否输血；Hb > 100g/L，输血是罕见的。

● 当 Hb < 60~100g/L，可测生命体征和组织氧合（血液丧失程度是未知的）：

心率快，补足容量，仍有顽固低血压，提示需要输血。

氧摄取率（O_2 extraction ratio）< 50%，每分钟耗氧量（O_2 comsumption/minute）减少，提示输血是需要的[11]。

有的文献[12]提到，慢性贫血，尽管 Hb 低到 30g/L，相当于人体 3/4 红细胞丧失，只要血管容量足以提供心脏适当前负荷，心搏出量也可以增加，足以维持适当的氧供给。

【人体失血应了解】

● 人体要代偿。

● 代偿能力很强，Hb 很低，血容量可正常，似正常人。

急性失血，血液丧失即刻，几乎没有代偿，血液丧失后不久代偿不充分，时间越长，代偿越充分。

有文献[13]报道，输全血用于战伤救治获得好的效果。急性血丧失，很快输血，机体几乎没有代偿时间，等于丧失什么，补什么，因此可获得好的效果。相反，慢性贫血，输红细胞较好。

● 人体失血，血液成分代偿是不平衡的。

● 理论上认为，贫血减少氧运送的能力，会产生不良后果，但支持这种观点的证据缺乏，研究资料显示开放性输血有很多并发症及不良后果，但仍有一些医生按照传统方法进行开放性输血。尽管输血的并发症比过去明显减少，输血治疗仍是个挑战，这是 ICU 争论的课题。长期以来学术界认为输血是滋补，使患者有活力、振作。大多数临床医生现在已认识到血库血含 2,3-二磷酸甘油酸和三磷酸腺苷，2 个红细胞投放氧的关键因素亏空，携带氧的能力有限。此外还认识到许多有害作用，例如，输血引起的急性肺损伤和免疫抑制等，可以导致 ARDS 和多脏器功能衰竭，危急患者的随机输血实验，证明限制性输血比开放性输血减少死亡率。开放性输血能受益的仅是活动性出血的患者，或表现为急性冠状血管缺血的患者[14]。

了解了这些道理，就能自觉地、更好地、更灵活地按输血指导方案进行输血。

当患者存在水、电解质及酸碱失调，应在术前纠正。

一般正常进食的患者，不会有脱水、离子紊乱和酸碱平衡失调，只有重症患者，丧失自身调解的功能，才会有水、电解质酸碱平衡失调。一般患者没有必要术前筛查或进行补充、纠正。

术中有水、电解质丢失，及时地在没代偿前补充有益。如果补充不及时，患者已代偿，难以确切补充，可能有害无益。

五、胃肠道准备（gastrointestinal tract preparation）

（一）术前禁食水（preoperative fasting）

以前手术的患者，标准的做法是午夜后禁食水，美国麻醉师协会（ASA）推荐的指导方案是至少术前6小时禁食，术前2小时禁水和饮料（Clear fluid）。研究证明禁食的时间和类型与胃内容量和pH无关。禁食水的时间短了，不增加反流和误吸的危险，某些应用这个方案的实验研究认为，一些患者有高危险的反流和误吸。这些患者包括：妊娠、高龄、肥胖和伴有胃病。

越来越多的证据证明，术前补充碳水化合物是安全的，可改善患者手术后的应激反应。外科医生和麻醉师应考虑修正标准的禁食方案[15,16]。

国内外有不少文献报道，成功地应用ASA推荐的方案，术前6小时禁食，术前2小时禁水和饮料，术前2小时口服10%葡萄糖250mL，均获较好效果。上述较少的高危险反流和误吸的患者，应按照以前标准的禁食水方法。

（二）术前留置鼻胃管

留置鼻胃管有一些益处，可排尽胃肠道瘀滞的内容物和积气，防止胃肠内容物反流、误吸，防止术中胃肠道积液、积气，影响术野，改善胃肠血运，利于吻合口愈合。但胃肠道功能正常，没有瘀滞、积液、积气，手术远离胃，这些益处几乎不存在，只能使患者感到留置胃的管不适和痛苦，因此一般不常规留置鼻胃管[17]。胃肠道梗阻，食道手术，胃邻近的肝、胆、脾手术，左侧肺手术，腹膜炎，腹腔手术时间长，4小时以上，术后可有胃肠麻痹、腹胀，都留置鼻胃管。还有其他目的，如鼻饲、给药、观察胃出血等，也留置鼻胃管。

（三）胃出口梗阻（幽门梗阻）

患者术前2天置鼻胃管，胃肠减压，保持胃管通畅，胃潴留消失或明显好转，即可手术，如仍有腹胀、反酸（反酸是胃潴留的表现），胃潴留不见好转，可洗胃后手术。有的学者主张不洗胃手术，因为洗胃患者痛苦，效果不好，术中处理胃潴留更彻底，不增加胃肠吻合口漏等并发症。

（四）结直肠手术的术前肠道特殊准备（special preoperative intestinal tract preparation of colorectal surgery）

结直肠择期或限期手术准备程序，传统上涉及2个因素，清除粪便内容（机械性肠道准备）和给予有效的对抗结肠细菌的抗生素。

1. 机械性肠道准备[18-22]：传统认为没有准备的结直肠（也就是肠内有粪便）手术，容易引起吻合口漏。

经典的机械性肠道准备包括：反复洗肠、大容量（10~15L）的全胃肠道灌洗。配合导泻，用番泻叶、蓖麻油等。饮食限制，4~5天少渣或清流食，使患者感到疲劳，难以耐受，引起脱水、离子紊乱和腹部绞痛。

机械性肠道准备一直有争议，特别是治疗外伤的外科医生，对于结肠损伤，没有肠道准备一期修补的经验和来自欧洲外科医生的择期手术没有肠道准备成功手术的报告，引起术前机械性肠道准备的真实价值再重新考虑。几个随机对照研究对结直肠手术机械性肠道准备提出疑问，经系统综述和Meta分析研究证实，术前机械性肠道准备并无益处。

有的文献提到，结肠细胞接受由结肠细菌发酵产生的游离脂肪酸为营养，事实上，没有机械性肠道准备，吻合口漏稍有减少。

国内外结直肠外科医生几乎都了解机械性肠道准备没有什么益处，且有不良反应。但在结肠镜检查或钡灌肠前需做机械性肠道准备。有的文献报告，仅仅是外科医生慎重地应用于开放的直肠低前切除，肿瘤部位不易显示，或术中需要做结肠镜检查。有的文献提到，多数外科医生会将机械性肠道准备只用于左半结肠手术，仅采用磷酸钠盐灌肠。

机械性肠道准备方法有很多的改进，如废弃反复洗肠，甚至不洗肠；废弃大容量全胃肠道灌洗，过去用10~15L灌洗，现在仅用2L灌洗，分2次口服，饮食限制不严格，时间缩短，导泻应用减少。还出现了一些新药，1980年开始应用聚乙二醇，20世纪90年代开始应用磷酸钠盐。

【临床具体应用】

消化道功能正常：患者消化道功能正常，可正常饮食直到手术前一天早晨，或术前2天流食或少量饮食，或术前2~3天肠内营养（瑞素、能全力或百普素等）直到手术前一天早晨，手术前一天下午4时，分2次口服复方聚乙二醇（商品名恒康正清）2000mL（按药物说明书配制），即每次口服1000mL，4小时后肠道排空，晚9时患者可安静休息。术前不洗肠，或用磷酸钠盐口服液（按药物说明书配制）90mL，分2次口服，术前一天下午和晚上各1次，每次45mL。手术日晨可洗肠2次，也可不洗肠。肾功能障碍的患者用磷酸钠盐时，会出现高磷血症、高钠血症、低钾及低钙血症，考虑其毒副作用，2008年美国食品药品监督管理局废除磷酸钠盐肠道准备，但其他国家仍在应用。

不全梗阻：患者不全梗阻，可在入院后早晚洗肠2次，肠内营养，如要素饮食或清流食，口服蓖麻油或石蜡油，或25%~50%硫酸镁30mL，每天1次，或番泻叶10g当茶饮。

患者2~3天后梗阻完全解除，按消化道功能正常进行术前准备、手术。如仍为不全梗阻，可请中医会诊，用中药治疗解除梗阻，再进行手术，或术中经阑尾插入14号或16号导尿管，固定后，注入温热林格液8000~10 000mL，直至洗出液体无粪渣，手术切除肿物（梗阻部位结肠），因为不全梗阻，肠壁多较厚，可安全行一期吻合。

完全梗阻：患者完全梗阻，行急诊手术，若病变在右半结肠，行右半结肠切除，一期吻合。若病变在左半结肠脾曲附近，可做扩大右半结肠切除，一期吻合。若病变在左半结肠，位置较低（离脾曲较远），如距肛缘8cm以上，可置入支架，支持2周后再行病变切除，一期吻合。病变（梗阻部位）距肛缘8cm以下，只能做Hartmann手术（病变切除，远端缝闭，近端造口），因为患者不能耐受支架。

2. 抗生素的应用：术前静脉应用预防性抗生素，是被接受的，是有效的，非急诊结直肠手术是清洁污染伤口，预防性应用抗生素是合理的。

术前口服抗生素是有争议的，研究证明是无益的，大多数为回顾性研究，力度不够，还没有定论，有的外科医生不用，有的外科医生还在应用。应用时，应缩短口服抗生素时间，防止发生梭状芽孢杆菌结肠炎和白色念珠菌二重感染，术前 19 小时、18 小时、9 小时共 3 次，每次红霉素和新霉素各 1g，共 6g，或用庆大霉素和甲硝唑。口服红霉素和新霉素有明显的恶心、腹痛，可用环丙沙星或甲硝唑代替。笔者所在医院患者术前一律不用口服抗生素。

一般的腹部手术，如患者便秘，术前一晚肥皂水洗肠 1~2 次（如第一次洗肠不满意，再洗一次），排便正常的患者不必洗肠。

六、预防性应用抗生素（antibiotic prophylaxis）

清洁伤口（Ⅰ类）一般不用预防性抗生素，除非有假体植入或手术切骨组织等应用预防性抗生素。

清洁污染伤口（Ⅱ类）和污染伤口（Ⅲ类）应用预防性抗生素获益。最小进路手术的出现，伤口感染的发生率极低，例如没有并发症的患者，行腹腔镜胆囊切除，常规应用预防性抗生素是有质疑的[23]。

预防性抗生素，最主要的是在细菌种植时，组织、血液内有能杀灭细菌的一定浓度的抗生素。

手术时，切开、分离等对组织操作时，空气中落到手术野的细菌，消化道、泌尿生殖道、呼吸道、胆道等操作时溢出的细菌，手术器械、假体、手术人员携带的细菌，都可种植手术的组织中。

如果种植时，血、组织中没有抗生素，手术时形成微血凝块、组织碎屑和切开分离等操作形成的渗液中没有抗生素，但均有种植的细菌。已经形成的没有抗生素的微血凝块、渗液和组织碎屑，再用抗生素，则难进入，因为微小血凝块、渗液和组织碎屑与机体有某种程度的隔绝，成为细菌滋生和感染的部位。

做到细菌种植时，即手术时，血液、组织有一定浓度的抗生素，应在手术前应用抗生素，手术时间长，再给抗生素，术后用抗生素效果差，术后时间越长效果越差，因为微凝血块、组织碎屑和渗液与机体隔绝程度增加，细菌可不断繁殖。

一般术前半小时静脉滴注抗生素，如抗生素要求慢滴速，术前 1 小时静脉滴注，术后再用抗生素。预防性应用抗生素一般不超过手术当日。

预防性应用抗生素其他方面（表 1-1、表 1-2）供参考[24]。

表 1-1 外科预防性抗生素的应用

手术类型	常见病原菌	推荐的抗生素	成人术前剂量[a]	用法
心脏手术	金黄色葡萄球菌，表皮葡萄球菌	头孢唑啉 或万古霉素[c]	1~2g[b] 1g	静脉注射
胃肠手术 食道手术 胃十二指肠手术	肠道革兰阴性杆菌，革兰阳性球菌	高危险[d]仅用头孢唑啉[g]	1~2g	静脉注射
胆道手术	肠道革兰阴性杆菌，肠球菌，梭状芽孢杆菌	高危险[e]仅用头孢唑啉[g]	1~2g	静脉注射

续表

手术类型	常见病原菌	推荐的抗生素	成人术前剂量[a]	用法
结直肠手术	肠道革兰阴性杆菌厌氧菌，肠球菌	口服新霉素+红霉素[f]或甲硝唑[f] 胃肠道外：头孢西丁[g] 或头孢唑啉 甲硝唑[g] 或氨苄西林-舒巴坦	1~2g 1~2g 0.5g 3g	静脉注射
阑尾切除（没有穿孔[h]）	肠道革兰阴性杆菌厌氧菌，肠球菌	头孢西丁[g] 或头孢唑啉 甲硝唑 或氨苄西林-舒巴坦	1~2g 1~2g 0.5g 3g	静脉注射
生殖泌尿系手术	肠道革兰阴性杆菌，肠球菌	高危险[i]仅用环丙沙星	500mg 或400mg	口服 静脉注射
妇产科手术阴道、腹部或腹腔镜子宫切除	肠道革兰阴性杆菌厌氧菌，B族链球菌，肠球菌	头孢西丁[g] 或头孢唑啉[g] 或氨苄西林-舒巴坦[g]	1~2g 1~2g 3g	静脉注射
剖宫产	肠道革兰阴性杆菌厌氧菌，B族链球菌，肠球菌	头孢唑啉[g]	脐带钳夹后1~2g	静脉注射
流产手术	肠道革兰阴性杆菌厌氧菌，B族链球菌，肠球菌	早期妊娠高危险[j]：青霉素G或多西环素（doxycycline）中期妊娠：头孢唑啉[g]	200万单位 300mg[k] 1~2g	静脉注射 口服 静脉注射
头颈手术通过口或咽黏膜的手术	厌氧菌，肠道革兰阴性杆菌金黄色葡萄球菌	克林霉素（clindamycin） 或头孢唑啉 甲硝唑	600~900mg 1~2g 0.5g	静脉注射
神经外科手术	金黄色葡萄球菌，表皮葡萄球菌	头孢唑啉或 万古霉素[c]	1~2g 1g	静脉注射
矫形外科手术	金黄色葡萄球菌，表皮葡萄球菌	头孢唑啉[i] 或头孢呋辛[i]（cefuroxime） 或万古霉素[cl]	1~2g 1.5g 1g	静脉注射
胸科（非心脏）手术	金黄色葡萄球菌，表皮葡萄球菌，链球菌，肠道革兰阴性杆菌	头孢唑啉[i] 或头孢呋辛[i] 万古霉素[c]	1~2g 1.5g 1g	静脉注射
血管外科手术用假体的动脉手术，腹主动脉手术或腹股沟切口	金黄色葡萄球菌，表皮葡萄球菌，肠道革兰阴性杆菌	头孢唑啉 或万古霉素[c]	1~2g 1g	静脉注射
下肢缺血截肢	金黄色葡萄球菌，表皮葡萄球菌，肠道革兰阴性杆菌，梭状芽孢杆菌	头孢唑啉 或万古霉素[c]	1~2g 1g	静脉注射

注：a. 静脉给预防性抗生素，术前60分钟或更短时间开始给一个剂量，如手术时间延长，4小时以

上，或术中大量出血，此时患者肾功能正常，术中再给一个剂量，给药的时间间隔是这个药半衰期的1~2倍。如应用万古霉素或氟喹诺酮（fluroquinolone），术前60~120分钟开始滴注，使接近麻醉诱导时的输液反应最小，手术时组织有一定的药物浓度。

b. 建议，当开放心脏手术拆除心脏旁道时，额外给1个剂量抗生素。

c. 在耐甲氧西林金黄色葡萄球菌（MRSA）和表皮葡萄球菌是术后伤口感染常见病原菌的医院，万古霉素应用于以前有MRSA定植或对青霉素和头孢过敏的患者。快速静脉滴注可引起低血压，在麻醉诱导时，可能是特别危险的。甚至给药时间50分钟以上，也可发生低血压，用苯海拉明治疗，再减慢滴速可有帮助。一些专家给15mg/kg万古霉素，患者体重75kg以上，达1.5g最大量，缓慢滴注，90分钟滴完1.5g。

如覆盖抗革兰阴性杆菌，大多数医学文献建议，对头孢不过敏的患者，在预防方案中应同样包括头孢唑啉或头孢呋辛。环丙沙星、左氧氟沙星、庆大霉素或氨曲南（aztreonam）都和万古霉素结合，就能用于对头孢霉素不能耐受的患者。

d. 病态肥胖，食道梗阻，低胃酸，胃肠动力性降低。

e. 年龄>70岁，急性胆囊炎，无功能胆囊，梗阻性黄疸或胆总管结石。

f. 在手术前一天的早8点，适当地饮食和用泻药后，新霉素1g+红霉素1g，下午1点、2点和晚上11点口服或新霉素2g+甲硝唑2g，在晚上7点和晚上11点口服。

g. 青霉素和头孢过敏的患者，克林霉素和庆大霉素，环丙沙星，左氧氟沙星或氨曲南，是合理的选择。

h. 脏器破裂，治疗常常持续5天。破裂的脏器，术后抗生素，需覆盖医院病原菌。

i. 尿细菌培养阳性或不能培养，术前置尿管，通过直肠前列腺活检，假体植入。

j. 以前有盆腔炎性疾病，以前有淋病或多个性伙伴。

k. 分为100mg流产前1小时口服，200mg流产后半小时口服。

l. 如术中用止血带，抗生素必须在止血带充气前滴完。

表1-2 外科常用预防性抗生素的开始剂量，再给1个剂量的时间间隔

抗生素	肾半衰期（小时）		输注时间（分钟）	标准剂量静脉注射	按体重剂量[a]	再给1个剂量时间间隔[b]（小时）
	肾功正常	终末期肾病				
氨曲南	1.5~2	6	3~5[c] 20~60[d]	1~2g	2g（成年人最大量）	3~5
环丙沙星	3.5~5	5~9	60	400mg	400mg	4~10
头孢唑啉	1.2~2.5	40~70	3~5[c] 15~60[d]	1~2g	20~30mg/kg（<80kg 1g，>80kg 2g）	2~5
头孢呋辛	1~2	15~22	3~5[c] 15~60[d]	1.5g	50mg/kg	3~4
头孢孟多（cefamandole）	0.5~2.1	12.3~18[e]	3~5[c] 15~60[d]	1g	—	3~4
头孢西丁	0.5~1.1	6.5~23	3~5[c] 15~60[d]	1~2g	20~40mg/kg	2~3

续表

抗生素	肾半衰期（小时）		输注时间（分钟）	标准剂量静脉注射	按体重剂量[a]	再给1个剂量时间间隔[b]（小时）
	肾功正常	终末期肾病				
头孢替坦（cefotetan）	2.8~4.6	13~25	3~5[c] 15~60[d]	1~2g	20~40mg/kg	3~6
克林霉素	2~5.1	3.5~5.0[f]	10~60（不超过30mg）	600~900mg	<10kg 最少37.5mg >10kg 3~6mg/kg	3~6
红霉素碱[h]	0.8~3	5~6	不适用	1g 口服术前19、18、9小时	9~13mg/kg	不适用
庆大霉素	2~3	50~70	30~60	1.5mg/kg[g]	—[g]	3~6
新霉素[h]	2~3 胃肠道正常吸收3%	12~24或更长	不适用	1g 口服术前19、18、9小时	20mg/kg	不适用
甲硝唑	6~14	7~21；无变化	30~60	0.5~1g	15mg/kg 成人开始剂量 7.5mg/kg 以后剂量	6~8
万古霉素	4~6	44.1~406.4 肌酐清除率<10mL/min	1g 60 如>1g更长输入时间	1g	10~15mg/kg 成人	6~12

注：a. 资料主要是已公开发表的儿科文献。

b. 手术时间长，再给抗生素的时间间隔是药物半衰期的1~2倍。表内时间间隔计算按肾功能正常患者。

c. 直接注到静脉或通过静脉输液输入。

d. 间断静脉滴注。

e. 患者血浆肌酐浓度5~9mg/dL。

f. 终末期肾病和肾功正常患者的克林霉素半衰期是相同或稍有增加。

g. 如患者体重比理想体重（IBW）高30%以上，给药剂量体重（Dw）= IBW + 0.4×［患者体重（IBW）］。

h. 如用静脉抗生素，常规口服抗生素，在大多数结肠手术时可省略。

七、其他

（一）手术前夜

应对全部准备工作检查一遍，为保证患者当晚有良好睡眠，可给予镇静剂。如发现患者有体温升高、感冒、呼吸道感染，手术区有皮疹、感染或妇女月经来潮等，应延迟手术日期。

（二）进手术室前

如患者有活动的义齿，应取下，以免麻醉或手术中脱落误吸，如患者有手链、耳环等也应取下，交给家属核对、保管。

进手术室前，应排尽尿液，估计手术时间长（3小时以上）、术中大量输液、盆腔手术，或患者重需观察每小时尿量，应留置尿管。患者有尿潴留，如老年人前列腺增生，排尿排不净，也应考虑术前置尿管。不应随意下尿管留置，以防增加尿路感染等并发症。

（三）手术区皮肤准备

皮肤准备与手术时皮肤消毒、切开皮肤的时间间隔越短越好，列入手术室准备。手术区毛发细小，不影响手术操作，不必去毛发，如需去毛发，强调用电动剪刀（eletric clippers），而不用剃刀（razor）剃毛发[25]。

第二节　特殊准备

器官、系统功能障碍的患者，手术时会增加手术的危险和术后并发症，影响术后的恢复，应做好特殊准备。

一、营养不良（malnutrition）

营养不良的患者体重明显下降，6 个月体重下降 10% 以上，或 1 个月体重下降 5% 以上，有诊断意义。体格检查可发现消瘦、腹水、末梢组织水肿。化验检查，血浆白蛋白、转铁蛋白、前白蛋白下降到正常范围以下。

用血浆白蛋白评价营养不良的程度，应了解：血浆蛋白的半衰期，白蛋白 14~18 天，转铁蛋白 7 天，前白蛋白 3~5 天；手术的应激反应，这些蛋白合成受抑制。

营养不良，伴低蛋白血症，血容量减少，耐受失血、低血容量能力降低，增加手术的危险。另外，营养不良影响术后伤口的愈合。因此，营养不良应予纠正。

没有营养不良的患者，加强营养没有益处[26]，往往有害无益，还应注意到加强营养的并发症，患者脂肪增多，增加胰岛素抵抗，血糖升高使胰岛素分泌增加，易使分泌胰岛素的 β 细胞疲惫衰竭，这两个不利作用，易被忽视。营养不良的纠正主要在术前 1~2 周，尽量采用肠内营养，合乎生理需求，花费少，经胃肠吸收处理，又经肝脏处理，并发症少。如患者不能经口进食或有禁忌，则采用肠外营养。

有的文献[27]主张采用肠外营养，在术前 5 天进行，因为第 5 天时，转铁蛋白改善，患者感觉明显好转，而且仅 5 天静脉营养不会出现营养管感染并发症。

美国外科学教科书[23]强调术后 5~10 天，如患者仍不能恢复经口饮食，才考虑营养支持，因为术后 2~3 天内环境紊乱，分解代谢，胰岛素抵抗达到高峰，以后逐渐恢复，5~10 天恢复正常[28]。过早营养支持，加重内环境紊乱，不能逆转蛋白分解，有害无益。

肠内外营养补充支持的具体方法详见第四章围手术期营养支持的内容。

二、脑血管病（cerebrovascular disease）

围手术期卒中是不常见的手术并发症，一般手术患者的并发症小于 1%，心脏手术为 2%~5%。80% 以上的并发症发生在术后，最常见的是心房纤颤时低血压或心脏栓子引起的。

危险因素包括：脑血管意外的病史、高龄、高血压、冠心病、糖尿病、吸烟。

已了解的和怀疑的脑血管病，需特殊考虑：

（1）没有症状的颈动脉杂音，是常见的，约占 55 岁以上外科患者的 14%，表现为血液动力学疾病少于 50%，无症状的颈动脉杂音不增加非心脏手术患者卒中的风险。

（2）患者近期有暂时心脏缺血发作，会增加术后卒中发生的危险，术前应做头部 CT、心脏超声检查、颈动脉多普勒超声检查。患者有颈动脉狭窄，且有症状，择期手术前切除颈动脉内膜（edarterectomy）或颈动脉支架。

（3）择期手术的患者，近期有脑血管意外，应延迟手术至少 2 周，理想的是延迟 6 周[29]。

三、高血压（hypertension）

术前患者血压，一要求稳定，二要求收缩压和舒张压不过高。患者血压稳定在 160/100mmHg，可不做特殊准备。血压过高和不稳定，麻醉和手术的应激可并发脑血管意外、心绞痛、心肌梗死和充血性心力衰竭。血压降低过多，特别是突然降低过多，可发生心脏和脑缺血。所以，手术前不要求血压降到正常范围，收缩压 160mmHg 左右，不超过 180mmHg，舒张压 100mmHg 左右，有的文献[30]提到舒张压≤105mmHg 即可，美国心脏病学会/美国心脏协会指导方案，患者血压不超过 180/110mmHg，不推荐延迟手术[31]。

如患者服用降压药，一直应用到手术前夜，一般应在整个围手术期继续用。如高血压，术前首次发现，应延迟手术，直到确定病因和治疗方案，血压稳定不过高时再手术。没经过治疗的高血压患者，手术时会增加脑血管意外和心肌梗死的危险。

在紧急的情况下，请心脏病专家会诊，按心脏专家建议，观察用药，可用利尿药、β受体阻滞剂、血管扩张药、钙通道阻滞剂等联合用药，迅速控制血压，目标要达到舒张压 105mmHg 以下或更低些[30]。

如患者进入手术室后血压突然升高，外科医生又急于手术，要与麻醉师、心脏病专家根据病情权衡风险和益处，共同研究抉择，必要时手术延迟。

不少人都知道，所谓"白大衣高血压"，就是患者平时在家里测血压不高，到医院就诊见到穿白大衣的医生，精神紧张，血压升高，这种称谓不确切、不全面。实际上这种血压升高是一种应激反应，不仅见到医生会血压升高，精神紧张、着急上火、几夜没睡好觉、体检时没进食、饥饿（也是应激）等都会使血压升高。这种血压升高或高血压是由血压正常发展到高血压的过渡阶段，经过一段时间，甚至几年，会成为高血压。这种应激性高血压往往被忽略，有突发心脑血管疾病的危险。患者进手术室突然血压升高，是应激性血压升高或高血压。

四、心脏病（cardiac disease）

心脏疾病是围手术期死亡最主要的原因，占 1/3～1/2[32]，评估和治疗非心脏手术患者的危险因素极为重要，我国和美国的外科教科书[33]都引用了 Goldman 心脏危险指数（Goldman Cardiac Risk Index），是评估心脏病患者手术风险应用较广泛的方法[34]。

Goldman 等纳入 1001 例非心脏手术，40 岁以上较大外科手术（不包括局麻小手术）患者，进行多变量鉴别分析等一系列统计学方法，甄别出 9 个独立的有意义的威胁生命和致死的相关因素，给予评分（表 1-3）、分级（表 1-4）。

一个患者是否手术的决定有许多因素，要评估手术和不手术的风险，以及患者自己的意愿。患者的风险指数加上手术本身的风险，总的手术并发症和死亡率可以评估。根据这个指数，对于需要抢救生命的手术，26 分或更高（Ⅳ级）的风险也要进行手术。

如果患者分数为 13~25 分（Ⅲ级），术前常规请心内科会诊。因为总计 53 分中 28 分是可控制的［第三心音（奔马律）或颈静脉的怒张 11 分，6 个月内心肌梗死 10 分，急诊手术 4 分，一般状态差 3 分］。

应考虑到，如果手术延迟直到患者情况更稳定，总的风险可降低。如果患者有不稳定型心绞痛或心电图改变提示心肌梗死，非急诊手术也应延迟直到心脏情况稳定[34]。

一旦检查材料获得了，外科医生和会诊医生需要衡量手术获益和风险，是否进行术前介入治疗能减少心脏意外。介入治疗主要是冠状动脉旁路或经皮经腔冠状动脉成型，使冠状动脉再血管化，不包括麻醉选择的改进和加强术中监测。

经冠状动脉介入和支架的患者，虽然根据支架类型（药物洗脱的支架和无药物洗脱的支架）择期手术延迟的时间可以缩短，但一般择期手术延迟 4~6 周。

心肌梗死后外科手术的时间，取决于心肌梗死后的时间。急性心肌梗死（7 天内），近期心肌梗死（7~30 天），通过临床症状和非侵袭性检查对患者心肌缺血的估计，现在一般推荐手术应在心肌梗死后 4~6 周进行。

表 1-3　Goldman 心脏风险指数评分

因素	分数
年龄>70 岁	5
6 个月内心肌梗死	10
奔马律（第三心音）或颈静脉怒张	11
近期心电图非窦性心律或房性期前收缩	7
任何心电图>5 个室性期前收缩/分钟	7
显著的主动脉瓣狭窄	3
一般状态差*	3
腹内、胸内或主动脉手术	3
急诊手术	4
总计	53

＊：包括 PaO_2（动脉血氧分压）＜ 60 mmHg 或 $PaCO_2$（动脉血二氧化碳分压）＞50mmHg，K（血清钾）＜3.0mmol/L 或 Bicarbonatte（碳酸氢盐）＜20meq/L，BUN>50 或 Cr>30mg/L，转氨酶升高，慢性肝病表现，或非心脏病原因卧床。

表 1-4　术后致命并发症及死亡的分级和风险

级别（分数）		致命的并发症（%）	死亡（%）
Ⅰ	0~5	0.7	0.2
Ⅱ	6~12	5	2
Ⅲ	13~25	11	2
Ⅳ	>26	22	56

病史提示患者急性心肌梗死，6 个月内有明显和持续性再梗死或死亡的危险，然而，改善围手术期监测和处理，非心脏手术后并发症明显减少。心肌梗死或不稳定型心绞痛发作后的应激试验，可靠地鉴别患者再血管化的益处，如果没有处于心肌危险的证据，非心脏手术再梗死可能性低，可在 4~6 周内手术[31]。

同样推荐药物治疗，特别是 β 受体阻滞剂的治疗，能减少手术时肾上腺类物质激增，阻止血小板激活和微血管血栓形成[34]。

一组研究结果证明，围手术期应用 β 受体阻滞剂，可使心血管并发症和死亡率减少，这种益处术后 6 个月时最明显，没有心血管病发生，直到术后 2 年。

另一组大型随机实验研究发现，β 受体阻滞剂治疗可能有害。虽然肯定围手术期心肌梗死、心血管病死亡和心跳骤停减少，但这种益处被增加的脑卒中发病率和升高的死亡率抵消。

这个研究使美国心脏病学会/美国心脏协会指导应用 β 受体阻滞剂的方案做了部分修改。推荐应用于术前考虑高风险的患者（有两个以上危险因素），稳定心率和血压，不用于低风险的患者。美国外科学教科书 2017 年新版报道 2014 年系统复习美国心脏病学会/美国心脏协会围手术期检查评估和处理方案，弄清围手术期 β 受体阻滞剂治疗非心脏手术患者的一些争论问题，提出围手术期β受体阻滞剂能减少心脏并发症，但支持能减少术后死亡率的报告很少，与β受体阻滞剂应用和不良后果有明显关系，如心动过缓、卒中。推荐长期应用β受体阻滞剂的手术患者，继续应用β受体阻滞剂。术前危险分层实验时，患者有中度、高度危险的心肌缺血，术前开始应用β受体阻滞剂。

患者有3个或3个以上（修正的心脏危险指数，RCRI）危险指数（糖尿病、心力衰竭、冠心病、肾功能障碍、脑血管意外），术前开始应用β受体阻滞剂也是合理的。

β受体阻滞剂不应在手术当日开始应用，应在估计是安全和能耐受时应用，最好是术前2~7天开始应用。在开始应用β受体阻滞剂时，应考虑患者是否有其他应用β受体阻滞剂的禁忌证。例如：失代偿的心力衰竭，或处于卒中危险的患者[35]。

一个简单的、不花钱即可确定非心脏手术心肺功能状态的方法，是患者能否走二层楼梯，在所有研究走楼梯的综述中，作为术前估计和术后研究证明能走二层楼梯是胸外科手术死亡率很好的预测指标。

在大多数非心脏手术中，患者能走二层楼梯，是围手术期并发症独立的预测指标，但不是死亡率预测指标[33]。

笔者认为这是极好的宏观预测指标，如患者能走二层楼梯，没有停歇，没有胸痛，没有气短，说明心、肺这两个最重要的器官功能较好，能耐受较大手术。患者有手术指征，就可以入院手术治疗。

患者入院后，经术前检查，没有因为重要脏器功能障碍而延迟手术和放弃手术的病例，但像上述文献报道的那样，是围手术期并发症的预测指标，不是死亡率，近期、术后两三天有死亡的病例。因此，入院后要认真检查，评估手术的风险，发现问题及时治疗，必要时延迟手术或放弃手术，减少死亡率。

在我国第1版外科学教科书中就有围手术期处理的内容，以后版次均有修改和补充，目前仍有参考价值。

非发绀型先天性心脏病、风湿性心脏病和高血压性心脏病、心律失常而无衰竭趋势者，手术耐受良好。冠状动脉硬化性心脏病也称为缺血性心脏病，容易发生心肌梗死，心搏骤停，手术耐受较差。

急性心肌炎患者的手术耐受力甚差，除急症抢救外，应将手术推迟。心力衰竭本身就足以说明患者对手术耐受很差，除非急症抢救手术，都必须将心力衰竭控制一段时间，最好是3~4周后施行手术。

急性心肌梗死患者手术耐受力甚差，6个月内不能择期手术。但上述已提到心肌梗死后4~6周，心脏缺血改善，没有心绞痛发作，比较稳定，可考虑择期手术。

【术前准备注意事项】

（1）长期低盐饮食和用利尿剂的患者，已有水和电解质失调的患者，需纠正。

（2）心脏病患者，贫血，特别是慢性贫血，输血指征应放宽，Hb为70g/L以上可输血，一般Hb在100g/L以上可不输血。因为贫血，血液携带氧能力降低，心肌乏氧，贫血本身为保证组织供氧，使心脏工作量加大，加剧心肌乏氧，因此主张将输血指征放宽。少量多次输血的优点是减轻心脏容量负荷，缺点是增加和加重输血不良反应。笔者主张1~2次输足量，输血速度要慢，要监测血容量和心脏的反应，必要时利尿。

（3）有心律失常者，要区别对待，偶发的室性期外收缩，一般不需特殊处理。如有心房纤颤伴有心率增快达 100 次/分钟以上者，用西地兰 0.4mg 加入 25%葡萄糖 20mL 中，缓慢静脉推注，或口服心得安（propranolol）10mg，每天 3 次，尽可能将心率控制在正常范围。

（4）老年冠心病患者，如出现心动过缓，心室率在 50 次/分钟以下，术前可用阿托品 0.5~1.0mg，必要时需放置临时性心脏起搏器。笔者曾治疗一个 71 岁直肠癌男性患者，心率 50 次/分钟左右，手术前用 5mg 阿托品，患者心慌气短，不能耐受，停用。患者能上 7 层楼，顺利完成手术。实际上这个患者心动过缓是一种代偿适应，不能纠正，因此心动过缓的患者应先实验用阿托品，如不能耐受，则不要应用，只要心肺功能好就能手术。

（5）有心力衰竭病史、心脏扩大、心电图显示有心肌劳损的患者，手术前可考虑用洋地黄类药物，一般可口服地高辛 0.25mg，每天 1~2 次。

（6）需要用洋地黄类药，如西地兰、地高辛等，应请心内科会诊，以免应用不当，达不到效果或中毒致死。

（7）植入起搏器（pacemaker）的患者，手术时将起搏器调到非抑制模式，这时可用双极电刀，如用单极电刀，再将回路电极板离开心脏（10cm 以上）。有的不用回路电极板，用分散电极板（dispersive electrode）或 grounding pad。用单极电刀时，同样离开心脏 10cm 以上，大多数患者是可行的。为慎重起见，术前可做试验，将起搏器调到非抑制模式，如患者不能耐受，可请心内科医生会诊，术中用药或改用超声刀或氩气刀。术前与麻醉医生讨论了解起搏器的性能、出现问题如何处理，术前、必要时术中请心内科医生会诊。

（8）会诊：医学各学科都是按自己方向迅速发展，一个学科医生难以精通其他学科。患者的疾病多涉及几个学科或多学科疾病，为获得完善、成功的治疗效果，多学科会诊、协作显得越来越重要，已经证明会诊是卓有成效的。

笔者认为会诊应成为一个常规，如患者有心脏病需要手术，应请心内科、麻醉科会诊。更复杂的患者应请心内科、麻醉科、呼吸内科、肾内科等多学科会诊、协作，保证手术安全，获得更好的效果。

五、肺功能障碍（pulmonary functional disturbance）

没有氧，人就不能生存，肺是唯一摄取氧的器官，心脏是将氧运送给组织、器官，二者缺一不可，人体储氧极少（正常健康成人储氧约为 1500mL，而成人静息状态下，每分钟氧耗量 250mL），心、肺几乎需要不停歇地工作，心或肺停止工作，组织、器官乏氧，将威胁生命。肺并发症是最常见的术后并发症，术后死亡仅次于心脏，居第二位，因此肺功能的维持、减少术后并发症十分重要。

术前肺功能的评估是必需的，如患者没有心脏病，稍微活动后发生呼吸困难，是肺功能不全的表现。哮喘和肺气肿是两个最常见的慢性阻塞性肺功能不全疾病，术前肺功能不全的患者，术后肺部并发症和肺功能障碍发生率增加。四肢手术和下腹部手术时肺功能的影响较小，胸部和上腹部手术能减少肺功能，易发生肺功能障碍。对于 60 岁以上，吸烟、肥胖或有明显呼吸系统疾病症状、咳痰、呼吸困难和梗阻性睡眠窒息的人，要认真评估其呼吸系统功能。术前应做血气分析、肺功能检查、胸部 X 线片，胸部 X 线检查可以鉴别肺实质病变和胸膜腔异常。$PaO_2 < 60mmHg$ 和 $PaCO_2 > 45mmHg$ 时，围手术期肺并发症增加。

【术前准备注意事项[8]】

（1）术前2个月停止吸烟，具体内容详见第一章第一节。

（2）阻塞性肺功能障碍，应用氨茶碱等支气管扩张药及异丙肾上腺素等雾化有良好作用。

（3）哮喘的患者，可口服地塞米松等药物，减轻支气管痉挛和黏膜水肿。有支气管痉挛倾向或有哮喘史的患者，让患者术前习惯于使用气雾支气管扩张药，如舒喘灵（salbutamol）、叔丁喘宁等，观察效果，必要时用茶碱类、β2 受体兴奋剂或肾上腺皮质激素治疗数日。

（4）痰液黏稠的患者，可雾化吸入或口服药物使痰液稀释，易咳出。经常咳脓痰的患者，术前3~5天开始应用抗生素，患者体位引流，每半小时变换1次体位，简单的4个体位为仰平卧位、俯卧位、左侧卧位、右侧卧位。每个卧位有平卧位和头低足高卧位（与水平线成30°~40°），鼓励患者咳嗽、咳痰、深呼吸，同时叩肺区的胸背部，不要叩胸骨、脊柱、肩胛骨，选择咳嗽、咳痰多的体位做重点处理，48小时咳嗽无痰液可停止体位引流，必要时再做。

（5）麻醉前用药要少些，以免抑制呼吸，应用减少呼吸道分泌物的药物（如阿托品）要适量，以免增加痰液黏稠度。

（6）急性呼吸道感染，择期手术应推迟至治愈，大约2周，如急诊手术，需用抗生素，尽量避免吸入麻醉。

（7）1秒钟最大呼气量（fored expiratory volume in 1 second，FEV1），<2L/s 可能发生呼吸困难，0.8L/s 为高风险，应延迟择期手术，积极治疗，改善后再手术[8]。术前鼓励患者锻炼，锻炼时，由来自关节本体感受器反射和大脑发生的冲动刺激呼吸中枢，使通气增加[36,37]。推荐患者每周快步走几次，每次1小时，走4.8km[8]。不能做更多锻炼的患者，躺在床上做屈伸双下肢和上肢的动作，也能增加通气，改善呼吸功能。高风险的患者，如有条件，最好用激励性肺量计，这是一种测定吸入气量的装置，当患者深吸气达到预定指标时，发出明显的指示和信号，激励患者做更大努力。没有条件的可以吹气球，激励吹得更大，也能获得较好的锻炼结果。鼓励患者练习深呼吸和咳嗽，增加通气量和引流。

（8）术前需要补液时，宁少勿多，防止出现肺水肿。

文献[37]将诸多肺功能障碍相关因素，进行统计学分析、评分、分级预测术后肺炎和肺功能衰竭的发生率（表1-5、表1-6）。

表1-5　术后肺炎和肺功能衰竭危险因素和评分

危险因素	肺炎危险因素（分数）	肺功能衰竭危险因素（分数）
手术类型		
腹主动脉瘤修补	15	27
胸部手术	14	21
上腹部手术	10	14
颈部手术	8	11
神经外科手术	8	14
血管手术	3	14

续表

危险因素	肺炎危险因素（分数）	肺功能衰竭危险因素（分数）
急诊手术	3	11
全身麻醉	4	—
＞80 岁	17	—
70～79 岁	13	—
60～69 岁	9	—
50～59 岁	4	—
60～69 岁	—	4
≥70 岁	—	6
功能状态		
生活完全（依赖）不能自理	10	7
生活部分（依赖）不能自理	6	7
白蛋白＜30g/L	—	9
6 个月内体重下降10%	7	—
长期应用类皮质激素	3	—
2 周内每日饮酒＞2 次	2	—
慢性阻塞性肺疾病病史	5	6
无呼吸困难		
感觉神经中枢损害	4	—
脑血管意外病史	5	6
血尿素氮		
＜80mg/L	4	—
220～300mg/L	2	—
＞300mg/L	3	8
术前输血＞4 单位	3	—

表1-6 肺功能障碍危险分级

危险级别	术后肺炎危险指数（分数）	肺炎预测（%）	肺功能衰竭危险指数（分数）	术后肺功能衰竭发生预测（%）
1	0～15	0.2	0～10	0.5
2	16～25	1.2	11～19	2.2
3	26～40	4.0	20～27	5.0
4	41～55	9.4	28～40	11.6
5	＞55	15.3	＞40	30.5

通过表1-5可了解术后肺炎和肺功能衰竭的危险因素及产生危险程度（分数），可分别计算出某个患者的肺炎和肺功能衰竭的总分数，按表1-6归属某一级，这样就能预测术后发生肺炎和肺功能衰竭的百分数。为术后预防、治疗并发症（肺炎、肺功能衰竭）提供

信息，利于根据手术风险利弊决定是否手术和手术时机。

六、肾功能障碍（renal functional disturbance）

肾通过调整尿量和尿排出各种物质的浓度，控制和维持血内这些物质浓度基本恒定，使体液稳态（homeostasis）[38]。肾功能障碍破坏了体液稳态，影响和损害多器官系统功能。成年人大约有5%某种程度肾功能障碍，影响多器官系统功能。实际上，血肌酐≤20mg/L是心脏并发症的独立因素。肾功能障碍，可伴发心血管、循环、血液和代谢功能紊乱。

正常肾脏有极大的代偿能力，肾切除75%，即仅剩一侧半个肾，仍可保持肾功能正常。肾几乎是细小的管道系统，血液较长时间灌注不良，肾毒性物质侵及病变弥漫，绝大部分肾单位丧失功能，可出现肾功能障碍。

轻度、中度肾功能障碍经过适当处理，一般能较好耐受手术。重度损害24小时肌酐清除率（mL/min）<20mL/min（是肾功能障碍敏感和确切指标），血尿素氮25.3~35.7mmol/L，在透析疗法的保护下，也可安全耐受手术。如需透析，应在手术前24小时内进行。

【术前准备注意事项】

（1）术前做血、尿常规检查、血尿素氮、肌酐、血电解质、凝血酶原时间（PT）、活化部分凝血活酶时间（APTT）检查和血气分析。

（2）水、电解质平衡失常的纠正：患者有明显脱水，只要无心衰、无高血压，可静脉给少量糖盐水（500mL），经补水后，症状好转，鼓励患者饮水，不宜大量补液，以免水潴留。有严重水肿、高血压、心力衰竭或晚期肾衰出现少尿、无尿时，应严格限制水入量，每天尿、粪及其他排出液体量，加不明显失水500~600mL补给液休，限制钾和钠的摄入。有低钠血症，通过容量限制治疗。

（3）酸中毒的纠正：明显的酸中毒，碳酸氢盐<15mEq/L以下，代谢性酸中毒，不是低灌注引起的，应用碳酸氢钠纠正，可静脉给5%葡萄糖1L加入5%碳酸氢钠20~40mL。不要过早、过多碱化血液，免得氧离曲线左移，减少组织供氧。

（4）氮质血症的纠正：严重肾功能障碍，限制每天蛋白摄入量少于20g，尽量采用含必需氨基酸丰富的优质蛋白，如鸡蛋、牛奶、豆浆等。

（5）肾功能障碍，由于肾素分泌增加，常伴高血压，按高血压治疗，如前述。

（6）肾功能障碍，可减少红细胞生成素，引起贫血，应给予红细胞生成素治疗。

（7）肾功能障碍伴凝血功能障碍，可能是血小板质量异常，没功能，血小板计数正常，必要时，补充血小板。

（8）治疗高钾血症，有症状的低钙，可补钙；治疗高磷血症，应用与磷酸盐结合的抗酸剂，如碳酸钙。终末期肾衰应考虑透析疗法。

（9）预防肾功能障碍和不使肾功能障碍加重的两个最主要的因素：①保证肾脏有足够的血流灌注，避免低血压、低血容量，保证尿量40mL/h以上，如低血压，尽量不用肾血管收缩药提升血压，可用多巴胺等，尿少用利尿药，如速尿。②避免应用肾毒性物质，常见的是抗生素，如氨基糖苷类、庆大霉素、卡那霉素以及胺、碘制剂、非甾体类抗炎、止痛药等。

肾功能障碍患者，尽管肝功能正常，一些药物作用延迟，应认真按药物学推荐，用药的时间适当延长[39]。

七、肝功能障碍 (liver functional disturbance)

肝炎和肝硬化是最常见的肝功能障碍,病史询问是否接触血和血制品、肝毒性物质和药物,黄疸史,过度饮酒史。可有易疲劳、皮肤瘙痒、过分出血史、体重增加。

体格检查可有全身黄染,巩膜黄染,是血清胆红素>30mg/L 的表现,皮肤改变,有蜘蛛痣、海蜇头、肝掌和杵状指。腹部检查,可有腹胀、腹水症、肝大或缩小、脾大、脑病或扑翼性震颤的表现。

肝脏有极大的代偿功能,肝功能丧失 85%,即切除 85%,仍能生存。肝功能障碍有时表现很不明显或没有症状和体征,因此化验检查评估肝功能最重要,患者术前都要做肝功能等检查。

正常的血清胆红素、蛋白、碱性磷酸酶、转氨酶和凝血酶原时间,提示肝功能良好[40]。

术前还要做肝炎病毒检查,这项检查对肝脏功能评估意义不大,但有益于医护人员,特别是对于参加手术人员的防护,免于染上病毒性肝炎。

如果检查发现异常,需要进一步检查肝、胆、脾彩超,简单易行,应作为常规检查,必要时做 CT 和 MRI 检查。

酒精性肝炎,可通过有过量饮酒史、转氨酶高、天冬氨酸转氨酶和丙氨酸转氨酶的比例 (AST/ALT) 进行诊断。

经检查或(和)会诊,诊断为急性肝炎的患者,择期手术推迟,行非手术疗法,直到几周后实验室检查正常,才能考虑手术。

如为慢性肝炎,常可安全进行手术。如为肝硬化,用 Child 分级评估(表1-7)。

表1-7 Child 分级评分表

指标	分数		
参数	1	2	3
脑病	无	Ⅰ期或Ⅱ期	Ⅲ期或Ⅳ期
腹水	无	轻度(利尿药能控制)	中度
胆红素 (mg/L)	<20	20~30	>30
白蛋白 (g/L)	>35	28~35	<28
凝血酶原时间 (Pt) 延长 (秒数)	<4	4~6	>6
国际标准化比值 (INR)	<1.7	1.7~2.3	>2.3

注:A 级. 5~6 分;B 级. 7~9 分;C 级. 10~15 分。

肝性脑病分期:

Ⅰ期:前驱期轻度性格改变,举止反常。

Ⅱ期:昏迷前期,精神错乱,意识模糊,睡眠障碍,行为反常,常出现扑翼性震颤。

Ⅲ期:昏睡为主,呼之可醒。

Ⅳ期:神志丧失,进入昏迷期,呼之不醒。

腹部手术,Child A 级、ChildB 级、ChildC 级的死亡率,分别是 10%、31% 和 76%。

Child A 级、Child B 级，治疗腹水和凝血障碍，可考虑手术。Child C 级应延缓手术，经治疗转为 Child A 级或 Child B 级，可考虑手术，如没有改变 Child 分级，放弃手术，非手术治疗。

【术前准备】

（1）治疗腹水：限制液体量；利尿，用速尿（furosemide）或（和）安体舒通（spironolactone）；腹腔穿刺（放液），可诊断和治疗，同时给予白蛋白。

（2）治疗凝血病：目标是 PT 不超过正常 2 秒；维生素 K10mg 皮下注射；新鲜冷冻血浆；必要时，给予冷沉淀物。

（3）治疗脑病：用乳果糖（lactulose）治疗；通过治疗促发因素预防，如治疗消化道出血、碱中毒和尿毒症，避免用镇静药。

（4）肝硬化的患者，营养不良常见，肝糖原贮备减少，肝蛋白合成减少，常食欲差，有腹水、腹痛，处于明显营养不良风险，设法补充患者营养，给予足够热量（不是高热量）、蛋白，补充维生素[41]。

（5）我国外科学教科书推荐的增加肝糖原的方法是，每天 10%葡萄糖 1000mL，胰岛素 20U，10%氯化钾 20mL 静脉滴注。腹水的患者慎用。

八、糖尿病（diabetes）

糖尿病患者术前评估，主要是评估血糖控制情况和鉴别出糖尿病的并发症，包括心血管病、肾病、神经病、感染和视网膜病等。

术前检查包括空腹和餐后血糖，糖化血红蛋白、血电解质、血尿素氮和肌酐检查，确定有无代谢紊乱和肾受累。

尿常规检查可发现尿蛋白，是糖尿病肾病的证据，心电图可发现心脏并发症。糖尿病神经病，可有围手术期心脏功能不稳定[42]。

【我国外科学教科书围手术期控制血糖的原则和方法】

糖尿病患者血糖控制在轻度升高的状态（5.6~11.2mmol/L），尿糖+~++。既不会发生低血糖，也不会因胰岛素过少发生酸中毒。如患者用长效胰岛素或口服降血糖药，术前均应改为胰岛素皮下注射，每 4~6 小时 1 次，使血糖和尿糖控制到上述水平。手术应在当日尽早施行，以缩短术前禁食时间，避免发生酮症酸中毒。术前做空腹血糖检查后，开始静脉滴注 5%葡萄糖，取平时早晨胰岛素用量 1/3~2/3 做皮下注射。术中按 5：1 比例（葡萄糖 5g 加胰岛素 1U）在葡萄糖液中加胰岛素。术后根据 4~6 小时尿糖测定结果调整胰岛素用量。如尿糖一个+，不用胰岛素；如尿糖++，用 4U 胰岛素；如尿糖+++，用 8U 胰岛素，即尿糖每增加一个+，胰岛素就增加 4U，以此推算。这些原则和方法，从第 2 版外科学教科书一直沿用到第 8 版，确实简便实用。

有文献报道，术后应用胰岛素最简单实用的方法是，血糖 5mmol/L（90mg/dL），不给胰岛素，5mmol/L（90mg/dL）以上，每小时给胰岛素的量（单位）等于前一个小时测血糖浓度的 1%，也就是血糖 11.1mmol/L（200mg/dL）给 2U 胰岛素，血糖 16.6mmol/L（300mg/dL）给 3U 胰岛素，等等[43]。

国内外围手术期控制血糖的方法有差异，但基本原则是相同的。因为像有的文献[44]提出的那样，在胰岛素前时代，致命的酮症酸中毒是糖尿病的主要危险，胰岛素问世后，低血糖是主要致命的威胁，如没有酮症酸中毒，高血糖是可接受的。基本原则源于这个观点。手术日晨不用或少用胰岛素，并给葡萄糖静脉滴注，都是要防止低血糖的致命危险。

美国外科学教科书推荐，当患者禁食时，快速和短效胰岛素停用，禁食期间高血糖时急用。手术前晚上，中、长效胰岛素用正常晚上量的2/3，手术当日早晨，用1/2正常早晨量。应经常进行床边血糖检测，必要时用短效胰岛素治疗。

口服降糖药 ［sulfonylureas（磺脲类），如 chlorpropamide（氯磺丙脲）和 glyburide（优降糖）］，手术当日停用上午正常量，一旦恢复进食，恢复口服降糖药。高血糖时，根据血糖检测，用短效胰岛素控制。

单纯由饮食控制的糖尿病患者，仅需4小时1次指尖血糖检查，常规尿糖、尿酮体检查，如血糖升高，酮症发生，可临时给胰岛素。

一般1U胰岛素对抗（中和）3~5g葡萄糖，1g葡萄糖需要0.2~0.25U胰岛素对抗（中和），患者反应不一样，糖尿病患者反应敏感。

几种胰岛素类型和根据作用时间分类见表1-8。

表1-8 胰岛素类型和根据作用时间分类

类型	生效时间	峰效时间	有效时间
生效快（Lispro, Novolog, Apidra）	10~30 分钟	30~90 分钟	3~4 小时
短效（Regular, Hamalin, Novolin）	30~60 分钟	2~5 小时	6~10 小时
中效（NPH, Lente）	1~4 小时	4~12 小时	12~24 小时
长效［Glargine（Lantus）］	1~2 小时	3~20 小时	24~30 小时

过去10多年糖尿病的治疗发展了，除了胰岛素依赖性糖尿病新型胰岛素类型和新的给药方法外，非胰岛素依赖性糖尿病新药的引进，围手术期处理已经改变了，如上述。

另外有些患者用胰岛素泵，胰岛素泵用短效胰岛素维洛苏林（velosulin），可以不同的速率给胰岛素，很类似内生性胰岛素，可通过检测血糖，调整泵给胰岛素的速率，再矫正血糖[42]。

指尖血糖检查，快捷较准确，已在国内普及，尿糖检查减少。

国内大医院已广泛应用胰岛素泵，还在继续推广。

为了及时防治低血糖，笔者推荐，所有用降糖药的患者，随身准备一些糖块儿，如有头晕、心慌、出冷汗，立即含糖块，测指尖血糖，这种情况，一般血糖很低（低于40~50mg/dL，或2.22~2.78mmol/L，或更低，笔者曾发现低到0.93mmol/L），此时应立刻静脉推注50%葡萄糖50~100mL，接着静脉滴10%葡萄糖，期间监测血糖。开始15~30分钟测一次血糖，以后1~2小时测一次血糖，直到血糖>4.4mmol/L（80mg/dL），不再额外补给葡萄糖，一般需1~2天。超量服用硫酰脲数日后恢复。

注：mmol/L 和 mg/dL 换算系数：mmol/L×18.02＝mg/dL，mg/dL×0.05551＝mmol/L。

九、肾上腺皮质功能不全（adrenocortical insufficiency）

外科最常见的、有时被忽略的肾上腺皮质功能不全，是激素治疗引起的，在1年内，每日用5mg以上的泼尼松或等当量，使用3周以上，易引起肾上腺皮质功能不全，此时施行大手术有风险。

外伤、烧伤、惊吓、冷、疼痛等对机体是一种应激,应激时,血中促肾上腺皮质激素浓度立刻极大升高,几分钟后,糖皮质激素分泌增加,机体应对应激的能力取决于糖皮质激素增加,其原因不清楚。已经了解糖皮质激素驱使去甲肾上腺素和肾上腺素作用于小动脉和心脏[45]。

肾上腺皮质功能不全,应激时,糖皮质激素不增加或增加不够多,血压下降,可能与这个机制有关。

肾上腺皮质功能不全,也属于下丘脑-垂体-肾上腺轴(HPAA)的功能不全或抑制,可能通过低剂量(1μg)促肾上腺皮质激素(ACTH)刺激试验检查,证实肾上腺功能不全是否存在。

明显的应激状态下,肾上腺功能不全引起难以解释的威胁生命的低血压,补充血容量用升压药物均无效,只有用糖皮质激素有效。

【肾上腺功能不全治疗指导方案】(表1-9)

表1-9 围手术期补充糖皮质激素方案

无下丘脑-垂体-肾上腺轴抑制
<5mg 泼尼松或当量/天,不论多长时间
隔日1次单剂量短效糖皮质激素,不论多少剂量和应用多长时间
任何剂量糖皮质激素少于3周
处置:围手术期给每天糖皮质激素的通常剂量
证实或考虑下丘脑-垂体-肾上腺轴抑制
>20mg 泼尼松或当量/天,3周或更长时间应用
类库欣综合征的表现
低剂量 ACTH 刺激试验,提示肾上腺皮质功能不全
处置:小手术或局麻,术前给糖皮质激素通常剂量,不再补充,除非有肾上腺皮质功能不全的症状和体征,给25mg 糖皮质激素静脉注射
中等手术,麻醉诱导前给50mg 氢化可的松(静脉),然后25mg 氢化可的松,8小时1次静脉给药,24~48小时后,恢复通常剂量
大手术,麻醉诱导前,100mg 氢化可的松(静脉),以后50mg 氢化可的松,8小时1次静脉给药,持续48~72小时,然后恢复通常剂量
下丘脑-垂体-肾上腺轴抑制不能确定,可疑存在
处置:小手术或局麻术前给予糖皮质激素通常剂量,不补充
中等或大手术,做低剂量 ACTH 刺激试验,确定是否有抑制,或按有抑制处理,补给糖皮质激素

- 小手术,如局麻下疝修补。
- 中等手术,如胆囊切除术。
- 大手术,如结肠切除术、心脏手术[46]。

十、免疫功能缺陷(immunodeficiency)[11,47-53]

外科医生最关注的是艾滋病。艾滋病是获得性免疫缺陷综合征(aquired immune deficiency syndrome,AIDS)的简称,是由人免疫缺陷病毒(human immunodeficiency virus,HIV)引起的致命的慢性传染病。AIDS主要通过性接触和血液、体液及分泌物传播,HIV

破坏辅助性 T 淋巴细胞（CD4+T 淋巴细胞），使机体细胞免疫功能受损，最后并发各种严重的机会性感染和肿瘤，死亡率很高。

中国卫生部门与联合国艾滋病规划署及世界卫生组织联合评估，2009 年底我国 HIV 和 AIDS 患者约 74 万人，2009 年新发生 HIV 患者 4.8 万人，HIV 和 AIDS 患者还在逐年增加。

人感染 HIV 后，不治疗和无效治疗，2 年内 25%~35% 发展为 AIDS，一旦由 HIV 发展为 AIDS，没有较好的治疗方法，预后不良，平均存活期为 12~18 个月，80% 的患者 2 年内死亡，很少生存 3 年以上。

近些年，治疗 HIV 患者有明显改善，AIDS 发病率和死亡率不断减少，HIV 患者增加，患外科病需要手术治疗的患者相应增多。

【外科医生要做到以下几点】

（1）要与传染科合作，必要时多学科合作治疗 HIV/AIDS 患者。

（2）要在预防部门指导和监督下，做好医护人员的防护和患者的隔离、消毒等，要严格规范化，防止 HIV 感染扩散。

（3）了解围手术期药物治疗对患者手术的影响，治疗 HIV 患者有 4 种抗逆转录病毒药［蛋白酶抑制剂、整合抑制剂、核苷酸逆转录抑制剂（NRTIS）和非核苷酸逆转录抑制剂（NNRTIS）］，这些药不是免疫抑制剂，对伤口愈合和感染发生率无明显影响。NRTIS 可引起乳酸酸中毒，是线粒体中毒的结果，需要紧急鉴别诊断，除外低灌注的原因，检查出药物合并症，应停止该药的治疗。

（4）要治疗 AIDS 患者营养代谢的特殊病：AIDS 患者常发生营养不良和体重下降。有很多因素促使电解质（钠和钾）、微量元素（铜、锌和硒）、维生素（A、C、E、B_6）和叶酸缺乏。肠病可损害液体和营养物质的吸收，发生大容量的、致命的腹泻，标准的抗腹泻药治疗无效，合成的生长抑素类药物，奥曲肽能控制腹泻。腹水是腹泻造成的。

营养障碍的 AIDS 患者，每天每千克体重需要摄取 146~167J 热量，2.0~2.5g 蛋白。肠道功能正常，应给予高蛋白、足够热量、低脂肪、没有乳糖的饮食。肠道功能障碍的患者，需肠内（氨基酸或多肽）或肠外营养。

（5）因为 HIV/AIDS 患者术后并发症多，病死率高达 10%~30%，应严格掌握手术适应证。一般情况下，患者 CD4+T 淋巴细胞在 350 个/mm³ 以上，可同一般的患者一样处理，具有相同的手术适应证。

如果 CD4+T 淋巴细胞介于 200~350 个/mm³，则需详细检查确定是否为 AIDS，如果不是 AIDS 患者，需要适当缩小手术适应证或控制使手术损伤不严重，如为 AIDS 患者必须严格缩小手术适应证。

CD4+T 淋巴细胞 200 个/mm³ 以下的 AIDS 患者，原则上是手术禁忌证。但要根据病情，如手术是唯一挽救生命的选择，或非手术疗法无法去除威胁生命的病症，向患者及家属充分说明手术的风险和预后，权衡手术和非手术的利弊，再决定是否手术。

（6）外科医生的自我防护：住院的患者都做了 HIV 的抗体等检查，但门诊患者和急诊手术患者不知道是否有 HIV 感染，外科医生应加倍注意防护。

外科医生最重要的是 HIV 患者手术时防护。美国疾病控制中心（CDC）和英国国家医疗服务体系（NHS）提出在手术室一些要求和措施。

【结合国内文献摘要如下】

● 手术室可存在血液等飞溅的风险，特别是应用电动手术器械时，应注意防护。

● 疾病处于血浆转化期，更易感染，应加倍防护。HIV 感染有几期，每期有其化验检查特点，需请传染科会诊，化验检查确定血浆转化期。

● 皮肤有破损，不参加手术。

● 完好的、理想的面罩或口罩和护眼镜。

● 应用不透水的一次性手术衣和手术铺单。

● 穿靴子，避免坠落锐器致伤。

● 严防锐器刺伤，器械放在肾形盘内传递。

● 稳而慎重地手术，减少组织损伤，使出血最少。

● 只允许主要人员在手术室。

● 手术室内避免不必要的活动、走动。

【被污染后】

● 手术中针刺伤常在食指。

● 空针刺伤有最大的 HIV 污染的风险。

● 损伤部位应用流水冲洗。

● 损伤事故立刻报告相关管理部门，决定是否暴露 HIV 后，立刻高活性抗逆转录病毒治疗（HAART）。

● HIV 诊断先做酶联免疫吸附测定（enzyme-linked immunosorbent assay，ELISA），然后通过蛋白印迹分析（western blot analysis）确定诊断，数分钟或几个小时可做出诊断。

● 高危暴露后，需要 HIV 检查，多次检查，直到 6 个月，6 个月阴性提示无感染。

● 暴露后做 HIV 基线血清学试验，根据暴露的严重性开始给 2~3 个暴露后预防性的逆转录制剂，持续应用 4 周。应在窗口期（暴露后 72 小时内）开始给预防药，窗口期是暴露和感染的时间间隔。

● 高危暴露职业选择的意见，高危暴露后不做外科医生，直到 6 个月确认没有 HIV 感染，再恢复外科医生工作，如确认有 HIV 感染，不再作外科医生工作，选做其他合适的工作。

十一、老年患者（older patients）[54-56]

世界卫生组织将 65 岁以上划为老年人，我国的标准仍为 60 岁以上。老年患者有高的手术危险，手术时间短、干扰生理功能较小的手术，如甲状腺手术、疝修补术，30 岁和 80 岁老人比较，手术死亡率几乎无差别。大手术，老年患者死亡率高，腹会阴联合直肠切除术的死亡率，明显随年龄增加。

有文献报道，在没有心血管、肺、肾或其他系统严重疾病的情况下，老年患者大手术的危险仅有轻度的增加。不能单凭年龄大拒绝必要的手术，要根据老年患者主要器官功能判断。

上述两种观点并无矛盾，后者是承认和避开心血管、肺、肾等重要器官系统严重疾病而言。老年患者手术风险大，是共存的心、肺、肾等重要器官系统功能严重损害或功能储备减少引起的，高龄已列为术后死亡率的独立危险因素。

老年外科患者与年龄结构不成比例的增多，手术风险评估必须认真考虑。

老年患者术前估计，要鉴别、量化共存病的严重程度，如有可能，术前最佳化老年患者的手术耐受力。

由于老年人器官系统功能相匹配的下降，因此功能障碍常无临床表现，没有明显相应的症状和体征。因此对老年患者病史和体格检查要特别细致、认真。

另外，即使病史、体格等检查没有异常，也应考虑到，由于衰老的各器官、系统有功能储备下降的情况，围手术期应时刻警惕心、肺、肾等重要器官功能障碍和衰竭。

老年患者术前检查应更全面，一般包括心电图、胸部 X 线片、血常规、尿常规及血电解质、血糖、肝功、肾功、凝血酶原时间（PT）、活化部分凝血活酶时间（APTT）。

另外，根据病史、体格检查或其他检查出现的异常，再进一步检查，进一步检查根据已讨论的心、肺、肾等功能障碍的要求进行，发现异常按上述要求治疗。

【老年患者围手术期需注意的特殊问题】

（1）老年人脑血管和其他血管一样老化，腔变窄和（或）有微小血栓，呼吸、循环功能稍有障碍，使平时血运、供氧处于障碍边缘状态的脑出现乏氧，脑乏氧的老年人会出现精神、神经症状、躁动不安、精神错乱、谵妄等。因此尽量维持呼吸循环正常，慎用或少用抑制呼吸功能的麻醉、镇痛药。

预测和防止术后谵妄是老年患者术后处理的重要方面。

老年患者有下列 3 个或更多的因素，有 50% 术后发生谵妄的风险，这些因素包括：≥70 岁，自报有酗酒，认知能力差，一般状态差，术前血钠、血钾和（或）血糖明显异常，非心脏的胸科手术和主动脉瘤手术。

术前应向患者和家属说明术后发生谵妄的危险和谵妄的症状。必要时，请精神神经科医生会诊、治疗。

老年患者用镇静药和催眠药，常可引起躁动不安、精神错乱和不合作行为，应慎用。

（2）老年患者麻醉，一般需要较小量的强麻醉药，用常规剂量常出现抑制状态。虚弱的老年患者，术前药应限于阿托品和东莨菪碱，麻醉药给最小量。

（3）老年患者输液不要过量，监测液体入量、出量、电解质、体重、中心静脉压，评估心、肺对输液的反应和耐受性。过量引起肺水肿，心脏负荷增加，甚至心、肺功能衰竭。

（4）人的衰老常出现不平衡，消化系统衰老得缓慢，胰岛分泌胰岛素的功能及相应的神经内分泌系统衰老得快，出现消化吸收的能量不能完全消耗，使老年患者出现超重、肥胖者增多，可达 80%～90%，有的人 40～50 岁开始超重、发胖，有的人 60～70 岁开始发胖，俗称"老年发福"。超重、发胖后跟踪而来的是高血压、高血脂、高血糖，增加心脑血管并发症，危及生命、短寿。老年患者围手术期应注意这个问题，超重、发胖的患者，应争取术前减重。将体重指数降到理想体重的范围（BMI 为 18.5～24，最佳为 21～22）。

十二、妊娠患者（pregnancy patient）[57-60]

妊娠期的计算，从末次月经第一天开始，以 28 天为一个妊娠月，全程为 10 个妊娠月，共 280 天，40 周。

妊娠 12 周末以前为早期妊娠；13~27 周末为中期妊娠；28~40 周为晚期妊娠。

妊娠、分娩属于繁衍后代，繁衍后代是生物在生存竞争中形成的主要生物学特性和本能。

在妊娠期，母体为适应妊娠，各器官系统发生明显变化，这些变化有的表现很明显，但一般均能安全度过，例如妊娠期血容量增加 50%，红细胞增加 20%，血液稀释，有贫血，但重度贫血，Hb≤60g/L，对胎儿才能有不利的影响，绝大多数均不予输血等干预。

【外科医生关注妊娠患者的几个问题】

（1）外科妊娠患者的诊断和手术治疗：外科妊娠患者最常见的是急性阑尾炎，也是最重要的，因为延误诊断，会引起穿孔、腹膜炎，增加胎儿的死亡率。

妊娠期急性阑尾炎的发病率为 2/2000，与非妊娠妇女相似。妊娠期急性阑尾炎的诊断是困难的，右下腹痛可误认为是圆韧带痛，恶心、吐、腹不适和厌食误认为是妊娠反应，轻度的白细胞增高妊娠期常见，除超声检查外，其他检查慎用，这些均使诊断困难。

延误诊断和手术增加并发症和死亡率，应尽早诊断，立刻手术。

有的文献提到，虽然妊娠期开腹探查阴性（阑尾正常）应避免，但不允许阑尾炎进展到穿孔是同样重要的。

甚至有的文献提到，妊娠期急性阑尾炎，开腹探查阴性，不能认为是错误的。

妊娠后阑尾的位置，随着子宫增大，逐渐逆时针转位上移，妊娠 4 个月达髂嵴水平，妊娠 8 个月达到最高位，在右肋缘下几厘米，但一些患者不移位，或移位不明显，因此手术切口一般应选在压痛最明显处。

（2）妊娠患者影像检查对胎儿的影响：妊娠患者常规应用超声检查，虽然理论上暴露超声组织发热和空洞形成，但这些作用从未有报告。超声检查是避免电离辐射有用的选择诊断方法。但超声检查有一些缺点，深部结构难看到，表浅的致密组织使影像模糊，超声视野小，效果主要依赖操作医生。尽管有缺点，某些疾病过程，如怀疑阑尾炎时，可以安全有效地进行检查。

磁共振成像（MRI）检查，有电离辐射，存在一个不了解的危险，美国国家放射保护局（The National Radiological Protection Board）建议早期妊娠禁用 MRI 检查。

放射影像检查仍是妊娠患者有用的诊断方法，胎儿暴露 X 线的危险是最关切的。放射影像检查的辐射能导致不能植入、畸形、生长延迟、中枢神经系统异常和胎儿丧失。其有害作用取决于暴露的时间和总量。

胎儿放射暴露最高危险期是由植入前期到大约妊娠 15 周，这个时间，胎儿开始器官发生放射致畸作用，特别是对胎儿中枢神经系统的影响是高峰期。

围生期（包括产前、产时和产后，一般是指妊娠 28 周到产后 1 周）放射暴露，同样发生儿童白血病和某些儿童恶性病变。

能引起先天畸形的放射剂量是 10cGy（厘戈瑞）以上（1Gy=100cGy）。常见放射影像检查胎儿暴露的电离辐射剂量见表 1-10。

表 1-10 妊娠患者放射影像检查，胎儿暴露的电离辐射剂量

检查类型	估计的胎儿放射暴露剂量（cGy）
正侧胸部 X 线片	0.000 07
颈椎影像	0.002
骨盆影像	0.04
头 CT	<0.05
腹部 CT	2.60
上胃肠道系列	0.056
钡灌肠	3.986
肝胆管亚氨基二乙酸扫描	0.150

注：旧的辐射剂量单位为拉德（rad），新的辐射剂量单位为戈瑞（Gy），1Gy=100cGy（厘戈瑞），1cGy=1rad。

通过表 1-10，可以看出常见的放射影像检查对胎儿的暴露，远达不到致畸的 10cGY。

然而医生应慎重，尽量避免不必要的胎儿暴露电离辐射，特别是在早期妊娠和中期妊娠的早期，这时暴露电离辐射的危险最大。

另外电离辐射对胎儿各个器官系统的影响和损害缺乏全面系统长时间的随诊观察研究，还是应该尽量避免不必要的暴露。

不同的影像技术，可应用造影剂，妊娠患者 CT 检查用碘造影剂，分娩后第一周应检查新生儿甲状腺功能，有异常应治疗。

MRI 应用造影剂钆（gadolinium）应权衡益处和风险慎重应用。

（3）妊娠患者用药对胎儿的影响：

止痛药：

扑热息痛在妊娠期应用是安全的，可用妊娠 3 个期。

阿司匹林中的水杨酸是有效成分，妊娠期不应服用，因为对母、胎有不良影响。阿司匹林在分娩前 1~2 天服用，可引起分娩时大量出血。偶尔阿司匹林用于先兆子痫和凝血危险的患者。

一些处方药，包括可待因、氧可酮（oxycodone）、吗啡、杜冷丁（哌替啶）、芬太尼（fentanyl）等。这些药仅是权衡益处超过风险时才能应用，这些药对胎儿的危险包括流产、死胎、早产、出生体重过低（<2.497kg）、呼吸困难、极度嗜睡、喂养困难。

抗生素：

甲硝唑研究较少，资料有限，不能确定没有致畸等不良影响。

青霉素包括氨苄青霉素、阿莫西林、阿洛西林（azlocinin）、美洛西林（mezlocinin）、青霉素 G、青霉素 V、哌拉西林（piparacillin）和替卡西林（ticacillin）。虽然妊娠时，青霉素积聚在羊水里，但对胎儿无不良影响。青霉素没有致畸危险，不引起有害作用。必须

注意，所有的青霉素都可在妊娠时和分娩后产生过敏。如过敏严重，没有控制，损害胎盘血液循环，引起胎儿损害和死亡。

头孢霉素很多第一代、第二代头孢正进行广泛研究，虽然应用资料有限，认为大多数不合并已了解和怀疑的致畸作用，在妊娠期应用是安全的。然而，第二代头孢还没有广泛应用在妊娠期，因此，有较少的信息了解关于它们的作用。实际上，大多数药物还没有证实是否对母、胎有害，应慎用或不用。

（4）如果允许，妊娠患者的手术选择在妊娠中期。妊娠早期手术特别危险，有乏氧、低血压和药物引起胎儿发育异常，还容易引起流产，妊娠晚期手术易引起早产。妊娠中期手术比较安全，如慢性阑尾炎、胆囊结石等，有的可选择在妊娠中期手术。

（5）外科妊娠患者：实际上是外科、产科和新生儿科三科的患者，有专管的产科和新生儿科医生，国外有专管的产科医生。如没有专管医生，要不失时机地及时会诊，保证手术顺利，母、胎安全。

十三、凝血障碍（coagulation dysfunction）[61-65]

所有外科手术的患者术前都要筛查评估凝血障碍，术前发现和纠正凝血障碍是避免术中、术后出血的最好方法。

血小板计数、出血时间、凝血酶原时间（prothrombin time，PT）和活化部分凝血活酶时间（activated partial thromboplastin time，aPTT）已广泛应用于外科临床，作为择期手术前筛查患者出血风险的凝血功能检查。但很多研究有越来越多的证据提示，所有患者术前常规做此筛查，不仅得不到实用信息，可能适得其反，由随访检查增加不必要的花费，手术也被拖延。

临床检查没发现出血风险的患者，是不能通过前几项化验检查预测手术有无出血风险的。因此，应临床充分检查，再决定是否需要术前做这些筛查试验，可能还需要做特殊的凝血试验，常需要请血液科会诊。

最重要的临床检查是病史，轻度、中度的凝血障碍，没有临床体征。

病史涉及的范围很广，内容很多，凝血障碍可以是先天性或获得性的，血小板或凝血因子病，可伴器官功能障碍和药物作用。

询问患者和与患者有血缘关系的家属异常出血史。以前损伤、牙科处置、手术、月经、分娩有关的出血，反复牙龈出血、鼻出血，特别要注意的是自发的、过度和长时间出血。

患者有无青肿、瘀点、瘀斑、黏膜出血、妊娠死胎、体外循环、黄疸、自体腹水输入、多次输血等。

应询问患者肝肾功能障碍情况和近期胆总管梗阻情况及营养状态情况。

认真回顾患者用药史，很多药和凝血障碍有关，处方药、非处方药、膳食补充剂、中草药等。要特别注意抗凝药、水杨酸类药、非甾体类抗炎药和抗血小板药的应用。

上述4项检查中，出血时间逐渐被血小板功能试验（platelet function test，PFT）代替，用血小板功能分析器（PEA-100）检测血小板功能比出血时间更灵敏可靠，是血小板功能更标准化试验。

临床检查（病史和体格检查）评估阴性，行小手术不做凝血试验检查，各文献意见一致。

【下列 3 种情况要做术前凝血试验检查】

（1）临床检查评估阳性（不论大、小手术）。

（2）临床检查阴性，预期手术有严重出血、灾难性出血。

（3）患者临床检查不合作，检查不满意。

检查项目：PT、APTT、血小板计数和 PFT。

有时添加Ⅷ因子筛查，凝血酶时间（thrombin time，TT）。

常请血液科会诊。

术前 7 天停用阿司匹林，术前 2~3 天停用非甾体类抗炎药，术前 10 天停用抗血小板药噻氯匹定（ticlopidine）和氯吡格雷（clopidogrel）。

有医学文献记载凝血障碍，即围手术期凝血因子缺乏应处理，常需要请血液内科专家会诊商定治疗。

如检查确定有凝血障碍，术前应相应治疗。当血小板 $< 50×10^9$/L，输血小板；大手术，血管手术，保持血小板达 $75×10^9$/L；神经系统手术血小板不少于 $100×10^9$/L。

血小板质量异常，治疗基础病有效。脾大和免疫引起的血小板破坏，不用预防性输血小板，紧急情况下，输血小板。药物引起的血小板功能障碍，可给弥凝（demopressin）、冷沉淀物（cryoprecipitate），可减少尿毒症患者的失血。血友病的患者围手术期处理，请血液科医生协助。

接受抗凝治疗的患者，术前常需要逆转抗凝作用，常用低分子量肝素。服用华法林（warfarin）患者，术前停用 5 个剂量，国际标准化比值（INR）降至 1.5 或更低，能维持 2.0~3.0。除术后有高出血风险外，所有术后患者手术当日或术后第一天开始应用华法林，因为华法林应用 5 个剂量才能有抗凝作用。

需要慢性抗凝的特殊情况推荐根据风险和益处的分析，权衡利弊。

停用抗凝药患者仍有血栓、栓塞高风险（如近期静脉血栓、栓塞、发作或暂时缺血发作，心脏瓣膜病发作危险或急性动脉栓塞），当停用华法林时，强力推荐用肝素治疗，可用治疗剂量低分子量肝素或围手术期静脉肝素化。长时间应用抗凝药患者围手术期处理的建议见表 1-11。

这些应用低分子量肝素的患者，手术前 20~24 小时用最后一个剂量，术后 12~24 小时开始应用。

静脉血栓、动脉血栓、栓塞的患者，需要系统肝素化的患者，手术 6 小时内停止，术后 12~24 小时内开始应用。

静脉血栓、动脉血栓、栓塞的患者，术后出血高风险的手术，或有大面积解剖的手术，用几天预防剂量的低分子量肝素，然后改为治疗剂量。如有可能，手术推迟到静脉或血栓、动脉血栓、栓塞发生后 1 个月。

表1-11 长时间应用抗凝药患者围手术期处理的建议

应用抗凝药的指征	患者的特点	围手术期处理
假体心脏瓣膜	高风险 近期（<1个月）发作或暂时缺血发作 任何2尖瓣球形笼形或倾斜盘形主动脉瓣膜 （caged ball or tilting disk-aortic valve）	强力推荐应用肝素
	中度风险 双叶主动脉瓣膜，伴有2个或2个以上发作危险因素*	考虑应用肝素
	低风险 双叶主动脉瓣膜，伴有少于2个发作危险因素*	选择应用肝素
慢性心房纤颤	高风险 近期发作或暂时缺血发作 风湿性二尖瓣病	强力推荐应用肝素
	中度风险 慢性心房纤颤伴有2个或2个以上发作危险因素*	考虑应用肝素
	低风险 慢性心房纤颤伴有少于2个发作危险因素*	选择应用肝素
静脉血栓栓塞	高风险 近期（≤3周）静脉血栓栓塞 正患（<6个月或姑息治疗）癌 磷脂抗体-抗心磷脂抗体，狼疮抗凝物 重要伴发病（心脏或肺）	强力推荐应用肝素
	中度风险 近6个月静脉血栓栓塞 静脉血栓栓塞抗凝药中断	考虑应用肝素
	低风险 没有上述高、中风险因素	选择应用肝素

＊：心房纤颤，以前有发作，短暂的缺血发作或全身栓塞，年龄＞75岁，患有高血压，或糖尿病，或左心功能不全。

十四、静脉血栓栓塞的预防（prophylaxis of venous thromboembolism）[66-68]

静脉血栓栓塞（venous thromboembolism，VTE）外科患者中不少见，国内尚无确切发生率的统计。在美国每年有350 000~600 000人患VTE，直接和间接相关死亡100 000人。在英国估计每年有25 000人VTE死亡。

VTE可引起肺栓塞，肺栓塞危及生命，死亡率达30%左右，其中约1/4猝死。

有大量不可辩驳的证据说明 VTE 是可预防的。

所有的外科患者都要评估 VTE 的风险，按指导方案接受适当的预防。

评估从病史开始，询问出患者及其与患者有血缘关系家属的高凝状态，要检测蛋白 C、蛋白 S、抗凝血酶Ⅲ（antithrombin Ⅲ）和磷脂抗体，发现先天的和后天的高凝状态。

VTE 危险因素包括：年龄（＜40 岁）、手术、创伤、VTE 病史、癌瘤、肾病综合征、肥胖、静脉曲张、心功能不全、置中心静脉导管、炎性肠病、妊娠、口服避孕药、他莫昔芬、激素替代疗法、脱水、骨髓增生性疾病、系统性红斑狼疮、糖尿病、制动（≥3 天）、截瘫、阵发性睡眠性血红蛋白尿、先天的或获得性高凝状态、肿瘤或血肿压迫静脉等。

下肢深静脉血栓常见的症状和体征：疼痛、肿胀、触痛、发热、浅静脉曲张等，有助于诊断。更可靠的诊断是双侧上行的静脉造影检查，肯定血栓的存在和范围，确定是否有阻塞静脉。但静脉造影为侵袭性的，有缺点，逐渐被非侵袭性多普勒超声及 CT 造影、磁共振造影代替。

血栓形成局限在腓肠静脉危险性低，血栓形成累及深静脉的髂股段，肺栓塞风险大，特别是非阻塞性的（漂浮的）血栓，这种患者要卧床 2~3 天抗凝治疗，床脚轻度抬高（20~30cm）。如怀疑肺栓塞或发现有非阻塞性血栓，考虑置下腔静脉滤器。

根据危险因素，进行分级。

根据危险评估，结合觉察到的围手术期出血的风险，选择合适静脉血栓预防方法。这些方法包括：机械性预防、弹性长筒袜、分级加压弹性支撑长筒袜、间断充气设备等。常用预防药主要有 3 种，低分子量肝素（low-molecular weight heparin，LMWH）、低剂量未分级肝素（low-dose unfractionated heparih，LDUH）和磺达肝癸（fondaprinux）。

肝素开始预防剂量，术前 2 小时内应用，间断充气加压设备麻醉诱导前放置。

更高危险的患者（矫形手术、多危险因素）考虑静脉血栓栓塞预防延迟到患者出院（表 1-12）。

表 1-12　患者血栓栓塞发生危险程度和成功的预防方法

危险程度	危险程度的确定	腓肠 DVT（%）	近侧 DVT（%）	临床 PE（%）	致命 PE（%）	预防方法
低危险	小手术，年龄＜40 岁没有额外危险因素	2	0.4	0.2	0.002	早期积极运动
中度危险	小手术，有额外危险因素；手术不大，年龄 40~60 岁没有额外危险因素；大手术，年龄＜40 岁，没有额外危险因素	10~20	2~4	1~2	0.1~0.4	分级加压长袜；IPC；LDUH 5000U12 小时 1 次；LMWH-依诺肝素（enoxaparin）40mg/d 皮下；达肝素（daltoparin）5000IU/d 皮下；因子 Xa 抑制剂 [磺达肝癸（fondaparinux）] 2.5mg/d 皮下

危险程度	危险程度的确定	腓肠 DVT（%）	近侧 DVT（%）	临床 PE（%）	致命 PE（%）	预防方法
高危险	非大手术，年龄＞60岁或有额外危险因素；大手术，年龄＞40岁或有额外危险因素	20~40	4~8	2~4	0.4~1.0	LDUH 5000U 8 小时 1 次；LMWH-依诺肝素 40mg/d 皮下；达肝素 5000IU/d 皮下；因子 Xa 抑制剂（磺达肝癸）2.5mg/d 皮下；联合 IPC 和上述抗凝剂应用
	中高危险患者，补次药物预防在术后12~24小时内，持续应用7~10天					
更高危险	大手术，年龄＞40岁，以前静脉血栓栓塞史，癌或分子的高凝状态；髋或膝关节成形术，髋骨折手术，严重损伤，骨髓损伤	40~80	10~20	4~10	0.2~5	LDUH 5000U 8 小时 1 次；LMWH-依诺肝素 40mg/d 皮下；达肝素 5000IU/d 皮下；亭扎肝素（tinzaparin），3500IU/d 皮下；因子 Xa 抑制剂（磺达肝癸）2.5mg/d 皮下；联合 IPC 和上述抗凝剂应用
	更高危险的患者，初次药物预防术前2~12小时或术后12~24小时，持续至少7~10天，不需要慢性抗凝的患者，考虑用药到术后4周。患者正患有深部静脉血栓，手术引起出血的危险性大，考虑术前放置可取出的下腔静脉滤器。					

注：DVT：深静脉血栓（deep venous thrombosis）；PE：肺栓塞（pulmonary embolism）；LDUH：低剂量未分级肝素（low-dose unfractionated heparin）；LMWH：低分子量肝素（low-molecular-weight heparin）；IPC：间断充气加压设备（intermittent pneumatic compression）。

3 人与动物不同，两条腿直立行走，大脑发达了，但是下肢静脉瘀滞曲张等一系列的病变都发生了。笔者用一种改善和治疗方法，简述如下：每次包括 3 个连续动作：下肢抬高、屈曲、伸直，如图 1-2 所示。双下肢轮流做，每轮做 20 次，不做时休息。双下肢各做 60 次，为一个轮回，每天做 3~5 个轮回，间隔 3~4 小时做一个轮回。有人帮助做，不影响效果，以免患者疲劳。尽量避免静止站立，卧床休息，下肢抬高，约下肢长的一半，即足搭在床头上，睡眠时下肢抬高 30cm 左右，对改善下肢静脉瘀滞卓有成效。下肢静脉曲张明显减轻，可不手术治疗。下肢溃疡、丹毒等感染不愈的患者，几乎两周明显好转或治愈。因为手术后血栓几乎都发生在下肢静脉，因此，这种方法预防静脉血栓栓塞也有效，简单易行，无花费，优于其他方法。采用此法前，行下肢深浅静脉彩色超声检查，下肢静脉血栓者禁忌使用此法，以免促发肺栓塞。患者心力衰竭也禁忌用这种方法以免增加心脏负荷，加重心力衰竭。

除髋、膝部手术不能应用此法外，无论低危险、中危险、高危险、更高危险，均可用此法，低危险和中危险早、中、晚，每天 3 个轮回；高危险和更高危险，每天可做 4~5 个轮回，间隔 3~4 小时做一个轮回。可结合充气加压设备，麻醉诱导前开始应用，术后患者下肢能屈伸活动后撤除充气加压设备。如果其他部位（不是下肢）有形成静脉血栓的风险，要联合应用抗凝剂预防。低危险预防 5 天，中高危险预防 7~10 天。

第三节　会诊和术前小结[69-71]

会诊的主要目的是多学科协作获得最佳的治疗效果。譬如胃肠外科患者，胃癌肝转移，有冠心病、肾功能不全者，需要胃肠外科、麻醉科、心内科、肾内科会诊协作，使手术安全顺利，获得根治的最佳效果。

多学科协作创造空前未有的极好效果，屡见不鲜。

【会诊应成为常规】

麻醉科术前常规会诊；患者患多个外科专业疾病，相应外科专业科内会诊；外科患者，共存内科和其他科疾病，请内科和其他科会诊；诊断不清，有时需请影像科、检验科等特殊检查科室会诊；有大出血风险，需大量输血，请输血科会诊；我国的法制在加强和完善，以法维权增多，投诉增多，有此倾向，请医学法律专家和相关科室会诊；高难手术、高风险的手术，更要多学科，有相关部门领导参加的会诊。相关领导参加，起到协调、监督和保障作用。

【术前小结】

术前小结应在术前准备、术前会诊、术前讨论后撰写，手术前一天完成。

内容包括：①术前诊断，诊断依据（含鉴别诊断）。②手术指征。③术前准备。④麻醉选择，拟行手术式。⑤术中注意事项，可能出现的问题和对策。⑥术后可能出现的并发症，如何监护和防治。

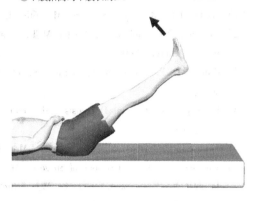
①下肢抬高约下肢长的3/4

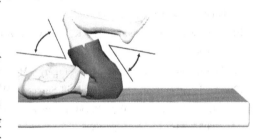
②下肢尽量屈曲，髋关节20°~30°角，膝关节10°~30°角

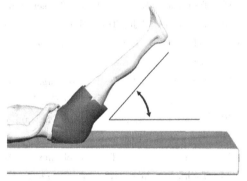
③下肢伸直与水平线成45°角

图1-2　下肢抬高、屈曲、伸直 3 个连续动作

为了防止全球范围的手术部位错误、手术式错误和手术患者错误等，2008 年世界卫生组织（WHO）设计、制定了手术安全核对单（surgical safety checklist），引起国内外医院的重视，国内有手术科室的较大医院都有自己的安全核对单，可以避免手术部位错误等严重问题。

（刘德成）

参考文献

［1］ Fischer J E. Mastery of Surgery ［M］. 6th ed. Philadelphia：Wolters Kluwer, 2012：23.

［2］ Lawrence P F, Bell R M, Dayton M T, et al. Essentials of General Surgery ［M］. 4th ed. Philadelphia：Wolters Kluwer, 2006：13.

［3］ Britt L D, Peitzman, A B, Barie P S, et al. Acute Care Surgery ［M］. Philadelphia：Wolters Kluwer, 2012：9.

［4］ Doherty G M. Current Diagnosis and Treatment 《Surgery》 ［M］. 13th ed. New York：Mcgrow Hill, 2010：13.

［5］ Townsedn C M Jr. Textbook of Surgery ［M］. 19th ed. Philadelphia：Elsevier, 2012：211-213.

［6］ Townsend1 C M Jr, Textbook of Surgery ［M］. 20th ed. Philadelphia：Elsevier, 2017：203.

［7］ Jacob S W, Francone CA, Lossow WJ. Structure and Function in Man ［M］. 4th ed. Philadelphia：Saunders, 1978：434-435, 443-444.

［8］ Townsedn C M Jr. Textbook of Surgery ［M］. 19th ed. Philadelphia：Elsevier, 2012：216.

［9］ Garden O J, Bradbury A W, Forsythe J L R, et al. Principles & Practice of Surgery ［M］. 5th ed. Edinburgh：Elsevier, 2007：115.

［10］ Williams N S, Bulstrode C J K, O' Connell P R. Short Practice of Surgery ［M］. 25th ed. London：Hodder Arnold, 2008：183-188.

［11］ Townsedn C M Jr. Textbook of Surgery ［M］. 19th ed. Philadelphia：Elsevier, 2012：223.

［12］ Niederhuber J E. Fundamentals of Surgery ［M］. Stamford：Appleton & Lange, 1998：52.

［13］ Hess J R, Thomas M J. Blood use in war and disaster：Lessons from the past century ［J］. Transfusion, 2003, 43（11）：1622-1633.

［14］ Townsend C M Jr, Textbook of Surgery ［M］. 20th ed. Philadelphia：Elsevier, 2017：568.

［15］ Townsedn C M Jr. Textbook of Surgery ［M］. 19th ed. Philadelphia：Elsevier, 2012：229.

［16］ Townsend C M Jr, Textbook of Surgery ［M］. 20th ed. Philadelphia：Elsevier, 2017：228-230.

［17］ Doherty G M. Current Diagnosis and Treatment 《Surgery》 ［M］. 13th ed. New York：MCGrow Hill, 2010：28.

［18］ Townsedn C M Jr. Textbook of Surgery ［M］. 19th ed. Philadelphia：Elsevier, 2012：1308-1309.

［19］ 石汉平, 詹文华. 围手术期病理生理与临床 ［M］. 北京：人民卫生出版社, 2010：654-659.

［20］ Fischer J E. Mastery of Surgery ［M］. 6th ed. Philadelphia：Wolters Kluwer：2012：36.

［21］ Henry M M, Thompson J N. Clinical Surgery ［M］. 3rd ed. Edinburgh：Elsevier, 2012：85.

［22］ Townsend C M Jr, Textbook of Surgery ［M］. 20th ed. Philadelphia：Elsevier, 2017：1325-1326.

［23］ Townsedn C M Jr. Textbook of Surgery ［M］. 19th ed. Philadelphia：Elsevier, 2012：226.

［24］ Townsedn C M Jr. Textbook of Surgery ［M］. 19th ed. Philadelphia：Elsevier, 2012：226-228.

［25］ Townsedn C M Jr. Textbook of Surgery ［M］. 19th ed. Philadelphia：Elsevier, 2012：232.

［26］ Klingensmith M E, Chen L E, Glassgow S C, et al . The Washington Manual of Surgery ［M］. 5th ed. Philadelphia：Wolters Kluwer, 2008：36.

［27］ Fischer J E. Mastery of Surgery ［M］. 6th ed. Philadelphia：Wolters Kluwer, 2012：46.

［28］ Fischer J E. Mastery of Surgery ［M］. 6th ed. Philadelphia：Wolters Kluwer, 2012：2.

［29］ Klingensmith M E, Chen L E, Glassgow S C, et al . The Washington Manual of Surgery ［M］. 5th ed. Philadelphia：Wolters Kluwer, 2008：1.

［30］ Forrest A P M, Carter D C, Macleod I B. Principles and Practice of Surgery ［M］. 3rd ed. Edinburgh：Livingston, 1998：89.

［31］ Fischer J E. Mastery of Surgery ［M］. 6th ed. Philadelphia：Wolters Kluwer，2012：27.

［32］ Fischer J E. Mastery of Surgery ［M］. 6th ed. Philadelphia：Wolters Kluwer，2012：26.

［33］ Townsedn C M Jr. Textbook of Surgery ［M］. 19th ed. Philadelphia：Elsevier，2012：213-216.

［34］ Goldman L，Goldera O L，Nassbaum S R，et al. Multifactorial Index of Cardiac risk in Noncardiac Surgical Procedures ［J］. N Engl J Med，1977，297（16）：845-850.

［35］ Townsend C M Jr，Textbook of Surgery ［M］. 20th ed. Philadelphia：Elsevier，2017：213.

［36］ Jacob S W，Francone C A，Lossow W J. Structure and Function in Man ［M］. 4th ed. Philadelphia：Saunders，1978：451.

［37］ Townsedn C M Jr. Textbook of Surgery ［M］. 19th ed. Philadelphia：Elsevier，2012：218-219.

［38］ Jacob S W，Francone C A，Lossow W J. Structure and Function in Man ［M］. 4th ed. Philadelphia：Saunders，1978：494.

［39］ Townsedn C M Jr. Textbook of Surgery ［M］. 19th ed. Philadelphia：Elsevier，2012：216-217.

［40］ Liechty R D，Soper R T. Fundamentals of Surgery ［M］. 6th ed. St，Louis：The. C. V. Mosby company，1989：64.

［41］ Townsedn C M Jr. Textbook of Surgery ［M］. 19th ed. Philadelphia：Elsevier，2012：219-221.

［42］ Townsedn C M Jr. Textbook of Surgery ［M］. 19th ed. Philadelphia：Elsevier，2012：221.

［43］ Doherty G M. Current Diagnosis and Treatment 《Surgery》 ［M］. 13th ed. New York：Mcgrow Hill，2010：22.

［44］ Liechty R D，Soper R T. Fundamentals of Surgery ［M］. 6th ed. St，Louis：The. C. V. Mosby company，1989：117.

［45］ Jacob S W，Francone C A，Lossow W J. Structure and Function in Man ［M］. 4th ed. Philadelphia：Saunders，1978：530.

［46］ Townsedn C M Jr. Textbook of Surgery ［M］. 19th ed. Philadelphia：Elsevier，2012：217.

［47］ 王建中. 医护人员在艾滋病患者外科治疗中的自我防护 ［J］. 中华普通外科杂志，2002，（74）：241.

［48］ 刘保池，李垒，司炎辉，等. 艾滋病肝硬化的脾切除加自体骨髓干细胞肝内移植 2 例分析 ［J］. 国际外科学杂志，2010，37（8）：572-574.

［49］ Doherty G M. Current Diagnosis and Treatment 《Surgery》 ［M］. 13th ed. New York：Mcgrow Hill，2010：133.

［50］ 刘保池，刘立，陈辉. HIV/AIDS 外科合并症的手术治疗 ［J］. 国际外科学杂志，2009，36（9）：602-605.

［51］ Williams N S，Bulstrode C J K，O' Connell PR. Short Practice of Surgery ［M］. 25th ed. London：Hodder Arnold，2008：47-48.

［52］ Dol：n R. Masur H，Saag M. AIDS Therapy ［M］. 3rd ed. Churchill Living Slon：Elsevier，2008：3-4.

［53］ Cameron J L，Cameron Am. Current Surgical thereapy ［M］. 10th ed. Philadelphia：Elsevier，2011：1092.

［54］ Liechty R D，Soper R T. Fundamentals of Surgery ［M］. 6th ed. St，Louis：The. C. V. Mosby company，1989：63.

［55］ Townsedn C M Jr. Textbook of Surgery ［M］. 19th ed. Philadelphia：Elsevier，2012：225.

［56］ Doherty G M. Current Diagnosis and Treatment 《Surgery》 ［M］. 13th ed. New York：Mcgrow Hill，2010：17.

［57］ Forrest A P M，Carter D C，Macleod I B. Principles and Practice of Surgery ［M］. 3rd ed. Edinburgh：

Livingston, 1998: 118.

[58] Townsedn C M Jr. Textbook of Surgery [M]. 19th ed. Philadelphia: Elsevier, 2012: 2023-2032.

[59] 东杰. 妇产科学（全国高等学校教材）[M]. 6版. 北京: 人民卫生出版社, 2005: 166.

[60] Zinner M J, Ashley S W. Maingtis Abdominal Operations [M]. 12th ed. New York: Mc Graw Hill, 2013: 130-131.

[61] Townsedn C M Jr. Textbook of Surgery [M]. 19th ed. Philadelphia: Elsevier, 2012: 223-224.

[62] 陈新谦, 金有豫, 汤光. 新编药物学 [M]. 17版. 北京: 人民卫生出版社, 2011: 1121-1123.

[63] Fischer J E. Mastery of Surgery [M]. 6th ed. Philadelphia: Wolters Kluwer: 2012: 102.

[64] Lawrence P F, Bell R M, Day ton M T, et al. Essentails of General Surgery [M]. 4th ed. Philadelphia: Wolters Kluwer, 2013: 77-78.

[65] Ashley S W. ACS Surgery 7 [M]. Hamilton: Decker Intallectual Properties Inc, 2014: 177-178.

[66] Townsedn C M Jr. Textbook of Surgery [M]. 19th ed. Philadelphia: Elsevier, 2012: 224-225.

[67] Garden O J, Bradbury A W, Forsythe J L R, et al. Principles & Pranctise of Surgery [M]. 6th ed. Ediinburgh: Elsevier, 2012: 67-68.

[68] Forrest A P M, Carter D C, Macleod I B. Principles and Practice of Surgery [M]. 3rd ed. Edinburgh: Livingston, 1998: 107-108.

[69] Townsedn C M Jr. Textbook of Surgery [M]. 19th ed. Philadelphia: Elsevier, 2012: 231.

[70] 石汉平, 詹文华. 围手术期病理生理与临床 [M]. 北京: 人民卫生出版社, 2010: 692.

[71] Garden O J, Bradbury A W, Forsythe J L R, et al. Principles & Pranctise of Surgery [M]. 6th ed. Ediinburgh: Elsevier, 2012: 25.

第二章　手术后处理

　　手术对患者是创伤，创伤就要产生一系列应激反应，在麻醉下，这种反应受到一定抑制，手术结束麻醉停止，创伤反应表现明显，麻醉作用尚未完全解除，会产生一定作用，如对呼吸的抑制，对循环等器官系统的干扰，还有术中用药的毒副作用，这时机体内环境严重紊乱，重要器官系统功能严重受损，甚至可衰竭、死亡。术后几个小时易发生呼吸道梗阻、心肌梗死、心跳骤停、呼吸衰竭、出血等威胁生命的严重并发症[1]。但死亡很少，因为术前手术患者有选择，不能耐受手术的应延迟手术或放弃手术，术前做充分准备，术后加强监测，及时处理和治疗。较大的医院有技术力量强、配套的术后苏醒室和重症监护病房（ICU）。有些全麻的较大手术，手术结束后，患者由手术室到苏醒室，经过 1~3 小时后，患者情况稳定后回病房，如情况不稳定应去 ICU。

　　患者由苏醒室回病房，安置到床上，一定要注意安全，因为患者意识还不太清楚，可能有烦躁、缺乏自我保护能力，要防止坠落、机体扭曲、撞伤、呼吸道梗阻等。

　　回到病房的处理和治疗，主要由外科医生负责，术后处理和治疗，是促进患者尽快恢复、减少或避免并发症，减少患者的痛苦和不适。

第一节　体位

　　全麻患者，如没有什么禁忌，取左侧或右侧卧位，头面自然向侧方，每半小时变换一次体位（仍是侧卧），如有呕吐，呕吐物容易顺畅排出，直到患者意识完全恢复后，每小时变换一次体位，持续到回病房后 8~12 小时，这种体位益于肺功能恢复[2]。患者全麻没有完全清醒，自我保护机能差，也不合作，变换体位费力，患者易扭曲、损伤，使纵隔左右变位，对患者干扰大，这是这种体位的缺点。如果术后患者意识完全清楚，生命体征稳定、正常，能合作，可采取上述体位。

　　我国外科学教科书从第 2 版开始，直到第 8 版（最新版）都指出，患者全麻术后回病房的体位都是平卧位头转向一侧，平卧位比较合理，患者手术时绝大多数平卧位，没有变动体位，对患者干扰小，但头面真正转向一侧是困难的，如有呕吐难以顺畅排出，且感颈部扭曲不适。因此全麻术后宜取平卧位，头稍转向一侧，如要呕吐，立刻侧卧位，使呕吐物顺畅排出，防止出现误吸这一严重并发症。

　　患者全麻回病房和蛛网下腔麻醉 12 小时后，硬膜外麻醉和局麻患者可根据术式需要选择体位，利于呼吸和有效引流。颅脑手术后，如无休克和昏迷，取 15°~20°头高足低斜坡体位。颈、胸手术，多取半坐位（图 2-1），利于呼吸和有效引流。腹部手术后，多取低半卧位，减少腹壁张力。脊柱和臀部手术后，可取俯卧或仰卧位。腹腔污染的患者，如病情允许，尽早改为半坐位，或头高足低位。休克患者，应采取下肢抬高 20°、头和躯干抬高 5°的特殊体位。肥胖患者，取侧卧位，利于呼吸和静脉回流。

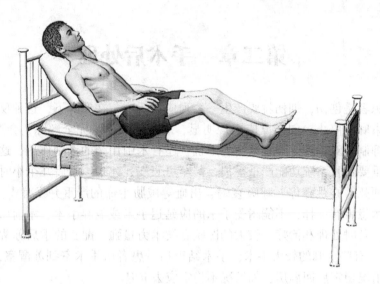

图 2-1 半坐位示意图

术后 2~3 天，如果患者恢复顺利，可采取患者习惯的舒适体位，体位常变换，1 小时左右变换一次体位，绝不能超过 2 小时，患者正在睡眠例外，但患者有瘫痪、感觉障碍，必须 2 小时变换一次体位，才能防止压疮的发生。

第二节　监测

术后监测是了解病情变化和治疗反应，保证及时处理和治疗。监测包括以下几个方面。

（一）生命体征（vital signs）

在苏醒室频繁测量血压、脉搏和呼吸频率，回病房后根据手术性质和在苏醒室情况，决定测量频度。较大的医院都有监护仪，且应用越来越普遍，可测量血压、脉搏、心率和血氧饱和度，并有心电图，监护仪屏幕上随时可看到这些监测指标。认真观察，有异常及时报告负责医生，大手术监测 48~72 小时，中等手术缩短监测时间，小手术不监测。

监护仪对生命体征的观察，没有呼吸频率和体温，血氧饱和度的变化比呼吸频率更灵敏，血氧饱和度降低，提示呼吸频率过快或过慢（正常 12~20 次/分钟），呼吸功能出现障碍。体温可每 4 小时监测 1 次，如患者脉率快（体温升高，脉率快）或感觉发冷、发热，临时检测一次体温，必要时 30~60 分钟或更频检测一次体温。

（二）中心静脉压（central venous pressure，CVP）[3-5]

如果手术时患者出血较多，有体液紊乱，应有 CVP 监测。CVP 或右房压是监测右心前负荷的指标。休克患者 CVP 低于 5mmHg 属于低血容量，高于 20mmHg，则有其他原因，包括高血容量、胸内压增高、张力性气胸、正压通气、心包填塞、肺动脉高压、右心功能障碍、左心功能障碍。CVP 监测有时不可靠，特别是后 3 种原因，CVP 不是可靠的左心充盈压的监测，CVP 有助于监测右心功能，但右心功能不是可靠的左心功能指标。

CVP 监测指标不可靠，可能是呼吸胸内压力变化的干扰，机械通气的患者吸气时胸内压力增高，呼气末胸内压力最低；没有机械通气的患者相反，吸气时，由于胸内负压，即压力低，呼气末胸内压力最高。为了相对不依赖通气状态，不论患者有无机械通气均在呼气末测 CVP。

如果患者状态或治疗反应与 CVP 监测不相符，应选用其他监测方法，如经食道超声心动描记术等。

CVP 监测有导管相关的感染和血栓等并发症与置管本身的并发症，气胸、心律失常、动脉刺伤、出血、血肿、假性动脉瘤、动静脉瘘、空气栓塞等。因此，要掌握好 CVP 应用的适应证，若没有必要应用，可及时撤除。

（三）肺动脉导管（Pulmonary artery catheter，PAC）

我国最近三版（6 版、7 版、8 版）外科学教科书均提到，患者心、肺功能损害，采取侵袭性监测，Swan-Gan 导管测量肺动脉楔压。Swan-Gan 导管即为 PAC。PAC 能更精确监测血液动力学，远侧通道测肺动脉压，近侧通道在右心房测 CVP，另外通道用于输液。

导管尖部有球囊、气囊膨胀（在肺动脉）可测肺动脉楔压，液体注到导管后，通过热稀释法可测心搏出量。取肺动脉血样测定混合静脉氧饱和度，用于检查组织氧投放和消耗之间的关系。

尽管用其他监测方法不能获得这些益处，但没有研究证明 PAC 能改善患者治疗效果，另外，PAC 应用的危险包括 CVP 的危险以及肺动脉破裂、肺动脉梗死和心内膜炎，所以现在不常应用[6]。PAC 的监测是有争议的，近些年来鼓励应用 PAC 作为一些患者常规术后监测已经明显减少，因为除了对得到数据的错误解释，做出错误决定外，还有明显的并发症，包括肺动脉梗死和破裂[7]。

尽管心脏外科常规应用 PAC 明显减少，欧洲减少到 20% 以下，日本减少到 10% 以下，但北美一些医院仍常规应用。几乎从 20 年前开始，陆续有一些研究 PAC 资料，这些资料质量不高。其中一组 2414 患者，70% 应用 PAC，30% 应用 CVP，回顾研究结果指出 CVP 和 PAC 的任何结果没有明显差别，说明 CVP 监测对绝大多数病例足够了。

经食道的超声心动描记术（transesophageal echocardiography，TEE）广泛应用于心脏手术的术中和术后，二维 TEE 提供心脏和大血管有价值的影像和估计瓣膜功能作用，左、右心收缩性和左室舒张期功能。[8]

美国外科学教科书（18 版）提到，要想得到更详细、更多的血液动力学信息或患者状态和治疗反应与 CVP 监测不相符，应考虑应用 PAC。

PAC 可提供关于容量状态和心功能信息，有助于确定容量、正性心力支持和血管活性药的需要，指出放置 PAC 有较多和严重的并发症。应激性心肌，易发生心律失常，预防性应用利多卡因，有助于预防心律失常。左心传导阻滞的患者应用 PAC 是特别危险的，因为 PAC 可使右束支传导阻滞，即引起全心脏传导阻滞，危及生命，应立刻应用阿托品和起搏器。

令人担心的是纠正由 PAC 得到的异常血液动力学值，是没有必要的，甚至是有害的选择。

有报告称 PAC 可提供详细的信息指导医生治疗，有的认为 PAC 提供的信息对选择治疗没有什么帮助，提出经胸、经食道超声监测更可靠，且避免置管[9]。

美国第 19 版外科学教科书，再次提到 PAC 提供的重要信息可直接测 CVP、右房压、肺动脉压、右室舒张期末压、肺动脉楔压和混合静脉氧饱和度以及间接计算左心充盈压和心搏出量。

任何有心肺功能紊乱的患者，应用 PAC 是正当的，可不断监测血液动力学参数，指导治疗是非常有用的，提供关于容量和心功能的信息，有助于确定治疗的需要。

再次提到左心传导阻滞的患者，有漂浮的 PAC 是特别危险的，可引起全心传导阻滞，普遍认为应禁忌使用 PAC。

书中还提到有更新的、非侵袭性途径监测血液动力学，包括脉搏图心搏出量分析、锂稀释和周围导管经肺热稀释，但没有研究证明好于、比得上 PAC。

30 年前引进的经食道多普勒，能持续测量降主动脉血流速度，更准确地测心搏出量和每搏出量。经食道多普勒明显的缺点是有侵袭性的，普遍需要深度镇静、机械通气和频繁地调整位置。

生物阻抗体积描记法是伴随临床实践和应用的另外一个技术，估计每搏出量、心搏出量和肺水量，仍在研究中[10]。

该教科书仅引用一篇文献[11]肯定和支持 PAC 的应用，笔者查到这篇文献的原文，是多中心（8 个医院），跨国的（4 个国家，英国、日本、澳大利亚和比利时），前瞻性流行病学的观察研究 PAC 和脉搏图心搏出量（picco）血液动力学监测。

直接比较应用 picco 有更多正液体平衡，无机械通气的天数少，混淆因素矫正后，监测的选择不影响患者主要治疗效果，而正液体平衡是影响治疗效果的独立因素。

用这个文献的监测与治疗效果无关的结论肯定和支持 PAC 的应用，有点牵强。

美国外科学教科书（2017 年，第 20 版）报道，虽然 PAC 在过去 20 年应用明显减少，但仍有价值，危急患者不能忽视应用。PAC 有些改进，能持续测定心搏出量。监测心室射血部分，可避开肺和瓣膜异常引起的一些变化。40 多年来，很少研究证明危急患者应用 PAC 有减少死亡的益处。一些资料指出 PAC 可使治疗结果恶化，然而，正确操作，PAC 指导液体复苏、血管加压和正力支持是极有用的。一些文献指出，正确解释 PAC 能力的缺乏是问题所在，治疗结果恶化不是 PAC 引起的。该文献重新提到 PAC 的并发症，左束支阻滞是应用 PAC 的禁忌。更近期，由经训练过的特护医生应用超声心动描记术检查是快的、非侵袭性、可重复检查危急外科患者血管内容量状态和心脏做功的方法。

有证据提示，心脏这种超声检查确切估计左室容量状态比 PAC 更确切。随着技术的发展，微创技术和人工智能的出现，危急患者治疗的革命性改善继续展开。但现在，超声心动描记术、PAC 和一心一意考虑周到的临床医生是最佳化血液动力学、改善 ICU 危急患者治疗效果的明智选择[12]。

PAC 的应用是有争议的，没有减少术后死亡的证据，且有诸多并发症，有的很凶险，可致死。

笔者的观点，PAC 一般不用，如患者危急，心肺功能损害，负责医生有应用 PAC 的经验，用 PAC 可能挽救生命，医院有应用 PAC 的条件，应取得家属同意，可慎重应用。

（四）体液平衡（fluid balance）

记录液体入量、失血量、尿量，由引流和造口丢失量，有助于估计液体平衡情况和指导静脉补液。

留置尿管每小时 1 次测尿量。如没有留置尿管，患者 6~8 小时没排尿，应引起注意，是尿潴留，还是少尿、无尿。

（五）其他监测（other monitorings）

根据手术的性质和患者以前的情况，确定哪些其他监测是必需的。

例如：颅脑手术患者，要监测颅内压和意识状态，血管手术或有石膏固定要监测手术远侧的脉搏[13]。

一般监测到术后 48~72 小时，手术应激期已过，患者转为平稳，可解除监测。

第三节　离床活动

手术后患者，原则上应早期离床活动，逐渐增加活动量和范围。

早期活动有很多好处：增加肺活量，使呼吸道分泌物易于咳出，减少肺部并发症；改善血液循环，减少下肢静脉血栓形成；有利于肠道和膀胱功能恢复，减少腹胀和尿潴留。

如患者有休克、心力衰竭、有出血的可能、极度衰竭、下肢或髋部手术，有特殊固定、制动要求的患者，不宜离床活动。

一般患者全身麻醉清醒后、腰麻 12 小时后，可在床上活动，如深呼吸，足趾、踝关节伸屈活动，上下肢伸屈活动，翻身，变换体位，活动累了，休息 15 分钟左右再活动，以不感觉累为适当。

一般患者，术后床上活动 2~3 小时后，在有人搀扶，保护引流管避免脱落、折曲，保护伤口不疼痛的情况下，可下床站立 3~5 分钟，行走几步，2 小时做 1 次。术后 24 小时，离床行走 50~100m，每天 3~5 次，术后 3 天离床行走 100~200m，每天 3~5 次，5 天后患者自由活动，仍以患者不感觉累为适当。

患者离床活动可推输液架行走，患者有输液、引流管、尿管、输液泵等均不影响行走（图 2-2）。

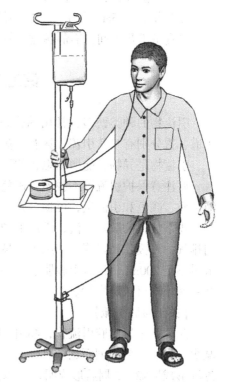

图 2-2　离床活动，患者推输液架直立行走，输液架载有输液袋、胃肠减压盒、输液泵和尿袋

第四节　饮食和输液

（一）非腹部手术

只要患者完全清醒，意识清楚，没有恶心、呕吐和厌食就可进食。

(二) 腹部手术

胃肠道手术，一般术后 72 小时左右，胃肠蠕动恢复，肛门排气，可拔除鼻胃管，开始进食，由流食过渡到普通饮食。没排气即进食，可有腹胀、不适，甚至促使漏发生。

非胃肠道手术，或胃肠道手术，没有切除吻合，没有破裂修补，没有胃肠漏的可能。术后 36~48 小时，胃肠功能有一定恢复，可以试验喝几口水，或喝几口饮料，或吃几口水果，5~10 分钟后或更长一点儿时间，肛门排气，排气后可进食（因为食物进入胃或十二指肠，可引起结肠近端明显收缩，称之为胃结肠或十二指肠结肠反射，可促进排便、排气[14]）。提前 1~2 天排气、进食，使患者早日恢复。

直肠内有液体或肛门填塞，也能促进排气、排便。

肥皂水洗肠，直肠内注入开塞露 20~40mL（1~2 支），或肛门塞入浸了肥皂水的纱布条（手指粗，4~5cm 为宜），也能促进排气、排便。

摄食量不足期间，需静脉输液补充，如果持续超过 7 天，需肠外营养支持（如前述）。

第五节　引流物的处理

引流物的种类繁多，常用的伤口引流，有乳胶片引流、胶管引流、烟卷引流。胆道、尿道、胃分别有 T 管引流、尿管、鼻胃管等。

引流物是异物，能增加患者的不适和痛苦。原则上，没有必要，应尽早拔除。

要注意保护引流管不脱落，避免牵拉、断裂、坠入腹腔，避免扭曲、阻塞。注意引流液性质、颜色和引流量，可提示胃、肠、胆、胰和尿漏，以及腹腔内出血。

皮下放置的胶片引流，术后 1~2 天拔除，烟卷引流术后 2~3 天拔除。一般情况下，肛门排气，可拔除鼻胃管。如患者有鼻胃管难以耐受，感到很痛苦，鼻胃管通畅，24 小时引流量不足 200mL，没有上腹胀、反酸（反酸是胃潴留的表现），没有胃肠漏的危险，术后36~48 小时可拔除胃管。

【关于腹腔引流】

腹部手术置腹腔引流管，48 小时后，引流量明显减少，因为手术分离的创面渗出明显减少，另外，分离创面逐渐黏合到一起，引流区域减少。之后还要逐渐减少，引流管周围逐渐形成屏障，2 周后形成明显屏障，与自由腹腔隔绝，无引流作用。

除非引流管置到肠腔、胆管、脓腔内，或腹内渗出（漏出）的胃肠液等侵蚀、破坏引流管周围形成的屏障，或全腹膜炎。腹内大量腹水、积液，丧失形成屏障的能力，则腹腔引流有引流作用。

腹部一般手术，不宜置引流管，因为引流作用不大。另外，腹膜（含脏器的浆膜）有很强的抗炎症能力，腹内有压力，可使积液腔、脓腔变小，治愈。

笔者发现 1 例阑尾脓肿患者，10cm 包块（长径），1 周后检查成为 5cm 包块，预示包块能消失，以后治愈，3 个月后行阑尾切除术。

因此首次发现腹内积液包块，可不急于处理，观察包块是否变小，如果包块明显变小，可自行治愈；若不能治愈，再介入置管或手术。

【有时手术宜置腹腔引流管】

（1）腹腔镜胆囊切除，因胆囊、胆管畸形较多，难以排除胆汁漏，置腹腔引流管。主要是为了观察有无胆汁漏，观察2天，引流液无胆汁，可拔出引流管。

（2）肠切除、吻合，有漏的可能，置引流管观察有无漏，吻合口漏几乎都在术后2周内出现，术后2周没发生漏，可拔除引流管。如发生吻合口漏，有引流管引流，有治愈的希望，免于再手术。

（3）腹腔内有脓汁、肠液、胆汁、胰液、尿液等，难以彻底清除，且有再产生的可能，宜置引流管。引流管引流3~5天后，引流管逐渐减少可拔除引流管，多主张引流量在24小时内不足10mL时可拔除引流管。当然，如发现漏、引流液多，应查明原因，做相应的治疗。引流管使患者不适，增加/加重腹内粘连，甚至压迫肠管，引起肠漏（瘘），因此，原则上，如引流管无引流作用，或不需要引流，应尽早拔除。

第六节　顺应人体生物钟

人体生物钟决定生命活动节奏性内在定时系统，是生命活动的内在规律，实际上是一种适应（习惯），生活的规律性。人类按着"日出而作，日落而息"的生活规律延续上万年，人们白天要活动和工作，晚上要休息睡眠，这是人体生物钟的重要内容。违背了人体生物钟，引起生理紊乱，损害健康。

医务人员值夜班，夜里需工作，不能安稳睡眠，白天往往睡不好觉，连值几个夜班，感到很疲劳，甚至面色污晦，眼窝塌陷，这是一种消耗，损害了健康。这就是因为违背了人体生物钟。

人不喝水可活4~7天，只喝水不吃食物可活十几天，如又不睡觉只能活5天，所以，不睡觉也是违背人体生物钟造成的减少寿命。

如果违背人体生物钟，人体就要重新适应，这是一种应激，损害健康。

麻醉手术严重地破坏了人体生物钟。

术后处理时，应顺应人体生物钟，能促使患者更快地康复。

孙建民教授在撰写术后处理时，提示"手术后能让患者即便是短时间的睡眠，对恢复也有很大帮助"[15]。这就是顺应人体生物钟，益于患者的康复，这个经验是宝贵的、可信的。

患者术后顺应人体生物钟，还包括其他内容，如术后白天让患者尽早离床活动，如条件允许，早进食，吞咽，咀嚼，自行大小便。总之术后尽量不干扰患者的人体生物钟，恢复患者术前人体生物钟，有益于更快地康复。

第七节　拆线和切口愈合的记录

我国的外科学教科书每一版都有以下这个内容，没有改动。

一般头、面、颈部术后4~5天拆线，下腹部、会阴部6~7天拆线，胸部、上腹部、背部、臀部7~9天拆线，四肢10~14天拆线，减张缝线14天拆线。青少年患者拆线时间可适当缩短，年老、营养不良患者拆线时间可延迟。

拆线时发现切口愈合差，有裂开，但不是感染，可用胶带拉合固定，弹力带压迫包扎2周，可愈合。早拆线的好处，可早出院，如术后48小时拆线针孔无痕迹，拆线后切口更舒适。早拆线的缺点，不注意保护切口，有时切口会裂开，切口裂开多大，瘢痕就有多大。

笔者的做法是头颈、面部切口，良性乳腺肿物切口，阑尾炎、疝切口均48小时拆线，针孔无痕迹，拆线时保护切口，即切口两侧向切口拉（推、压），拆线后敷料胶带拉合固定[16]（图2-3）。

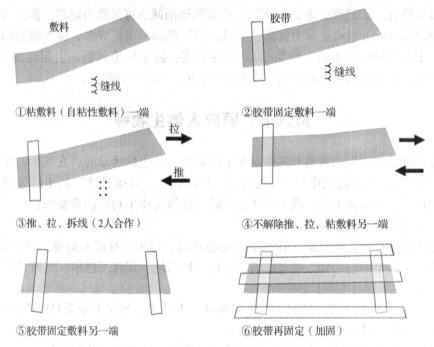

图2-3　术后48小时早拆线方法示意图

该做法的基本要点是：切口两侧向切口推拉，切口对合，消灭死腔，即刻压迫包扎、固定。

掌握其基本做法要点，可灵活用更简单的方法，如用其他敷料和胶带也可以。还可以扩展其应用范围，如稍大伤口也可用。

小的切口缝合后，48小时拆线优于不缝合，不缝合也没有针孔的痕迹，但组织对合有时不确切，缝合后48小时拆线针孔也无痕迹，且组织对合确切，笔者不主张用可吸收线缝合皮肤不拆线，或用可吸收线皮内埋藏缝合，不缝合皮肤。因为可吸收线可引起术后切口不适和（或）瘙痒，有的持续1年多，可吸收线吸收是炎症反应，切口留有明显的瘢痕。

切口缝合后1~6周抗切口裂开的能力迅速增加，以后再增加较缓慢，到伤后1年达到高峰平台，但与正常未受伤处相比仍较差[17]。因此在切口愈合过程中和愈合后应保护，以免外力或暴力使切口再裂开。

腹部微创手术（腹腔镜手术）较多，且还在不断增多，腹壁的小切口处理的方法多种多样。

【笔者的处理方法】

切口一层丝线缝合 1~2 针，48 小时拆线，切口两侧向切口推拉，使切口对合，不留死腔，包扎固定，2 周去敷料，已愈。如有小裂口再拉合固定，2 周治愈。如切口污染，擦拭干净，用无醇安尔碘浸泡 3~5 分钟，生理盐水彻底冲洗，擦拭干净，按上述方法处理。如切口包扎固定后，48~72 小时后仍疼痛，有脓性分泌物，按切口感染处理，即换药 2~3 天，清创，用无醇安尔碘浸泡 3~5 分钟，生理盐水冲洗，按上述方法处理。这样处理切口，切口无异物（缝线），没有可吸收线吸收过程的炎性反应，患者无不适，无痒感，切口瘢痕小或无瘢痕。

初期完全缝合的切口分为 3 类：

（1）清洁切口，用"Ⅰ"表示，指无菌切口，如甲状腺大部切除、疝修补手术等。

（2）可能污染的切口，用"Ⅱ"表示，指手术时有可能污染的切口，如胃大部切除、胆囊切除术等。皮肤不容易彻底灭菌的部位，6 小时内的切口经过清创缝合、新缝合的切口再度切开，也属此类。

（3）污染切口，用"Ⅲ"表示，指邻近感染区或组织直接暴露于感染区的切口，如穿孔阑尾的切除术、肠梗阻肠坏死的手术等。

切口的愈合也分 3 级：

（1）甲级愈合用"甲"表示，指愈合良好，无不良反应。

（2）乙级愈合用"乙"表示，指愈合处有炎症反应，如红、肿、硬节、血肿、积液等，但未化脓。

（3）丙级愈合用"丙"表示，指切口化脓，需要做切开引流处理。

按上述分类分级方法，观察切口愈合情况并记录。如甲状腺大部切除术后愈合优良，则记为"Ⅰ/甲"；胃大部切除术后切口血肿，则记为"Ⅱ/乙"；余类推。

第八节 各种不适的处理

一、疼痛（pain）[18-27]

麻醉下手术，在麻醉的作用完全消失时是最疼的，以后逐渐减轻，即使是大手术，48 小时后静息状态下不疼痛，患者能睡眠，除非切口有牵拉，如咳嗽，增加腹内压，引起胸、腹部切口疼痛，或其他额外刺激，如切口细菌感染引起疼痛。

表浅的手术，头、颈、四肢、腹壁手术，术后疼痛轻，而胸内、腹内的手术，大的骨、关节手术疼痛重。

产生疼痛程度差别的原因包括：手术时间长短、手术损伤的程度、切口类型和腹部牵拉的程度。手术时轻揉的操作，快速手术和肌肉松弛，有助于减轻术后疼痛的严重性。

手术损伤组织、损伤部位释放化学物质，称之为疼痛介质，这些介质刺激神经纤维，神经纤维传导疼痛冲动到脊髓、脑干、最高疼痛感觉中枢脑皮质。沿着这条道，可阻断和改变疼痛信息。非甾体类抗炎药在损伤部位抑制疼痛介质的释放，产生镇痛作用，局麻药阻滞神经纤维传导疼痛冲动镇痛，阿片类药的作用，主要是改变脑皮质疼痛的感知，引起镇痛。

术后疼痛可引起呼吸、循环、胃肠等的功能改变，胸部和上腹部手术后的疼痛，引起有意识和无意识的胸、腹肌和膈肌对肺的夹持作用，患者不能深呼吸，易引起肺不张和感染。由于疼痛，儿茶酚胺和其他激素的释放，引起血管痉挛、高血压，可发生严重并发症，如卒中、心肌梗死和出血；引起胃肠道麻痹，胃肠功能恢复延迟；引起活动受限，静脉瘀滞，易形成血栓、栓塞。

因此，手术镇痛治疗是重要的，疼痛控制可改善手术的效果。

【如何镇痛】

应选择镇痛效果最好、毒副作用最小的镇痛药。主要镇痛药包括：阿片类、非甾体类抗炎药（NSAIDS）、对乙酰氨基酚和局麻药。给药途径包括：口服、胃肠道外、硬膜外和鞘膜内。口服是镇痛较好的途径，通过门静脉系统和肝解毒、排毒，由于消化道的作用，有些药口服效果差。轻、中度急性疼痛，口服可获有效镇痛。胃肠道外给药，对中、重度疼痛能快速镇痛，不能经胃肠道给药时可应用此种方法。

胃肠道外给药、静脉途径比肌肉和皮下途径好。肌肉和皮下注射，药物吸收不稳定，血内药物的浓度有很大差别。

（1）镇痛药：

1）阿片类：阿片类一直是术后镇痛最主要的药物，通过与中枢神经系统阿片类药物受体结合，可能同样与周围组织受体结合，调治伤害感受的过程引起镇痛，阿片类药物可通过口服、胃肠道外、硬膜外、鞘膜内、直肠和皮肤途径给药。

阿片类是有强效的，对中、重度持续性疼痛镇痛是理想的，弱效阿片类适于轻、中度间断痛。吗啡（morphine）是强效阿片类药原型。强效阿片类包括：氢吗啡酮（hydromorphone）、芬太尼（fentanyl）和哌替啶（meperidine）。

吗啡代谢成吗啡-3-葡萄糖苷酸和吗啡-6-葡萄糖苷酸，可在体内累积，对肾有损害，凡肾功能障碍，中、重度疼痛不用吗啡，用芬太尼和氢吗啡酮镇痛。

哌替啶的效应大约是吗啡的1/8，止痛时间稍短，与吗啡一样需要监测。历史上，哌替啶是较好的强效阿片类药，这个选择已减少了，因为哌替啶能代谢成去甲哌替啶（normeperidine），可在体内累积，引起癫痫样副作用（seizure-like activity），特别容易发生这种副作用的为老年患者、脱水患者和肾功能障碍的患者。

弱效阿片类有氢可酮（hydrocodone）和可待因（codeine），常和阿司匹林或对乙酰氨基酚（paracetomol）联合应用。

曲马朵（tramadol）是非阿片类镇痛药，但有阿片类样的作用，无抑制呼吸作用。阿片类常见的副作用包括：恶心、呕吐、瘙痒、镇静、神志模糊、胃肠动力减弱、便秘、尿潴留和呼吸抑制。适当地选择、监测和处理，可预防和改善这些副作用。

患者、医生和其他医务人员，有效应用阿片类的主要障碍是怕成瘾，其实这种害怕具有盲目性，成瘾是罕见的，术后短时间（2~3天）应用，即使足量应用也不会成瘾。

成瘾或精神依赖是强迫症，表现为全神贯注的获得和不适当的应用，不能和生理依赖及耐药相混淆，生理依赖是正常的生理过程，当某种药突然停用或给予拮抗药，生理依赖通过戒断综合征表现出来，围手术期短期应用，罕见引起生理依赖，逐渐减少用量可防止戒断综合征。

耐药，即增加剂量才能有镇痛作用，不仅阿片类药，其他药也有耐药，需要增加剂量才有效。

2）非甾体类抗炎药（NSAIDS）：NSAIDS 是围手术期镇痛的重要成分，常应用作为止痛方案一部分，此药与阿片类结合可增强镇痛作用，能减少阿片类药的应用量，减少恶心、呕吐、镇静等阿片类药副作用。止痛作用是通过抑制环氧合酶的活性，减少前列腺素的产生，前列腺素是强有力的疼痛传递器，可直接作用伤害感受器，增加感受器的敏感性。NSAIDS 同样能引起副作用，如胃溃疡、出血和肾损害。这些副作用限制了 NSAIDS 的应用。

以前认为 NSAIDS 主要作用在末梢组织，现在证明同样作用在中枢神经系统。

这类药大多数是口服的，限制了围手术期应用。酮咯酸（ketorolac）可肠道外应用，选择合适患者镇痛是有效的、安全的。胃病、血小板功能障碍或减少、酮咯酸过敏、肾损害或低血容量避免应用，老年人慎用。

3）选择性环氧合酶-2 抑制剂：镇痛药更近期的进展涉及选择性环氧合酶亚型抑制剂的引进。至少有两种环氧合酶亚型：环氧合酶-1（Cox-1）和环氧合酶-2（Cox-2），传统的 NSAIDS 是环氧合酶非选择抑制剂。更新的制剂包括帕瑞昔布（parecoxib，特耐）、赛来昔布（celecoxib）、罗非考昔（rofecoxib）和伐地考昔（valdecoxib）是选择性的 Cox-2 抑制剂，有类似镇痛效果，能减少胃肠出血、出血素质和肾损害副作用，围手术期应用越来越多。帕瑞昔布可供肠道外应用，其他供口服用。选择性的 Cox-2 抑制剂应用担心的是心血管的风险，一些制剂，罗非考昔和伐地考者，因心血管风险由市场清除。伐地考昔，因严重的皮肤反应和心血管风险从商业流通清除。

4）对乙酰氨基酚（paracetamol，扑热息痛）：对乙酰氨基酚有镇痛作用，副作用少，对血小板及凝血机制无影响，不引起胃损害，肾功能不全半衰期不受影响，和其他镇痛药联合应用，有很好的协同作用，与阿片类药物应用，可减少阿片类药应用的 20%~30%；与 NSAIDS 联合应用，也有很好的协同作用。可用口服、静脉内和直肠途径，国内外文献一致推荐术后镇痛应用对乙酰氨基酚，有文献提到所有术后镇痛患者都用对乙酰氨基酚，除非有禁忌的罕见病例。

口服每次 0.5~0.6g，4~6 小时 1 次，一日量不超过 2g，一疗程不超过 10 天。肌肉注射 1 次 0.15~0.25g。直肠给药，1 次 0.3~0.6g，每天 1~2 次。大量应用，每天达 4g 可引起肝、肾损害。对本药过敏者禁用，与 NSAIDS 合用，会增加肾毒性。

（2）镇痛方法：

1）局麻镇痛：局麻药是通过阻滞神经纤维传导镇痛的，可通过局部浸润，周围神经输入方法镇痛。手术前局麻浸润可减少伤害感受，减少疼痛信号传导到中枢神经系统，减少疼痛和止痛药的需要。伤口关闭时局麻浸润同样有助于镇痛。炎症和感染，由于 pH 升高，血管扩张，增加吸收，镇痛效果差，应选用其他镇痛方法。

局麻药局部应用还包括：作为低溶混合物，含有丙胺卡因（prilocaine）和利多卡因（lidocaine），用于表面手术，术前放置，或周围神经导管放置用作麻药输入，已成为术后镇痛的常用方法。一次性薄型输入泵的发展，增加不卧床患者的周围神经输入的应用。优于阿片类镇痛。

2) 硬膜外镇痛：镇痛药单次注射到硬膜外，或通过硬膜外置管间断注射，或持续输入，或患者自控硬膜外镇痛。阿片类药硬膜外镇痛是通过作用脊髓后角的阿片类药受体，需要的药量小，起效稍延迟，产生较强的、长时间的节段镇痛，较小的呼吸抑制和运动、感觉障碍。硬膜外镇痛的患者更有警觉，不掩盖并发症，胃肠功能更好，恢复更快。副作用包括：瘙痒、恶心和尿潴留，有时需留置尿管，也可发生呼吸抑制。

硬膜外镇痛主要担心出现异常凝血，包括正在应用抗血小板和抗凝药，引起出血、血肿、严重神经损伤。需按指导方案，严加管理。吗啡 0.2~0.8mg/h 持续输注，可与或不与 0.25% 布比卡因一起输注。

阿片类药作用主要是由它的脂溶性决定的，吗啡是亲水的，止痛起效慢，镇痛持续时间长，能促进大范围皮肤的镇痛和较晚呼吸抑制的危险。芬太尼是亲脂的，起效快，作用时间短，节段性镇痛和晚期呼吸抑制有限。

布比卡因（bupicaine）和罗哌卡因（ropicaine）是硬膜外镇痛和周围神经输入镇痛最常用的局麻药，这两种药对感觉神经纤维的作用，强于对运动神经的作用，快速耐药发生率低。

术后硬膜外镇痛 Meta 分析结论：不论药物、导管的处置、疼痛类型的评估和镇痛均优于肠道外阿片类给药途径。

3) 静脉患者自控镇痛：吗啡装在泵的贮器里，泵连接到静脉套管上，患者压按钮，使泵投放预先设定的吗啡量（一般是 1mg），接着有一个锁定的时间（5 分钟），这个时间压按钮是无效的，计算机监测投给药量，防止过量投药。另外，患者清醒时才能压按钮给药，也防止过量用药。药量和时间设定可以改变，适应患者的需要。静脉患者自控镇痛应用越来越普遍，增加了患者的自主性。

选择静脉自控镇痛的患者，是要了解这个设备应用的基本步骤，愿意自己控制镇痛，有能力使用这个设备的患者，这样的患者包括小到 4 岁的儿童、大多数成年人，也包括老年人。

与常规的、间断的护士给药相比，患者能得到更快的镇痛，在更频的间隔接受较少的剂量，能维持血液药浓度在止痛范围，药物并发症少。

静脉自控患者镇痛较好的药是阿片类，硫酸吗啡最常选择，其他包括：氢吗啡酮、芬太尼和哌替啶。

静脉自控镇痛的医嘱必须具体说明什么药、药的浓度、负荷剂量、每次剂量、持续输入率（基础输入率）、停止间隔和剂量限制。这些参数的选择根据患者的年龄、状态和疼痛的程度。

持续输入常规应用是有争议的，持续输入，不管患者是否需要，可引起较高药物副作用发生率，包括呼吸抑制。有文献报告，自控镇痛呼吸抑制发生率 11.5%，有呼吸抑制死亡的报告。最安全的办法是仅用于特殊患者，包括大范围手术、外伤和慢性吗啡应用已耐受的患者。

4) 肋间阻滞镇痛：肋间阻滞镇痛可用胸、腹部术后镇痛，因为阻滞不包括内脏神经，镇痛不完全，但不能因皮肤疼痛引起肌肉痉挛，有助于恢复呼吸功能，不像硬膜镇痛引起低血压，镇痛持续 3~12 小时。该法主要缺点是出现气胸的风险和需要频繁地注射镇痛药。频繁注药可通过置管，最小化频繁注药，也可通过置管持续注 5% 布比卡因 3~8mL/h

镇痛。

美国外科学教科书 2012 年报道，急性疼痛是外科手术患者最常见的症状，严重影响患者的恢复，历史上从来也没有很好估计，常是治疗不足，宣传其危害，并将其纳入医学院校的教程，提出了许多治疗方法，这种观点席卷世界各外科界，引起高度重视。美国外科学教科书 2017 年版基本重复上述观点，但提到虽然疼痛治疗不足，可引起有害的病理、生理变化，但急性应激反应伴急性疼痛作为一个有用的功能，可能指的是防卫功能。

（3）应了解和注意的几个问题：

1）镇痛联合应用，预先镇痛（preemptive analgesia）：所有的切口均局麻镇痛，有诸多的益处，其缺点是多种药的应用加重术后内环境紊乱，毒副作用小，有的两种药结合用增加毒性，两种或多种药同时应用是否有毒副作用几乎没有人做过这样的实验，因此笔者不主张多种镇痛药联合应用，用 1~2 种药达到镇痛作用即可。

2）逐渐减少镇痛药的方案：术后疼痛逐渐减轻，逐渐减少镇痛药的方案是合理的，可减少镇痛药的副作用，但患者疼痛反应差别很大，有的文献报告相差 10 倍，需要认真观察，及时与患者沟通，修正减少用药方案。

3）术后疼痛转为慢性疼痛少见：术后疼痛持续至少 1 个月，超过一般急性疼痛的病程或超过外伤预期愈合的时间，称为慢性疼痛，笔者还没有遇到术后急性伤害性疼痛转为慢性疼痛的病例。不必为防止转为慢性疼痛过长时间使用镇痛药。

4）术后镇痛的患者应监测：术后镇痛的患者应监测呼吸功能，避免由于镇痛药，特别是阿片类药，呼吸抑制，不能咳痰，出现肺并发症，甚至窒息死亡。

负责医生每天应与患者沟通，尽管时间短，也有益，对治疗方案进行修改、补充，必要时请上级医生和麻醉专家会诊。

5）不要过度镇痛：麻醉、手术的强烈应激反应，48 小时左右平息，手术伤害性疼痛主要是应激反应，在强烈反应期间有效镇痛，减轻应激反应，对患者有益。

应激反应，也是防卫反应，适应、代偿反应，称之为应变稳态（allosasis），通过适应、代偿使机体内环境稳定（homeostasis），只要应激反应不是很强烈过度，对机体有益。但反应强烈、过度、超负荷（overload），应变稳态不能使机体内环境稳定，出现机体被耗尽（exhaustion），衰竭，发生疾病，甚至死亡。

强烈应激反应已平息，再镇痛，不允许机体应激反应，患者术后持续 3~5 天或更长时间昏沉欲睡，如有切口感染，没有切口疼痛的主诉，没有相应的体征，不能发现，延误治疗，也可掩盖其他并发症。

因此，笔者主张镇痛的作用一般不延长到术后 48 小时，即使是大手术，48 小时后静息状态下不疼痛、能睡眠、切口不牵拉不疼，咳嗽、腹内压升高、牵拉切口引起疼痛，这样的疼痛，通过保护切口的方法（保护切口的方法如前面所述）防止疼痛，不必用镇痛药。表浅的小手术，术后 24 小时或更短一点时间，静息状态不痛，只要静息状态下不疼痛，能睡眠可停用镇痛药。有的文献也提到术后 24~48 小时停用镇痛药。

6）吗啡成瘾和致死的教训：某医院一位年轻的外科医生，溃疡病胃大部切除后受到医生和护士关照，为避免疼痛和不适，用哌替啶过量，时间过长，吗啡成瘾。后调到较大的职工医院工作，十几年来，必须使用吗啡类药，才能正常工作，用上 1 支哌替啶，胃切除手术做得又快又好。

吗啡类药一定要坚持术后短时间（2~3 天）应用，以防成吗啡瘾。

还有一例，发生在 20 世纪 60 年代的农村，一位中年健康的男性患者股骨干骨折，全麻手术复位，术后被安置在离办公室较远的病房，医生认为患者不会有危险，回病房后患者躁动，肌注 75mg 哌替啶后，呼吸停止、死亡。因为农村医院条件差，管理也较混乱，没有抢救过来。

又有一例，男性患者，胃癌术后回病房后躁动，总住院医生给患者肌肉注射 75mg 哌替啶，约 10 分钟后，呼吸停止，立刻人工呼吸吸氧，紧急请麻醉科会诊，气管插管，人工呼吸，不到半小时，恢复自动呼吸，解除人工呼吸，患者完全恢复正常。

躁动是由意识清楚到意识丧失，或由意识丧失到意识清楚的过渡阶段，全麻术后躁动，意识不太清楚，是麻醉药的作用没有完全消失，抑制呼吸，乏氧，这时再给阿片类药，与麻醉药作用重叠，加重抑制呼吸，呼吸停止，危及生命。所以，全麻术后患者躁动，千万不要给阿片类药。上边是 2 例呼吸停止、危及生命的沉痛教训。

【术后镇痛】

镇痛方法的选择取决于多种因素，患者的病史、手术范围、预料疼痛的程度、患者的意愿、镇痛治疗医生的经验、术后恢复的环境等，另外患者对疼痛的反应相差很大，因此镇痛方案难以限定，仅供参考（表2-1）。

表2-1 成年人术后镇痛方案

小手术	介于大、小手术之间	大手术
疝手术 下肢静脉曲张手术 甲状腺、乳腺良性肿物切除	接近小手术的按小手术处理；接近大手术的按大手术处理	开胸、开腹恶性肿瘤根治 关节置换术 大血管手术
选择性 Cox-2 抑制剂［赛来昔布、帕瑞昔布（特耐）］和对乙酰氨基酚，选一种。小手术口服，大手术静脉或肌注		
赛来昔布120mg/次，1~2 次/天，口服 或对乙酰氨基酚 0.3~0.6g/次，口服，4~6 小时 1 次	帕瑞昔布（特耐）40mg/次深部肌肉或静脉注射，6~12 小时 1 次，20~40mg/次 或对乙酰氨基酚 0.15~0.25g，肌肉注射	
可待因 15~30mg，口服，每天 3~4 次 或曲马朵 100mg，口服，6~8 小时 1 次	静脉内患者自控镇痛 或硬膜外患者自控镇痛，或哌替啶 50~100mg，4~6 小时 1 次，肌肉注射	

特殊情况：

1. 肺功能障碍

尽量选用神经丛、神经干阻滞，局部浸润麻醉，硬膜外镇痛和肋间神经阻滞镇痛

硬膜外患者自控镇痛，区域性神经阻滞患者自控镇痛，不用全身阿片类镇痛药，可用曲马朵

2. 肢体手术

神经丛或神经干区域阻滞，自身术后周围神经阻滞

3. 要求少花费（不用泵，不用贵药）

可用延续多年旧法，虽然不是最佳镇痛方法，但也是安全、有效的

哌替啶 50~100mg，4~6 小时 1 次，肌肉注射，或吗啡 10mg，4~6 小时 1 次，皮下注射

*：镇痛药的镇痛作用尽量不超过术后 48 小时，48 小时前给最后一次镇痛药。

二、发热（fever）[28-31]

术后患者发热约占 1/3，大手术患者 40% 发热，80% 发热无特殊原因，是由于手术组织损伤炎性反应引起，一般体温升高 1℃ 左右，72 小时左右达高峰，以后逐渐下降到正常。升高的温度过高，持续发热不退，或下降恢复后又再度发热，这 3 种情况都属于异常，应寻找发热的原因。发热多是感染的表现。

危急症监护医学学会（The Society for Critical Care Medicine，SCCM）提出体温升高 38.3℃ 以上应寻找原因。

术后 1~3 天发热的原因：肺不张、肺内感染，特殊细菌、梭状芽孢杆菌、β 溶血性链球菌引起的手术部位感染，静脉导管相关感染，输血、输液反应，药物引起发热。

术后 5~8 天引起发热的原因（有的与 1~3 天发热原因相同），为了便于记忆和不遗漏主要发热原因，要记住 6 个 W：①wind（肺部感染，肺不张）。②wound（手术部位感染）。③water（尿道感染）。④waste（下胃肠道梭状芽孢杆菌结肠炎）。⑤wonder drug（抗生素，药物反应发热）。⑥walker（下肢血栓，静脉炎）。

寻找和确定病因，要做一些相应的检查，确定病因后要做相应的处理和治疗。

发热本身的降温和处理是有争议的，发热本身不危及生命，但患者有不适，一般情况，发热 38.5~39℃ 以上物理降温，不轻易用退热药和激素，以免延误诊断，必要时，即温度过高，物理降温无效，可用美林（布洛芬口服液）、扑热息痛（对乙酰氨基酚）等药物降温。

三、恶心呕吐（nausea and vomiting）[32-35]

呕吐是通过延髓中枢反射性协调所致的，延髓中枢又为呕吐中枢，呕吐有排空上胃肠道的作用。呕吐发生的过程：①上部小肠强烈持续收缩。②幽门括约肌收缩。③胃幽门部收缩。这 3 个反应使肠内容物充满胃体、胃底，使之松弛、扩张、跟随。④上、下食道括约肌开放。⑤声门开放吸气和关闭，腹肌和膈肌收缩，压迫胃排空内容，即发生了呕吐。

术后恶心、呕吐过去多见，现在麻醉技术有改进，恶心、呕吐较少见。术后恶心、呕吐绝大多数是麻醉刺激呕吐中枢引起的，麻醉反应多在 4~6 小时消失，恶心、呕吐即消失，不考虑是并发症，不需要特殊处理。

呕吐物误吸是严重的并发症，应严防，呕吐时患者应侧卧，头面向侧方，低位，使呕吐物顺畅排出。

恶心、呕吐的其他原因很多，消化道，特别是十二指肠刺激呕吐中枢引起呕吐，也可能是来自其他部位刺激引起呕吐，可能为药物、颅内高压，精神因素、尿毒症、酸中毒，某些水电解质失调，如低钾、低钠血症等，伴有腹胀、反复呕吐、可能肠梗阻和胃扩张所致。应根据恶心、呕吐的不同病因进行相应的检查和治疗，如一时原因不明，可用止呕药对症治疗，有多种药可防治呕吐（表 2-2）。

麻醉诱导应用丙泊酚（propofol），能减少术后恶心、呕吐的发生率。

胃复安和昂丹司琼（枢复宁）不能联合应用，因为联合应用会产生慢节奏心律失常等严重并发症，包括慢节奏房室交界区性逸搏和室性二联律。

胃有潴留，应置鼻胃管，胃肠减压，利于防止误吸。

表 2-2　常用治疗呕吐药

药物	用法用量	副作用
氟奋乃静 （fluphenazine）	口服，2mg/次，1~2次/天，逐渐递增，总量可达20mg/d	锥体外系反应，如两眼斜视，肢体扭转，颈强直，抽搐等运动障碍，可同时用抗震颤麻痹药。如出现立刻注射东莨菪碱
氯丙嗪 （chlopromazihe）	口服，12.5~25mg/次，2~3次/天，极量150mg/次，600mg/d。肌肉或静脉注射，25~50mg/次，100mg/次极量，400mg/d极量，目前多静脉滴	①口干、视物不清、上腹不适、嗜睡、便秘、心悸、乳房大、闭经等。②大剂量时，体位低血压，用药后平卧1~2小时。③影响肝功。④长期应用可引起锥体外系反应。⑤过敏反应。⑥眼部并发症
丙氯拉嗪 （prochlor perazine）	①口服，5~10mg/次，3~4次/天。②肌肉注射，5~10mg/次，3~4小时1次，每天剂量≤40mg。③静脉，2.4~10mg/次，每天剂量≤40mg	嗜睡、头晕、月经失调、视物模糊、口干、流涎、便秘。静脉用药可发生低血压及皮炎
胃复安 （metoclopramide）	①口服，餐前半小时，5~10mg/次，10~30mg/d。②肌肉注射，10~20mg/次，每天剂量≤0.5mg/（kg·d）。	①镇静作用、嗜睡、头晕等。②大剂量、长期应用引起锥体外系反应。③注意给药可引起体位性低血压
苯海拉明 （diphenhydramine）	①口服，25~50mg/次，2~3次/天，餐后服。②肌肉注射，20mg/次，1~2次/天	①头晕、头痛、嗜睡、口干、恶心。②可引起皮疹、粒细胞减少、长期（6个月以上）服用引起贫血
东莨菪碱 （scopolamine）	口服，0.3~0.6mg/次，每天0.6~1.2mg，极量：0.6mg/次，1.8mg/d，皮下注射0.2~0.5mg/次，极量0.5mg/次，1.5mg/d	中枢抑制、困倦、遗忘、快速动眼睡眠相缩短
阿托品 （atropine）	口服，0.3~0.6mg/次，极量：1mg/次，3mg/d，肌肉或皮下注射0.5mg/次，极量2mg/次	口干、眩晕、瞳孔散大、皮肤潮红、心率加快、兴奋、谵语、惊厥等
昂丹司琼 （ondansetron）	口服8mg/次，8小时1次，共3次，静脉缓慢滴注4mg	头痛、头部、上腹发热感、腹泻、皮疹、便秘，部分患者有短暂氨基转移酶升高
地塞米松 （deramethasone）	口服，0.25~3mg/d，2~4次/天，维持量0.75mg。肌肉或静脉4mg/次，4~6小时1次，2~4天后逐渐减量，5~7天停药	糖尿病及库欣综合征
甲泼尼龙 （methylprednisolone）	口服开始1日16~24mg，分2次服，维持量4~8mg/d，静脉注射20~40mg/次，单次有效	大量长期应用，引起肥胖、血糖升高、高血压、消化性溃疡

四、腹胀（abdominal distension）[36,37]

麻醉剖腹手术后，有暂时的胃肠蠕动消失或减弱，出现腹胀，2~3天胃肠蠕动恢复正常，肛门排气，腹胀消失。胃肠减压可有效地减轻腹胀。如腹胀很重或2~3天后仍持续腹胀，不排气，有其他引起腹胀的病因。没有肠鸣音，可能是腹膜炎或其他原因引起的肠麻痹，如低钾血症、术后胰腺炎等。如有腹痛、肠鸣音亢进，多是机械肠梗阻，如肠粘连、内疝致肠梗阻。如腹胀特别明显，胃内有大量液体和气体，呕吐明显，呕吐物或胃肠减压引流物色暗、有臭味，腹胀迅速加剧，病情迅速恶化，应考虑急性胃扩张，应积极治疗，挽救生命。

腹胀使患者不适，重度腹胀可使膈肌上升，活动受限，影响呼吸功能，可使腔静脉受压，影响静脉回流，如有胃肠吻合，或有破裂缝合、修补，影响愈合，甚至引起漏。故腹胀应及时、有效地根据病因治疗。

术后应用吗啡类药抑制胃肠蠕动，可引起或加重腹胀，腹胀患者应尽早停用吗啡类药，改用其他止痛药。

持续胃肠减压、置肛管、高渗低压洗肠是有效的对症治疗方法。如有内疝机械性肠梗阻，或急性胃扩张非手术治疗无效，应考虑手术治疗。

五、呃逆（hiccup）[38,39]

手术后发生呃逆并不少见，是膈肌痉挛性收缩引起的，俗称"打嗝"。正常人吸气时，声带（声门）开放，呼气时声带（声门）不完全关闭，可以发出正常的声音。呃逆患者吸气后，声带（声门）明显关闭，呼气是膈肌痉挛收缩，气流冲击声带，产生振动，发出特殊的声音（呃逆声）。

膈肌本身或脑呼吸中枢受到刺激，以及血内某些物质或膈肌局部血循环异常导致呃逆。

【呃逆的原因】

手术时膈肌、膈神经或胃肠牵拉刺激，引流管刺激膈肌，胸腔积液、膈下积液、感染、脓肿，胃肠积液、积气、尿毒症、酸中毒、情绪异常等，均可导致呃逆。

呃逆多为暂时的，几个小时或十几个小时后好转、停止，罕见持续数日、数周。

呃逆影响患者休息，感到不适和痛苦，应治疗，特别是顽固性呃逆，常有某些潜在的需要外科治疗的严重疾病，如胆、胰、胃肠漏，膈下脓肿，胃扩张等，更需要及早做些检查，如超声、X线片、CT等，应明确诊断，及时治疗，主要是病因治疗。

【呃逆本身的治疗】

（1）压迫眶上缘，呃逆可停止。

（2）做几次深呼吸，有时呃逆停止。

（3）口服郝智（多氯芬片）很有效。

（4）可用膈神经阻滞治疗。

（5）吸入含有5%~7%二氧化碳的气体，一般均能停止呃逆。

可用容量500~800mL的不漏气的塑料袋，外口直径约10cm，吸一口气，将塑料袋外口封闭口、鼻周围，将气体呼到塑料袋里，用塑料袋内气体呼吸，塑料袋内气体二氧化碳的浓度逐渐升高，达到5%~7%时，呃逆可停止。

（6）抽吸胃内积气、积液，有时可停止呃逆。

（7）安眠、镇静药或解痉药，安定、氯丙嗪等，有时可停止呃逆。

六、尿潴留（urinary retention）[40-43]

不能排空充盈的膀胱称为尿潴留，急性尿潴留是较为多见的术后并发症。

制动，不习惯床上排尿，麻醉性止痛剂、手术麻醉药的抗胆碱能的副作用，全身麻醉和蛛网膜下腔麻醉后排尿反射抑制，都能引起尿潴留。会阴部和疝手术尿潴留很常见，是局部疼痛和痉挛引起的。

低位直肠癌手术后，因为损伤支配排尿功能的神经，引起尿潴留（术前应置尿管，术后留置5~7天）。

良性前列腺增生（老年人）、亚临床尿道狭窄、罕见的尿道狭窄同样是术后尿潴留的原因。

偶尔脊柱手术和过多强力输液可引起尿潴留。

然而，更常见的，绝大多数是由于膀胱三角和逼尿肌协调功能障碍引起的可逆性尿潴留，是术后疼痛和不适引起的。

尿潴留使患者不适和痛苦，易引起尿道感染，手术后应警惕尿潴留的发生。术后6~8小时没排尿、术后有尿意、不能排尿，或虽有排尿但尿量甚少，次数频繁，都提示有尿潴留。耻骨上区（下腹部）扪到球状实性包块，叩诊为明显浊音区，即可证明有尿潴留，必要时超声检查确认尿潴留。

【处理和治疗】

应先安定患者情绪，焦急、紧张，更会加重括约肌痉挛，使排尿困难，取得患者合作，增加患者自行排尿自信心的前提下试行排尿，如无禁忌，协助患者站立排尿。

下腹部热敷，用 α 肾上腺能阻滞剂坦洛新（tamsulosin）0.2mg，每天1次口服，或氨甲酰胆碱（carbachol）0.25mg 肌注或皮下注射和止痛药解除切口疼痛，都能使患者自行排尿。

如上述措施均无效，在严格无菌条件下进行导尿。导尿时，尿量超过500mL，应留置尿管2~3天，利于膀胱壁肌恢复收缩力。

因为膀胱的容量为300~350mL，如潴尿500~1000mL，将引起膀胱壁肌过度紧张、牵拉，时间稍久，将会失去收缩功能。

尿潴留留置尿管后，有时需要治疗观察，如前列腺增生用哈乐治疗观察，泌尿系感染需用抗生素治疗观察，尿管常需留置1周左右撤除。诊断不清，治疗困难，需请泌尿外科会诊进一步检查尿潴留的病因，包括尿动力学检查和膀胱镜检查，确定尿潴留的病因，进行合适、有效的治疗。

（刘德成）

参考文献

[1] Forrest A P M, Carter D C, Macleod I B. Principles and Practice of Surgery [M]. 3rd ed. Edinburgh: Livingston, 1998: 103.

[2] Doherty G M. Current Diagnosis and Treatment 《Surgery》[M]. 13th ed. New York: MCGrow Hill, 2010: 25.

[3] Townsedn C M Jr. Textbook of Surgery [M]. 19th ed. Philadelphia: Elsevier, 2012: 569.

[4] Townsend C M Jr. Textbook of Surgery [M]. 18th ed. Philadelphia: Elsevier, 2008: 97-98, 607.

[5] Fischer J E, Bland KI. Mastery of Surgery [M]. 5th ed. Philadelphia: Wolters Klumer: 2007: 59.

[6] Lawrence P F, Bell R M, Dayton M T, et al. Essentails of General Surgery [M]. 4th ed. Philadelphia:

Wolters Kluwer, 2013：113-114.

［7］ Fischer J E. Mastery of Surgery ［M］. 6th ed. Philadelphia：Wolters Kluwer：2012：37.

［8］ Annesson M, Pearse R, Perioperative hemodynamic monitoring and Goal Directed Therapy ［M］. Cambridge：Cambridge Uriversity, 2014：137-138.

［9］ Townsend C M Jr. Textbook of Surgery ［M］. 18th ed. Philadelphia：Elsevier, 2008：97-98, 607-608.

［10］ Townsedn C M Jr. Textbook of Surgery ［M］. 19th ed. Philadelphia：Elsevier, 2012：569-570.

［11］ Uchino S, Bellomo R, Morimatsu H, et al. Pulmonary Artery catheter versus Pulse Contour Analysis：a prospective epi demiological study ［J］. Critical Care, 2006：10 （6）：1-10 （R174）.

［12］ Townsend C M Jr., Textbook of Surgery ［M］. 20th ed. Philadelphia：Elsevier, 2017：554-555.

［13］ Doherty G M. Current Diagnosis and Treatment 《Surgery》 ［M］. 13th ed. New York：MCGrow Hill, 2010：24-25.

［14］ Copstead L E C, Banasik J L. Pathophysiology ［M］. 4th ed. Missouri：Elsevier, 2010：821.

［15］ 吴阶平，裘法祖. 黄家驷外科学 ［M］.4 版. 北京：人民卫生出版社, 1986：400.

［16］ 刘德成. 手术部位（切口）并发症的治疗 ［M］. 沈阳：辽宁科学技术出版社, 2013：73.

［17］ Townsend C M Jr, Textbook of Surgery ［M］. 20th ed. Philadelphia：Elsevier, 2017：141.

［18］ Doherty G M. Current Diagnosis and Treatment 《Surgery》 ［M］. 13th ed. New York：Mcgrow Hill, 2010：30-32.

［19］ Forrest A P M, Carter D C, Macleod I B. Principles and Practice of Surgery ［M］. 3rd ed. Edinburgh：Livingston, 1998：108.

［20］ Townsedn C M Jr. Textbook of Surgery ［M］. 19th ed. Philadelphia：Elsevier, 2012：411-414.

［21］ Garden O J, Bradbury A W, Forsythe J L R, et al. Principles & Pranctise of Surgery ［M］. 6th ed. Ediinburgh：Elsevier, 2012：75-79.

［22］ Henry M M, Thompson J N. Clinical Surgery ［M］. 3rd ed. Edinburgh：Elsevier, 2012：78-80.

［23］ Garden O J, Bradbury A W, Forsythe J L R, et al. Principles & Practice of Surgery ［M］. 5th ed. Edinburgh：Elsevier, 2007：165.

［24］ Copstead L E C, Banasik J L. Pathophysiology ［M］. 4th ed. Missouri：Elsevier, 2010：14-26.

［25］ 冷希圣. 普通外科围手术期疼痛处理专家共识 ［J］. 中华普通外科杂志, 2015, 30 （I）：166-173.

［26］ 陈新谦，金有豫，汤光. 新编药物学 ［M］. 17 版. 北京：人民卫生出版社, 2011：198-199.

［27］ Townsend C M Jr, Textbook of Surgery ［M］. 20th ed. Philadelphia：Elsevier, 2017：384, 390.

［28］ Townsedn C M Jr. Textbook of Surgery ［M］. 19th ed. Philadelphia：Elsevier, 2012：289-291.

［29］ Liechty R D, Soper R T. Fundamentals of Surgery ［M］. 6th ed. St, Louis：The. C. V. Mosby company, 1989：75-76.

［30］ Lawrence P F, Bell R M, Dayton M T, et al. Essentials of General Surgery ［M］. 4th ed. Philadelphia：Wolters Kluwer, 2006：39-42.

［31］ Williams N S, Bulstrode C J K, O' Connell PR. Short Practice of Surgery ［M］. 25th ed. London：Hodder Arnold, 2008：265.

［32］ Jacob S W, Francone C A, Lossow W J. Structure and Function in Man ［M］. 4th ed. Philadelphia：Saunders, 1978：472.

［33］ Liechty R D, Soper R T. Fundamentals of Surgery ［M］. 6th ed. St, Louis：The. C. V. Mosby company, 1989：78.

［34］ Townsedn C M Jr. Textbook of Surgery ［M］. 19th ed. Philadelphia：Elsevier, 2012：410.

［35］ 陈新谦，金有豫，汤光. 新编药物学 ［M］. 17 版. 北京：人民卫生出版社, 2011：246-249, 487-

488, 673-674, 344-345, 492, 613, 616.

[36] Liechty R D, Soper R T. Fundamentals of Surgery [M]. 6th ed. St, Louis: The. C. V. Mosby company, 1989: 78.

[37] Doherty G M. Current Diagnosis and Treatment 《Surgery》 [M]. 13th ed. New York: Mcgrow Hill, 2010: 18.

[38] Jacob S W, Francone C A, Lossow W J. Structure and Function in Man [M]. 4th ed. Philadelphia: Saunders, 1978: 444.

[39] Liechty R D, Soper R T. Fundamentals of Surgery [M]. 6th ed. St, Louis: The. C. V. Mosby company, 1989: 78.

[40] Townsedn C M Jr. Textbook of Surgery [M]. 19th ed. Philadelphia: Elsevier, 2012: 302, 2053.

[41] Liechty R D, Soper R T. Fundamentals of Surgery [M]. 6th ed. St, Louis: The. C. V. Mosby company, 1989: 78.

[42] Jacob S W, Francone C A, Lossow W J. Structure and Function in Man [M]. 4th ed. Philadelphia: Saunders, 1978: 507.

[43] Townsend C M Jr, Textbook of Surgery [M]. 20th ed. Philadelphia: Elsevier, 2017: 301.

第三章　术后并发症的处理

随着微创手术的开展和广泛应用，术后并发症明显减少了，但由于外科的发展，手术种类增多，开展一些大手术，复杂的、高风险的手术，并发症增多。步入老年化社会，老年患者增加，并发症也明显增多。因此，并发症的防治仍是十分重要的。

引起和影响术后并发症的因素很多，患者高龄，有共存病，营养不良，重要器官系统心、肺、肾等功能障碍，手术大、复杂，病情严重，手术时间长，损伤重，医生是否技术娴熟、细心、认真，以及预防措施是否到位。有些药物，先天或获得疾病也能诱发和加重术后并发症。

术后并发症往往是外科医生耗费最多时间和精力处理的难题。术后并发症造成的不少负面影响，包括住院时间长、花费多、不能完全康复及恢复术前的工作，患者遭受痛苦和折磨、致残，甚至家庭破裂。

术后并发症是诊治的挫折和困难，有的很危急，如术后大出血是对外科医生可怕的挑战。有的并发症难以避免，有的并发症预想不到，绝对避免并发症是不可能的。但应使术后并发症发生率降到最低，术前准备时发现并发症的诱发因素，做相应有效的处理，降低术后并发症，术后严密监测，及时有效地治疗。

并发症的防治中，要及时请有关科室专家会诊，坚持多学科诊疗模式，以取得最佳治疗效果。

一定要由有多年临床经验、能胜任的医生亲自参与术后并发症的防治，坚持主任、专家查房、三级医生为一体的负责制。

第一节　术后出血

我国《黄家驷外科学》和《外科学》教科书一直把术后出血纳入第一个术后并发症，术后出血多发生在术后 24 小时内，特别是大出血，有心率快、血压下降、面色苍白、四肢湿冷、少尿（＜25mL/h），中心静脉压低（＜5cmH$_2$O），体位性低血压等低血容量休克表现。如胸科手术，胸腔引流有新鲜血，量较多（100mL/h），术后出血，还可表现为呕血，便血，尿血，伤口辅料染血，伤口渗血。胃管、尿管、体腔引流管引流出染血的液体，量较多，染血明显，超出正常范围。少量出血没有低血容量休克的表现。

腹腔内出血，没有引流管，早期无症状、体征，晚期腹肌韧，稍硬，腹胀。

如术区无引流管，可表现由积血、血凝块形成的包块，可伴疼痛、不适。

一、术后出血的原因

（1）血管结扎不牢，术后滑脱。

（2）术中小动脉断裂，处于痉挛状态，术后血管扩张、出血。

（3）直肠癌手术，骶前静脉丛破裂出血。

（4）肌肉切断，切断血管断端缩回到肌肉内没被发现，术后出血。

（5）电凝、激光、氩气刀、微波、Ligsure（结扎束）等止血方法，使血凝固，形成血栓、痂，阻塞血管裂口止血，由于血压升高，甚至一过性升高，体位改变，血栓和痂脱落，血管口开放，引起出血。

（6）术后 7~10 天，由于感染腐蚀血管，引起出血。

（7）硬的引流管，偶尔压迫、腐蚀较大血管，引起大出血，多发生在术后 7~10 天。

（8）术后 3~10 天，有结扎止血作用的可吸收线溶解、脱落，引起出血。

（9）凝血障碍或应用抗凝药引起出血。

二、诊断

（1）伤口渗血，辅料明显血染说明是伤口（切口）术后出血所致。

（2）术后呕血、便血、尿血是术后出血的证据。

（3）体腔引流及各种引流管引出的液体、引流物明显染血，超出正常范围也是术后出血证据。

（4）腹腔内出血，不是大出血，没有引流，早期临床表现不明显，晚期可有腹胀，腹肌韧、稍硬。超声检查、超声引导下穿刺或 CT 检查可较早明确诊断。

（5）手术区有包块，伴疼痛不适，可做超声或 CT 检查，确定或排除术后出血。

（6）术前、术中患者平稳，术后突然出血、低血容量休克的表现，检查不出其他原因，很可能是手术技术原因引起术后大出血。

（7）不是急性大出血，中、轻度出血，3~4 小时检测一次 Hct、Hb，将多次检测结果进行比较，如有数值下降趋势，有助于出血的诊断。

*要注意引流管血块堵塞容易误导没有出血[1-4]。

三、预防

手术时务必严格止血，切口关闭前务必检查手术野有无出血、渗血，大的复杂出血，彻底止血后观察 3 分钟，有无出血、渗血。大创面或止血欠佳的术野，置引流管，以便术后观察、监测。术前检查和术中注意有无凝血异常（易出血，止血困难），如有，做相应的处理，必要时请血液科会诊。

四、治疗

（1）很轻的出血，如引流液染血，观察染血越来越轻，2~3 天后染血消失，可不干预。

（2）伤口出血，可用止血钳撑开伤口或拆除 1~2 根缝线，消除积血和血块，压迫包扎或再缝合止血。

（3）甲状腺手术术后出血，压迫气管，呼吸困难，窒息，危及生命，不能压迫包扎，应在床旁立刻拆除缝线，敞开伤口，清除血和血块，解除气管压迫，再进手术室止血，伤口可一期缝合，多能治愈。

急性大出血，立刻通过大口径静脉套管针输等渗晶体液（如生理盐水），采血标本，化验血型，交叉配血、备血。容量补充是否适当，通过尿量 [0.5~1.0mL/（kg·h）] 和中心静脉压（如有）确定。检测血小板计数、PT 和 aPTT，如果这些参数有异常，检测纤维蛋白原和纤维蛋白降解物，检测结果获取后，常需请血液内科会诊，协助诊治。

（4）腹内出血，积血不超过 100mL（含血块），没有疼痛，没有感染、梗阻等并发症，2~3 天做一次超声检查，如逐渐变小，可非手术治愈，形成硬结、硬块，对身体无不良影响。如出现消耗性凝血病（凝血障碍），宜手术治疗，清除血块、灌洗，一期缝合，伤口多能治愈。

（5）术后出血，积血量大（>100mL），或比较表浅（如在腹壁伤口内），或积血量明显增加，或有疼痛，或有感染、梗阻并发症，手术治疗，清除积血和血块，伤口冲洗干净，减张线一层缝合，几乎均能阻断出血血管，不留死腔，不放引流，弹力带压迫包扎，如缝合时有难以缝闭的死腔，可用相应大小的纱布（或棉花）团块压迫，外加弹力带压迫包扎，2 周拆线，几乎均治愈。再用弹力带稍加压固定保护伤口 2 周。

（6）术后出现大出血，在输足够的血、液体后，休克征象和监测指标均无好转或继续加重，或一度好转后又恶化，应再手术探查止血。由原切口进入，最好由原手术医生参加，逐一探查所有手术的剥离面，如有出血，结扎或缝扎确实止血，观察 3~5 分钟，确认不再出血，关闭伤口，一般可一期愈合，不感染。

另外，根据情况手术可更积极一点，下面结合文献和病例进行讨论。

【文献指出】

It is incumbent on the surgeon to have a high level of suspicion for a technical cause of bleeding. Re-exploration to detect occult bleeding and ligate a vessel or stop organ bleeding should be performed in a timely fashion, often in place of a time-consuming set of diagnostic tests. In the case of presumed ongoing bleeding, the risks of unchecked hemorrhage with poor organ perfusion and multiple transfusions far outweigh the risks of a potentially negative re-exploration.

高度怀疑手术技术原因引起的出血，是外科医生义不容辞的责任，再手术探查发现隐匿出血，结扎出血血管，止住器官出血，应及时完成。但常常是被耗时间的一套诊断检查代替。认定正在出血的病例，没制止出血，器官灌注不良（缺血）和多次输血的危险，远远超过再手术可能阴性探查的危险。

文献（另处）提到：持续较多出血、凝血，血液凝固诱发纤维蛋白溶解和消耗性凝血病（凝血障碍），会加剧出血。再手术找不到出血原因，清除血块、灌洗，能逆转纤维蛋白溶解的级联，利于止血。

术后大出血，手术医生应正视由于手术技术的原因所致术后大出血的事实，不要耗费时间做一套化验检查，应尽快手术，对患者更有利。找不到出血原因，也应清除凝血块和灌洗。

【笔者病例】

患者，中年男性，胃大部切除，术前检查没有凝血障碍，术中平稳。术后出手术室不到 40m，患者烦躁，脉快，收缩压 80mmHg 以下，考虑手术部位大出血可能性大，立刻推回手术室再手术，由原切口迅速进腹腔，探查手术创面，发现胃小弯有一小动脉活动出血，结扎后观察 3 分钟，无出、渗血，清除积血和血块，关腹，逐层缝合，半小时左右结束手术，补液后血压恢复正常，术后恢复顺利，按期拆线，出院。

笔者认为术中患者没有凝血障碍的表现，血压、脉搏正常，术后短时间内出现明显休克表现，血压（收缩压）降到 80mmHg 以下，术区很可能有明显较大的活动出血，应立刻手术，在不影响手术的情况下，紧急输血、补液，因为输血、补液常常没有丢失的多。

（7）术后感染引起的出血常难控制，可做介入治疗，暂时控制出血，手术探查常是有指征的。笔者建议的做法是：敞开伤口，敞开积液（脓）腔，清除所有异物（含裸露的线结）、坏死组织等，引流3~4天，可清创再缝合，减张线一层缝合，不留死腔，48小时后换药，撑开切口，排除积液，压迫包扎，2周后拆线，弹力腹带再固定2周。如伤口内无癌组织，没有胃肠、胆、胰、尿液侵及，几乎都能成功治愈。

（8）硬引流管压迫，腐蚀较大血管出血，手术治疗，术中止血、清创后关闭伤口。

（9）骶前静脉丛出血，止血困难且有风险，有出血死亡的报告。骶前静脉丛易出血，止血困难，危及生命，与其解剖特点相关，骶前静脉丛压力高，壁薄、脆，易破裂出血，常规钳夹、缝扎、电凝止血等往往加重破裂出血。骶前静脉丛前面有筋膜，后面有骶骨及骨膜，没有其他软组织，缝合结扎困难。

骶前静脉丛与椎骨体静脉相通，椎骨体静脉与大的静脉瓣很少的椎内静脉相通，椎内静脉与下腔静脉相通，骶前静脉丛出血源于下腔静脉，出血量大，危及生命。

另外，截石位手术，骶前静脉丛处于深低位，静水压高，加剧出血。手术时解剖层次不清，病变侵及，粘连骶前静脉丛也易出血，止血困难。

【骶前静脉丛出血的处理】

- 切忌盲目地钳夹、缝扎或电凝止血，容易引起广泛撕裂，加剧出血。
- 轻微出血，用凡士林纱布或热盐水纱布压迫3~5分钟，常能止血。
- 出血明显，用手指压迫3~5分钟，再用凡士林纱布或热盐水纱布压迫。
- 止血困难，还可用凡士林纱布条填塞，压迫止血，将纱布条相连在一起，记住数量，压迫4~7天可抽取纱布，每天抽取2~3条。
- 在骶前孔处椎骨体静脉损伤，近侧断端缩回到骶前孔内，一般止血方法均无效，只能用骨蜡嵌入或钉图钉阻塞骶前孔出血，可用2~3个图钉垫明胶海绵钉入骶前孔。用钛图钉效果更好，无害。用钢图钉长期植入，可被腐蚀，生锈，产生不良影响。可用一块腹直肌填塞，电凝成胶状，冷却后凝固，填塞，固着在骶前孔，止血效果较好[1,2,5-9]。

第二节　手术部位（切口）并发症

一、血清肿

（一）临床表现

血清肿是由液化脂肪、血清和淋巴液在切口下聚集形成的包块，这种液体通常是透明的、黄色的、黏稠的，不是血，也不是脓汁，存在于皮下。血清肿常表现为局部的、界限清楚的肿胀，有压痛和不适，偶尔会从未完全愈合的外科伤口流出透明液体。诊断不清时，超声检查可确定诊断。

（二）病因

血清肿常发生在较大的皮瓣手术或淋巴清扫术后，分离创面较大，术后存在较大的潜在间隙，如乳房切除术、腋窝清扫术、腹股沟清扫和较大的疝修补术后。手术缝合伤口，留有腔道可形成血清肿。

（三）预防和治疗

预防血清肿可以通过在皮瓣下放置负压引流管来实现，配合纱布加压包扎效果更好，可以 3~5 天更换敷料观察。在人工补片存在的情况下，需严格无菌操作，最好应用单向阀负压引流，避免暴露和感染补片。感染的血清肿也可用开放引流治疗，二期愈合[10]。

笔者的治疗方法是：撑开伤口排除血清肿，清除困难时，拆除缝线，拆除多少，根据血清肿的大小，达到能顺畅排除积液即可。排净积液，清除裸露的线结，即刻压迫包扎，弹力腹带固定，这是更确切、几乎均能治愈的方法，也比较简单。如压迫包扎无法使切口对合，消灭死腔，即刻再缝合，用减张线一层缝合，不留死腔，术后第二天换药，撑开切口，排出积液，压迫包扎，换药时积液少于 3mL，不再换药，直到 2 周拆线。必要时多次换药，换药间隔 24~72 小时，直到排出积液少于 3mL。这和压迫包扎法一样，治愈率高，几乎均可治愈。

- 压迫包扎和缝合的患者，可出院，2 周检查伤口，可治愈，中间不许解除压迫检查伤口。如有特殊情况，压迫后 3 天仍有较多渗液，有发热，压迫包扎松脱，出现疼痛，来医院就诊，检查伤口。压迫包扎失败，采取再缝合治疗。清除裸露的线结，减张线一层缝合，不留死腔，仍有难以闭合的腔道，可用相应大小的纱布和棉花团块压迫包扎，48 小时换药，撑开切口，如有血清肿，积液排除，压迫包扎，弹力腹带固定，2 周拆线，可治愈。

- 血清肿伤口的创面是有愈合能力的创面，因为没有感染化脓，血清肿将有愈合能力的创面分离，致使切口不愈，清除血清肿，通过压迫包扎或缝合，使有愈合能力的创面对合到一起，伤口很快治愈，2 周愈合得很好。清除血清肿，放盐水纱布引流，同样使有愈合能力的创面分离，比血清肿更能使创面分离，只能期待肉芽从深部逐渐填充伤口，上皮组织增生，移行，覆盖使伤口二期愈合，需要的时间要长得多，给患者带来换药的麻烦和不适，花费要多，愈合后瘢痕大。虽然换药引流、治疗血清肿是不违反常规的、国内外的外科学教科书都赞同的治疗方法，但笔者认为这种治疗方法是不合理的，经常告诫用这种方法治疗血清肿的医生，这种治疗血清肿的方法是错误的。

- 笔者不主张用皮下放引流管的方法预防血清肿。引流管是异物，影响伤口愈合，在清创再缝合时发现，哪里有引流管、线结，哪里就有积液的腔道。较为权威的文献，报道切口皮下层罕见缝合，笔者也不赞同缝合皮下组织能预防血清肿的观点。笔者采取含皮肤的一层缝，缝合皮肤和皮下脂肪层深部的筋膜，将脂肪层夹在中间，不留死腔，术后第二天开始采取特殊的换药方法。伤口有腔道，缝合难以消灭死腔，可用相应大小的纱布（棉花）团块，压迫包扎，弹力腹带固定，几乎均能预防血清肿的发生。

- 伤口有假体、网片形成的血清肿，较难处理，压迫包扎和缝合常失败，可敞开伤口换药，假体、网片被周围组织包裹，可行压迫包扎或缝合治愈伤口。如经 2 周换药，假体、网片没有被包裹的趋势，只得取出假体、网片，压迫包扎和缝合治愈[11]。

二、血肿

（一）临床表现

血肿的临床表现可能因其大小、位置和感染的存在而异。血肿可表现为手术切口区域的肿胀或疼痛。查体血肿表现为局部的包块，上覆皮肤呈紫蓝色，也可能从伤口流出暗红色液体。在颈部，一个大血肿可能导致气管受压；在腹膜后，它可能引起麻痹性肠梗阻、贫血和由局部消耗性凝血病变引起的持续出血；而在腹腔，可能引起腹腔间隔室综合征。

（二）病因

血肿的形成与止血不彻底和凝血因子的减少或凝血障碍的存在有关。电凝结痂脱落、关腹时粗大针头刺破腹壁动脉、许多疾病过程也可导致凝血障碍，包括骨髓增生性疾病、肝病、肾功能衰竭、败血症、凝血因子缺乏和药物治疗。最常与凝血障碍相关的药物是抗血小板药物，如乙酰水杨酸（阿司匹林）、氯吡格雷、噻氯匹定和阿昔单抗，以及抗凝血药物，如未分级肝素（UFH）或低分子量肝素（LMWH），如依诺肝素纳、达肝素钠、亭扎肝素，维生素 K 拮抗剂（VKA），如华法林钠。

（三）预防

手术前要检查患者的凝血功能，若发现异常，应及时予以治疗，必要时，请血液内科会诊协助治疗。有一些外科手术的患者应用抗血小板和抗凝药，如冠状动脉植入支架应用氯吡格雷，冠心病和中风用乙酰水杨酸药物（如阿司匹林），心房纤颤、机械二尖瓣移植、静脉血栓栓塞、血液高凝状态等，应用维生素 K 拮抗剂，如华法林钠。

这些药物手术前应暂停使用，如何选择，必须权衡利弊。出血的风险随着手术的类型或止血的充分性而变化；血栓栓塞的风险依赖于抗血栓治疗的适应证和共存疾病的现状。对有血栓栓塞的高危患者［如有机械瓣膜或老一代主动脉瓣修复术、3 个月内有静脉血栓栓塞、严重血栓形成倾向、近期发生房颤（6 月内）、中风或暂时性缺血发作计划接受择期腹腔大手术］，术前 4~5 天停用维生素 K 拮抗剂（VKA），使国际标准比值（INR）低于1.5。INR ＞ 1.5 仍需要评估的患者，需给予低剂量的维生素 K（1~2mg）。给予患者抗凝剂——即治疗剂量的速效抗凝剂，静脉滴注阿司匹林或低分子量肝素。那些接受静脉注射阿司匹林的患者（半衰期 45 分钟）术前 4 小时停止用药，接受低分子量肝素治疗（半衰期会变化）的患者术前 16~24 小时停用。有充分的止血后，VKA 在术后 12~24 小时可继续使用（VKA 开始后使用 2~3 天达到抗凝效果）。术后有计划地使用低分子量肝素或阿司匹林治疗的有出血高风险的患者（大手术或高出血风险的手术），初始治疗推迟至 48~72小时，可使用小剂量低分子量肝素或阿司匹林，或完全避免这种治疗。低风险血栓形成的患者在 VKA 停用后不需要接受肝素治疗。使用阿司匹林或氯吡格雷的患者在术前 6~7 天停用药物；否则，手术必须停止，直到患者完成治疗疗程。抗血小板治疗在术后大约 24 小时后重新使用。冠状动脉植入裸支架的患者 6 周内需要手术替换支架，阿司匹林和氯吡格雷在围手术期内继续使用。接受 VKA 的患者需行急诊手术，需输入新鲜冰冻血浆或其他凝血酶原浓缩剂和静脉输注低剂量或口服维生素 K，立即改善凝血效果。在手术过程中，必须通过结扎、电凝止血、纤维蛋白胶，或在缝合前局部使用牛凝血酶达到充分止血。缝合时消灭死腔、腔道，难以消灭的死腔，用相应大小的纱布（棉花）团块，压迫包扎，弹力腹带固定。

手术中认真、彻底止血，边缝合、边清除切口内积血和凝血块，避免残留切口内，缝合不留死腔，清除积血的空间，切口缝合结束，用钳子或镊子撑开切口，用纱布卷，滚动压迫，排除积血，即刻压迫包扎。术后第 2 天或第 3 天渗血已停止，再换药，如发现血肿的表现，撑开切口，排除积血和凝血块，即刻压迫包扎，既可治疗血肿，也可预防血肿再发生和扩展变大[12,13]。

（四）治疗

术后血肿多无凝血障碍，血肿有自限性，小的血肿不需干预治疗，可自行吸收治愈，笔者习惯第 2 天换药顺便处理，即撑开缝线间切口 0.5~1.0cm，排除积血和凝血块，压迫包扎，治愈。不管大的或小的血肿都可这样处理。

切口血肿是细菌极好的培养基，易发生感染，血肿和血清肿一样是占空间的，使创面、创缘分离，使之不能接触、对合，这是切口愈合必需的，因此切口血肿使切口不愈合。

大的血肿不能自行吸收治愈，应及早治疗，以免伴发感染和影响切口愈合。有的主张清除血肿，换药、引流、二期愈合，这样的治疗，需要时间长，治愈后瘢痕大，给患者带来换药的麻烦和不适。笔者认为这是一种错误的治疗方法，应进手术室，清除血肿，清除裸露的线结，减张线一层缝合，不留死腔，48 小时换药，撑开切口，如有血肿，积液排除，压迫包扎，弹力腹带固定，2 周拆线。如果切口缝合，难以消灭死腔（道），可用相应大小的纱布或棉花条块压迫包扎，弹力腹带固定（弹力腹带有持续加压的作用），预防血肿，2 周拆线，伤口愈合[13]。

三、急性切口裂开

（一）临床表现

急性切口裂开是术后腹部肌层腱膜层的分离，也是术后最可怕的并发症之一。急性切口裂开通常没有任何预警，可能在剧烈咳嗽、活动的情况下发生。大量清澈的淡红色液体突然从切口流出，伴有一种撕裂感的腹痛。用戴手套的手指探查伤口可能会发现部分切口裂开。若全层裂开，可见小肠涌出，内脏疝出使诊断明确。

（二）原因

有 1%~3% 的接受腹部手术的患者会发生急性切口裂开，切口裂开最常发生在术后 7~10 天，但在术后 1~20 多天内都有可能发生，严重营养不良和应用影响切口愈合的药物时，也可能发生在术后 1 个月。许多因素可能导致伤口裂开，包括缝合技术本身（缝线太靠近切口边缘，或缝合针距过大，或切口张力过大）和患者的基本状态、合并系统疾病以及其他并发症的相互影响（表 3-1）。了解病因，根据病因采取预防措施，能将术后切口裂开的风险降到最低，也是最经济实用的方法。

表 3-1　切口裂开的相关因素

筋膜闭合技术问题
急诊手术
腹腔内感染
高龄
切口感染、血肿、血清肿
腹腔内高压
肥胖
长期应用糖皮质激素
切口裂开病史
营养不良
放疗和化疗
其他系统疾病（尿毒症、糖尿病）

（三）预防

1. 基本预防：

（1）麻醉肌松：严重腹胀情况下往往关腹困难，充分的肌肉松弛是最基本的条件。

（2）基础疾病：营养支持，控制血糖，及时引流腹腔感染，及时清除切口感染、血肿及血清肿等。

2. 缝合技术：

（1）全层连续缝合技术：如缝合张力较大，往往需要腹壁肌肉筋膜和腹膜层全层缝合，我们的经验是应用腹膜线连续全层缝合，连续缝合的好处在于可以分担张力，全层连续缝合后，可以再连续缝合筋膜一层，以便减张。

（2）间断缝合：有的文献建议足够的组织厚度及宽度，可以耐受一定张力，间断缝合的考虑在于一旦一针裂开，不至于全部裂开。

（3）减张技术：可以应用疝修补技术的前组织分离技术，分离皮下脂肪与筋膜层，筋膜层再重叠缝合一层，可以缓解内层缝合的张力，起到减张作用。传统的全层减张线缝合会造成减张线缝合局部组织全层缺血，不利于切口愈合，不提倡应用。

（4）腹带保护：对于切口裂开的高危患者，在麻醉吸痰前完成多头腹带包扎也非常重要，术后腹带的充分使用也起到很好的预防作用。我们的经验是应用双重腹带，内层应用普通无弹力多头腹带，外部应用产妇弹力多头腹带，可以起到辅助减张的作用[14]。

• 笔者的缝合方法，缝合有深度，含筋膜，间距不超过 2cm，离切缘 1.5cm，间距大可出现切口裂开，间距过小，如 0.5cm，可使组织缺血坏死，也可发生切口裂开。离切缘太近，缝线可切断组织，切口裂开。高危的患者，缝减张线就可避免切口裂开，传统的减张缝合可用，缝合间距 2cm，不会使组织缺血坏死。补片是异物，影响伤口愈合易发生感染，补片慎用，有明确的指征可用。

（四）处理和治疗

1. 决策：切口裂开的治疗取决于筋膜分离的程度以及是否有内脏脱出或腹膜感染。小裂开，尤其是术后 10~12 天，上中线切口近端的裂开，无内脏脱出，可以在伤口局部纱布加厚，应用腹带加压包扎，防止裂开进一步扩大，如无明显扩大及内脏脱出，继续保守治疗，并积极治疗影响切口愈合的基础疾病。如有内脏脱出，往往需要进手术室重新缝合，因为此时如果是小裂口时往往内脏嵌顿，不容易还纳；如果大部分切口裂开时单纯加压及绑腹带也无效。这种情况下应用无菌生理盐水纱布覆盖脱出的内脏，平卧、避免活动，准备进入手术室重新缝合。如果存在腹膜感染或已经看到消化道液体流出，还要做腹腔内探查的准备。

• 笔者主张，凡是确定伤口裂开，不论大小，一律进手术室缝合，免除后患（再裂开，切口疝）。腹腔开放并不可怕，腹膜有很强的抗感染能力，缝合伤口几乎均不会感染。如裂开伴有感染，可按手术部位感染处理，彻底引流 3 天，不管伤口是否清洁，肉芽是否新鲜，一律进手术室清创再缝合[15]。

2. 手术：

（1）探查缝合：在手术室，对腹腔进行彻底的探查，以排除可能会导致伤口裂开的感染病灶或吻合口漏的存在。先处理腹腔感染病灶，再关闭切口。如果筋膜感染或坏死，应进行清创。如果张力不大，可以允许关闭腹腔，则选择可吸收、慢吸收缝线，如腹膜线关闭，方法如前。

（2）暂时性腹腔关闭：根据医院的实际情况可选用巾钳夹闭法或仅缝合皮肤关闭，择期进行疝修补手术；也可以选择硅胶膜关闭法，应用 3L 静脉输液袋缝合在筋膜或皮肤边缘；也可以使用生物可吸收补片辅助关闭切口；负压伤口治疗装置也是一个很好的选择，优点是暂时封闭切口，减少水肿，有一定的防止筋膜收缩的作用，但是抗凝的患者有出血的风险。暂时性关闭技术，解决了腹腔内脏暴露的问题，但往往形成切口疝，需要择期行疝修补手术[14]。

四、手术部位感染（切口感染）

随着手术技术提高、缝合材料的不断改进以及预防应用抗生素的规范使用，全球范围内的切口感染率已经逐渐下降，但是手术部位感染仍是外科医生面临的一个重要问题，延长住院时间，增加患者痛苦，恶性肿瘤患者不能及时进行放、化疗，后续切口疝发生风险明显增加，增加了手术花费，因此预防切口感染更加重要。

（一）临床表现

一般在术后 3 天左右切口疼痛减轻，体温、脉搏、白细胞计数逐渐恢复正常。如疼痛持续加重，或一度减轻后再次加重，有时伴有发热和脉快，注意切口感染的可能。如为浅部感染，切口局部红、肿、热和压痛；如为深部感染，切口局部皮肤可能无明显红肿，但压痛明显，有时可触及包块。炎症进一步发展，伤口局部可有浑浊液体渗出，甚至脓性液体流出。拆除 1~2 针缝线或穿刺疼痛包块处可有脓性液体。

（二）病因

1. 患者因素：腹水、慢性炎症、营养不良、肥胖、糖尿病、贫血、低氧血症、周围血管疾病、术后贫血、术前局部放疗史、周围皮肤术前存在感染。

2. 环境因素：对第 2 类以上切口未进行彻底保护，手术过程中未严格无菌操作，污染或沾染切口；手术人员未规范进行无菌操作以及皮肤准备等。

3. 治疗因素：手术时间长，切口长时间暴露等；未规范预防使用抗生素、潜在间隙未留置引流；急诊手术、术前长时间住院、应用激素等。

（三）预防

1. 基本预防：吸烟患者在手术前忌烟（见第一章第一节中术前忌烟内容），糖尿病患者的血糖水平必须得到适当的控制。严重营养不良的患者在手术前应接受 7~14 天的营养补充剂。肥胖患者在择期手术前应减轻体重。应用高剂量皮质类固醇的患者择期手术术前应该减量应用或逐步停用。泻药的使用会降低胃肠道细菌负荷，腹部大手术的患者尤其是胃肠手术的患者，肠道准备可以降低患者感染的风险。规范预防使用抗生素（表 3-2）、严格规范的手术室无菌操作流程、手术过程中的切口保护也是有效的预防方法。近年来切口保护装置的大量使用，明显降低了切口感染的概率。

表 3-2　手术预防性抗生素的选择

手术操作	推荐药物	替代选择药物
心胸手术	头孢唑林或头孢呋辛	万古霉素、克林霉素
血管手术	头孢唑林或头孢呋辛	万古霉素、克林霉素
胃十二指肠手术	头孢唑林	头孢西丁、头孢替坦、氨基糖苷或氟喹诺酮+抗厌氧菌
开腹胆道手术	头孢唑林	头孢西丁、头孢替坦或氟喹诺酮+抗厌氧菌
腹腔镜胆囊切除术	不用	无

续表

手术操作	推荐药物	替代选择药物
没有穿孔的阑尾炎手术	头孢西丁、头孢替坦、头孢唑林+甲硝唑	厄他培南、氨基糖苷或氟喹诺酮+抗厌氧菌
结直肠手术	头孢西丁、头孢替坦、氨苄舒巴坦、厄他培南、头孢唑林+甲硝唑	氨基糖苷、氟喹诺酮+抗厌氧菌、阿兹曲安+克林霉素
子宫切除手术	头孢唑林、头孢呋辛、头孢西丁、头孢替坦、氨苄西林-舒巴坦	氨基糖苷、氟喹诺酮+抗厌氧菌、氨曲南+克林霉素
骨科植入手术	头孢唑啉、头孢呋辛	万古霉素、克林霉素
头颈部手术	头孢唑啉、克林霉素	无

外科医生在术前、术中间隔 4 小时、术后适当间隔给予 2 次抗生素。预防性抗生素的使用时间很重要。最有效的是术前 30 分钟内静滴抗生素以便切口暴露被细菌污染时，组织内的药物已经达到治疗浓度。

通常在术前麻醉诱导，准备及插管的这段时间组织内的药物已达到治疗浓度。同样重要的是，预防性抗生素在术后长时间使用，会产生耐药病原菌，同时产生严重并发症，如难辨梭状芽孢杆菌结肠炎。

在减少和降低术后伤口感染方面，医生起重要作用。外科医生及其整个团队必须注意手卫生（手擦洗）。另外，手术医生必须确保彻底的皮肤消毒。术中必须严格遵守执行无菌操作、消毒、杀菌，减少污染、感染的原则与方法。

（1）谨慎处理各层组织。

（2）极仔细解剖，止血和清创失活组织。

（3）严格控制腹腔内容物。

（4）保证手术器官的血供。

（5）清除伤口内的异物。

（6）手术团队坚持严格的无菌操作（如手套没破口，避免使用被污染的器械，避免环境污染，如头顶坠落碎屑）。

（7）彻底引流伤口内化脓的腔道、温盐水灌洗。

（8）确保患者体温正常，严格监测及体液复苏。

（9）最后，正确判断皮肤的缝合及伤口包扎的方式。

在预防伤口术后感染方面，引流物的使用仍有争议。一般情况下，没有明显的引流指征。但对深部、大伤口及剥离广泛的伤口放置密闭引流管，预防血清肿和血肿是极有价值的做法。笔者用缝合和压迫包扎消除死腔，不放引流。

2. 手术技术：轻柔仔细处理组织、细致地解剖、止血和清创；缝合前用温盐水彻底地冲洗伤口、缝合切口时不留空腔；如不能完全消除空腔或切口存在污染，考虑术后感染风险大，可以留置负压引流装置[14]。

（四）处理与治疗

合并全身感染除局部症状外，表现发热，需要静脉应用抗生素治疗。在细菌培养结果回报前，可根据经验用药。不论深部和浅部伤口感染，均行清创再缝合（一期缝合伤口），没有二期愈合和延迟一期缝合。

● 清创再缝合的具体方法：

1. 清创缝合前的准备：彻底敞开，充分引流。发现切口感染，剪除皮肤缝线，戴无菌手套，用手指探查切口，发现潜行的深部腔道，彻底敞开，剪除所有见到的缝线，清除坏死组织、脓汁、线结等异物，每日换药，充分引流，感染深到腹膜（或腹膜和后鞘）缝线裸露，如手术不足 2 周，没愈合，不拆除，免得腹膜裂开，腔内脏器脱出，准备不充分，被迫急诊手术，用弹力腹带包扎固定，保护切口。

敞开切口时，要注意不损伤腹内脏器，敞开前与家属和患者说明，伤口感染不愈可能是由胃瘘、肠瘘、胆瘘、胰瘘、尿瘘所致，不是敞开切口的损伤，免得出现医疗纠纷。

2. 清创再缝合：彻底敞开，充分引流 3~5 天，若无禁忌证［伤口有胃（瘘）液、肠（瘘）液、胆（瘘）液、胰（瘘）液、尿（瘘）液或有恶性肿瘤组织为清创缝合的禁忌］，可清创再缝合，不必观察创口是否清洁，肉芽是否新鲜，选用合适的麻醉，多可选用局部浸润麻醉。

常规消毒，铺无菌巾，取出伤口内敷料后，伤口用无醇安尔碘消毒，剪除所有裸露线结等异物，清除坏死和无生机组织。笔者的经验：用钳子钳夹可疑坏死、无生机组织，稍用力，取下的组织是坏死、无生机组织，反之是有生机的。不要将白色有生机的筋膜、腱膜当作坏死、无生机的组织清除。形成薄层肉芽予以清除，以便发现和清除其深层的坏死组织和线结。伤口出血不用结扎、缝扎止血，使伤口不残留一个线结，经压迫和伤口缝合均能止血。清创后创面扪之，韧，似正常组织。用无醇安尔碘浸泡 3~5 分钟，生理盐水彻底冲洗，重新消毒，铺无菌巾，更新器械，换手套，用减张线（Ethicon，W2797）一层结节缝合，缝合时左手食指抵住伤口最深处，缝针在左手食指下穿过，减张线一律不套胶管，针距 2.0cm，距切口缘 2~3cm，结扎可紧一点，使创面对合好，不会组织坏死，结结缝合间加七号或四号丝线缝合对皮（仅缝皮肤），边缝合边擦拭伤口，清除其内积血和血块，切口缝闭后，用钳或镊子撑开切口，用纱布卷滚动压迫排出伤口内积血、积液，即刻压迫、包扎。

伤口深部和浅部感染化脓处理无差异，如腹膜已裂开，仍为一层缝合（含腹膜），可以不缝合腹膜，但切口感染使腹膜和筋膜等组织粘连在一起，不宜分离，故一层缝合含腹膜。术后换药可能渗液多（有腹内液），可压迫包扎，不增加感染发生率，因为腹腔液有抗感染功能。

3. 再缝合后处理：再缝合后可以出院在门诊治疗，正常饮食，适当离床活动，少坐位，坐位常使切口折曲，不利愈合，个别病例术后刀口痛较重，活动时加重，术后第二天换药时，切口内有少量血性分泌物，这是减张缝合切割组织引起的，这样的患者宜采取不引起明显疼痛的体位，术后 5~7 天，可拆除 1~2 针引起疼痛的缝线，腹部用弹力腹带包扎，保护切口，免得裂开形成腔道。再缝合后换药时，用钳子或镊子在缝线间撑开切口到皮下，撑开 0.5~1.0cm 的口，挤压切口，没有积液排出，或仅有 2~3mL 积液排出，再对合皮肤，压迫包扎，不再换药，直到拆线。切口较长，每隔 3~4cm 撑开一个口，排出积液。换药排出积液较多（3mL 以上），每隔 48~72 小时用同样方法换药一次，直到积液在3mL 以下，有的换药到拆线，不影响切口愈合。有的第一次换药积液 40~50mL，3 次换药后没有积液排出。

个别病例换药时敷料呈深绿色，切口表面绿脓杆菌感染，用2%醋酸湿敷3天，第二天绿色完全消失，不影响切口愈合。一般2周拆线，个别病例，渗液多，多次撑开切口，可17~20天拆线，拆线后最好继续压迫包扎2周，保护切口。

曾有1例病例，再缝合后第2天换药，有积液，放盐水纱布条引流，直到术后12天切口无愈合趋势。请笔者会诊，改用正确的换药方法，不放盐水纱布条引流，切口治愈。道理很简单，纱布条使有愈合能力的创面分离，当然不能愈合到一起。

再缝合术后不必应用抗生素，除非另有感染灶[15]。

五、切口疝

切口疝是由于手术切口深处的筋膜层裂开或未愈合所致，可视为迟发的切口裂开或表面愈合的深部切口裂开。由于切口表面的皮肤和皮下脂肪层已愈合，筋膜层裂开，在腹腔内压力的作用下，内脏或组织向外疝出。腹壁切口疝是腹部手术常见并发症，其发生率为2%~11%。腹壁切口疝，尤其是巨大的切口疝，不仅严重影响患者的生活及工作，给患者带来很大的痛苦，也给手术修复带来许多困难，手术复发率可高达30%~50%。

（一）临床表现

腹壁切口处有肿物突出是其主要症状。站立和用力时突出或明显，平卧时缩小或消失。疝块较大有较多的脏器和组织突出时，可有腹部隐痛、牵拉下坠感，嵌顿时平卧不能消失，如果肠管嵌顿可能伴有肠梗阻的症状，不及时处理发生绞窄，可引起肠坏死、穿孔、腹膜炎。

（二）病因

切口疝患者均有近期腹部手术史，常有切口感染、裂开或急诊手术；或患者全身状况较差；或有术前吸烟史和慢性疾病史等，腹压的增加也是一个重要的原因。以上情况可能导致手术切口深层筋膜裂开或愈合不良，腹腔内脏或组织由未愈合的薄弱处疝出。

（三）预防

切口疝是术后的长期并发症，往往需要手术治疗，耗费医疗资源，增加患者痛苦，预防切口疝意义很大。切口疝往往是切口感染、急性切口裂开的结果，所以预防切口感染、预防切口裂开，是预防切口疝的最直接办法，手术切口拆除表皮缝线后，建议腹带保护1个月。缺损大的疝术后3个月内用腹带绑扎。

（四）治疗

切口疝不能自愈，手术修补是治疗切口疝的唯一办法。对于不能耐受手术的患者，可以采用腹带保护，防止扩大，防止嵌顿，腹带要求平卧，完全还纳疝内容物后再加压绑缚。根据疝环大小，腹壁切口疝一般可分3型：①巨型：直径>10cm。②中型：直径5~10cm。③小型：直径<5cm。

1. 直接缝合：疝环直径≤5cm，环直径较小或筋膜结实的切口疝可直接缝合，首先解剖缺损边缘，清除瘢痕组织，筋膜对筋膜逐层缝合；腹壁结构不清者，也可用不吸收缝线腹壁一层间断缝合。对于较大的切口疝，或腹壁肌肉萎缩筋膜薄弱的切口疝，可做切口两侧筋膜的减张缝合，切忌强行拉拢缝合而致筋膜撕裂，腹内压力增高造成术后复发，移植物修补是安全有效的方法。

2. 自体组织移植：修补适用于疝环 > 5cm 的切口疝，常用的自体组织有阔筋膜、腹直肌前鞘、股薄肌、阔筋膜张肌等。此修补创伤大，且又造成新的组织缺损，故已被合成材料修复所取代。但对于经济尚不发达的地区基层医院，自体组织移植修补仍不失为一种经济有效的修补方法。

3. 合成材料修补：临床上常用的合成材料有 3 种：聚酯类、聚丙烯类和膨化聚四氟乙烯（e-PTFE），目前已经有可以自行降解的生物补片和防粘连补片，价格比较昂贵。

4. 手术方式：开放手术、腹腔镜手术及开放腔镜杂交手术，无论哪种方式，均要关闭疝环才能最大限度地防止复发，巨大的切口疝，疝环巨大，难以直接缝合，可以采用组织分离技术松解腹壁，关闭疝环[16]。

第三节　体温调节异常

一、低体温

（一）临床表现

术后患者低体温表现为强烈的寒冷感觉和颤抖。如果术后患者核心温度低于 35℃ 会触发外周交感神经系统反应，导致去甲肾上腺素的释放增加，血管收缩，以及血压升高。休克或伴有严重疾病的患者可发生周围器官和组织的灌注不良。在高危患者中，术后核心温度低于 35℃ 时，术后早期心肌缺血和室性快速心律失常的发生率增加 2~3 倍。低体温还会损害血小板功能，降低凝血因子的活性，从而增加出血的风险。组织氧分压降低，胶原沉积受损，导致伤口愈合不良和感染。低体温另外一些表现包括：多尿、肝脏处理酸碱平衡异常的功能受损害和一些神经症状。在严重的病例中，患者可能有明显的心脏迟钝（cardiac slowing），可能有昏迷、低血压、心动过缓和呼吸减慢。

（二）原因

人属于恒温动物，机体的核心体温在较窄的范围内才能发挥最佳的生理功能，体温降低 2℃ 或升高 3℃ 就会危害健康，甚至危及生命，需要立刻处理。在寒冷环境中的创伤患者可能会经历显著的低温，麻痹失去了颤抖能力也可能导致体温过低。

快速低温静脉液体复苏、输血、术中冷水冲洗腹腔、低温环境下长时间手术及大面积暴露手术区域严重蒸发的患者可能发生低体温。另外，高龄、麻醉药物和阿片类镇痛药、丙泊酚的使用也会导致低体温。术后低体温也与室内低温环境、快速静脉输液输血以及患者反应弱、保暖不全有关。

（三）预防

择期手术的患者，80% 以上有体温下降，50% 外伤患者到手术室时低体温。体腔内的大手术、手术时间长于 1 小时的、硬膜外麻醉患者、儿童和老年人，术中应监测患者核心温度。监测部位包括肺动脉血，鼓膜、食管及咽部，直肠和膀胱。手术过程中可以使用加温毯，防止热量流失，输血和补液可以通过管路加温来保持体温。一些证据表明，大量的热量通过患者的头部丢失，所以在手术中简单地盖住患者的头部可以防止大量的热量损失。手术中冲洗也要应用温水，避免过冷的液体冲洗降体温。

（四）治疗与处理

不需要立即手术干预的严重低体温患者，应立即覆盖毛毯保暖，同时使用方便的压力暖气设备；通过加温装置输血、输液；吸入加热的潮湿气体；腹腔灌洗用温热液体；动静脉系统复温输液装置；在极少数情况下，立即体外循环。在复温过程中特别要注意心脏监测，积极纠正患者的酸碱平衡紊乱。一旦到（在）手术室，以前记录的保持，处理患者体温措施仍然应用。

二、恶性高热

恶性高热（malignant hyperthermia，MH）为一种遗传性肌病，以高代谢为特征。患者接触到某些麻醉药物后触发，发病可在麻醉后数小时。如果不加治疗，心肌细胞死亡和横纹肌溶解产生高血钾和肌红蛋白尿，最后发展为弥漫性血管内凝血、充血性心力衰竭、肠缺血和筋膜室综合征。非去极化肌松药可延迟发作。

（一）临床表现

恶性高热患者的临床表现各异，常见高热，可达 $45\sim46℃$ ，发作突然，可在手术室或复苏室发生，经过凶猛，病情恶性发展。有些患者恶性高热症状不典型，如心动过速、心律失常、突然发生的高碳酸血症、体温急剧升高，其他表现包括骨骼肌僵直、血钾增高、血压异常、呼吸急促、意识改变、出汗、外周血白细胞增高、乳酸脱氢酶、谷草转氨酶等可升高等。

（二）原因

恶性高热是目前所知的唯一可由常规麻醉用药引起的围手术期死亡的遗传性疾病。它是一种亚临床肌肉病，即患者平时无异常表现，在全麻过程中接触挥发性吸入麻醉药（如氟烷、安氟醚、异氟醚、地氟醚、七氟醚）和去极化肌松药（琥珀酰胆碱和氯化琥珀酰胆碱）后引起肌浆内钙离子浓度升高，出现骨骼肌强直性收缩，产生大量能量，导致体温持续快速增高，在没有特异性治疗药物的情况下，一般的临床降温措施难以控制体温的增高，最终可导致患者死亡。

（三）预防

恶性高热的预防主要通过术前鉴别高危人群来完成。术前要详细询问病史，特别注意有无肌肉病、麻醉后高热、运动后肌肉疼痛以及发生高热、肌肉疾病和缺乏咖啡因耐受等个人及家族史；对可疑患者，应尽可能地通过术前肌肉活检进行咖啡因氟烷收缩试验明确诊断，指导麻醉用药；避免使用诱发恶性高热的药物；麻醉手术过程中除了脉搏、血压、心电图等常规监测外，还应监测呼气末二氧化碳及体温，密切观察患者病情变化。

（四）治疗与处理

恶性高热在围手术期死亡率极高，近 15 年由于特效药的应用与预防、监测及治疗的改进，死亡率已经下降，但仍有 10%的死亡率[17]。一旦考虑为 MH 时，应立即终止吸入麻醉药，并用高流量氧气进行过度通气，尽快完成手术，同时寻求帮助，必要时终止手术。尽早静脉注射丹曲林（每千克体重 2.5mg，每 5 分钟重复给药，正常或症状消失后给予每千克体重每小时 1~2mg）。丹曲林高度刺激静脉，必须通过大静脉给药。丹曲林是治疗恶性高热的特效药物，治疗的机制可能是通过抑制肌质网内钙离子释放，在骨骼肌兴奋-收缩耦联水平上发挥作用，使骨骼肌松弛。立即开始降温（包括物理降温、静脉输注冷盐水、胃内冰盐水灌洗、体外循环降温等措施）；尽早建立有创动脉压及中心静脉压监测；监测动脉血气；纠正酸中毒及高血钾；治疗心律失常，用β受体阻滞剂或利多卡因控制心室率；根据液体出入平衡情况输液，适当应用升压药、利尿药等，改善尿量，超过2mL/（kg·h），以稳定血流动力学，保护肾功能；肾上腺皮质激素的应用；手术后应加强监护和治疗，转入重症监护病房，以确保患者安全度过围手术期（表3-3）[17]。

表3-3 恶性高热的处理指南

停用引起恶性高热的麻醉剂

用100%的氧气过度通气

更换麻醉方式

终止手术

给丹曲林2.5mg/kg，每5分钟重复给药，症状好转后1~2mg/（kg·h），直到正常或症状消失

监测动脉血气和肌酸激酶、电解质、乳酸、肌红蛋白水平

监测心电图，生命体征和尿量

辅助性和支持性措施包括：

- 从麻醉机上取下挥发性喷雾
- 更换二氧化碳罐、风箱和面罩
- 表面用冰袋冷却，用输低温液来降温
- 监测酸中毒并用碳酸氢钠治疗
- 用β受体阻滞剂或利多卡因控制心律失常
- 改善尿量，超过2mL/（kg·h）；对于高钾血症、高钙血症和肌球蛋白尿患者给予呋塞米（速尿）或甘露醇和葡萄糖-胰岛素（50%葡萄糖溶液加0.2U胰岛素）

患者转入ICU病房监护

三、术后发热

（一）临床表现

发热是术后最常见的症状，所谓发热是指核心温度升高，体温调节由前下丘脑所控，术后发热不一定表示伴发感染，可能是细菌或细菌毒素刺激细胞因子引起的，也可能是创伤（包括手术）或严重疾病刺激的细胞因子引起的。非感染性发热通常比感染性发热来得早（分别平均在术后1.4天和2.7天）。术后感染性发热，通常伴有感染部位的局部症状，这有助于鉴别诊断。

（二）原因

许多疾病都能引起术后发热（表3-4）。最常见的感染是医疗相关感染，包括外科手术部位感染（SSI）、尿路感染（UTI）、血管内导管相关血行感染（CR-BSI）和肺炎。尿路感染是常见的术后事件，是患者术后并发症的一个重要来源。一个主要的诱发因素是导尿管的存在；随着导尿时间的延长（>2天），风险会增加。内源性细菌（大肠菌群，最常见的大肠埃希菌）是短期导尿患者导管相关性尿路感染的最常见来源。长时间导尿会有额

外的细菌。在外科危重患者中念珠菌占医源性尿路感染的 10% 左右。留置导管的存在、糖尿病、抗生素的使用、高龄和潜在的泌尿系统解剖异常是念珠菌感染的危险因素。

中心静脉导管的使用带来血管内导管相关血行感染的风险，使住院时间长，并发症和死亡率增加。血管内导管相关血行感染是由细菌引起的，细菌来自寄居在导管或中心静脉导管注射部位（腔内源）的细菌或穿刺部位周围皮肤（腔外源）感染的细菌。凝固酶阴性葡萄球菌、医院获得性细菌 [如耐甲氧西林金黄色葡萄球菌（methicillin-resistant staphylococcus aureus，MRSA）、多重耐药革兰阴性杆菌、白色念珠菌（真菌类）] 是导致血管内导管相关血行感染的最常见病原体。金黄色葡萄球菌菌血症与较高的死亡率和静脉血栓形成有关。转移性感染（心内膜炎）是罕见而严重的并发症。中心静脉导管放置时间、住院患者、导管类型、管腔数量和日常操作，紧急放置、全胃肠外营养（TPN）需求，不必要的连接器及是否最好的护理都与血行感染相关。

非感染性发热的主要原因：手术时间长（2 小时以上），广泛组织损伤，术中输血，药物过敏，麻醉剂（氟烷或安氟醚）引起的肝中毒等。感染性发热的危险因素包括患者体弱、高龄、营养状况差、糖尿病、吸烟、肥胖、使用免疫抑制药物或原已存在的感染病灶。手术因素有止血不严密、残留死腔、组织创伤等。拟用的预防性抗生素被忽视也是术后发热的因素之一。

（三）预防

常见的感染包括手术部位相关感染、尿路感染、血管内导管相关血行感染和肺内感染。对于感染性发热的预防更为重要，手术部位感染往往可以通过严格无菌操作、充分的止血引流来预防；导管相关感染可以通过严格无菌操作、早期去除不必要的引流导管、严格无菌的导管护理来预防；术后肺内感染可以通过术前预防抗生素、术前雾化、麻醉吸痰胀肺、术后叩背排痰等进行预防。

（四）诊治

2/3 的手术患者有术后发热，40% 的患者大手术后发热。发热需鉴别是非感染发热还是感染发热，仅有 1/3 的患者术后发热是感染发热。一般组织损伤的吸收热不超过 38℃，在 37.5 ～ 38.5℃ 之间波动。主要是无菌性抗原抗体复合物以及手术应激导致下丘脑体温调节中枢调定点上移而导致发热。一般 72 小时后会退热，无须特殊处置，否则应考虑感染的可能。感染发热的特点包括：①术后 48 小时内发热，②开始体温升高 38.6℃ 以上。③白细胞数 10×10^9/L 以上。④血尿素氮 150mg/L 或更高。如有上述 3 个或 4 个特点，感染发热的可能几乎为 100%。

表 3-4　术后发热的原因

感染性	非感染性
脓肿	急性肝坏死
非结石性胆囊炎	肾上腺功能减退
菌血症	过敏反应
压疮	肺膨胀不全
设备相关感染	脱水
脓胸	药物反应
感染性心内膜炎	颅脑损伤
真菌脓毒症	肝癌
肝炎	甲状腺功能亢进
脑膜炎	淋巴瘤
骨髓炎	心肌梗死
伪膜性结肠炎	胰腺炎
腮腺炎	嗜铬细胞瘤
会阴感染	肺栓塞
腹膜炎	腹膜后血肿
咽炎	实性器官血肿
肺炎	蛛网膜下腔出血
异物残留	全身炎症反应综合征
鼻窦炎	血栓性静脉炎
软组织感染	输血反应
气管支气管炎	戒断综合征
泌尿道感染	创伤反应

感染性发热需要诊断感染原因，在手术后 48～72 小时内的发热通常考虑肺不张的原因，偶尔在手术后的 72 小时内外科手术部位梭状芽孢杆菌或链球菌的感染也可以表现为发热。术后 5～8 天发生的持续的或有波动的高热比术后早期发热更加危险，需要密切关注和及时处理。评估涉及 6 个 W：wind（肺部感染）、wound（手术部位感染）、water（尿道感染）、waste（消化道感染）、wonder drug（抗生素，药物反应发热）、walker（下肢血栓）。患者的症状往往与感染涉及的器官系统有关，咳嗽、咳痰提示肺部感染，排尿困难、尿频尿急提示泌尿系感染，恶臭的腹泻提示消化道感染，小腿的酸痛肿胀应注意深静脉血栓，手术部位感染可以看到敷料污染及引流浑浊，中心静脉感染表现为寒战后高热。

初步检查必须做全血细胞计数、尿常规和培养、胸片和血培养。胸片可提示肺炎的存在。非插管患者尿液分析超过 10^5 菌落/毫升（CFU/mL），插管患者超过 10^3 CFU/mL 提示有尿路感染。导管内相关血行感染的诊断可根据细菌培养结果确定，因为体检通常是难以发现的。如何使用血培养没有金标准。通常用两种同时期的血培养或成对的血培养（即同时进行的外周血和中心血培养）。外周血培养提示菌血症，从静脉导管中分离出 15CFUs 或 10^2CFUs，表明存在导管内相关血行感染。穿隧导管通过中心静脉导管抽取培养物，培养的菌落数增加 5～10 倍，预示 CRC-BSI（中心静脉相关的血行感染）。如果成对培养有结果，阳性结果出现比外周培养结果出现早 2 小时以上提示存在导管内相关血行感染。取出导管后，尖部可送检进行定量培养。金黄色葡萄球菌菌血症、心脏瓣膜疾病、人工瓣膜或新发心脏杂音的患者可进行连续的血培养和经食道超声心动图。持续发烧、临床进展缓慢，没辨别出外部来源的患者可能需要腹部 CT 寻找腹部感染源。

预防尿路感染首先要尽量缩短导尿时间和维持密闭的引流系统。需要长时间导尿时，建议在导管堵塞前更换导管，因为导管是病原体形成生物膜的场所。为防止或延缓生物膜的形成，如使用银合金或浸渍导管，以及使用硫酸鱼精蛋白和洗必泰以降低导管相关的血管内导管血行感染尚未证实。

大多数血管内导管相关血行感染可以通过在植入期间采用最全面的预防和感染控制措施来预防。强调对放置导管和负责导管维护人员的培训是最重要的。在不需要导管的情况下取出导管至关重要。放置导管必须严格遵守无菌要求，与手术室相同的手卫生、皮肤消毒、全屏障预防措施，防止感染发生。锁骨下静脉比颈静脉和股静脉更适合植入导管。导管护理团队在植入导管后进行恰当的导管护理，已证明能有效降低导管内相关血行感染的发生率。抗菌剂和抗生素浸渍导管可减少导管细菌定植和导管内相关血行感染，但不建议常规使用。

术后发热的处理包括对症治疗和病因治疗，自身温度升高的治疗存在争议，推荐尝试使用退热剂来降低温度。如果怀疑肺内感染，需要应用广谱抗生素同时雾化排痰，再根据培养结果调整用药；怀疑切口感染，按照本章第二节手术部位感染的治疗方法治疗；如泌尿系感染需要拔除泌尿系导管，同时保证尿量及应用抗生素；如消化道感染，注意抗生素应用后的真菌或艰难梭菌感染，根据经验用药，必要时肠道补充益生菌；如有血栓要根据情况进行抗凝或溶栓治疗。所有的感染都应该努力寻找感染源，做到针对病因治疗才是最有效的治疗[17,18]。

第四节　呼吸系统并发症

许多因素可导致手术后肺生理功能异常。首先，所有患者都会发生功能残气量的损失。这归咎于一系列问题造成的结果，包括术后上腹部切口疼痛、腹胀、肥胖及卧床，既往严重吸烟史及慢性阻塞性肺疾病，持续长时间仰卧位，液体超负荷导致肺水肿等。事实上，所有腹部手术的患者在呼吸形式上都有显著变化。术后 2 天，患者肺活量可减少到正常的 50%，其中的原因尚不清楚。麻醉药的使用抑制呼吸运动，并且麻醉持续一段时间逐渐消失。术后呼吸系统并发症是常见的术后并发症，大多数术后轻、中度呼吸问题的患者可用侵入性肺部洗涤来处理。部分患者可发展为严重的术后呼吸衰竭，严重者可能需要插管，需要呼吸机治疗，尤其对于高龄患者往往是致命的打击。

通常呼吸衰竭分为两型：Ⅰ型或缺氧型呼吸衰竭，系肺泡内气体交换异常所致的呼吸衰竭。其特征是 PaO_2 低，$PaCO_2$ 正常。低氧血症与通气血流灌注比值（V/Q）失调和分流有关。Ⅰ型呼吸衰竭相关的临床情况包括肺水肿和败血症；Ⅱ型呼吸衰竭与高碳酸血症有关，这种情况通常与过量使用麻醉剂、二氧化碳产生增多、呼吸动力学改变、成人呼吸窘迫综合征（ARDS）有关。手术患者的各种并发症中呼吸系统并发症占 25%，而肺部并发症引起的死亡占术后死亡率的 25%，因此外科医生预防和早期诊治呼吸系统并发症意义重大。

最重要的预防因素之一是术前仔细筛选患者，大多数患者无肺病史，不需正式术前评估。然而，对有严重吸烟史、家庭吸氧辅助、行走一层楼梯感觉呼吸困难、有肺大部切除病史、营养不良的高龄患者，必须做肺功能检查仔细筛选。同样，对于慢性支气管扩张的哮喘患者和其他肺部疾病患者也需仔细评估。尽管对围手术期评估的价值有些争议，但是大多数临床医生做手术决定之前还是会评估高危肺病患者。应用胸部后前位和侧位片评估肺部情况，如果患者术后有问题，它将作为一个基准。

同样，有红细胞增多症或慢性呼吸性酸中毒的患者，必须做仔细评估，高危患者必须做动脉血气分析，PaO_2 低于 60mmHg 的患者风险增多，如果 $PaCO_2$ 高于 45~50mmHg，就必须预先考虑围手术期并发症。肺活量测量是一个简单的测试，高危患者术前必须做此项检查。

肺活量测量中最重要的参数可能就是一秒钟用力呼气容积（FEV_1）。研究表明，FEV_1 >2L 的患者可能没有严重的肺部问题。反之，FEV_1 低于预期值 50% 的患者可能存在呼吸困难。如果支气管扩张治疗后呼吸功能有 15% 或更多改善，可考虑支气管扩张。与患者说明术前 48 小时禁烟和术后肺灌洗的重要性[19]。

一、肺不张和肺炎

术后最常见的并发症是呼吸系统并发症，其中以肺不张（肺萎缩）最为常见。一项研究证明麻醉后 5~10 分钟，下垂肺（肺容量的 3%~4%）不张 100%，1 小时后肺不张 90%，24 小时仍有 50% 有肺不张的特征。肺不张继发感染几乎是不可避免的，肺炎跟踪发生。引起肺不张的因素见表 3-5。

由于全麻、腹部切口、术后镇痛及术后卧床，肺活量减少，发生外围肺泡塌陷和肺血管分流。如果肺泡持续地塌陷，并产生分泌物继发性细菌感染，就会导致肺炎。重度吸烟患者、肥胖患者、有大量肺分泌物及阻塞性肺病患者风险高。

表 3-5　引起肺不张的危险因素

伤口疼痛，特别是上腹部和胸部伤口疼痛
呼吸的幅度受限（缩小）
纤毛麻痹（失去排除分泌物的功能）
过度镇静
肥胖

（一）临床表现

术后 48 小时内发热最常见的原因是肺不张，患者表现为低热、不适、下肺呼吸音减弱和血氧饱和度降低，通常没有其他明显的肺部症状。早期应用刺激性肺量计、鼓励患者咳嗽、变换体位深呼吸可以促进肺复张而无须特殊处理。如果长时间的肺不张没有复张，分泌物聚集可以继发细菌感染，发生肺炎。肺炎常并发高热、咳嗽黄痰、呼吸急促、血氧饱和度下降等，严重时伴有意识不清。

（二）病因

肺不张的原因主要是各种因素限制了肺活量，使肺泡塌陷。肺炎的原因比较复杂，可能是长时间肺不张、肺内分泌物聚集继发细菌感染，可能是消化道内容物反流误吸，也可能是呼吸机继发肺炎等。

肺炎是住院患者中最常见的医源性感染，入院 48 小时后无感染征兆的肺炎被称为医院获得性肺炎。口咽分泌物的误吸是疾病发生的一个重要因素。过长的插管是医院获得性肺炎、呼吸机相关肺炎的另一个原因。呼吸机相关肺炎是发生在机械通气 48 小时后、72 小时内的肺炎。医疗机构相关性肺炎发生在近 90 天住院的患者，包括居住在护理机构或经常血液透析的患者，以及那些近期接受抗生素、化疗或伤口护理的患者。医院获得性肺炎和医疗机构相关性肺炎是同一种疾病的过程，有同一类病原体，但是预后却不同。

医院获得性肺炎发生较早（<5 天）的预后较好，而发生较晚（>5 天）的预后相对差。免疫抑制状态、伴随疾病、营养状况不佳、住院时间长、吸烟、高龄、尿毒症、酗酒、先前抗生素治疗、气管插管、鼻饲或肠内营养管和质子泵抑制剂（PPI）治疗等因素增加了肺炎发生的风险。PPI 增加了胃内病原菌的定植，能增加呼吸机相关性肺炎发生的风险。这些管穿越呼吸道、消化道作为管道使细菌迁移至下呼吸道。医院获得性肺炎患者最常见的病原菌多依赖之前的抗生素治疗。早期医院获得性肺炎的病原菌常见的是肺炎链球菌（定植在上呼吸道）、流感嗜血杆菌、肠杆菌属（大肠埃希菌、肺炎克雷白菌属和肠杆菌属）、金黄色葡萄球菌。这些细菌偶尔对第一代头孢耐药。而迟发性院内获得性肺炎或先前使用抗生素后发生的肺炎的致病菌往往表现为多重耐药，病原菌常是铜绿假单胞菌、鲍曼不动杆菌和耐甲氧西林金黄色葡萄球菌（methicillin-resistant staphylococcus aureus，MRSA）。

（三）治疗

为预防肺不张和肺炎，鼓励吸烟者手术前至少戒烟 1 周，患有慢性阻塞性肺疾病的患者、哮喘和充血性心衰的患者术前应优化治疗，例如慢性阻塞性肺疾病（chronic obstructive pulmonary disease，COPD）患者术前 3 天雾化吸入扩张支气管及化痰药物等。鼓励患者应用刺激性肺量计，鼓励患者咳嗽，咳嗽时用枕头压在腹部伤口部位，有助于咳嗽、咳痰。术后镇痛治疗、术后的呼吸护理可预防肺不张。对使用呼吸机的患者口腔卫生护理、气管插管护理，有利于预防呼吸机相关性肺炎。

早期肺不张通过叩背咳痰、增加肺活量就可以促进肺复张，当肺不张继发肺炎时需要联合应用抗生素，根据肺炎的发生发展情况经验性应用抗生素。同时将诱发的痰液立即进行细菌培养和药敏实验以指导抗生素使用，痰液黏稠同时应用化痰药物和扩张气道药物，有条件的医院可行纤维支气管镜吸痰和肺泡盥洗[19,20]。

与硬膜外导管的使用一样，患者自控镇痛装置似乎能更好地肺部灌洗。使用呼吸机的患者最好保持半卧位，并进行适当的口腔卫生护理。洗必泰漱口和鼻凝胶被证明能降低呼吸机相关性肺炎的发生率。与 PPI 治疗应激性溃疡相比，没有上消化道出血高风险的患者可考虑使用硫糖铝治疗。适当的气管插管护理，可消除聚集在气管周围的分泌物，负压封闭吸引频繁吸痰和设计减少机械通气的监护使用能减少呼吸机相关性肺炎。

二、吸入性局限性肺炎和吸入性肺炎

口咽及胃内容物吸入呼吸道是外科的一个严重并发症。围手术期明显误吸引起的肺炎死亡率很高，约 50%。吸入性局限性肺炎（Mendelson 综合征）是反流的胃内容物吸入呼吸道引起的急性肺损伤，而吸入性肺炎（aspiration pneumonia）是通过病原菌定植的口咽分泌物的吸入而引起的，虽然两种疾病在公认的易感因素上有许多相同，但其临床病理特征却不同。

（一）临床表现

吸入性局限性肺炎的患者通常与呕吐、全身麻醉或置胃管有关。患者可能失去知觉或意识改变，开始会伴有哮鸣音或劳力性呼吸困难。其具体临床表现与诱发因素和机体的状态有关。吸入呕吐物可突发喉反射性痉挛和支气管刺激发生喘鸣剧咳。食管、支气管瘘引起的吸入性肺炎，每天进食后有痉挛性咳嗽伴气急；神志不清者，吸入后常无明显症状，但于 1~2 小时后可突发呼吸困难，出现发绀，常咳出浆液性泡沫状痰，可带血。两肺可闻及湿啰音和哮鸣音，出现严重低氧血症，可产生急性呼吸窘迫综合征（ARDS），并可伴二氧化碳潴留和代谢性酸中毒。

（二）病因

患者罹患反流和误吸的因素包括食管括约肌（上段和下段）和咽反射的损伤，胃动力改变和术前未禁食。在住院期间，许多医源性操作使患者误吸危险增加。

正常人由于会厌、声门、保护性的反射和吞咽的协同作用，食物和异物不易进入下呼吸道，少量液体也能通过咳嗽排出。当人神志不清时，如全身麻醉、脑血管意外、癫痫发作、酒精中毒或安眠药中毒等由于吞咽和声门关闭不协调，咳嗽受到抑制，异物即可吸入；食管病变如食管失弛缓症、食管上段癌肿、Zenks 食管憩室，食物下咽不能全部入胃反流入气管；癌肿或外伤引起的食管气管瘘，食物可经食管直接进入气管内；医源性因素，如胃管刺激咽部引起呕吐，气管插管或气管切开影响喉功能，抑制正常咽部运动等，可将呕吐物吸入气道。老年人反应性差更易发生吸入性肺炎。

吸入物产生肺炎的严重程度与吸入胃液中的盐酸浓度、吸入量以及在肺内的分布情况有关。吸入液的分布范围越广泛，损害越严重。

(三) 防治

应针对诱发因素进行预防，如手术麻醉前必须使胃排空，成人术前 6 小时禁食，4 小时禁饮，对糖尿病患者时间可延长。对昏迷患者可采取头低及侧卧位，尽早留置胃管，必要时做气管插管或气管切开等，加强有效的护理。术后对老年人、麻醉过量及病情严重的患者采取措施保护呼吸道。术后避免镇痛剂的过量使用，鼓励患者下床活动，反应迟钝、高龄和虚弱患者进食尤其要谨慎。

大多数吸入性肺炎患者、易感人群胸部 X 线片或 CT 提示下肺后段和下肺上段有渗出即可诊断。对吸入胃内容物的患者应立即吸氧，密切监护，应用纤维支气管镜或气管插管吸出胃内容物或异物。如果面罩给氧患者无过度呼吸，可不需插管。但如果患者氧合情况恶化，反应迟钝，呼吸加快，表现为呼吸频率增快，必须立即插管，机械通气，必要时采用呼气末正压通气治疗。吸入后立即行抗生素治疗目前有争议，除非患者有肠梗阻或证实胃内容物有细菌增殖。使用利尿剂可避免左心室负荷过重和胶体渗入肺间质。肾上腺皮质激素治疗尚有争论。有人认为吸入 12 小时内大量使用肾上腺皮质激素 3~4 天，可能有助于肺部炎症的吸收。细菌感染时选用相应的抗生素[19,21]。

三、肺水肿、急性肺损伤和成人呼吸窘迫综合征

广泛的肺或心血管系统或者两者都具备的损伤会导致急性呼吸衰竭。这种损伤最常见的 3 种表现是肺水肿、急性肺损伤和成人呼吸窘迫综合征。

(一) 临床表现

肺水肿 (pulmonary edema) 患者通常有相应的心脏病史，或者近期大量输液病史，或者二者都有。肺水肿与肺泡内液体聚集有关。由于肺泡内液体的聚集不能进行氧合作用，导致低氧血症。因此患者必须增加呼吸运动，包括增加呼吸频率和增强呼吸肌的运动。

胸部 X 线明显异常的患者，需要 Swan-Ganz 导管植入评估肺毛细血管楔压。急性肺损伤 (acute lung injury, ALI) 是各种直接和间接致伤因素导致的肺泡上皮细胞及毛细血管内皮细胞损伤，造成弥漫性肺间质及肺泡水肿，导致的急性低氧性呼吸功能不全。以肺容积减少、肺顺应性降低、通气/血流灌注比值失调为病理生理特征，临床上表现为进行性低氧血症和呼吸窘迫，发绀、呼吸肌过度收缩，听诊呼吸音不清，有湿啰音，偶尔有啰音，动脉血气分析 PaO_2 降低和 $PaCO_2$ 升高，单独吸氧不能改善症状，肺部影像学上表现为非均一性的渗出性病变，其发展至严重阶段 (氧合指数 < 200) 被称为急性呼吸窘迫综合征 (acute respiratory distress syndrome, ARDS)。

(二) 病因

肺水肿通常由与充血性心力衰竭和急性心肌梗死有关的血管静水压的增高引起，也与过于积极的液体复苏导致液体负荷重有关 (表 3-6)。临床多种疾病均可引起 ALI，从是否原发于肺可分为肺内因素 (直接损伤) 和肺外因素 (间接损伤)，直接原因包括：肺炎、胃食管反流、溺水、脂肪或羊水栓塞、肺挫伤和毒气吸入等；间接原因包括严重脓毒症、大量输血、休克、胰腺炎和麻醉过度等。

（三）诊断

目前，ALI 的诊断仍沿用 1994 年欧美联席会议提出的标准：①急性起病，存在致病因素。②氧合指数（动脉血氧分压/吸氧浓度分数，PaO_2/FiO_2）$< 300mmHg$（$1mmHg = 0.133kPa$）不参考呼气末正压（positive end expiratory pressure，PEEP）。③正位 X 线胸片显示双肺均有斑片状阴影。④肺动脉嵌顿压（楔压）$< 18mmHg$，或无左心房压力增高的临床证据。⑤急性发作性呼吸衰竭。随着 ALI 研究和认识的加深，该诊断标准仍有不足之处，氧合指数不是排除 PEEP 的数值，有些患者使用合适的 PEEP，氧分压达到满意的数值，而排除了 ALI；目前 ALI 作为诊断多用于研究需要，有报道临床书面诊断使用 ALI 较低，仅为 20%～48%；此外，欧美联席会议提出的诊断标准中，ALI 的氧合指数 $< 300mmHg$，ARDS 的氧合指数 $< 200mmHg$，约有 25% 的 ALI 患者氧合指数在 200～300 mmHg，这其中有 20%～50% 的患者在 7 天内进展为 ARDS，如何界定此类患者仍使临床感到困惑。

（四）治疗

1. 原发病治疗：控制原发病，遏制其诱导的全身失控性炎症反应，是预防和治疗 ALI/ARDS 的必要措施。

2. 呼吸支持治疗：

（1）氧疗：ALI/ARDS 患者氧疗的目的是改善低氧血症，使动脉血氧分压（PaO_2）达到 60～80mmHg。可使用鼻导管、面罩、纯氧面罩等，由于 ALI/ARDS 患者存在呼吸窘迫，呼吸频率增快，单纯的氧疗早期可以纠正缺氧，但难以纠正呼吸窘迫。根据病情需要，必要时应早期给予机械通气。

（2）无创呼吸机：无创机械通气（noninvasive ventilation，NIV）治疗慢性阻塞性肺疾病和心源性肺水肿导致的急性呼吸衰竭的疗效肯定，但在急性低氧性呼吸衰竭中的应用却存在很多争议。迄今为止，尚无足够的资料显示 NIV 可以作为 ALI/ARDS 导致的急性低氧性呼吸衰竭的常规治疗方法。当 ALI/ARDS 患者神志清楚、血流动力学稳定，并能够得到严密监测和随时可行气管插管时，可以尝试 NIV 治疗，为治疗原发病争取时间。一旦出现意识不清，血流动力学不稳，低氧血症难以纠正，应及时果断地给予有创的机械通气。

（3）有创通气：由于病因不同、病变严重程度及病程的差异，对于每个 ALI/ARDS 患者都应进行个体化的治疗。总的治疗原则：保护性的通气，即潮气量 6～8mL/kg（理想体重）、平台压（Pplat）$< 30cmH_2O$ 和合适的 PEEP，是目前证实在机械通气方面能降低病死

表 3-6 导致肺水肿、急性肺损伤及成人呼吸窘迫综合征的因素

静水压升高
急性左心衰竭
慢性充血性心力衰竭
左心室流出道梗阻
胸淋巴功能不全
容量超负荷
渗透性改变
急性放射性肺炎
胃内容物的吸入
药物过量
溺水
胰腺炎
肺炎
肺栓塞
休克状态
全身炎症反应综合征和多器官功能衰竭
脓毒症
输血
创伤和烧伤
混合的或不完全明了的发病机制
绞刑（伤）
高度肺水肿
麻醉药物过量
神经源性肺水肿
拔管后阻塞性肺水肿
复张后肺水肿
宫缩治疗
尿毒症

率的措施。当患者存在难以纠正的低氧血症时，可给予 PEEP，手法肺复张及俯卧位通气，但临床研究提示这些措施均不能降低死亡率。

PEEP 是 ALI/ARDS 治疗中不可缺少的一部分，其作用是使萎陷的肺泡复张，减少肺内分流，能明显地改善氧合。副作用是低血压，加重肺泡的过度膨胀，导致气胸等。多项大型临床研究证实，预防性地给予 PEEP，不能预防急性肺损伤的发生。给予多大的 PEEP，对患者是最合适的，仍是值得探讨的问题。

患者准备拔管时建议仔细监测氧合情况，通过间歇性强制通气改善呼吸频率。拔管标准见表 3-7。

表3-7　撤离呼吸机的标准

参数	撤机标准
呼吸频率	<25 次/分钟
PaO_2	>70 mmHg（40%的 FIO_2）
$PaCO_2$	<45 mmHg
1 分钟通气量	8~9L/min
潮气量	5~6mL/kg
负吸气力	-25 cm H_2O

四、肺栓塞和静脉血栓栓塞

静脉血栓栓塞（venous thrombo embilism，VTE）是当今第三大心血管疾病，每年发病率为 100~200 /10 万。全球范围内 VTE 均有较高发病率，平均发病率约为 1.17‰，其中约 34% 表现为突发致死性肺栓塞（pulmonary embolism，PE）。VTE 是全球主要的致死、致残病因，也是导致医院内患者非预期死亡的重要原因。住院患者存在 VTE 发生的高风险，而对此类高危人群的预防比例却很低。早期对住院患者进行全面的 VTE 风险评估，识别 VTE 高危患者，及时进行预防，可以显著减少医院内 VTE 的发生。VTE 包括深静脉血栓形成（deep venous thrombosis，DVT）和肺栓塞（PE）两大类疾病，其中急性肺栓塞（acute pulmonary embolism，APE）是 VTE 最严重的临床表现类型，是死亡、住院等不良临床事件的主要原因。因此，VTE 的预防更胜于治疗。

（一）危险因素

静脉血栓栓塞一般性危险因素（表3-8）：高龄、卧床、静脉留置导管、瘫痪、静脉曲张、慢性阻塞性肺疾病等。

表3-8　静脉血栓栓塞的危险因素

一般因素	高龄 住院或家庭式护理（手术或不手术） 静脉留置导管 神经系统疾病（瘫痪和轻瘫） 心肌病、心肌梗死或继发于瓣膜病的心力衰竭 急性肺疾病（成人呼吸窘迫综合征和肺炎） 慢性阻塞性肺疾病 静脉曲张
遗传性血栓形成倾向	蛋白 C 缺乏 蛋白 S 缺乏 抗凝血酶Ⅲ缺乏症 异常纤维蛋白原血症 因子 V Leiden 突变凝血酶原基因突变 高同型半胱氨酸血症 抗心磷脂抗体 夜间阵发性血红蛋白血症
获得性血栓形成倾向	恶性肿瘤 炎症性肠病 肝素诱导的血小板减少症 创伤 大手术 妊娠/产后 肾病综合征 Behçet综合征 系统性红斑狼疮 静脉血栓栓塞史

遗传性血栓形成倾向：蛋白 C 缺乏、蛋白 S 缺乏等。获得性血栓形成倾向：恶性肿瘤、炎性肠病、肝素诱导的血小板减少症、创伤、大手术、妊娠、产后、肾病综合征、静脉血栓栓塞史等。

为了指导临床，外科手术患者 VTE 风险评估推荐使用 Caprini 风险评估模型。根据不同 Caprini 评估分值，将术后 VTE 发生风险分为极低危（0 分）、低危（1 ~ 2 分）、中危（3 ~ 4 分）、高危（≥ 5 分），详见表 3-9。

外科住院患者同时还要进行出血风险评估，可参照表 3-10。外科住院患者要综合考虑 VET 风险和出血风险，根据患者具体情况采用相应的预防措施，采用对患者最有益的方法，而所有的这些评分和评估只是指导临床而不是完全照做，一定要根据患者的具体情况及临床治疗反应，采用个体化的方案。

表 3-9　Caprini 风险评估模型

1 分	2 分	3 分	5 分
年龄 41~60 岁	年龄 61~74 岁	年龄≥75 岁	脑卒中（<1 个月）
小手术	关节镜手术	VTE 病史	择期关节置换术
体重指数> 25kg/m^2	大型开放手术（>45 分钟）	VTE 家族史	髋、骨盆或下肢骨折
下肢肿胀	腹腔镜手术（>45 分钟）	凝血因子 V Leiden 突变	急性脊髓损伤(<1个月)
静脉曲张	恶性肿瘤	凝血酶原 G20210A 突变	
妊娠或产后	卧床>72 小时	狼疮抗凝物阳性	
口服避孕药或激素替代疗法	石膏固定	抗心磷脂抗体阳性	
感染中毒症（<1 个月）	中央静脉通路	血清同型半胱氨酸升高	
严重肺病，包括肺炎（<1 个月）		肝素诱导的血小板减少症	
肺功能异常		其他先天性或获得性血栓形成倾向	
急性心肌梗死			
炎性肠病史			
卧床患者			

表 3-10　外科住院患者出血风险评估表

基础疾病相关	手术相关
活动性出血	腹部手术：术前贫血/复杂手术（联合手术、分离难度高或超过一个吻合术）
3 个月内有出血事件	胰十二指肠切除术：败血症、胰瘘、手术部位出血
严重肾功能或肝功能衰竭	
血小板计数< 50× 10^9/L	肝切除术：原发性肝癌，术前血红蛋白和血小板低
未控制的高血压	心脏手术：体外循环时间较长
腰穿、硬膜外或椎管内麻醉	胸部手术：全肺切除术或全肺扩大切除术
术前 4 小时、术后 12 小时同时使用抗凝药、抗血小板治疗或溶栓药物	开颅手术、脊柱手术、脊柱外伤，游离皮瓣重建手术
凝血功能障碍	
活动性消化性溃疡	
已知、未治疗的出血疾病	

(二) 预防

（1）外科手术患者，推荐术后早期活动。

（2）外科手术患者，如不存在高出血风险，可以采取以下预防策略：①VTE 风险低度（Caprini 评分 1~2 分），建议应用机械预防。②VTE 风险中度（Caprini 评分 3~4 分），建议应用药物预防或机械预防。③VTE 风险高度（Caprini 评分 ≥5 分），推荐应用药物预防或建议药物预防联合机械预防。

（3）具有 VTE 风险的患者，如果同时存在较高的大出血风险或出血并发症，推荐应用机械预防，如出血风险降低，改用药物预防或与机械预防联用。

（4）多数 VTE 高风险患者，建议药物或机械预防至术后 7 ~ 14 天。对于合并恶性肿瘤的外科手术和骨科大手术患者，建议延长预防时间。

（5）外科手术患者，不建议应用下腔静脉滤器作为 VTE 的一级预防。

（6）出血可能会导致严重后果的外科手术（如颅脑、脊柱手术等），建议应用机械预防。当 VTE 风险为高度（如因恶性肿瘤行开颅术），如出血风险降低，建议改为药物预防联合机械预防。需要注意以下两点：①因合并其他疾病（如急性冠状动脉综合征、房颤或其他血栓栓塞性疾病等）已充分抗凝治疗的患者，如面临外科手术，术前应结合患者的血栓和出血风险以及抗栓治疗情况进行权衡，评估是否需要桥接抗凝治疗，术后尽量避免抗栓药物的联合应用，以降低 VTE 预防的出血风险。②如果使用序贯加压泵进行机械预防，应注意适应证，并努力提高患者的依从性，每日应用 ≥ 18 小时。

（7）注意：

1）下列情况禁用间歇充气加压装置和抗血栓压力袜：①充血性心力衰竭。②下肢局部情况异常，如皮炎、坏疽、近期接受皮肤移植手术等，下肢血管严重动脉硬化或其他缺血性血管病及下肢严重畸形等。

2）下列情况禁用间歇充气加压装置（可使用血栓压力袜）：肺水肿或下肢严重水肿，下肢深静脉血栓形成、血栓（性）静脉炎或肺栓塞。

（8）药物预防效果评价：

1）采用低剂量未分级肝素（low-dose unfractionated heparin，LDUH）预防：5000U/次，2 次/天，可降低内科住院患者无症状 DVT 的发生率，出血事件虽有增加但不显著，且患者依从性和耐受性好。

2）采用低分子量肝素（low-molecular-weight heparin，LMWH）预防：皮下注射 LMWH 预防内科住院患者 VTE 的疗效明显，可将 VTE 的危险降低 50% 左右，可用依诺肝素 40mg 皮下注射，1 次/天；LMWH 预防用药时间推荐为 6~14 天，延长预防时间可能导致大出血风险增加；与 LDUH 相比，LMWH 在预防有效性和出血事件方面无明显差异。

3）新型口服抗凝药在预防 VTE 作用中的研究主要集中于阿哌沙班和利伐沙班。① 阿哌沙班用于内科患者 VTE 预防的研究很少，尚无短期服用（< 14 天）阿哌沙班进行内科患者 VTE 预防的研究结果；内科急症住院患者服用阿哌沙班 2.5mg，1 次/天，应用 30 天，与应用依诺肝素 40mg，1 次/天，应用 6~14 天相比，预防效果未显优势，但出血风险增加。② 利伐沙班 10mg，1 次/天，口服应用 10 天，与应用依诺肝素 40mg 皮下注射，1 次/天，应用 10 天相比，效果相似，但临床相关性出血的发生率略高（分别为 2.8% 和 1.2%）。

（三）临床表现

肺栓塞的主要病理反应取决于血栓的大小、合并的心肺疾病和各种神经内分泌的影响。超过50%的深静脉血栓很稳定，肺栓塞可能是该病的首要表现。与有症状的肺栓塞相关的症状和体征大多数是非特异性的，需要与心肌梗死、气胸和肺炎等疾病相鉴别（表3-11）。

确诊肺栓塞需要进行肺螺旋CT扫描或肺动脉造影、静脉多普勒超声检查和D-二聚体测定。怀疑肺栓塞的患者需要进行胸片、心电图、动脉血气分析和D-二聚体分析。如果出现腿部症状，静脉多普勒超声检查呈阳性，则认为患者患有肺栓塞，需要接受抗凝药物治疗，因为治疗方法与肺栓塞相似。如果没有腿部症状，可以使用螺旋CT方法。如果螺旋CT检查结果不理想或呈阴性，但临床上出现肺栓塞的可能性很高，则应进行血管造影。

根据发病时间，DVT分为急性期、亚急性期和慢性期。急性期是指发病14天以内；亚急性期是指发病15～30天；发病30天以后进入慢性期；早期DVT包括急性期和亚急性期。急性下肢DVT主要表现为患肢的突然肿胀、疼痛等，体检患肢呈凹陷性水肿、软组织张力增高、皮肤温度增高，在小腿后侧和（或）大腿内侧、股三角区及患侧腘窝有压痛。发病1～2周后，患肢可出现浅静脉显露或扩张。血栓位于小腿肌肉静脉丛时，Homans征和Neuhof征呈阳性。Homans征：患肢伸直，足被动背屈时，引起小腿后侧肌群疼痛，为阳性。Neuhof征：压迫小腿后侧

表3-11 肺栓塞的症状和体征

胸膜炎性胸痛*
突发呼吸困难*
呼吸急促
咯血*
心动过速*
腿部肿胀*
腿部触诊疼痛*
急性右心室功能不全
缺氧
第四心音*
肺动脉第二心音亢进*
吸气性啰音*

＊肺栓塞患者更为常见

肌群，引起局部疼痛，为阳性。严重的下肢DVT，患者可出现股青肿，患侧下肢极度肿胀、剧痛、皮肤发亮呈青紫色、皮温低伴有水疱，足背动脉搏动消失，全身反应强烈，体温升高。如不及时处理，可发生休克和静脉性坏疽。静脉血栓一旦脱落，可随血流漂移、堵塞肺动脉主干或分支，根据肺循环障碍的不同程度引起相应PE的临床表现。

慢性期可发展为深静脉血栓后综合征（post-thrombotic syndrome，PTS），一般是指急性下肢DVT 6个月后，出现慢性下肢静脉功能不全的临床表现，包括患肢的沉重、胀痛、静脉曲张、皮肤瘙痒、色素沉着、湿疹等，严重者出现下肢的高度肿胀、脂性硬皮病、经久不愈的溃疡。

（四）诊断流程

DVT的临床可能性评估见下肢DVT诊断的临床特征评分（表3-12）。临床可能性：低度≤0分；中度1～2分；高度≥3分。若双侧下肢均有症状，以症状严重的一侧为准。

表3-12 预测下肢深静脉血栓形成的临床模型（Wells评分）

病史及临床表现	评分
肿瘤	1
瘫痪或近期下肢石膏固定	1
近期卧床>3天或近12周内大手术	1
沿深静脉走行的局部压痛	1
全下肢水肿	1
与健侧相比，小腿周径增加大于3cm	1
既往有下肢深静脉血栓形成病史	1
凹陷性水肿（症状侧下肢）	1
有浅静脉的侧支循环（非静脉曲张）	1
类似或与下肢深静脉血栓形成相近的诊断	-2

DVT 诊断流程见图 3-1。推荐：对于血栓发病因素明显、症状体征典型的患者，首选超声检查。当患者无明显血栓发生的诱因、症状体征不典型、Wells 评分为低度可能时，行血 D-二聚体检测，阴性者排除血栓，阳性者进一步超声检查。

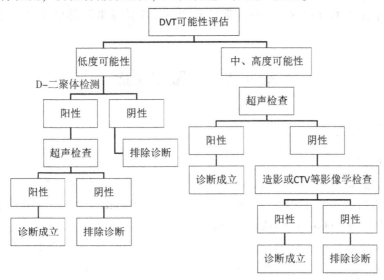

图 3-1 深静脉血栓形成诊断流程

高危 PE 疑似患者临床上常表现为休克或低血压，需与急性瓣膜功能障碍、心包填塞、急性冠脉综合征和主动脉夹层等相鉴别。这种情况下最有用的初始检查是床边经胸超声心动图。超声心动图能提供急性肺动脉高压、右室功能障碍或右心血栓的证据，提示需立即恢复灌注而不需进一步检查。经食管超声心动图可发现肺动脉及其主要分支的血栓，而床旁下肢超声可检测近段 DVT。患者病情平稳后，最终还需行 CT 肺动脉造影（CTPA）以明确诊断。对不伴休克或低血压的疑似 PE 患者，CTPA 是主要的检查手段，但对没有相应疾病史的疑似 PE 患者，CT 不应是首选检查。在急诊血浆 D- 二聚体测定联合临床可行性评估是公认的合乎逻辑的第一步检查，且通过检查可排除大约 30% 病例的 PE。对于 D- 二聚体水平升高患者，CTPA 可作为二线检查手段；对临床 PE 可能性高的患者，CTPA 可作为一线检查手段。

（五）治疗原则

1. 抗凝：抗凝是 DVT 的基本治疗方式，可抑制血栓蔓延、利于血栓自溶和管腔再通，降低 PE 的发生率和病死率。但是，单纯抗凝不能有效消除血栓、降低 PTS 发生率。抗凝药物有普通肝素、低分子肝素、维生素 K 拮抗剂和新型口服抗凝剂，后者包括直接凝血酶抑制剂、Xa 因子抑制剂，它们具有抗凝效果稳定、药效不受食物影响、药物之间相互作用很小、半衰期较短、用药剂量固定、服药期间无须定期监测凝血功能等特点。

2. 溶栓：溶栓治疗的适应证包括急性近端 DVT（髂、股、腘静脉）、全身状况好、预期生命 > 1 年和低出血并发症的危险。

溶栓治疗的禁忌证：①溶栓药物过敏。②近期（2~4 周内）有活动性出血，包括严重的颅内、胃肠、泌尿道出血。③近期接受过大手术、活检、心肺复苏、不能实施压迫的穿刺。④近期有严重的外伤。⑤严重难以控制的高血压（血压大于 160/110 mmHg）。⑥严重的肝肾功能不全。⑦细菌性心内膜炎。⑧出血性或缺血性脑卒中病史者。⑨动脉瘤、主动脉夹层、动静脉畸形患者。⑩年龄>75岁和妊娠者慎用。

3. 手术取栓：手术取栓是清除血栓的有效方法，可迅速解除静脉梗阻。常用 Fogarty 导管经股静脉取出髂静脉血栓，用挤压取栓或顺行取栓清除股腘静脉血栓，经皮机械性血栓清除术[19]。

第五节 心脏并发症

一、术后高血压

（一）临床表现

大多数术后高血压的患者术前就存在高血压，术后监测血压显示高于正常，围手术期高血压会增加心脑血管意外风险，一般当舒张压高于110mmHg 时与心脏相关并发症发生率会升高，收缩压高于160mmHg 时脑卒中和死亡的风险增加。

严重的情况就是高血压危象，表现为严重的高血压同时合并器官功能障碍，可发生蛛网膜下腔出血和脑出血、急性心脏事件、肾功能不全及手术伤口出血。

（二）原因

大多数的高血压都是原发性高血压，极少数可能为肾血管性高血压或肾上腺功能性肿瘤引起。术中可能出现液体超载和药物作用引起高血压。术后原因包括疼痛、体温过低、缺氧、在麻醉后期液体从血管外腔回流至血管内、术前长期抗高血压治疗突然停药等。术后高血压的其他原因包括腹腔内出血、头部外伤、可乐定戒断综合征和嗜铬细胞瘤危象。

（三）预防及处理

舒张压大于110mmHg 的患者行择期手术前应进行评估和治疗。长期服用抗高血压药物的患者，继续服用药物直到手术当天。在紧急情况下，麻醉诱导和维持期间血压升高可用药物降低血压。术中麻醉师必须仔细监测血压，确保血压保持在可接受的范围内，应避免液体过量、缺氧和低温。在术后阶段，应给予患者足够的镇痛，并应恢复长期抗高血压药物。如患者无法口服药物，可予以静脉或舌下给药，如β受体阻滞剂、血管紧张素转换酶（ACE）抑制剂、钙通道拮抗剂或利尿剂等，可乐定可改用皮贴剂。

高血压危象的特征是血压急剧升高伴有器官功能障碍、脑及蛛网膜下腔出血、脑卒中、急性心功能不全、肾功能不全及手术伤口出血。这种情况术后并不常见，特别是在非心脏病手术后。新发围手术期高血压或严重高血压，需要给予起效迅速、半衰期短、较少引起低血压的药物来控制血压。常用的药物包括硝普钠和硝酸甘油（血管扩张剂）、拉贝洛尔和艾司洛尔（β受体阻滞剂）、依那普利（长期应用血管紧张素转化酶抑制剂有益于患者）和尼卡地平（钙通道拮抗剂）。为避免发生缺血性脑卒中和低灌注损伤其他器官，紧急处理时建议血压降低不超过25%。

二、心肌缺血和心肌梗死

急性冠状动脉综合征（acute coronary syndrome，ACS）是以冠状动脉粥样硬化斑块破裂或侵袭，继发完全或不完全闭塞性血栓形成病理基础的一组临床综合征，包括急性ST段抬高性心肌梗死（ST segment elevation myocardial infarction，STEMI）、急性非ST段抬高性心肌梗死（non - ST segment elevation myocardial infarction，NSTEMI）和不稳定型心绞痛（unstable angina，UA）。术后的48小时内心肌缺血和心肌梗死的风险最大。围手术期心肌梗死的死亡率大约为30%，围手术期心肌的并发症导致至少10%的围手术期死亡。

（一）临床表现

典型的临床表现为剧烈的胸部疼痛放射至下颌及左上肢，休息及硝酸酯类药物不能完全缓解，伴有血清心肌酶活性增高及进行性心电图变化，可并发心律失常、休克或心力衰竭，常可危及生命。但是围手术期的心肌缺血和心肌梗死症状往往不十分典型，不易发现，往往表现为心力衰竭、呼吸衰竭、心律失常或神志改变等，表现为呼吸急促、心率增快、血压下降等症状，心电图也无明显的Q波和ST段抬高，需要引起重视。

（二）原因

心肌缺血和心肌梗死多发生在冠状动脉粥样硬化狭窄基础上，由于某些诱因致使冠状动脉粥样斑块破裂，血中的血小板在破裂的斑块表面聚集，形成血块（血栓），突然阻塞冠状动脉管腔，导致心肌缺血坏死；另外，心肌耗氧量剧烈增加或冠状动脉痉挛也可诱发急性心肌梗死。

接受外科手术的患者中大约30%有一定程度的冠心病。老年患者、有外周动脉疾病的患者以及接受上腹部手术的患者出现ACS的风险较高。心肌缺血和心肌梗死是由于心肌氧供，供需失衡导致。心肌灌注和供氧减少的主要原因是由动脉粥样硬化斑块破裂形成的血栓引起的冠状动脉狭窄，由心外膜冠状动脉痉挛或病变血管引起的动力阻塞。通常在固定的限制氧供情况下（有限的心肌灌注），引起心肌氧供增加的次要原因是外在心脏因素，包括发热和心动过速（增加心肌需氧量）、低血压（减少冠脉血流量）、贫血和低氧血症（降低心肌氧输送）。增加的循环儿茶酚胺与手术应激进一步增加心肌氧耗有关。

（三）预防及处理

据报道，20世纪70年代，急性心肌梗死患者3个月内再发生心梗风险高达30%，术后6个月再梗死率下降为5%左右。然而现在术前评估、麻醉及术中监测及术后ICU的使用，已经将3个月再梗死率降为8%~15%，6个月再梗死率降为3.5%。因此，应完善术前评估处理，加强术中、术后管理，预防为主，如果发生冠脉缺血，及时处理，降低病死及病残率。

1. 评估预防：完善心电图、平板运动试验、动态心电图、超声心动图及冠脉造影评估心脏功能及冠脉情况，必要时请心脏内科及麻醉科医生会诊，共同制定麻醉及手术流程，对于严重的冠脉狭窄需要先行冠脉支架通畅血流或冠脉旁路移植手术（图3-2）。患者可在放置冠脉支架后4~6周后行非心血管手术（取决于植入支架类型，需与心脏介入医生会诊沟通）。

由美国心脏病学会（ACC）和美国心脏协会（AHA）公布的"非心脏手术围手术期心血管评估指南"，将围手术期心血管风险增加导致心肌梗死、心衰或死亡的临床预测因素

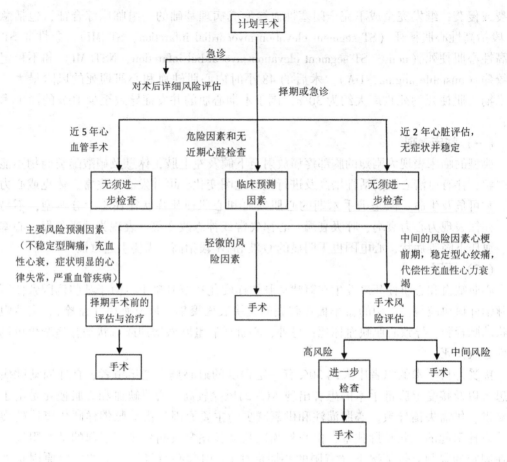

图 3-2 对非心脏手术围手术期心血管评估

分为高、中、低风险（表 3-13），并把心脏风险分为高危、中危、低危（表 3-14）。

2. 处理原则：持续胸痛患者怀疑心肌缺血或心肌梗死，立即床旁心电图、心电监护、急检心肌酶谱、肌钙蛋白、血气离子分析，若无低血压可静脉滴注硝酸甘油，同时请心内科紧急会诊。所有无禁忌证的患者均应口服阿司匹林。

3. 具体措施：

（1）监护：绝对卧床 1~3 天；吸氧；持续心电监护，观察心率、心律变化及血压和呼吸。

（2）镇静止痛：小量吗啡静脉注射为最有效的镇痛剂，也可用哌替啶。烦躁不安、精神紧张者可给予地西泮（安定）口服。

（3）调整血容量：入院后尽快建立静脉通道，前 3 天缓慢补液，注意出入量平衡。

（4）再灌注治疗：急性 ST 段抬高型心肌梗死最主要的治疗措施是再灌注治疗，包括直接冠状动脉介入治疗（PCI）和溶栓治疗。在发病 12 小时内开通闭塞冠状动脉，恢复血流，可缩小心肌梗死面积，减少死亡。越早使冠状动脉再通，患者获益越大。因此，对所有急性 ST 段抬高型心肌梗死患者就诊后必须尽快做出诊断，并尽快做出再灌注治疗的策略。

三、其他心血管并发症

（一）心源性休克

心源性休克通常是急性心肌梗死最严重的并发症，往往提示超过50%的左心室心肌不可逆的损害，从而导致心排出量大幅减少导致低灌注，如不立即处理或处理不当往往导致75%的死亡率。心源性休克通常在短时间内迅速发展，其特点是低血压和呼吸衰竭。乳头肌断裂或心室壁缺损是心源性休克较少见的原因。在这种灾难性的情况下拯救患者的生命需立即实施机械通气，高度用力吸氧量（FIO_2），偶尔用Swan-Ganz导管监测是重要的。对药物和保守治疗没有反应的患者，主动脉内球囊泵和心室辅助装置可以挽救生命[22]。

（二）术后心律失常

1. 病因：术后心律失常很常见，分为快速性心律失常、缓慢性心律失常和心脏传导阻滞。快速心律失常进一步细分为室上性（窦性、房性、窦房结性）和室性（室性期前收缩、室性心动过速和心室纤颤）。大型非心脏手术的术后患者，持续的室上性心律失常可增加心脏事件（如心力衰竭、心肌梗死、不稳定型心绞痛）的风险和脑血管事件。

最常见的快速性心律失常是窦性心动过速和心房扑动或颤动。窦性心动过速常常是由疼痛、发热、低血容量、贫血

表3-13　围手术期导致心肌梗死、心衰或死亡的心血管风险增加危险因素的临床预测

风险等级	危险因素
高风险	不稳定型冠状动脉综合征 急性或近期心肌梗死伴明显心肌缺血（临床症状和非侵袭性检查记录为依据） 不稳定型或严重心绞痛（心功能Ⅲ级或Ⅳ级） 失代偿性心力衰竭 严重心律失常 高度房室传导阻滞 有基础心脏病的有症状的室性心律失常 室上性心律失常合并未控制的心室率 严重瓣膜病变
中风险	轻度心绞痛（心功能Ⅰ级或Ⅱ级） 既往病史明确心肌梗死或有病理证据 Q波 代偿性或既往心力衰竭 糖尿病（特别是胰岛素依赖型） 肾功能不全
低风险	高龄 异常心电图(如左室肥厚,左束支传导阻滞,ST-T段异常) 窦性心律以外的心律（如心房颤动） 心功能低（如不能携带杂物袋攀登楼梯） 脑卒中史 未控制性的高血压

表3-14　非心脏手术的心脏风险分级

风险等级	危险因素
高（心脏风险常常＞5%）	紧急大手术尤其是老年患者 主动脉和其他主要血管手术 外周血管手术 大量液体输入和失血，预期长时间手术
中（心脏风险通常＜5%）	颈动脉内膜切除术 腹腔和开胸手术、矫形手术 前列腺手术
低（心脏风险一般＜1%）	内镜手术 浅表手术 白内障手术 乳腺手术

和焦虑引起的；不太常见的原因有心力衰竭、心肌梗死、甲状腺功能亢进和嗜铬细胞瘤。心房扑动、心房纤颤的原因常有电解质紊乱、房颤病史和慢性阻塞肺部疾病。

1/3 患者在非心脏手术后发生室性异位心律失常，既往室性期前收缩、慢性心衰和吸烟增加术后室性心律失常的风险，术后缺氧、急性低钾血症和高碳酸血症可能诱发室性心律失常。

2. 临床表现：大多数心律失常发生在术后头 3 天，心律失常的生理影响取决于心律失常的类型和持续时间以及患者的心脏状态和心室反应。大多数心律失常是短暂性和良性的，不引起症状或生理变化。偶尔窦性心动过速可诱发缺血和室性心动过速，而非持续性室性心动过速可诱发室性心动过速。心律失常可减少心脏输出量，临床表现包括心悸、胸痛、呼吸短促、头晕、意识丧失、心脏缺血、低血压。

3. 治疗：术后心律失常治疗的主要目的是维持血流动力学的稳定。治疗前需要 12 导联心电图监测明确心律失常诊断。

快速型心律失常血流动力学不稳定需要复律，血流动力学稳定需要控制心室率，不同类型的心律失常需要给予不同的治疗方案。室上性快速心律失常，采用 β 受体阻滞剂、地高辛、钙通道阻滞剂、胺碘酮；阵发性室上性快速性心律失常应用迷走神经刺激或腺苷、地高辛、胺碘酮或钙通道阻滞剂；房性心动过速应用 β 受体阻滞剂、钙通道阻滞剂或胺碘酮；室性心动过速给予利多卡因、普鲁卡因胺或胺碘酮治疗。

缓慢性心律失常的治疗需要区分是持续型还是短暂型，还是心脏传导阻滞。持续型的缓慢型心律失常，应用阿托品或 β-肾上腺素能激动剂；短暂型的缓慢型心律失常无须治疗；持续型高等级为二级或三级阻滞，需要植入永久起搏器（表 3-15）[22,23]。

表 3-15　术后心律失常的处理

心脏病会诊
在可遥控病房或 ICU 病房监护患者
12 导联心电图和长导联心电图鉴别房性和室性心律失常
临床评估
- 生命体征
- 外周灌注
- 心脏缺血和充血性心力衰竭
- 意识水平
治疗心律失常
- 快速心律失常的治疗
  不稳定型：心脏复律
  稳定型
  - 室上性快速心律失常：β 受体阻滞剂（艾司洛尔），伊布利特或替代品（如地高辛、钙通道阻滞剂、胺碘酮）
  - 阵发性室上性心动过速：迷走神经刺激或腺苷。如果腺苷失败，用胺碘酮、地高辛或钙通道阻滞剂
  - 多灶性房性心动过速：β 受体阻滞剂、钙通道阻滞剂或胺碘酮
  - 室性心动过速：利多卡因、普鲁卡因胺或胺碘酮
- 缓慢性心律失常的治疗
  持续：阿托品或 β 肾上腺素能激动剂
  短暂：无须治疗
- 心脏传导阻滞的治疗：持续 Ⅱ 度或 Ⅲ 度阻滞，永久性心脏起搏器植入

（三）术后心力衰竭

心力衰竭是一种心脏结构或功能障碍损害心室充盈或射血能力的临床综合征。心力衰竭控制不好是术前患者最严重的心脏危险因素之一。冠心病、高血压和年龄增长是导致心

力衰竭发生的最重要的危险因素。

围手术期许多因素可以导致新发心力衰竭或既往心力衰竭失代偿，包括围手术期心肌缺血或心肌梗死、容积超载、高血压、脓毒症、隐匿性心脏瓣膜病、肺栓塞和新发心房颤动。心脏衰竭的最大风险在手术后即刻及术后 24~48 小时内。

术后心力衰竭表现为呼吸急促和喘息、心动过速、脉压窄、低压或直立性低血压，颈静脉扩张、周围水肿、肺内啰音和外周灌注不足的表现。胸片可以显示心脏增大、肺水肿和胸腔积液。超声心动图评估心室功能并提供关于局部室壁运动和瓣膜功能的信息。

心衰患者的治疗以优化前负荷、后负荷和心肌收缩力为目标。降低后负荷是通过降低血管阻力来实现的，而血管紧张素转换酶抑制剂（ACEI）是心力衰竭治疗的基石之一。硝酸盐（静脉滴注）和肼苯哒嗪（血管扩张剂）减少过度前负荷，是不能耐受 ACEI 的患者的另一种选择。β-肾上腺素阻滞剂（选择性或非选择性）治疗心力衰竭已被证明能有效降低缺血性和非缺血性心力衰竭患者的死亡率。地高辛传统上用于窦性心律心力衰竭患者，由于 ACEI 和 β 受体阻滞剂的优越性和明确有益的效果，地高辛使用已经减少。钙通道阻滞剂仅用于治疗 ACEI 或 β 受体阻滞剂等不能充分控制的高血压或心绞痛。利尿剂可以降低心脏容量负荷缓解充血症状，对所有心力衰竭患者都是必要的[22]。

第六节 泌尿系统并发症

一、尿潴留

膀胱内充满尿液不能正常排出称为尿潴留，尿潴留是术后常见并发症。肛周手术及疝修补术、低前直肠癌手术、妇科盆腔淋巴结清扫术后尿潴留发生率较高。常见的是由于术后疼痛不适，三角肌和逼尿肌的不协调导致的可逆性尿潴留。良性前列腺肥大和尿道狭窄也是尿潴留的原因。

术后尿潴留患者常主诉下腹部持续不适，甚至发生尿急和下腹部疼痛。耻骨上方饱满，叩诊呈浊音。充分镇痛，包括术后注射局部麻醉剂，也可以减少尿潴留的发生率。在手术期间和术后避免过度强力静脉输液，同样可以减少术后尿潴留的可能性。膀胱正常容量接近 500mL，超过这个容量会抑制膀胱收缩（排尿），手术时间 3 小时或更长，或术中大量输液，手术时留置尿管，防治尿潴留，术后可拔除留置的尿管。直肠癌低前切除，手术损伤骶丛神经，没有排尿功能，术中留置尿管至术后 4~5 天，排尿功能恢复拔除尿管。手术不留置尿管的患者，进手术室前排空膀胱，手术后尽早鼓励患者排尿。

观察排尿间隔时间对于防止急性潴留至关重要。大多数患者在术后 6~7 小时应该有尿，急性尿潴留的一般处理原则包括初始直接导尿或放置 foley 导尿管，排空膀胱，排出尿量不多，可拔除尿管，如排出尿量多，尿量≥1000mL，可留置尿管 3~4 天，待膀胱收缩功能恢复，拔除尿管。严重的尿潴留，若病因不清，可请泌尿外科会诊，可能需要膀胱镜检查和膀胱压力测量[24,25]。

二、急性肾功能衰竭

急性肾功能衰竭（acute renal failure，ARF）是一种由多种病因引起的急性肾损害，可在数小时至数天内使肾单位调节功能急剧减退，以致不能维持体液电解质平衡和排泄代谢产物，而导致高血钾、代谢性酸中毒及急性尿毒症。其特点是肾排出量急剧下降，导致体内含氮废物的积累。

医院获得性肾功能不全主要发生在血管手术（动脉瘤破裂）、肾移植、体外循环、与感染性休克相关的腹部疾病和较大的泌尿外科手术，也可发生在严重失血的患者、晚期糖尿病患者、严重创伤和烧伤的患者和多器官系统衰竭的患者。

ARF 分为少尿型和非少尿型。少尿型肾功能衰竭是指 24 小时尿量少于 480mL，非少尿型肾功能衰竭 24 小时尿量超过 2L，为等渗尿，不能排除血中的代谢废物。导致急性肾功能衰竭的原因有肾前性、肾性和肾后性。

在正常肾脏中，肾脏通过入球小动脉和出球小动脉的自我调节机制保持肾小球的有效灌注。任何影响或破坏这一机制的因素都会导致 AFR。入球小动脉收缩或出球小动脉扩张会降低肾小球滤过率。低血压可能会引起入球小动脉收缩或出球小动脉扩张，继发低流入性或肾前性肾衰竭；非甾体抗炎药抑制入球小动脉舒张；革兰阴性脓毒症导致外周血管阻力降低，同时增加肾血管收缩。肾血管狭窄和血栓形成也能引起肾功能衰竭，但比较少见。流出道或肾后性 ARF 是由肾小管被碎屑、晶体或色素阻塞、输尿管梗阻或膀胱流出道梗阻引起的。缺血、毒素或肾炎引起肾性 ARF（表 3-16）。

造影剂肾病的发病率在不断增加，造影剂给药后 48 小时内可造成肾小管损伤。患有血管疾病的糖尿病患者在用造影剂时有发生严重肾损伤的危险。对低血容量患者和既往有肾功能不全的患者用造影剂有一定程度的肾损伤。肾小管损伤一般是自限性和可逆性的。然而，肌酐清除率低于 50mL/min 的糖尿病患者接受 100mL 的造影剂可导致严重的肾小管损伤，可能需要透析。钝性创伤合并挤压伤使患者面临 ARF 是由于血清中高水平的血红素和肌红蛋白，两者都对肾小管有损害。ARF 是急性腹腔室间隔综合征患者的一个显著特征。

表 3-16　术后急性肾功能衰竭的原因

流入道或肾前性	肾实质性或肾性	流出道或肾后性
脓毒症	肾缺血	细胞碎屑（急性肾小管坏死）
药物治疗	药物（氨基糖苷类、两性霉素）	晶体
非甾体的抗炎药物	碘化造影剂	尿酸
血管紧张素转换酶抑制剂	间质性肾炎	β 苷黑酚酸甲酯（氧化酯）
血管内血液浓缩		色素
低血容量		肌红蛋白
出血		血红蛋白
脱水		
动脉粥样硬化栓子		
第三间隙		
心力衰竭		

预防医院获得性肾功能不全需要注意：原先有肾功能不全患者避免低血容量、低血压和肾毒性药物；在有肾损害的情况下，严重感染者必须调整抗生素的剂量；监测肾功能及

尿量。早期干预肾后梗阻和腹腔间隔室综合征防止肾损伤的进展。术后突然出现无尿患者，既往无肾脏疾病的健康个体注意导管扭结或堵塞在那些盆腔大手术，要怀疑输尿管结扎，肾后性急性肾功能衰竭的病因多具有戏剧性，治疗后多能立即好转。

当血清肌酐水平升高、肌酐清除率降低，尿量少于 400mL/d（＜20mL/h），就应该诊断为 ARF（表 3-17）。但是，区分肾前性和肾性氮质血症是很复杂的，需要仔细地鉴别以利于病因治疗。当确诊为急性肾功能衰竭时，必须确定肾灌注不足是由低血容量或心功能不全引起的。区分两者至关重要，因为给心力衰竭患者补充更多的液体会加剧已经衰竭的循环系统；同样地，给低血容量的患者服用利尿剂也会使病情恶化。如果肾前氮质血症患者没有心脏病史，给等渗液（生理盐水或乳酸林格液，或失血患者予以输血）。对心脏健康的年轻患者可以快速静脉输液（1L/20～30min）。对于慢性心力衰竭的患者应监测中心静脉压，控制液体输入、给予利尿剂和心脏药物。

表 3-17　急性肾功能衰竭诊断评价

参数	肾前性	肾性	肾后性
尿渗透压	＞500mOsm/L	＝血浆	可变的
尿钠	＜20mOsm/L	＞50mOsm/L	＞50mOsm/L
钠分次排泄率	＜1%	＞3%	可变的
尿/血浆肌酐水平	＞40	＜20	＜20
尿/血浆尿素水平	＞8	＜3	可变的
尿/血浆渗透压	＜1.5	＞1.5	可变的

急性肾功能衰竭的治疗包括水电解质紊乱的治疗，监测输液量，避免应用肾毒性药物，提供足够的营养，调整肾排泄药物的剂量，直到肾功能恢复。

紧急情况是高钾血症，高钾血症可无特征性临床表现，或出现恶心、呕吐、四肢麻木等感觉异常、心率减慢，严重者出现神经系统症状，如恐惧、烦躁、意识淡漠，直到后期出现窦室或房室传导阻滞、室内传导阻滞甚至心室颤动。高钾血症的心电图改变可先于高钾临床表现。故心电图监护高钾血症对心肌的影响甚为重要。一般血钾浓度在 6mmol/L 时，心电图显示高耸而基底较窄的 T 波，随血钾增高 P 波消失，QRS 增宽，S-T 段不能辨认，最后与 T 波融合，继之出现严重心律失常，直至心室颤动。高钾对心肌的毒性作用还受体内钠、钙浓度和酸碱平衡的影响，当同时存在低钠、低钙血症或酸中毒时，高钾血症心电图表现较显著，且易诱发各种心律失常。值得提到的是，血清钾浓度与心电图表现之间有时可存在不一致现象。高钾血症是少尿期患者常见的死因之一，早期透析可预防其发生。但严重肌肉组织坏死常出现持续性高钾血症。治疗上应彻底清除坏死组织才能控制高钾血症。

药物治疗包括：钠钾交换树脂；10% 葡萄糖酸钙溶液 15 分钟以上静脉泵入，同时静脉注射胰岛素和葡萄糖（胰岛素 10U+50mL50% 葡萄糖静脉泵入，然后继续葡萄糖静脉注射以防止低血糖）。代谢性酸中毒和横纹肌溶解症引起的难治性高钾血症需要血液透析。磷酸盐水平也需要仔细监测。低磷血症可诱导横纹肌溶解症和呼吸衰竭，需口服磷酸钠［佛利特磷酸钠盐口服液（Fleet Phospho-soda）］治疗。高磷血症伴高钙血症会增加钙化防御的风险，可通过使用磷结合剂（碳酸钙）或透析进行治疗。静脉输液的监测重点是限制液体流动，偶尔使用导管测量右心和左心充盈压，以避免液体超负荷。

当支持措施失败时，必须考虑血液透析。表 3-18 列出了血液透析适应证。虽然在透析过程中可能出现一些血流动力学不稳定，但通常是短暂的，可以用液体治疗。大多数情况下透析可以间歇进行，大部分病例能够恢复肾功能[24]。

表 3-18　血液透析适应证

血清钾＞5.5mEq/L
血尿素氮＞800~900mg/L
持续性代谢性酸中毒
急性液体超负荷
尿毒症的症状（心包炎、脑病、厌食）
清除毒素
血小板功能障碍导致出血
高磷血症伴高钙血症

（徐　琨，于　飞，刘德成）

参考文献

［1］吴孟超，吴在德. 黄家驷外科学［M］. 7 版. 北京：人民卫生出版社，2008：427.

［2］陈孝平，汪建平. 外科学［M］. 8 版. 北京：人民卫生出版社，2013：104.

［3］吴在德. 外科学［M］. 5 版. 北京：人民卫生出版社，2001：159.

［4］黎介寿. 围手术期处理学［M］. 北京：人民军医出版社，1993：219，220.

［5］Comeron J L, Cameron A M. Current Surgical Therapy［M］. 10th ed. Philadelphia：Elservier, 2011：1090，1091.

［6］Garden O J, Parks R W. Principles and Practice［M］. 7th ed. Edinburgh：Elservier, 2018：129.

［7］华积德. 现代普通外科学［M］. 北京：人民军医出版社，1999：283，284.

［8］武正炎. 普通外科手术并发症预防与处理［M］. 北京：人民军医出版社，2002：285，286.

［9］Hakim N S, Papalois V E. Surgical Complications［M］. London：Imperial College Press, 2007：369，400.

［10］Townsedn C M Jr. Textbook of Surgery［M］. 20th ed. Philadelphia：Elsevier, 2017：281-282.

［11］刘德成. 腹部手术部位（切口）并发症的治疗［M］. 沈阳：辽宁科学技术出版社，2013：113-115.

［12］Townsedn C M Jr. Textbook of Surgery［M］. 19th ed. Philadelphia：Elsevier, 2012：282-283

［13］刘德成. 腹部手术部位（切口）并发症的治疗［M］. 沈阳：辽宁科学技术出版社，2013：94-95.

［14］Townsedn C M Jr. Textbook of Surgery［M］. 20th ed. Philadelphia：Elsevier, 2017：283-284.

［15］刘德成. 腹部手术部位（切口）并发症的治疗［M］. 沈阳：辽宁科学技术出版社，2013：183-184.

［16］苗毅. 普通外科手术并发症预防与处理［M］. 4 版. 北京：科学出版社，2016：66-68.

［17］Townsedn C M Jr. Textbook of Surgery［M］. 20th ed. Philadelphia：Elsevier, 2017：287-291.

［18］Doherty G M. Current Diagnosis and Treatment《Surgery》［M］. 13th. ed. New York：McGrow Hill, 2010：45.

［19］Townsedn C M Jr. Textbook of Surgery［M］. 19th ed. Philadelphia：Elsevier, 2012：291-295.

［20］Henry M M, Thompson. JN. Clincal Surgery［M］. 3th ed. Ediburgh：Elservie, 2010：92.

［21］Doherty G M. Current Diagnosis and Treatment《Surgery》［M］. 13th. ed. New York：McGrow Hill, 2010：36.

［22］Townsedn C M Jr. Textbook of Surgery［M］. 20th ed. Philadelphia：Elsevier, 2017：296-301.

［23］Doherty G M. Current Diagnosis and Treatment《Surgery》［M］. 13th. ed. New York：McGrow Hill, 2010：38.

［24］Townsedn C M Jr. Textbook of Surgery［M］. 20th ed. Philadelphia：Elsevier, 2017：301-303.

［25］Doherty G M. Current Diagnosis and Treatment《Surgery》［M］. 13th. ed. New York：McGrow Hill, 2010：42.

第四章 围手术期营养支持

手术是外科疾病的重要治疗手段。围手术期（perioperative period）是指从确定手术治疗时起，至与本次手术有关的治疗基本结束为止的一段时间，包括手术前、手术中、手术后3个阶段[1]。营养在外科手术中起着至关重要的作用，但经常被忽视。30%~50%的住院患者营养不良。营养不良的患者创伤愈合缓慢、免疫应答能力受损、手术耐受能力下降、术后并发症的发生率显著增高、住院时间长、花费多、死亡率高[2]。虽然大多数健康的患者可以忍受7天的饥饿，但那些遭受严重创伤、长期手术过程、败血症、与癌症相关的恶病质或其他生理压力的患者需要更早的营养干预。围手术期提供适当的营养支持能改善患者的营养状况，提高对手术的耐受能力，减少术后并发症，提高康复率和缩短住院时间[3]。

第一节 新陈代谢

一、蛋白质、碳水化合物和脂肪的代谢

（一）蛋白质

蛋白质是构成生物体的重要组成成分，在生命活动中起着极其重要的作用。蛋白质的主要生理功能是参与构成各种细胞组织，维持细胞组织的生长、更新和修复，参与多种重要的生理活动和氧化供能。

蛋白质的消化可在胃和小肠内进行，胃蛋白酶启动消化过程，胰液中的蛋白酶是蛋白质降解过程中最主要的效应器。几乎50%的蛋白质吸收发生在十二指肠，完全吸收则发生在空肠，而各级小肠都是可以吸收蛋白质的，因此，即使是广泛的肠道切除术后，临床显著的蛋白质吸收不良也较少见。以一个70kg体重的人为例，体内蛋白质总量为10~11kg，主要存在于骨骼肌中，而每天参与周转的蛋白质为250~300g，约占人体总蛋白的3%。普通健康成年人对于蛋白质没有特别需求，每天需要量约为0.8g/kg，但是对于一个重症患者，最多可增加到2.5g/kg。

氨基酸是蛋白质的基本单位，参与分解代谢反应，产生能量和二氧化碳，氮参与非必需氨基酸和核苷酸的合成，参与小分子和离子的运输和转运。主要由肝脏吸收代谢的氨基酸可调节血浆氨的浓度。使用肠外营养时，氨基酸被直接输送到全身循环而绕过肝脏。此时的氨基酸通过泌尿系统排泄，将会导致每天损失10~15g的氮。成人每天正常能量消耗的15%由蛋白质提供，其余由碳水化合物和脂肪提供。每克蛋白质可转化为17.19kJ（4.1kcal）的能量。

（二）碳水化合物

碳水化合物的主要功能是提供能量，同时也是细胞结构的重要成分。正常情况下，维持机体正常功能所需的能量中，55%~65%由碳水化合物提供。碳水化合物的消化由唾液

淀粉酶开始，而吸收一般在小肠内完成。手术患者很少出现碳水化合物吸收不足的情况。但是，原发性吸收不良及十二指肠疾病可能会导致碳水化合物吸收减少。超过75%的碳水化合物最终被分解为葡萄糖进行吸收。每天摄入1674kJ的碳水化合物将会减少蛋白质的分解。细胞对葡萄糖的摄取也能抑制脂肪分解和促进糖原形成。葡萄糖对于伤口的修复是必不可少的，但是过量的葡萄糖可能会造成肝脂肪变性和中性粒细胞功能障碍。每克肠内碳水化合物提供16kJ的能量，而肠外碳水化合物提供14kJ的能量。

（三）脂肪

脂肪的主要功能是提供能量、构成身体组织、供给必需脂肪酸并携带脂溶性维生素。脂肪的消化和吸收是复杂的，需要胆道和胰腺分泌物协调，同时也需要空肠和回肠的参与。回肠切除术后的患者可能会有脂肪的吸收不良。每克脂肪提供36kJ的能量，膳食脂肪是类二十烷类化合物的唯一前体，而后者是一种有效的免疫调节剂。临床缺乏花生四烯酸会导致全身发疹、伤口愈合不良、肝脂肪变性、骨改变，这与长期无脂肪肠内营养明显相关。

二、饥饿时的代谢变化

经过一夜禁食后，由于血浆胰岛素水平下降和胰高血糖素水平升高，肝糖原迅速耗尽。禁食24小时后，碳水化合物的储存会耗尽。先用肝糖原，然后用肌糖原。在最初几天的饥饿中，脂肪和蛋白质的降解提供能量。大约10天时，大脑会适应使用脂肪作为它的能量来源。脂肪经肝代谢产生酮体，血中酮体升高，大脑等组织逐渐适应以酮体为能源，降低糖的需要量，也减少了肌肉蛋白的分解。饥饿2周后，尿素氮的排出减少，降为3.8g/天。总之，对饥饿的适应性变化是基础能量消耗的减少，一些不太重要的代谢逐步减缓或停止，仅维持与生命有密切关联的代谢。

三、手术创伤对机体代谢的影响

手术引起的代谢和内分泌反应的相互作用可分为3个阶段：分解阶段、早期合成阶段和晚期合成阶段。手术创伤后机体处于应激状态，体内促分解代谢激素分泌增多，而胰岛素的分泌减少，会造成高血糖。外科手术后的患者基础代谢率升高，蛋白质储存的减少是不可避免的，体内分解激素增加致机体蛋白分解加剧，骨骼肌等组织释放出氨基酸，其中支链氨基酸（branch chain amino acid，BCAA）是肝外氧化供能的氨基酸，创伤后BCAA被大量消耗，出现负氮平衡。早期合成阶段出现的时间是可变的，主要取决于创伤的严重程度，而其持续的时间也不固定，取决于患者获取和利用营养的能力以及蛋白质储存被消耗的程度，这一阶段以正氮平衡为标志，体重和肌肉力量渐进地增加。晚期合成阶段是最后的恢复阶段，可能持续几周到几个月，脂肪储备逐渐补充，氮达到正氮平衡。

第二节　营养评估与管理

营养评估对于确定哪些患者有可能出现与严重营养不良相关的并发症至关重要。营养和生物指标可用于预测围手术期的并发症和死亡率。

一、评估现有的营养状况

饮食史、体格检查和相关实验室检查是准确评估患者术前营养状况的工具。临床上常用的营养评定方法有多种，均存在一定的局限性，需根据患者的实际情况进行选择。

（一）身高与体重

身高是较恒定的参数，可用以估算营养需要量。体重可直接评定营养状态，但有些患者因疾病可造成水、钠潴留或失水，体重并不能准确地反映营养状况的变化。

体重指数（body mass index，BMI）：

BMI＝体重（kg）/身高（m）^{2}

正常：19~27；营养不良：＜18.5；肥胖：＞27.5

营养风险指数（nutrition risk index，NRI）：

NRI＝1.519×白蛋白（g/L）＋41.7×（目前体重/既往体重）

严重营养风险：NRI≤83.5；中重营养风险：NRI为83.5~97.5；转度营养风险：NRI为97.5~100

（二）机体脂肪储存

脂肪组织是机体储存能量的主要组织，可通过测量肱三头肌皮肤皱褶厚度来估算。测量时，患者站立，右臂自然下垂，或患者卧床，右前臂横置于胸部。取尺骨鹰嘴至肩胛骨喙突的中点，以两指紧捏受试者该点后侧的皮肤与皮尺固定，接触皮肤3秒钟后再读数，需采用同一位置反复测量。正常参考值：男性为8.3mm，女性为15.3mm。较正常减少35%~40%为重度营养不良，减少25%~34%为中度营养不良，减少24%以下为轻度营养不良。机体肌肉储存：可测量上臂肌肉周径来判断。测定部位与上述肱三头肌皮肤皱褶厚度位置相同，使用软尺测定。上臂肌围（cm）＝上臂围径（cm）－3.14×肱三头肌皮肤褶皱厚度（cm）。

（三）内脏蛋白质状况

这是主要的营养监测指标之一，半衰期短的蛋白能在营养支持的短期内发生改变，而半衰期长的蛋白代表着体内较恒定的蛋白质情况。常用的是清蛋白、转铁蛋白、前白蛋白。血浆蛋白水平可以反映机体蛋白质营养状况，是目前临床上最常用的营养评定指标之一。血浆清蛋白能有效反映疾病的严重程度并预测手术的风险，是营养状况的一项重要参考指标。外科其他领域的研究结果显示，低清蛋白血症（＜35 g/L）与患者术后并发症发生率、总体病死率、疾病相关病死率及早期病死率皆相关。

预后营养指数（prognosis nutritional index，PNI）：

PNI＝158－16.6×（Alb）－0.78（TSF）－0.20（TFN）－5.80×（DHST）

16.6，0.78，0.20，5.80均为系数

Alb：血清白蛋白（单位：g%）

TSF：the triceps skinfold；三头肌皮褶厚度（单位：mm）

TFN：total fecal nitrogen；血清转铁蛋白（单位：mg%）

DHST：delayed skin hypersensitivity test；迟发性超敏皮肤反应试验（硬结直径＞5mm者，DHST＝2；＜5mm者，DHST＝1；无反应者，DHST＝0）

高并发症风险：>50%，中度风险：40%~49%，低风险：<40%

（四）氮平衡测定

氮平衡是监测营养支持效果的有效办法，可动态反映蛋白质和能量平衡，也可了解机体代谢的情况。

分解代谢指数（catabolic index，CI）：

CI=UUN－［0.5（膳食氮摄入量g）］

UUN：24小时尿素氮排泄量（单位：g）

无显著应激：0，轻度应激：0~5，重度应激：>5

（五）免疫功能测定

免疫功能不全是内脏蛋白质不足的另一个指标，蛋白质营养不良常伴有机体防御功能障碍，可通过总淋巴细胞计数与延迟型皮肤过敏试验来测定。

二、营养不良的类型

营养不良是指能量、蛋白质或其他营养素缺乏或过度，对机体功能乃至临床结局产生不良影响。一般定义标准：①体重指数<18.5kg/m²。②无意识体重丢失（必备项，无时间限定情况下体重丢失>10%或3个月内丢失>5%）情况下，出现体重指数降低（<70岁者<20kg/m²或≥70岁者<22kg/m²）或去脂肪体重指数降低（女性<15kg/m²，男性<17kg/m²）的任意一项。

营养不良的患者常伴有低蛋白血症，往往与贫血同时存在，因而耐受失血、休克的能力降低。营养不良所造成的低蛋白血症和负氮平衡对心肺功能会有严重的影响，并可引起组织水肿，影响愈合，同时可使患者抵抗力低下，容易并发感染。因此术前尽可能进行纠正[3]。

（一）蛋白质营养不良

营养良好的患者患严重疾病时，因应激状态下的分解代谢和营养素的摄取不足，导致血清白蛋白、转铁蛋白降低，细胞免疫与总淋巴细胞计数也降低，但人体的测量数值正常，临床上容易忽视。

（二）蛋白质-能量营养不良

患者由于蛋白质-能量摄入不足而逐渐消耗肌肉组织与皮下脂肪，是临床上较容易诊断的一种营养不良。表现为体重下降、人体测量数值及肌酐身高指数均降低，但血清蛋白可维持在正常范围。

（三）混合型营养不良

患者由于长期营养不良而表现有上述两种营养不良的某些特征，是一种非常严重、危及生命的营养不良。骨骼肌与内脏蛋白质均有下降，内源脂肪与蛋白质储备空虚，多种器官功能受损，感染与并发症的发生率明显升高。

三、评估营养需求

热量是机体愈合的必要基质，不能提供足够的热量和蛋白质会导致机体的进一步消耗。因此，评估患者的营养需求就极为重要。健康人的变化因素少，可根据身高、体重、年龄、性别等较容易获得的数据推算出基础能量消耗（basal energy expenditure，BBE）。正常状态下，成年人每日需要的热量为 105～125kJ/kg，蛋白质为 1.0～1.5g/kg，热氮比为 522～627kJ（125～150kcal）∶1g。

基础代谢可通过实际测定和公式估算，但是由于实际测定基础代谢的仪器设备均较为昂贵且操作复杂，普通人很难具备实际测定的条件，因此国内外学者提出众多基础代谢率（basal metabolism rate，BMR）估算公式，以便于在实际工作中应用，下面我们将介绍 10 个常用的基础代谢估算公式，并对其进行分析（计算结果均为一天 24 个小时的基础代谢值，使用时注意能量单位）[4]。

（一）Harris-Benedict 方程

旧版：

男：BMR（kcal）= 66.47+13.75×体重（kg）+5.0×身高（cm）-6.76×年龄（岁）

女：BMR（kcal）= 655.1+9.56×体重（kg）+1.85×身高（cm）-4.67×年龄（岁）

修订版：

男：BMR（kJ）= 278+58W+21H-28A

女：BMR（kJ）= 2741+40W+8H-20A

注：W 为体重（kg），H 为身高（cm），A 为年龄（周岁）

研究显示该公式用于预测中国北方个体时误差相对较小[5]。

（二）Henry 方程

18～30 岁：

男：BMR（kJ）= 51×体重（kg）+3500

女：BMR（kJ）= 47×体重（kg）+2880

30～60 岁：

男：BMR（kJ）= 53×体重（kg）+3070

女：BMR（kJ）= 39×体重（kg）+3070

研究表明，与本文公式（一）（七）（八）相比，该方程的预测值更接近中国成人个体实测值，且用于预测中国女性个体和北方个体基础代谢误差更小[5]。

（三）Cunningham Equation

BMR（kcal）= 501.6+21.6（FFM）

注：FFM 为瘦体重（去脂体重）

本公式比较适用于衡量健身人群瘦体重变化对基础代谢的影响（尤其是当整体体重无明显变化时）。

（四）Owen Equations

男性：BMR（kcal）= 879+10.2W

女性：BMR（kcal）= 795+7.18W

注：W 为体重（kg）

有研究认为其估算值与实测值差别较大，不适用于中国成年人[6]。

（五）Mifflin-St Jeor Equations（MSJE）

男性：BMR（kcal）= 9.99W+6.25H-4.92A+5

女性：BMR（kcal）= 9.99W+6.25H-4.92A-161

注：W 为体重（kg），H 为身高（cm），A 为年龄（周岁）

有中国台湾学者研究表明，该公式与前 4 个公式相比，虽然都存在高估中国人基础代谢的情况，但是 MSJE 在估算中国成年人基础代谢值时最为接近实测值。

（六）Karch-McArdle（Inbody 体成分仪内置公式）

BMR（kcal）= 370+（21.6 × lean mass in kg）

注：lean mass 为瘦体重

该公式为健身俱乐部常用的 Inbody 体成分测试仪内置公式，比较适用于衡量健身人群瘦体重变化对基础代谢的影响（尤其是当整体体重无明显变化时）。

（七）LIU equation（中国台湾）

BMR（kcal）= 13.88 × weight（kg）+4.16 × height（cm）- 3.43 × age（years）- 112.40 × sex（men = 0；women = 1）+54.34

BMR（kJ）= 58W+1741H-14A-470S+227

注：W 为体重（kg），H 为身高（m），A 为年龄（周岁），S 为性别（男 = 0；女 = 1）

有研究显示，该公式用于预测中国南方成年男性个体基础代谢时误差较小，预测女性个体基础代谢时则没有地域差别（李可基，2004）。但也有研究认为其估算值与实测值差别较大，不适用于中国成年人（梁洁等，2008）。

（八）Schofield equation

18~30：男：63W+2896，女：62W+2036

30~60：男：48W+3653，女：34W+3538

注：计算结果单位为 kJ，W 为体重（kg）

该公式为目前最为公认的推算基础代谢的公式（WHO 推荐），有研究表明与本文中的公式（一）（二）（四）（七）（九）相比，其更适合于预测我国健康成年人的基础代谢，且用于预测中国女性个体和北方个体基础代谢误差更小。但由于按照此公式计算出的中国人基础代谢仍然偏高，因此，中国营养学会建议将 18~59 岁人群按此公式计算的结果减去 5%。

（九）Shizgal-Rosa Equation

男：BMR（kJ）= 370+20H+52W-25A

女：BMR（kJ）= 1873+13H+39W-18A

注：W 为体重（kg），H 为身高（cm），A 为年龄（周岁）

与公式（四）（七）相比估算效果较好。

（十）简易推算公式

男：BMR（kcal）= 24W

女：BMR（kcal）= 24W × 0.9

注：W 为体重（kg）

以上公式中，除 LIU 公式及简易推算公式外，其余全部为通过对国外人群研究得出的公式，关于这些公式是否适用于中国健康成人，已有部分学者进行了相关的研究，但研究结果呈现出不一致性，同时由于我国幅员辽阔，地域、民族、气候差异较大（如南方与北方），同一公式在预测我国不同地域人群以及同一人群中的不同个体的准确性上也存在差异，因此，还需要更进一步研究来确定针对我国不同人群和个体来说，相对最适合的估算公式。另外，BMR 的预测公式只反映一个人群 BMR 的平均水平，针对个体进行预测时，不可避免地存在一定的误差[7]。

研究显示，除个别公式（如 LIU 公式）的预测效果存在相反研究结论外，大部分预测公式预测值与实测值的总体误差小于 5%（通常为高估），可以忽略。因此，在实际应用中，可采用不同公式计算出自己的基础代谢，对不同公式的计算结果进行对比，根据自己的实际情况和需要选择合适的公式（如健身人群可考虑选择以瘦体重估算基础代谢的公式），也可考虑将不同公式的计算结果求平均值（去掉最大值和最小值），但需要注意的是，在进行基础代谢率的前后变化比较时，一定要采用相同的估算公式或方法。

使用公式可为 80% 的住院患者提供估算值，实际的热量需求量需用校正系数（表 4-1）校正。

表 4-1　实际热量需求量需用校正系数

临床状况	应力系数
饥饿	0.80~1.00
选择性操作	1.00~1.10
腹膜炎或其他感染	1.05~1.25
ARDS 或败血症	1.30~1.35
骨髓移植	1.20~1.30
心肺疾病	0.80~1.00
有透析或败血症的心肺疾病	1.20~1.30
心肺疾病与大手术	1.30~1.55
急性肾功能衰竭	1.30
肝衰竭	1.30~1.55
肝移植手术	1.20~1.50
胰腺炎	1.30~1.80

通常情况下热氮比接近 150:1，但对于特殊疾病的患者仍需要特殊处理，详见表 4-2。

表 4-2　特殊疾病患者蛋白质的需求

临床状况	蛋白质的需求（g/kg）
健康	0.80
骨髓移植	1.40~1.50
肝病	0.50~0.75
肝性脑病	0.60~1.00
肾衰	0.60~1.00
肾衰伴透析	1.00~1.30
怀孕	1.30~1.50

对严重应激状态下的危重患者供给过多的热量，特别是使用大量高渗葡萄糖作为热源，容易发生呼吸衰竭、瘀胆、肝功能损害、高糖高渗非酮性昏迷等并发症。在这种情况下，需要增加氮量，减少热量，降低热氮比。应用原则：支持的底物由碳水化合物、脂肪、氨基酸混合组成；减少葡萄糖负荷，40% 的非蛋白热量由脂肪乳剂给予；每天蛋白质的供给增加 2~3g/kg；每天提供的非蛋白热量与氮的比率不超过 418kJ（100kcal）:1g。

第三节　营养支持

有营养不良风险的患者，大手术前应给予 10~14 天的营养支持；预计围手术期禁食时间大于 7 天或预计 10 天以上经口摄入无法达到推荐摄入量的 60% 以上者，应该给予营养支持[8]。随着代谢研究的深入与临床经验的积累，围手术期营养支持的目的不再是单纯地维持手术患者的氮平衡，保持患者的身体组织，而是为维护脏器、组织和免疫功能，促进脏器组织的修复，加速患者的康复。

营养支持的方法可分为肠外营养（parenteral nutrition，PN）和肠内营养（enteral nutrition，EN）两大类，对于有外科营养支持指征的患者，只要患者存在部分胃肠道消化吸收功能，也应当尽可能首先考虑肠内营养支持[9]。围手术期有营养风险或有营养不良的患者，以及由于各种原因导致连续5~10天以上无法经口摄食达到营养需要量的患者，应给予肠外营养支持。随着对外科营养认识的增长，EN有助于维持肠黏膜细胞结构与功能的完整，维护肠道黏膜屏障，减少肠源性感染发生的优点逐渐显现，并已成为外科营养支持的首选方法。但随着临床技术的进步，EN和PN之间的差距正在逐步缩小[10]。

一、围手术期营养支持的原则

（1）胃肠功能存在，应优先选择肠内营养；胃肠功能部分受损，可选择特殊的肠内营养制剂（氨基酸型、短肽型制剂）。

（2）由肠内途径无法满足能量的需要（<60%的热量需要）时，应考虑联合应用肠外营养。

（3）若患者存在肠内营养的禁忌证，应选择肠外营养支持。

（4）肠外营养支持时，周围静脉优于中心静脉。

（5）预计需要营养支持的时间较长时，应尽可能选择肠内营养。

二、肠内营养

（一）输入途径

除口服外，临床上应用最多的是鼻胃插管和空肠造口两种途径。

1. 鼻胃插管：鼻胃管更符合生理、置管技术简单、方便早期开始营养支持，而且对营养液的渗透浓度不敏感，适用于各种肠内营养液的输入，但缺点是有反流及吸入气管的危险，对容易产生这种情况的病例，宜用鼻肠管喂养，但小肠喂养相比于胃喂养并不能改善患者的住院时间和死亡率。

2. 空肠造口：较少发生液体饮食反流而引起的呕吐和误吸，可与胃十二指肠减压同时进行，可长期放置，患者无明显不适，心理和机体负担小，活动方便。空肠造口有两种手术方法，即空肠穿刺插管造口与空肠切开插管造口，可在原发疾病手术的同时附加完成，也可单独施行。

（二）肠内营养制剂

根据肠内营养的组成，可分为4类。

1. 要素制剂（elemental diet）：是由单体物质组成的，包括氨基酸或蛋白水解物、葡萄糖、脂肪、多种维生素和矿物质、微量元素等，既能为人体提供必需的热能和营养素，又无须消化即可直接或接近直接吸收和利用。

2. 非要素制剂（non-elemental diet）：该类制剂以整蛋白为氮源，渗透压接近等渗（300~450mmol/L），口感较好、使用方便、耐受性好，适用于胃肠功能较好的患者。

3. 组件制剂（module diet）：是仅以某种或某类营养素为主的肠内营养制剂，它可对完全制剂补充或强化；也可用两种或两种以上组件构成组件配方，以适合患者的特殊需求。

4. 特殊治疗用制剂：根据疾病的不同特点给予患者个体化的营养支持，如肝功能衰竭用制剂、肾病专用制剂、婴儿应用制剂等。

（三）肠内营养物质的选择

应考虑以下的因素：评定患者的营养状况；确定营养需要量，高代谢状态的患者应选择高能量类型的配方；根据患者消耗吸收能力，确定配方中营养物质的形式。消化功能受损或吸收功能障碍的患者，可能需要简单、易吸收的配方（如水解蛋白、肽或氨基酸、低聚糖、低脂）；如消化道功能完好，则可选择含完整蛋白质、多聚糖或较多脂肪的肠内营养配方；直接输入小肠的营养液应尽可能选用等渗的配方。

（四）肠内营养的优点

营养物质系经肠道和门静脉所吸收，能很好地被机体利用；可以维持肠黏膜细胞的正常结构、细胞间连接和绒毛高度，保持黏膜的机械屏障；保持肠道固有菌群的正常生长，维护黏膜的生物屏障；有助于肠道细胞正常分泌 IgA，保持黏膜的免疫屏障；刺激胃酸及胃蛋白酶分泌，保持黏膜的化学屏障。另外，肠内营养刺激消化液和胃肠道激素的分泌，促进胆囊收缩、胃肠蠕动，增加内脏血流，使代谢更符合生理过程。创伤、感染等应激患者易合并代谢受损，全肠外营养易使机体代谢偏离生理过程，代谢并发症增加，此时肠内营养显得尤为重要，故临床医生在肠道功能允许的条件下应首选肠内营养。同时肠内营养对技术和设备的要求较低，临床易于管理，费用低廉。

（五）并发症

1. 误吸：在胃或近段小肠喂养的患者可能会发生支气管误吸，并可能导致肺炎的发生。对于中枢神经系统异常的患者和服用镇静剂的患者，误吸更应该引起重视。注意喂养管的位置及灌注速率，采取床头抬高 30°、避免夜间灌注、检查胃充盈程度及胃内残留量等措施，有助于防止误吸。

2. 腹泻：10%～20%的患者会出现腹泻，是最为常见的并发症。腹泻的原因有肠腔内渗透负荷过重；小肠对脂肪不耐受；饮食通过肠腔时间缩短，胆盐不能再吸收；饮食中葡萄糖被肠内细菌转变为乳酸；饮食被细菌或真菌污染导致的肠炎；营养液温度太低；低清蛋白血症。对于腹泻的患者需谨慎评估处理，必要时应停止使用肠内营养。

3. 代谢紊乱：血清电解质的紊乱与水的供应密切相关，加强患者的监护、监测血液电解质的变化和严格记录出入液量可有助于预防。低血糖多发生于长期应用要素饮食而突然停止者，此类患者的肠道已经适应吸收大量高浓度的糖，突然停止后，再加上其他形式的补充糖不够充分时，容易发生低血糖。高血糖多发生于老年患者或胰腺病患者的治疗中，偶尔可发生高渗性非酮性昏迷。对于胰岛素的应用应特别注意。

（六）常见的肠内营养制剂

能全力：通用名称为肠内营养混悬液（TPF）。为复方制剂，其组分为水、麦芽糊精、酪蛋白、植物油、膳食纤维（大豆多糖等）、矿物质、维生素和微量元素等人体必需的营养要素。

百普力：通用名称为肠内营养混悬液（SP）。本品适用于有胃肠道功能或部分胃肠道功能而不能或不愿吃足够数量的常规的食物以满足机体营养需求的肠内营养治疗的患者。主要成分为水、麦芽糊精、乳清蛋白水解物、植物油、维生素、矿物质和微量元素等人体必需的营养要素。

瑞代：通用名称为肠内营养乳剂（TPF-D）。为复方制剂。主要有蛋白质、脂肪、饱和脂肪酸等。本品为营养成分完全，专供糖尿病患者使用的肠内全营养制剂，能为糖尿病患者提供所需的各种营养，包括蛋白质、脂肪、碳水化合物、维生素、矿物质、微量元素。本品的配方符合国际糖尿病协会的推荐和要求，提供的营养物质符合糖尿病患者的代谢特点，处方中碳水化合物主要来源于木薯淀粉和谷物淀粉，因此能减少糖尿病患者与糖耐受不良患者的葡萄糖负荷。

三、肠外营养

肠外营养（PN）适用于需要营养支持但不能口服或肠内营养不耐受的患者。近年来，随着对肠黏膜屏障、肠源性感染的不断认识，PN 从理论到应用形式都发生了深刻的变化。但不可否认的是，伴随谷氨酰胺、精氨酸等具有免疫药理作用的营养素被逐渐发现，PN 仍是那些因解剖或功能原因不能经胃肠道营养的患者合适甚至是唯一的营养手段。外周肠外营养（PPN）是通过外周血管进行的，PPN 溶液的渗透压一般限制在 1000mOsm（约 12% 葡萄糖溶液），以避免静脉炎的发生。因此，为了满足患者的需求，一般会大于 2500mL，可临时进行补充，但是不建议长期使用。全肠外营养（TPN），即患者所需要的全部能量与氮量从胃肠外供给，一般需使用中心静脉供给。术后 TPN 支持只对 20% 的患者有益。目前有多个随机对照实验（RCT）和系统评价发现，对于大多数无营养风险的患者，围手术期接受单纯糖、电解质输液已经足够。对于这类患者使用肠外营养可能会导致感染和代谢并发症的增加，并增加不必要的医疗费用。

（一）氮源的选择

复方氨基酸溶液是提供生理性氮源的制剂。其营养价值在于供给机体合成蛋白质及其他生物活性物质的氮源，而不是作为供给机体能量之用。直接输注完整的蛋白质来供给患者营养支持的氮源是不可取的。在选择氨基酸制剂中，需含有 8 种必需氨基酸和 2 种半必需氨基酸，同时也应提供多种非必需氨基酸；其组成模式必须合理，经临床验证具有较高的生物值，输入机体后很少干扰正常血浆氨基酸谱，在尿中丢失量少。

手术应激时机体大量消耗支链氨基酸（BCAA），所以最好输注含较高 BCAA 的复方氨基酸制剂。已有 RCT 证明：腹部大手术后，围手术期添加谷氨酰胺的 TPN 能明显改善氮平衡，减少住院天数，降低危重患者的死亡率和住院费用[11]。

（二）能源的选择

1. 葡萄糖：葡萄糖最符合人体生理上的需求，是肠外营养主要的能量来源。葡萄糖输入血液后，在酶和胰岛素的作用下，很快被代谢成 CO_2 和 H_2O，释放能量，剩余的将会以糖原的形式贮存在肝或肌肉细胞内。有些器官和组织必须依赖葡萄糖供能，每日需 100~150g。如不能获得外源性能量，体内以糖原形式贮存的 300~400g 葡萄糖很快耗尽，此时机体所必需的葡萄糖由生糖氨基酸的糖异生提供，这样将会导致氨基酸利用率下降，加重机体的负担。

但葡萄糖的代谢必须依赖胰岛素，对于糖尿病和手术造成胰岛素不足的患者需额外供给。但在严重应激状态下，体内存在胰岛素抵抗，即使供给外源性胰岛素，糖的利用较差，此时更需密切监测血糖配比胰岛素。

葡萄糖加外源性胰岛素是肠外营养常用的能量供给方式，但是，使用大量高渗葡萄糖作为单一的能源会产生某些有害后果：静息能量消耗增加；CO_2 产生过多；脂肪肝综合征；高血糖及高渗性并发症；去甲肾上腺素分泌增多及其所致的神经-内分泌系统反应；机体脂肪增多，而蛋白质持续分解消耗；体内有限的糖异生抑制。

2. 脂肪：脂肪乳剂被认为是一种提供能量、生物合成碳原子及必需脂肪酸的较理想静脉制剂，其作用特点是：所含热量高，氧化 1g 脂肪提供 37.62kJ，因此在输入较少水分的情况下，脂肪乳剂可供给较多的热量，对液体摄入量受限的患者尤其适用。可提供机体必需脂肪酸和甘油三酯，维持机体脂肪组织的恒定。脂肪乳剂的渗透压与血液相似，对静脉壁无刺激。脂肪作为脂溶性维生素的载体，有利于人体吸收利用脂溶性维生素，并可减少脂溶性维生素的氧化。脂肪乳剂无利尿作用，也不会从尿和粪便中丢失。同时，围手术期添加 ω-3 脂肪酸的 TPN 能阻断过度炎症反应，显著降低全身性炎症反应综合征的发生率，提高重症患者的生存率，改善手术患者的临床结局[12]。

脂肪乳剂在血液中水解为脂肪酸和甘油，脂肪酸因碳链的长度而有所区别。目前临床上普遍应用的是以长链甘油三酯（LCT）为主的乳剂，而肉毒碱是 LCT 进入线粒体氧化的辅助因子。创伤、感染等多种因素及其病理生理改变都限制组织肉毒碱水平，高代谢状态下肉毒碱的内源性合成不足以补偿尿中排泄量，引起血浆和组织的肉毒碱水平下降，导致 LCT 的代谢和利用障碍。同时，以 LCT 为主的脂肪乳剂可阻塞单核-吞噬系统，影响白细胞活性，致机体免疫功能下降。而中链甘油三酯（MCT）进入线粒体无须肉毒碱，因此易于被全身大多数组织摄取和氧化，不会在血液内和肝内蓄积，故 MCT 是肝脏患者更理想的脂肪乳剂。但 MCT 不含必需脂肪酸，故提倡 LCT：MCT=1：1 混合使用。

一般情况下，脂肪乳剂和葡萄糖同时使用，脂肪所供给的能量占总能量的 30%~50% 为合适，常用量为每天 1~2g/kg，高代谢状态下可适量增加。

3. 添加剂：电解质，即钠、氯、钾、钙、磷、镁等离子，需每天调整。建议的配方通常提前设计好以保证患者的电解质水平和肾功能正常。阳离子和阴离子的平衡则需要通过氯和醋酸盐的浓度进行调整，同时还需检测钙磷比，以防止沉积。

药物：可以在 TPN 中使用白蛋白、H_2 受体拮抗剂、肝素、胰岛素等药物，然而，并不是所有药物都可以加入其中，需避免药物之间的相互作用。

4. 其他添加剂：微量元素、复合维生素制剂、细胞因子、激素、免疫制剂等合理添加都有助于营养的补充。当血清磷浓度低于 0.8mmol/L 时，即为低磷血症，低磷血症在围手术期并不少见，重者可导致严重后果，轻、中度低磷血症往往无症状或症状轻微，可适当增加含磷丰富食物，可在肠内营养中加牛奶、鱼类、肉类等。当磷水平低至 0.32mmol/L 时，应该补充磷，静脉补磷制剂常用磷酸钾，在补磷的过程中注意补钙。

（三）TPN 的管理

对于使用 TPN 的患者需要每日进行出入液量的记录，监测营养状况和血生化指标。而 TPN 的使用应该循序渐进，第一天大约提供 1000kJ 的能量，1~2 天内再逐步增加到足够的能量。TPN 溶液以连续输注的方式最为普遍。需要在 24 小时内以稳定的速率不断输入。此时，不需要额外地补充液体，而且增加营养量时不宜增加液体量。当患者口服或肠内营养能够满足 75% 的热量和蛋白质需求时，可逐渐停止 TPN。输液速度先减半，1 小时后再减半，然后停止，这样可防止因高胰岛素血症引起的反弹性低血糖。

（四）并发症的防治

1. 导管性并发症：由导管引起的感染或败血症仍是当前肠外营养治疗过程中值得重视的并发症，患者常因此中断肠外营养支持，严重者可危及生命。导管性败血症有其特有的临床表现：突发寒战、高热；拔管前畏寒与发热呈持续性间歇性发作；导管拔除后 8～12 小时发热渐退；导管尖与周围静脉血的细菌培养一致。临床一旦明确诊断，应立即拔除导管，给予对症处理。为了预防导管性败血症的出现，要求 TPN 在配制过程中，要严格无菌操作，每日现配现用。若暂时不用，应置于 4℃冰箱保存，但 24 小时内必须输完，否则弃去。同时，采用密闭式输液装置，外接管道系统每日更换 1 次，并保持导管穿刺处皮肤干燥，每日消毒更换透气贴膜；TPN 导管专用，杜绝经此管抽血、输血等，而当 TPN 治疗超过 20 天要预防真菌感染[13]。

2. 代谢性并发症：包括电解质紊乱、酸碱平衡失调、氮质血症等。最为常见的就是糖代谢紊乱，严重者可发生高糖高渗非酮性昏迷。原因：输入的总糖量或单位时间内的糖量过多；患者原有糖尿病或隐性糖尿病，胰岛素分泌减少；应激状态下体内出现胰岛素抵抗现象；应用肾上腺皮质激素，促进糖异生；患者有肝疾病或肝功能障碍，体内糖的利用障碍，体内糖的利用受限。患者接受 TPN 支持时，特别是在手术创伤后，应注意：逐步调节输入液中葡萄糖的浓度和输入速度，监测血糖水平在 4.4～6.7mmol/L；改变能源的结构，以脂肪乳剂提供 30%～50% 的非蛋白能量；加强临床监测，观察水、电解质的出入平衡状态，特别注意水、钠、钾的补充，及时纠正酸中毒；按适当比例补充外源性胰岛素，促进葡萄糖的利用和转化；若发现高糖渗透性利尿作用明显而采取相应措施不可逆转时，应及时停止输入[14]。

3. 肝损伤和胆汁淤积：肝损伤是 TPN 治疗过程中一个严重并发症，被称为肠外营养相关性肝病（parenteral nutrition-associated liver disease，PNALD）。TPN 时，肝所处的环境及功能状态与正常进食时有明显不同，营养物质进入肝的形式、比例，在门静脉与肝动脉血流中的比例，淋巴系统的分流，以及随营养物质进入肝的激素浓度等，在 TPN 支持时均不可能达到正常进食时的状态，因此就可能造成肝损害和胆汁淤积，特别是较长时期接受 TPN 支持的患者。预防措施：有效地控制感染，特别是腹腔感染；降低 TPN 配方中非蛋白能量；减少糖的供给；尽可能恢复肠道营养；给予外源性胆囊收缩素；补充腺苷蛋氨酸[15]。

四、针对疾病的营养支持

（一）烧伤

烧伤会造成巨大的神经内分泌刺激从而影响新陈代谢。烧伤后的代谢的增加与体表面积相关。给予患者镇痛和恒温环境降低患者的代谢速率。同时，由于烧伤导致蛋白的分解代谢增加，需要额外补充。

（二）糖尿病

糖尿病常常使得营养管理更加复杂。与 TPN 治疗相关的并发症多见于长期高血糖。同时，糖尿病还会引起渗透性利尿、电解质丧失和非酮症昏迷。对于糖尿病患者，需不断调整胰岛素用量而应对血糖的变化。

(三) 机械通气

正使用机械通气的患者如果摄入过多的碳水化合物可能会造成脱机困难。呼吸商（respiratory quotient，RQ）代表 CO_2 产量和 O_2 消耗之间的平衡，可反映患者的代谢情况。RQ 可以用间接热量法测定。只摄入脂质的患者 RQ 值为 0.67，而只摄入碳水化合物的患者 RQ 值为 1。需要注意的是，摄入过多的热量的患者会开始产生脂肪，RQ 值大于 1。较高的 RQ 值反映了二氧化碳排放量的增加，这会影响呼吸机的脱机。

(四) 肾衰竭

肾衰竭会造成葡萄糖耐受不良、透析损失增加、蛋白合成减少、高钾血症和磷排泄减少。针对肾衰竭的患者，给予营养支持时需要考虑透析的相关因素。

(五) 肝衰竭

肝衰竭可导致患者消瘦、液体潴留、维生素和微量元素缺乏、贫血，严重者会出现肝性脑病。对于这样的患者需要限制氮的摄入，同时也要保证足够的能量。支链氨基酸（BCAA）由骨骼肌代谢，在应激时作为能量来源。支链氨基酸可用于肠内或肠外营养，以降低芳香族氨基酸的水平，从而降低肝性脑病的严重程度。

(六) 癌症相关的恶病质

癌症相关的恶病质会伴有肌肉萎缩、胰岛素抵抗和脂肪分解增加。超过 2/3 的癌症患者会有显著的体重下降。手术、化疗、放疗等会使得原来就存在的营养不良恶化。虽然，有临床试验证明，添加 TPN 后会使得患者的体重、氮平衡以及血生化指标有所改善，但对生存期几乎没有影响。可适当添加甲地孕酮（Megestrol Acetate）帮助患者增加脂肪摄取、稳定情绪，而没有特别的副作用。

(七) 短肠综合征

短肠综合征是指由不同原因造成的小肠吸收面积减少，一般小于 180cm，而造成的临床综合征。通常是由肠系膜缺血、克罗恩病等坏死性疾病引起的。剩余小肠大于 120cm 且不含有结肠部分或者有 60cm 以上的连续结肠的患者，最后可脱离 TPN。对于这样的患者，使用 TPN 时，除了必需的营养物质外，可添加重组人生长激素（r-HGH），之后需少食多餐，限制高渗食物，限制脂肪的摄入，限制草酸盐的摄入。

(八) 艾滋病

艾滋病患者会出现蛋白质-热量营养不良和体重下降。艾滋病患者需要每天摄入 35～40kJ/kg 热量和 2～2.5g/kg 蛋白质，除了必需的电解质、维生素和矿物质外，还应该每天摄入谷氨酰胺、精氨酸、不饱和脂肪酸等。对于消化道功能正常的患者，需要给予高蛋白、高热量、低脂肪、无乳糖的饮食。对于消化道功能有损伤的患者需要给予富含氨基酸、增强免疫的肠内营养或肠外营养。

(九) 肥胖

随着生活水平的提高，肥胖患者越来越多，其中不乏病理性肥胖的患者。早期高蛋白、低热量肠内营养支持更有利于减少术后的并发症。对于肥胖的患者建议使用间接测热法评估其能量。

（赵毅，金思励）

参考文献

［1］彭开勤. 重视外科患者的围手术期处理［J］. 腹部外科, 2009, 22：4.

［2］朱继业, 王东. 普通外科围术期液体治疗［M］. 北京：人民军医出版社, 2011：75-105.

［3］陈孝平, 石应康, 邱贵兴, 等. 外科学［M］. 8版. 北京：人民卫生出版社, 2017：70-75.

［4］顾景范, 杜寿玢, 郭长江, 等. 现代临床营养学［M］. 2版. 北京：科学出版社, 2017：300-315.

［5］李可基, 屈宁宁. 中国成人基础代谢率实测值与公式预测值的比较［J］. 营养学报, 2004, 26（4）：244-248.

［6］梁洁, 蒋卓勤, 何玉敏, 等. 中国健康成人基础代谢率估算公式的探讨［J］. 中国校医, 2008, 22（4）：372-374.

［7］孙长颢, 凌文华, 黄国伟, 等. 营养与食品卫生学［M］. 8版. 北京：人民卫生出版社, 2017：1006-1019.

［8］中华医学会肠外肠内营养学分会. 成人围手术期营养支持指南［J］. 中华外科杂志, 2016, 54（9）：641-657.

［9］Elia M, Garvey J, Goedhart A, et al. Enteral (oral or tube administration) nutritional support and eicosapentaenoic acid in patients with cancer：a systematic review［J］. International Journal of Oncology, 2006, 28（1）：5.

［10］Harvey S E, Parrott F, Harrison D A, et al. Trial of the route of early nutritional support in critically ill adults［J］. New England Journal of Medicine, 2014, 371（18）：1673.

［11］Zhong J X, Kang K, Shu X L. Effect of nutritional support on clinical outcomes in perioperative malnourished patients：a meta-analysis［J］. Asia Pacific Journal of Clinical Nutrition, 2015, 24（3）：367-378.

［12］Wei C, Hua J, Bin C, et al. Impact of lipid emulsion containing fish oil on outcomes of surgical patients：systematic review of randomized controlled trials from Europe and Asia［J］. Nutrition, 2010, 26（5）：474-481.

［13］李为苏, 李宁. 营养支持的并发症及其防治［J］. 中国实用外科杂志, 2001, 21（11）：697-701.

［14］杨秀云, 张春芳. 减少 TPN 治疗患者并发症的护理干预［J］. 中国医药指南, 2010, 8（3）：134-135.

［15］许红霞. 肠外营养"伤肝"及对策［J］. 中华普通外科学文献（电子版）, 2014.8（5）：418-419.

【主编评述】

● 营养不良的患者, 确定何时, 如何, 用什么营养支持, 对临床医生是一系列的特殊的挑战*（ *：The Washington manual of Surgery, 5th ed. Philadelphia：Wolters Kluwer, 2008：30）, 提示：营养支持得当、获益, 不是那么容易的, 应认真选择。营养支持不当有副作用, 增加并发症和死亡率, 应用时严密监测, 及时修正应用的营养支持, 没有营养不良不要加强营养（营养支持）。

营养支持, 早期获益的仅是严重的营养不良（The Washington manual of Surgery, 7th ed. Philadelphia：Wolters Kluwer, 2016：49）, 轻中度营养不良难以应用得当, 获益。慎用营养支持。

（刘德成）

第五章　围手术期心功能障碍

　　围手术期心血管事件是指患者在手术期间及术后 30 天内发生的心因性死亡、心肌梗死、不稳定型心绞痛、充血性心力衰竭、严重心律失常（造成血流动力学紊乱的如室性心动过速、室性纤颤）。围手术期心血管事件的发生不仅与患者基础疾病相关，也与术中的应激及术后的管理相关。因此术前的评估和调整，以及围手术期处理和治疗非常重要[1]。

第一节　围手术期心血管一般评估

一、病史

　　病史的重点是鉴别有无严重的心血管疾病，包括高血压、急性冠脉综合征、失代偿性心力衰竭以及恶性心律失常等，以及是否曾经植入过心脏起搏器或心脏除颤器等情况。

（一）现病史

　　1. 询问：是否存在胸痛、心悸、气短和头晕、晕厥以及可能的诱因、持续时间，是否有劳累性呼吸困难、夜间憋醒、端坐呼吸。

　　2. 发绀：提示组织乏氧，分为中心性发绀和末梢性发绀，中心性发绀见于右向左分流的先天性心脏病或肺部疾病，长期中心性发绀可伴有杵状指（趾）；末梢性发绀发生于周围组织血流缓慢、缺氧，见于心力衰竭。

　　3. 晕厥：常提示心源性原因所致短暂性脑供血不足，同时需要与脑血管疾病所致晕厥鉴别。

　　4. 呼吸困难：伴有乏力及运动耐力下降常提示左心功能欠佳。咳嗽、咳粉红色泡沫样痰常提示有急性左心功能不全，呼吸困难及咯血需要与肺部疾病鉴别。

　　5. 水肿：上行性水肿应考虑右心功能不全，下行性水肿多为肾源性水肿，腹胀、腹水需与肝脏疾病鉴别。

　　6. 胸痛或胸部不适：可见于各种心脏病患者，特别是心肌缺血的患者，少数见于心肌炎、心包炎及大血管疾病，同时胸闷、胸痛需要与胸壁、肋间神经、肺部疾病、食管及颈椎疾病鉴别。

　　7. 心慌：一般与高血压、心力衰竭及心律失常相关。

　　8. 咳嗽和咯血：可见于肺瘀血、肺水肿及肺梗死患者，但要与肺部疾病鉴别。

　　9. 贫血：围手术期特别是手术后常合并术后大失血，贫血易诱发心肌缺血及心力衰竭，应给予充分重视。

（二）心脏病原因的确定

　　临床上常见的心脏病包括：各种原因引起的心力衰竭和（或）心律失常；具体疾病包括冠心病、先天性心脏病、肺心病、瓣膜性心脏病、心肌炎、心肌病、心包疾病和心脏肿瘤等。

二、体格检查

对于心血管疾病细致的体格检查是必需的，应关注患者的血压、脉搏、呼吸、血氧饱和度，注意有无贫血、口唇发绀、突眼、二尖瓣面容，颈部查体注意是否有颈静脉怒张、颈动脉搏动和甲状腺肿大。肺部查体要关注双肺有无干湿啰音；心脏检查看有无心前区隆起，触诊有无震颤，叩诊是否有心脏扩大，听诊有无心音低钝、亢进及分裂，有无第三心音和奔马律、换瓣音；各瓣膜听诊区是否存在心脏杂音。腹部检查有无肝-颈静脉回流征阳性、肝大、腹水。四肢检查有无水肿及杵状指（趾）等征象。

三、辅助检查

（一）血生化检测

1. 心肌酶谱和肌钙蛋白：心肌酶谱包括肌酸激酶（CK）、肌酸激酶同工酶（CK-MB），CK、CK-MB 和心肌肌钙蛋白（CTn）水平升高是心肌损伤的标志，如果超过正常值的 2 倍，提示可能存在心肌梗死。

2. 利钠肽：包括 B 型利钠肽（BNP）、N 末端-BNP 前体（NT-pro-BNP），利钠肽用于急性心衰诊断，阴性预测值高（0.94～0.98），阳性预测值低，因此，推荐使用利钠肽来排除心衰；BNP < 100ng/L，NT-proBNP < 300ng/L 为排除急性心衰的切点。

利钠肽除心衰增高以外，房颤、高龄和肾衰时也升高。在肥胖患者中，利钠肽水平可能不成比例地降低，急性心衰时 BNP、NT-pro-BNP 水平均明显升高，并且随心衰的严重程度而呈一定比例的增高。有报道 NT-pro BNP > 5000ng/L 提示心衰患者的短期死亡风险较高，NT-pro BNP > 1000ng/L 提示长期死亡风险较高。

（二）心电图

（1）心电图（ECG）异常可提高心衰诊断率，但特异性低；ECG 完全正常的患者，心衰的可能性（敏感性89%）很小。因此，推荐 ECG 的常规应用，主要是排除心衰。

（2）ECG 有助于诊断心律失常、心肌缺血、心肌梗死及梗死的部位、心脏扩大和心肌肥厚，可判断是否存在心脏不同步，包括房室、室间和（或）室内运动。常规 12 导联心电图有心律失常或怀疑存在无症状性心肌缺血时可考虑行 24 小时动态心电图检查。

（三）超声心动图

超声心动图可用于：①诊断大血管、心包、心肌、心瓣膜疾病和先天性心脏病。②定量分析心脏结构及功能各指标。③评估左、右心室心肌收缩和舒张功能。④估测肺动脉压。⑤评价治疗效果。是诊断心脏疾病，评估心脏功能最常用的方法。

（四）影像学检查

1. X 线胸片：可显示心衰患者的肺静脉充血或水肿，心脏的增大、心胸比例变化及肺部病变，在急性心衰时对诊断有帮助；值得注意的是，X 线胸片上没有心脏增大，也不能除外左心功能不全。

2. 胸部 CT：对于复杂心脏病有一定意义，但在心脏病的诊断中 CT 应用较少。

3. 心脏磁共振（CMR）：CMR 是公认的测量左、右心室容量、质量和射血分数的金标准。对于用超声心动图检查未能诊断（特别是右心成像）的患者，它是最好的替代心脏成像模式，对于复杂性先天性心脏病患者则是首选检查。应用延迟钆增强（LGE）与 T_1 成像一起，是 CMR 首选的评估心肌纤维化的成像方法，可用于确定心衰的病因[2]。

四、心脏功能的临床评估

NYHA 心功能分级：该分级根据心衰症状判断心脏功能，虽然心衰症状程度与心室功能相关性较差，但与生存率明确相关，而轻度症状的患者仍可能有较高的住院和死亡风险（表 5-1）。

6 分钟步行试验：用于评定患者的运动耐力。6 分钟步行距离：＜150m 为重度心衰，150～450m 为中度心衰，＞450m 为轻度心衰。

以上两种心脏功能的评估理论上均适合于术前心脏功能的评估，外科医生必须清楚的是，不论对于先天性心脏病

表 5-1 NYHA 心功能分级

级别	体力活动	静息状态	症状
Ⅰ级	不受限	无症状	一般体力活动不引起
Ⅱ级	轻度受限	无症状	日常体力活动可引起
Ⅲ级	明显受限	无症状	低于日常体力活动引起
Ⅳ级	丧失	有症状	任何体力活动均加重

还是后天获得性器质性心脏病患者，麻醉和手术的过程都会明显增加患者的心脏负荷，从而诱发或加重原有的心脏病，导致患者心脏功能恶化甚至死亡。因此，必须要综合评价心脏结构与功能来判断该类患者能否承担手术对心脏的负荷。

其他常用的多因素的评估指数包括 Goldman 心脏危险指数、Lee 指数等心脏评估指数等。2014 年美国心脏病学会/美国心脏协会非心脏手术围术期心血管评估指南的术前评估主要分为 3 部分：①患者术前心血管危险程度分级。②手术危险程度分级。③患者运动耐量评估评分。指南把临床风险划分为高危心血管危险因素、临床危险因素、低危因素 3 个级别[1]。

高危心血管危险因素：①不稳定冠状动脉综合征包括不稳定型或严重心绞痛，近期心肌梗死（1 个月内）。②失代偿充血性心力衰竭（纽约心脏分级Ⅳ级，心力衰竭病情恶化或新发的心力衰竭）。③有临床意义的心律失常。④严重的瓣膜疾病。

临床危险因素包括：缺血性心肌病史；既往有心力衰竭史或代偿期心力衰竭；脑血管疾病；糖尿病（胰岛素依赖）；肾功能不全。心肌梗死后 3～6 个月为手术禁忌的惯例已不再被认同。而低危因素不视为独立的危险因素如高龄（＞70 岁）；异常心电图；未控制的高血压等。

手术风险分级方面分为 3 层，①高危手术：主动脉和其他大血管及外周血管手术（手术风险＞5%）。②中危手术：胸腹腔手术、经动脉内膜剥除术、头颈外科手术（手术风险＞1%）。③低危手术：内镜手术、体表手术、白内障手术、乳腺手术、门诊手术（手术风险＜1%）。

第一，评估者要考虑该非心脏手术的紧迫性。在许多情况下，患者或手术的特异性因素决定了不允许进一步的心脏评估和治疗（如急诊手术）。在这种情况下，评估者的最佳决定就是在围手术期加强监测和治疗。

第二，患者是否伴有 1 个或 1 个以上的临床危险因素（见前文）或活动性心脏病？如果没有，那么进入第三步。对要接受选择性非心脏手术的患者，如果存在不稳定型冠状动

脉综合征，失代偿性心力衰竭，或严重的心律失常及瓣膜性心脏病时，通常要取消或推迟择期手术，直到心脏问题得到合理的控制和治疗。

第三，患者是否接受低风险手术？对于这样的患者，基于心血管系统检查所采取的干预措施通常不会导致治疗方案的改变，这些类型的患者通常适应手术的全部过程。

第四，患者是否具有良好的功能储备，有没有临床症状？对于有强大功能储备的患者，任何进一步的心血管检查都不会影响治疗。因此这种患者适应手术治疗。对于有心血管疾病或至少 1 个临床危险因素的患者，在围术期要应用 β 受体阻断剂来按指导方案适当地控制心律。

第五，如果患者的功能储备状况很差，则要进一步评估患者活动的临床危险因素。如果患者没有临床危险因素，那么他将适应手术的治疗，没必要改变治疗方案。如果患者存在 1 个或 2 个临床危险因素，则要么接受择期手术，并在术中应用 β 受体阻断剂来控制心率；要么进一步检测心血管功能，并更改治疗方案。对于存在 3 个或 3 个以上危险因素的患者，其手术特异性心脏风险显著增大[3]。

第二节　围手术期的一般检测

（一）血红蛋白及红细胞压积

贫血会增加心血管系统的负担，加重心肌缺血和心力衰竭。对于行前列腺及血管外科手术的患者，红细胞比容<28%会导致心肌缺血和心血管并发症增加。老年男性、退役军人、非心脏手术、术前轻度贫血、Hct<39%或红细胞增多 Hct>51%，都增加术后 30 天死亡率和并发症。Hct 在 39%~51%是最佳的，偏离这个范围，甚至轻度偏离，死亡率和并发症增加[4]。

（二）心率

心率是最基本的循环指标之一。对于有心血管危险因素的患者特别是高危的患者而言，在术前几天或几周内按指导方案应用 β 受体阻滞剂是有益的，可降低心肌缺血、心肌梗死和心源性猝死的发生率。最好将心室率控制在 50~60 次/分钟，不应>80 次/分钟。

（三）血压

血压作为基本的循环指标，是左心后负荷的重要决定因素。对于没有明显心血管合并症的患者，即使术前血压稍高也可以行手术。研究表明，围手术期血压过低比血压升高更易引起心脏和肾脏的并发症[4]。

（四）体温

除了少数情况要求低体温以保护脏器功能（如高位夹闭主动脉时）外，多数时候应保持围手术患者的体温正常。与低温组相比，体温正常组的心血管事件（不稳定型心绞痛/心肌缺血、心肌梗死、心跳骤停）的发生率明显降低，另外体温正常组室性心动过速的发生率也较低体温组低。用多变量分析发现低体温是围手术期心血管事件的独立预测因素，维持正常体温可使围手术期心血管事件的发生率减少 55%[5]。

（五）血糖

高血糖是心血管疾病一个独立的危险因素。对于患有糖尿病或急性高血糖而同时又具有较高心肌缺血风险的患者行血管手术或较大的非心脏手术时应使血糖控制在 8.3mmol/L 以下[6]。

(六) ST 段监测

术后 ST 段改变主要是压低（常与心肌缺血有关），是高危的非心脏手术患者心血管事件的独立预测因素。如果 ST 段改变的持续时间延长（> 30 分钟或 2 小时）将是一个极其危险的信号。目前没有基于在 ST 段改变时行相关干预及预后的研究报道，所以提前预防才是最佳选择。

(七) 肌钙蛋白

心肌梗死是围手术期严重的心脏并发症。对于术后有心前区疼痛临床表现和 ECG 改变的患者有必要行肌钙蛋白监测。

(八) 经食道超声心动图 (transesophageal echocardiography，TEE)

在心脏手术中 TEE 的应用广泛，但在非心脏手术中的应用较少。有研究表明，TEE 对监测心肌缺血的敏感性要高于心电图和肺毛细血管楔压监测。但在非心脏手术中 TEE 监测到的室壁运动异常对于预测患者心脏事件准确性的证据并不多。有研究表明，尽管局部心室壁运动异常对高危人群而言常提示心肌缺血，但利用围手术期 TEE 监测到室壁运动异常预测心血管事件的准确性并不高。此外，术中合理有效地应用 TEE 还需要相关专业技术人员操作。在紧急情况下应用对发现急性严重的血流动力学紊乱是有益的。

(九) 围手术期肺动脉导管监测

严重血流动力学紊乱的患者才有必要行肺动脉导管监测，且必须基于以下 3 个因素：①患者的基础疾病及临床表现。②外科因素如患者的体液交换状况。③设备条件及应用肺动脉导管的熟练程度及合理判断血流动力学参数的能力。但是该检查手段应用风险高，并发症凶险，应谨慎使用。

第三节　围手术期心血管疾病的评估与处理、治疗

对于围手术期出现了心衰的患者，应首先改善急性心衰症状，稳定血流动力学状态，维护重要脏器灌注，避免心衰复发，改善远期预后。

静息时明显呼吸困难者应半卧位或端坐位，双腿下垂可减少回心血量，降低心脏前负荷。

对于低氧血症患者，尤其血氧饱和度< 90% 的患者。可分别应用：①鼻导管吸氧：低氧流量（1~2L/min）开始，根据动脉血气结果调整氧流量。②面罩吸氧：适用于伴呼吸性碱中毒患者。③必要时可采用高流量吸氧、无创或有创呼吸机辅助通气治疗。

对于肺瘀血、体循环瘀血及水肿明显者应密切监测出、入液体量。无明显低血容量因素（大出血、严重脱水、大汗淋漓等）者，每天摄入液体量一般宜在 1500mL 以内，不要超过 2000mL。保持每天出入量负平衡约 500mL，严重肺水肿者水负平衡为 1000~2000mL/d，甚至可达 3000~5000mL/d，以减少水钠潴留，缓解心衰。对于该类患者应每天进行容量评估，维持液体平衡。在液体负平衡时应注意防止低血容量、低血钾和低血钠等的发生，同时限制钠的摄入。

一、缺血性心脏病

缺血性心脏病是围手术期并发症和死亡率增加的一个重要因素。对于急性冠状动脉综合征的重点是评估。部分患者可能需要冠状动脉造影来决定进一步的治疗方案。在金属支架植入后的 4~6 周，或在药物洗脱支架植入后的 12 个月内，不推荐进行选择性非心脏手术。并且在球囊血管成形术术后 4 周内不推荐进行选择性的非心脏手术。对存在多重危险因素的冠心病患者，在接受非心脏手术时，建议术中及术后进行 ST 段监测；对出现 ECG 改变或胸痛的典型冠脉综合征的患者，还推荐在术后进行血肌钙蛋白水平的监测。

大多数的围手术期心肌梗死发生在术后 48 小时以内，此前多有无症状性心肌缺血发生，因此，术后频发的无症状性心肌缺血是心肌梗死之前兆，应予以高度重视。

指南指出[1]：①存在左主冠状动脉狭窄的稳定型心绞痛患者。②存在 3 支冠状动脉病变的稳定型心绞痛患者（当左室射血分数<50%时意义更大）。③存在近端左前降支狭窄的 2 支冠状动脉病变患者，同时左室射血分数<50%或无创检查显示有心肌缺血的患者。④高危不稳定型心绞痛或非 ST 段抬高型心肌梗死患者。⑤急性 ST 段抬高型心肌梗死患者。以上 5 类患者在非心脏手术前推荐行冠状动脉成形术。

二、高血压

对于轻度至中度高血压，舒张压低于 100mmHg，无严重器官损伤的患者，能够良好地耐受全身麻醉以及大的非心脏手术。对于术前血压控制良好的高血压患者，停止降压治疗，可能会导致患者发生严重的心血管事件。对于 3 级高血压的患者（收缩压≥180mmHg，舒张压≥110mmHg），应该权衡推迟手术、接受抗高血压治疗的利弊。通过应用静脉药物，大多数患者可以将血压控制；另外应密切监测血压和血糖，戒烟，避免大量饮酒，注意休息，保证充足睡眠，同时减少钠盐摄入。对舒张压在 110~130mmHg 的患者，以及之前没有心肌梗死史、不稳定型或严重的心绞痛、肾衰竭、妊娠导致的高血压、左心室肥大、冠状动脉重建、主动脉狭窄、心律失常、传导阻滞以及中风的患者，没有证据显示推迟其择期手术的益处。许多研究建议在手术当天早晨停止使用血管紧张素转换酶抑制剂（ACEI）和血管紧张素受体拮抗剂（ARB）。

三、心律失常

心律失常可能是器质性心脏病的一种临床表现。无基础心脏疾病的房性、室性早搏不应被视为非心脏手术时心血管并发症的危险因素。对于存在永久性或持续性房颤的患者，应使用美托洛尔、地高辛等药物控制心率在 80~90 次/分，另外其围手术期最大的风险是血栓栓塞。可考虑在术前和术后给予亚治疗剂量的低分子量肝素抗凝治疗。无症状的病窦综合征，Ⅰ度和Ⅱ度Ⅰ型房室传导阻滞，右束支传导阻滞都无须特殊处置。Ⅱ度Ⅱ型、Ⅲ度房室传导阻滞，双束支阻滞，既往阿斯综合征及病窦综合征伴有晕厥，频繁出现长间歇心脏停搏者可术前植入临时起搏器，如急诊手术可应用阿托品、异丙肾上腺素等药物提高心率。

有器质性心脏病的患者可并发各种类型的心律失常。室上性心律失常中以房颤最为多见，且与预后密切相关。室性心律失常包括频发室性期前收缩、非持续性及持续性室性心动过速及室颤。心律失常处理首先要治疗原发的心脏疾病，改善心肌缺血和心脏功能，纠正神经内分泌过度激活。同时应积极纠正可能的诱发因素，如感染、电解质紊乱（低血钾、低血镁、高血钾）、心肌缺血、高血压、甲状腺功能亢进或减退症等。不推荐常规使用决奈达隆及 I_A、I_B 及口服 I_C 类抗心律失常药物[6]。如果患者没有器质性心脏病，那么应在术中密切监测，一般不需给抗心律失常药物，除非该心律失常引起血液动力学改变。

（一）房颤

对于阵发性房颤应首先查找诱因，包括心衰、容量过多、感染、电解质紊乱等。快速房颤造成血流动力学不稳定者需紧急减低心室率，维持心室率在 60~100 次/分或恢复窦性心律，对于房颤首次发作、持续时间＜48 小时或经 TEE 检查没有左心房血栓证据者，可考虑电复律或药物复律。慢性房颤治疗以控制心室率为主，首选地高辛或毛花苷 C 静脉注射；如心室率控制不满意，也可静脉缓慢注射胺碘酮，10~20 分钟内给予 150~300mg。如怀疑有心肌缺血也可选用 β 受体阻滞剂降低心室率。

（二）室性心律失常

（1）对于血流动力学不稳定的持续性室速患者，应首选电复律，复律后可加用静脉胺碘酮治疗。胺碘酮静脉注射负荷量 150mg（10 分钟），然后静脉滴注 1mg/min，6 小时，继以 0.5mg/min，18 小时。还可以应用 β 受体阻滞剂。这两种药联合尤其适用于"交感风暴"的患者。利多卡因应用于心衰患者，但静脉剂量不宜过大，75~150mg 在 3~5 分钟内静脉注射，继以静脉滴注 2~4mg/min，维持时间不宜过长，在 24~30 小时。

（2）对于血流动力学稳定的持续性室速患者，可以首选胺碘酮治疗。发作中止后，按个体化原则治疗。要寻找并纠正心衰恶化和发生严重心律失常的潜在诱因（如电解质紊乱、致心律失常药物的使用、心肌缺血）；要优化心衰的药物治疗，如 ACEI（或 ARB）、醛固酮受体拮抗剂等。对于非持续性、无症状的室性心律失常除了按指导方案用 β 受体阻滞剂，不建议应用其他抗心律失常药物。

（三）症状性心动过缓及房室传导阻滞

该类心衰患者可以应用阿托品静脉注射，如果药物治疗无效，可考虑临时或永久起搏治疗器。

四、急性心力衰竭

围手术期心力衰竭除了考虑患者的基础心肺疾病外，还要关注心力衰竭的病因和诱因予以合理的治疗。必要时可行无创（超声）和（或）有创血流动力学监测（如心排血量、有创动脉压、中心静脉压、肺动脉毛细血管楔压等），为临床治疗提供客观依据。

对于心衰的患者可给予针对病因和对症治疗，同时对所有术后心衰的患者均应除外急性心肌梗死的可能。

（一）基础治疗

阿片类药物可缓解呼吸困难和焦虑，减少氧耗。对于 AHF 伴有严重呼吸困难，考虑有肺水肿的患者，可谨慎考虑用阿片类药物。剂量依赖的副作用包括恶心、低血压、心动过缓和呼吸抑制。洋地黄类药物能增加心输出量、降低左心室充盈压和改善症状，对伴有快速心室率房颤患者尤为适用。

(二) 利尿剂

利尿剂适用于 AHF 伴液体负荷过重和有充血征象的患者。利尿剂增加肾脏盐和水的排泄并有一定血管扩张作用。但对于有低灌注表现的 AHF 患者，应谨慎应用利尿剂。

(三) 血管扩张药物

(1) 通过降低静脉张力 (优化前负荷) 和动脉张力 (降低后负荷)，血管扩张剂可双重获益。血管扩张剂治疗高血压性 AHF 是特别有效的，收缩压水平是评估此类药是否适宜的重要指标。收缩压> 110mmHg 的患者通常可安全使用；收缩压在 90~110mmHg，应谨慎使用；收缩压< 90mmHg，禁忌使用。此外，对于有明显二尖瓣或主动脉瓣狭窄的患者，血管扩张剂应当慎用。

(2) 该类药物能缓解 AHF 患者的症状，然而，没有强有力的证据证实其有改善预后的作用。

(3) 药物种类和用法：主要有硝酸酯类、硝普钠及萘西立肽 (重组人 BNP) 等。血管扩张剂应用过程中应密切监测血压，根据血压调整合适的维持剂量，见表 5-2。

表 5-2 血管扩张药物用法

血管扩张剂	剂量	主要副作用	其他
硝酸甘油	以10~20μg/min开始，可增加到200μg/min	低血压，头痛	低血压，头痛
硝酸异山梨酯	以 1mg/min 开始，可增加到 10mg/min	低血压，头痛	低血压，头痛
硝普钠	以 0.3μg/(kg·min) 开始，可增加到5μg/(kg·min)	低血压，硫氰酸盐中毒	光敏感
脑钠素	以 2μg/(kg·min) 开始，可每次推注+ 0.1μg/(kg·min)	低血压	—

(四) 正性肌力药物

1. 应用指征和作用机制：适用于低心排血量综合征，如伴症状性低血压 (≤85mmHg) 或心输出量低伴循环瘀血患者，可缓解组织低灌注所致的症状，保证重要脏器血液供应。

2. 药物种类和用法：

(1) 多巴酚丁胺：短期应用可增加心输出量，改善外周灌注，缓解症状。对于重症心衰患者，连续静脉应用会增加死亡风险。用法：2~20μg/(kg·min) 静脉滴注。使用时应密切监测，常见不良反应有心律失常、心动过速，偶尔可因加重心肌缺血而出现胸痛。

(2) 磷酸二酯酶抑制剂：代表药物为米力农，首剂 25~75μg/kg，静脉注射 (> 10 分钟)，继以 0.375~0.750μg/(kg·min) 静脉滴注。常见不良反应有低血压和心律失常。OPTIME-CHF研究表明米力农可能增加不良反应事件和病死率。

(3) 左西孟旦：是一种钙增敏剂，通过结合于心肌细胞上的 TnC 促进心肌收缩，还通过介导 ATP 敏感的钾通道而发挥血管舒张作用和轻度抑制磷酸二酯酶的效应。其正性肌力作用独立于 β 肾上腺素能刺激，可用于正接受 β 受体阻滞剂治疗的患者。该药在缓解临床症状、改善预后等方面不劣于多巴酚丁胺，且使患者的 BNP 水平明显下降。用法：首剂 12μg/kg静脉注射 (> 10 分钟)，继以 0.1μg/(kg·min) 静脉滴注，可酌情减半或加倍。对于收缩压<100mmHg 的患者，不需负荷剂量，可直接用维持剂量，防止发生低血压。

3. 注意事项：急性心衰患者应用此类药需全面权衡：①是否用药不能仅依赖血压测量值，还需要结合是否存在组织低灌注的临床表现来进行综合判断。②当血压降低伴低心输出量或低灌注时应尽早使用，而当器官灌注恢复和（或）循环瘀血减轻时则应尽快停用。③药物的剂量和静脉滴注速度应根据患者的临床反应做调整，强调个体化治疗。④此类药可即刻改善急性心衰患者的血流动力学和临床状态，但也可能促进交感神经活性增加和（或）诱发一些不良的病理生理反应，甚至导致恶性心律失常、心肌缺血等情况发生，因此用药期间必须密切监测；血压正常又无器官和组织灌注不足的急性心衰患者不宜使用。

4. 血管收缩药物：对外周动脉有显著缩血管作用的药物，如去甲肾上腺素、肾上腺素等，多用于尽管应用了正性肌力药物仍出现心源性休克，或合并显著低血压状态时。这些药物可以使血液重新分配至重要脏器，收缩外周血管并提高血压，但以增加左心室后负荷为代价。这些药物具有正性肌力活性，也有类似于正性肌力药的不良反应。

5. 抗凝治疗：抗凝治疗（如低分子肝素）建议用于深静脉血栓和肺栓塞发生风险较高且无抗凝治疗禁忌证的患者。

五、非药物治疗

（一）机械通气

指征为心搏呼吸骤停而进行心肺复苏及合并 Ⅰ 型或 Ⅱ 型呼吸衰竭。有下列两种方式：①无创呼吸机辅助通气：分为持续气道正压通气和双相间歇气道正压通气两种模式。推荐用于经常规吸氧和药物治疗仍不能纠正的肺水肿合并呼吸衰竭，呼吸频率＞20 次/分钟，能配合呼吸机通气的患者，但不建议用于收缩压＜85mmHg 的患者。②气道插管和人工机械通气：应用指征为心肺复苏时、严重呼吸衰竭经常规治疗不能改善者，尤其是出现明显的呼吸性和代谢性酸中毒并影响到意识状态的患者。

（二）连续性肾脏替代治疗（CRRT）

适应证：①高容量负荷如肺水肿或严重的外周组织水肿，对利尿剂抵抗；低钠血症（血钠＜110mmol/L）且有相应的临床症状如神志障碍、肌张力减退、腱反射减弱或消失、呕吐以及肺水肿等。②急性肾损伤患者血肌酐超过基线水平 2~3 倍，或尿量＜0.5mL/（kg·h），时间达 12 小时，即可行 CRRT 治疗。

（三）体外膜肺氧合（ECMO）

在上述常规治疗效果不佳且原发病可逆时可考虑应用 ECMO，VA-ECMO 可用于：① ARDS 合并严重心源性休克。②低的心输出量。③左心室射血分数减低［经超声心动图证实和需要的正性肌力支持和（或）去甲肾上腺素＞0.5μg/（kg·min）］短期辅助心脏功能，也可作为心脏移植或心肺移植的过渡。ECMO 可以部分或全部代替心肺功能。

第四节　围手术期监护及治疗

一、术后监护

术后返回监护室或者 ICU 后，立即行心电图、呼吸、脉搏血氧及血流动力学等监测，术中及术后血流动力学不稳的可行有创血压监测，详细记录出入液量，观察双肺呼吸音，心音及末梢循环情况，还要密切注意组织及器官灌注情况。

二、围手术期β受体阻断剂治疗

2014年系统复习美国心脏病学会/美国心脏协会围手术期检查评估和处理方案，弄清围手术期β受体阻滞剂治疗非心脏手术患者的一些争论问题，提出围手术期β受体阻滞剂能减少心脏并发症，但支持能减少术后死亡率的报告很少，与β受体阻滞剂应用和不良后果有明显关系，如心动过缓、卒中。推荐长期应用β受体阻滞剂的手术患者，继续应用β受体阻滞剂。术前危险分层实验时，患者有中度、高度危险的心肌缺血，术前开始应用β受体阻滞剂。患者有3个或3个以上（修正的心脏危险指数，RCRI）危险指数（糖尿病、心力衰竭、冠心病、肾功能障碍、脑血管意外），术前开始应用β受体阻滞剂也是合理的。β受体阻滞剂不应在手术当日开始应用，应在估计是安全和能耐受时应用，最好是术前2~7天开始应用[1]。

围手术期心律失常和传导异常如出现血流动力学紊乱时应及时处理。对于持续性室上性心律失常需行电复律或药物复律，可按上述推荐方案用β受体阻断剂、钙通道阻滞剂等处理。对于持续的可能造成血流动力学紊乱的室上性心动过速和室性心律失常可行心电复律。

三、围手术期他汀类药物治疗

越来越多的证据显示了在非心脏手术中应用他汀类药物的心脏保护作用。对目前在使用他汀类药物的患者，在接受非心脏手术时要继续使用。对要接受血管手术的患者，无论有没有临床危险因素，他汀类药物都推荐使用。

四、围手术期应用抗血小板药物治疗的风险

行经皮冠状动脉介入患者将行非心脏手术常会遇到双重抗血小板治疗的问题。与单独用阿司匹林相比，双重抗血小板治疗引起术中大出血增加的绝对风险为0.4%~10%。因此择期非心脏手术患者单独用阿司匹林不必常规停药，但颅内手术和前列腺手术可能除外[6]。

围手术期凝血和抗凝药物的管理应注意以下3个方面。

（一）抗血小板药物

在充分权衡出血和支架内血栓相对风险的基础上，围手术期抗血小板治疗应由外科医生、麻醉师、心脏病学家和患者或家属共同决定，对于植入冠脉支架但必须停止P2Y12血小板受体阻滞剂才可以手术的患者，停用替卡格雷和氯吡格雷至少5天，普拉格雷至少7天，在可能的情况下推荐继续使用阿司匹林，术后应尽快开始P2Y12血小板受体阻滞剂治疗。

对于未植入冠脉支架且非心脏手术不紧急的患者，当可能增加心脏事件的风险超过出血增加风险时，推荐继续服用阿司匹林。对于未植入冠状动脉支架的患者，不推荐择期非心脏手术前开始或继续服用阿司匹林，除非缺血事件的风险超过外科出血的风险。

（二）维生素 K 拮抗剂和肝素桥接

心脏病患者术前服用维生素 K 拮抗剂的，是否停药和进行肝素桥接治疗需要权衡外科出血和患者血栓的风险，若国际标准化比值（international normalized ratio，INR）＜1.5 可安全进行外科手术。

患者术前停服维生素 K 拮抗剂 3~5 天以后每天监测 INR，直至 INR≤1.5；但对于栓塞高危人群，围手术期需要低分子肝素桥接治疗，停服维生素 K 拮抗剂后第 2 天或 INR ＞ 2.0 后即开始低分子肝素桥接治疗，应用至术前 12 小时[7]。

（三）非维生素 K 拮抗剂

如凝血酶抑制剂达比加群，Xa 因子抑制剂利伐沙班等由于半衰期较短，大多不需要肝素桥接治疗[8]。

五、围手术期疼痛的处理

从心脏的角度来看，疼痛的管理是围手术期管理的一个重要方面。尽管没有研究表明镇痛能够改善预后，但可以降低患者的应激水平及儿茶酚胺类物质的释放。同时患者自控镇痛技术的应用能够明显地提高患者的满意度，降低疼痛指数。阿片类药物可缓解呼吸困难和焦虑。不推荐常规使用阿片类药物治疗急性心功能衰竭，对于严重呼吸困难，主要是肺水肿的患者，可谨慎考虑用阿片类药物。剂量依赖的副作用包括恶心、低血压、心动过缓和呼吸抑制。一个有效的镇痛治疗方案应该包括在围手术期的管理计划中，而且该方案应该是针对不同患者的不同情况而特别制定的。因此，对于心血管疾病患者术后，应及时给予药物止痛，保证充分休息；防治术后心律失常；保持液体出入量平衡；切口及时换药，防治感染；预防栓塞并发症；术后加强痰液引流及早期离床活动；术后继续应用抗生素 3~5 天，预防感染性心内膜炎的发生。

综上所述，患者在接受非心脏手术时，只有通过团队的共同努力，以及外科医生、麻醉师和其他医务人员的不断交流，在整个围手术期做到准确、客观的术前心血管评估，高效的术中管理，严密的术后监护，精心治疗，才能最大限度地减少非心脏手术患者围手术期心血管事件的发生率和病死率。

（臧　彬，吉凯强）

参考文献

［1］Fleisher L A，Fleischmann K E，Auerbaeh A D，et a1. 2014 ACC/ AHA guideline on perioperative cardiovascular evaluation and management of patients undergoing noncardiac surgery：a report of the American College of Cardiology/ American Heart Association Task Force on Practice Guidelines［J］. Circulation，2014，130（24）：e278-e333.

［2］Ponikowski P，Woors A A，Anker S D，et al. 2016 ESC Guidelines for the diagnosis and treatment of acute and chronic heart failure［J］. European journal of heart failure，2016，18（8）：891-975.

［3］Kristensen S D，Knuuti J，Saraste A，et a1. 2014 ESC/ ESA Guidelines on non~cardiac surgery：cardiovascular assessment and management：The Joint Task Force on non-cardiac surgery：cardiovascular assessment and management of the European Society of Cardiology（ESC）and the European Society of Anesthesiology（ESA）［J］. Eur Heart J，2014，35（35）：2383-2431.

［4］Wu W C, Schifftner T L, Henderson W G, et al. Preoperative hematocrit levels and postoperative outcomes in older patients undergoing noncardiac surgery ［J］. JAMA, 2007, 297 (22): 2481-2488.

［5］Fefinga H H, Bax J J, Schouten O, et al. Protecting the heart with cardiac medication in patients with left ventricular dysfunction undergoing major noncardiac vascular surgery ［J］. Semin Cardiothorac Vase Anesth, 2006, 10 (1): 25-31.

［6］Fleisher L A, Beckman J A, Brown L A, et al. ACC/AHA 2007 Guide lines on Perioperative Cardiovascular Evaluation and Care for Noncardiac Surgery ［J］. Circulation, 2007, 116: e418 -e499.

［7］Anderson J L, Adams C D, Antman E M, et al. ACC/ AHA 2007 guidelines for the management of patients with unstable angina/ non-ST-segment elevation myocardial infarction: a report of the American College of Cardiology/ American Heart Association Task Force on Practice Guidelines ［J］. J Am Coll Cardiol, 2007, 50: 1-157.

［8］Lee T H, Marcantonio E R, Mangione C M, et al. Derivation and validation of a simple index for prediction of cardiac risk of major noncardiac surgery ［J］. Circulation, 1999, 100 (10): 1043-1049.

【主编评述】

● 本章的参考文献有权威性，是国家卫生机构的指导方案，专家共识，每个内容充分论述，长篇阔论，列举很多参考文献，参考文献[1]引用 490 篇参考文献，参考文献[5]引用 584 篇参考文献，参考文献[6]引用 957 篇参考文献。

该章的内容非常丰富且重要。由于篇幅的限制，似大海捞东西，难以将围手术期心功能障碍的内容充分表达出来。

如有疑问，或想更多、更详细了解其内容，敬请读者参阅参考文献。

（刘德成）

第六章 围手术期肺功能障碍

呼吸是维持机体生命活动所必需的。呼吸系统与体外环境相通，吸入氧气，排出二氧化碳，这种气体交换是肺最主要的功能。肺部并发症是最常见的外科手术术后并发症。气道管理应用于临床可减少肺部并发症、降低死亡风险、再入院率和住院费用。Kanat 等[1]研究显示上腹部术后肺部并发症发病率高达 58.3%，主要为肺炎、支气管炎、肺不张、肺栓塞及急性呼吸衰竭。非胸部大手术患者术后肺部并发症的发病率为 2%～19%[2]，而合并慢性阻塞性肺疾病（COPD）患者的术后肺部并发症发病率可高达 30% 以上[3]。因此，术前对患者进行全面详细的评估管理，在围手术期维持患者的正常呼吸功能及围手术期呼吸监测管理至关重要。

第一节 术前危险因素及防治措施

如果术前充分、准确地评估手术患者的呼吸系统，避免危险因素引发的术后并发症危害，给予适当的药物或物理预防，势必将有助于减少围手术期呼吸系统并发症的发生。

一、术前肺功能障碍的危险因素

1. 年龄：年龄 ≥75 岁[4]，同时满足无吸烟史或吸烟指数＜200 且戒烟时间长于 8 周。呼吸系统随着年龄增长而逐渐改变，呼吸肌强度弱、胸廓弹性差、呼吸力减低及肺泡表面活性物质减少，导致肺活量下降，残气量上升以及通气血流比的改变，并且高龄患者术前并发的支气管痉挛、反复感染及二氧化碳积聚等原因造成的慢性阻塞性肺疾病较多见。

2. 肥胖：体重指数（BMI）≥28 kg/m² 或体表面积[5]（body surface area，BSA）＞1.68 m² 为肥胖。肥胖患者胸壁顺应性降低，代谢高，呼吸功能负担重，为克服胸壁重量，呼吸运动机械负荷增加。研究表明，在不同年龄组，病态肥胖患者围手术期病死率较非肥胖患者可高出 3～12 倍[6]。体重超过标准体重 30% 者，术后呼吸系统并发症发生率约增高 2 倍。在哮喘和肥胖的流行病学调查中表明，肥胖会增加哮喘的风险，特别是在女性群体中[7-10]。

3. 吸烟史：术前戒烟时间至少 2 周，吸烟可损伤气道上皮细胞和纤毛运动，气道净化能力下降，黏液分泌增多，气道阻力增加，吸烟不仅会影响呼吸道，也影响心血管功能及凝血因子[11]。吸烟人群慢性呼吸系统疾病的发生率远远高于不吸烟人群，每日吸烟＞10支，术后肺部并发症的发生率比不吸烟者增加 6 倍[12]。

4. 致病性气管定植菌：术前痰培养提示致病性气管定植菌阳性。

5. 哮喘或气道高反应性：符合以下 4 项中的 1 项则被诊断为气道高反应性（AHR）：①长期服用激素或抗过敏药物。②支气管舒张试验阳性。③登楼试验前后呼气峰值流量（PEF）下降＞15%。④心肺运动试验（CPET）过程中出现干啰音或动脉血氧饱和度（SAO₂）下降＞15%。

6. 肺功能临界状态或低肺功能：第一秒用力呼气容积（FEV1）＜1.0 L 或者一秒率（FEV1%）＜50%~60% 或者呼气峰值流量 PEF＜320 L/min。

7. 呼吸系统疾病：COPD、结核及其合并肺部其他疾病，如肺内感染或肺间质纤维化等。急性呼吸系统感染患者术后易并发肺不张和肺炎；慢性阻塞性肺疾病患者术后易并发气道分泌物增多、通气不足和肺炎；哮喘、慢性支气管炎患者较一般患者更容易发生支气管痉挛。伴有中重度呼吸功能不全行开胸或上腹部手术的患者较普通人群的并发症发生率和病死率高[13]。

8. 其他：如术前曾行放疗、化疗、二次手术或有外伤治疗史，心、肝、肾等功能不全和代谢性疾病（如糖尿病）及各种原因所致营养不良或贫血等。营养不良、血清白蛋白过低的患者由于血浆渗透压低下，术后极易出现间质性肺水肿，甚至出现急性呼吸窘迫综合征；急诊手术欠缺术前对患者呼吸系统的整体评估及预防干预，感染或误吸胃内容物等情况出现率增加；麻醉药物、麻醉方式的选择等因素也对围手术期肺部并发症的发生起着重要的作用。

二、术前呼吸功能评估

术前风险评估方法主要包括以下几方面：①病史。②体格检查。③常规检查。④动脉血气分析。⑤肺功能测试（PFT）。

（一）病史

详尽收集患者病史，了解患者既往有无相关呼吸系统疾病，特别是烟龄、咳嗽、咳痰、咯血、喘息、气短等情况，了解合并呼吸系统疾病患者术前用药治疗情况，明确有无感染或是否处在相关呼吸系统疾病发作期。

（二）体格检查

注意观察患者胸廓，明确有无肥胖、胸廓畸形或者脊柱侧弯，上述情况可使患者肺容积（功能残气量、肺总量）减少，肺顺应性下降，导致肺不张或低氧血症，桶状胸常见于慢性阻塞性肺疾病患者；注意观察患者皮肤和黏膜，明确有无苍白或发绀，当血氧饱和度低于90%时，可在口唇、指甲等处出现发绀，但应注意发绀是低氧血症特异但不敏感的体征，贫血者不明显或不出现发绀；注意观察患者呼吸深度、频率和节律的情况，成人平静呼吸频率为16~20 次/分钟，成人平静呼吸时频率超过 25 次/分钟是呼吸衰竭的早期体现；上呼吸道部分梗阻时可出现三凹征，吸气期延长，注意观察辅助呼吸肌是否参与呼吸运动。

听诊器听诊时注重呼吸音的强弱、音调、时相和性质，是否粗糙以及有无湿啰音，哮鸣音提示小气道痉挛，多见于哮喘或慢性喘息性支气管炎患者。

（三）常规检查

患者进行手术前应常规完善血常规、c-反应蛋白（CRP）及心电图等常规检查项目，血常规、CRP 等化验检查可提示术前有无感染、贫血及慢性缺氧等情况；胸部影像学检查可明确胸廓、气管和肺组织肺异常情况，确认有无气管偏移或狭窄、气道阻塞等情况存在；心电图可提示合并肺源性心脏病和肺动脉高压等情况，胸部 CT 较胸部 X 线更为全面，磁共振成像则能清晰显示肺微不张情况，术前应根据患者具体情况选择检查。

（四）血气分析及有关测定

动脉血气分析对判断呼吸衰竭和酸碱平衡的严重程度及指导治疗均具有重要意义。

1. 动脉血氧分压（PaO_2）：血液中物理溶解的氧分子所产生的压力，是反映机体氧合状态的指标，通常用它来判断低氧血症的存在及其程度，由于PaO_2受通气量、心排血量、混合静脉血氧含量、组织耗氧量和吸入氧浓度诸因素的影响，故不能单凭PaO_2来判断肺病变的程度或诊断为呼吸衰竭（表6-1）。

健康人在海平面大气压下呼吸时正常值为95～100mmHg（12.6～13.3kPa），健康成人随年龄增大而降低，预计公式为：$PaO_2 = 100mmHg - （年龄 × 0.33）± 5mmHg$，一般每增加10岁，其平均值下降4mmHg。

2. 动脉血二氧化碳分压（$PaCO_2$）：物理溶解在动脉血中的二氧化碳分子所产生的张力，正常值35～45mmHg（4.7～6.0kPa），它是反映肺通气功能的指标，通气过度时$PaCO_2$下降，通气不足时$PaCO_2$上升，常见于慢性阻塞性肺疾病、哮喘、呼吸肌麻痹等疾病。一般认为大手术患者术前$PaCO_2$大于45mmHg，PaO_2小于50mmHg为高危患者，术后需要较长时间的呼吸支持。

表6-1　低氧血症程度表

低氧血症程度	氧分压数值
轻度	80～60mmHg（10.7～8.0kPa）
中度	60～40mmHg（8.0～5.3kPa）
重度	<40 mmHg（5.3kPa）

3. 血氧饱和度（SaO_2）：指动脉血氧与血红蛋白结合的程度，正常值95%～98%，可以作为判断缺氧的一个指标，但是反应缺氧不及PaO_2敏感，具有掩盖缺氧的潜在风险。正常血氧饱和90%以上；90%提示轻度呼吸功能不全，84%以下提示有严重肺部病变。

4. pH：表示体液氢离子的浓度的指标或酸碱度。正常值为7.35～7.45。

5. 呼气末二氧化碳（$ETCO_2$）监测：无创技术监测肺功能，反应二氧化碳产量和通气量是否充分以及发现病理状态（如肺栓塞）。呼气末二氧化碳浓度升高提示有通气不足或呼吸道梗阻；下降主要是肺泡通气过度或输入肺泡的CO_2减少，可能有心排血量低、大出血。肺栓塞、呼吸机脱落，气道完全梗阻或气管导管插入食管时，呼气末二氧化碳浓度急剧下降至零，纠正后可回升。

6. 混合静脉血氧分压（PvO_2）和混合静脉血氧饱和度（SvO_2）：它们可反映呼吸和循环功能障碍的程度。混合静脉血氧分压是静脉引流全身组织平均氧分压，反应全身氧供需平衡的情况，正常值4.7～5.3kPa，低于3.7kPa是发生缺氧的阈值，低于2.7kPa脏器功能将发生障碍，低于1.6kPa时，患者垂危。

（五）肺功能检查

肺功能测定是判断肺功能敏感而较可靠的量化方法。评估肺功能的目的在于了解患者的代偿储备功能，预示术后发生并发症的可能性和是否需要给予必要的处理以提高代偿能力。

1. 拟作腹部大、中手术的患者术前肺功能评价的指征：①年龄≥40岁，且有慢性咳嗽、痰多、长期大量吸烟、活动后明显气促、肺部听诊有干湿啰音。②年龄≥65岁。③过度肥胖者。④已明确有慢性阻塞性和限制性肺疾病的患者。

2. 肺功能测定指标及意义：

（1）**肺活量（VC）**：是指尽力吸气后缓慢而又完全呼出的最大气体量，成年男性平均值3500mL，成年女性平均值为2500mL，肺活量减低提示有限制性通气功能障碍，也可提示有严重阻塞性通气功能障碍，缺点是不能反映肺组织的弹性和呼吸道的通畅程度。

（2）功能残气量（FRC）、残气量（RV）、RV/TLC（残气/肺总量）：平静呼气末肺内所含气体量，即功能残气量。最大呼气末肺内所含气体量，即残气量。肺弹性回缩力下降，可使FRC增高，如阻塞性肺气肿、气道部分梗阻。反之，FRC下降，如肺间质纤维化、急性呼吸道窘迫综合征、胸廓畸形致肺泡扩张受限，或肥胖伴腹压增高使胸廓弹性回缩力下降，FRC也下降。临床上残气量通常用RV/TLC作为判断指标，正常情况下，RV/TLC≤35%，超过40%即提示肺气肿。

（3）肺总量（TLC）：是最大限度吸气后肺内所含气体，即肺活量加残气量。成人男性约5020mL，成人女性约3460mL。肺总量减少见于广泛肺疾病，如肺水肿、肺不张、肺间质疾病、胸腔积液、气胸等。

（4）最大自主通气量（MVV）、每分钟静态通气量（VE）：最大自主通气量是指在1分钟内以最大的呼吸幅度和最快的呼吸频率呼吸所得的通气量。每分钟静息通气量是静息状态下每分钟呼出气的量。MVV可用来评估肺组织弹性、气道阻力、胸廓弹性和呼吸机的力量，这对估计患者术前呼吸功能有非常重要的意义。

$$通气储备百分比 = \frac{每分钟最大通气量 - 每分钟静态通气量}{每分钟最大通气量} \times 100\%$$

通气储量百分比是手术前判断肺功能状况，预计肺并发症发生风险的预测值指标，正常值>95%，低于86%提示通气储量不足（表6-2）。

（5）用力肺活量（FVC）：是指深吸气至肺总量位后以最大力量、最快速度所能呼出的全部气量。用力肺活量是测定呼吸道有无阻力的重要指标。第1秒用力呼气容积（FEV$_1$）是指最大吸气至肺总量位后，开始呼气第1秒钟内的呼出气量，其中FEV$_1$/FVC简称为一秒率，在临床应用十分广泛，阻塞性通气障碍患者（如慢性阻塞性肺疾病、支气管哮喘急性发作）由于气道阻塞、呼气延长，FEV$_1$和FEV$_1$/FVC均降低。

（6）最大呼吸中段流量（MMF）：是根据用力肺活量曲线而计算得出用力呼出25%~75%的流量，可作为评价早期小气道阻塞的指标。

（7）最大呼气流速（MEFR）：是反映FVC时最大的气体流速。MEFR必须>100mL/min，才能产生有效咳嗽，MEFR<100mL/min，预测发生术后肺部并发症危险性大。

下列结果提示术后有并发呼吸衰竭的危险：①PaCO$_2$>6kPa。②PaO$_2$<7.3kPa。③VC<1L（或小于50%预计值）。④FEV$_1$/FVC<0.5L（或小于40%预计值）。⑤MEFR<0.6L/s。⑥MVV<50%预计值。⑦通气储备百分比<0.7。

表6-2　肺功能测定与发生术后肺部并发症的关系

指　标	高危值
用力肺活量（FVC）	<1.7L
第1秒钟用力呼气容积（FEV$_1$）	<1.0L
最大呼吸流速（MEFR）	<100mL/min
最大自主通气量（MVV）	<预计值的50%或<50L/min

三、术前防治措施

（一）心理准备

术前对患者就手术流程、注意事项的告知和加速康复外科的应用，进行集体或个体化宣传教育，由外科医生、麻醉师、康复师和护理人员执行。指导戒烟及正确咳嗽及咳痰，有效应用呼吸训练装置，告知患者可能出现的临床表现（如疼痛及咳嗽等）及处理方法；从而缓解患者的焦虑、紧张情绪，增强患者对手术的依从性，实现加速康复[14]。

（二）戒烟

择期手术前，要求停止吸烟 2~4 周，以恢复纤毛运动功能，减少呼吸道分泌物，消除黏膜肿胀，改善通气功能，甚至只是在手术之前戒烟，减少碳氧血红蛋白水平并改善组织氧利用率[15]。吸烟增加血红蛋白浓度和血小板聚集，从而增加血栓形成的风险[16]。

（三）练习深呼吸、咳嗽

让患者练习深慢呼吸和有效咳嗽，有条件者，可行激励性肺量计训练，让患者每日吹肺量计，方法是深吸气后屏气 2~3 秒再通过深慢呼气的方式将气呼出，使逐日所呼出的气量值增加。

（四）术前营养支持，控制感染

血清白蛋白过低患者术后易并发肺水肿或急性呼吸窘迫综合征等情况，术前应营养支持；合并急性呼吸系统感染的患者术前应根据血常规、影像学检查、痰细菌培养、药敏试验结果来有针对性地选择抗生素，感染控制后再施行手术。

（五）术前合并高危因素患者的防治方案

术前肺康复训练包括训练时间及方案（药物康复、物理康复和心理康复）。一般训练时间以 3 天、7 天、14 天作为参考，也可以 PEF 值较训练前提高 10% 作为评价标准来决定肺康复训练时间的长短。

药物康复：抗生素、化痰药、平喘药等（详见后续药物治疗部分）。

物理康复常用方法：爬楼训练、功率自行车训练和呼吸康复训练器[17]。

心理康复：多针对有明显焦虑或抑郁患者，请心理师协助进行。

第二节　术中危险因素及防治措施

一、麻醉相关的危险因素及防治措施

（一）危险因素

1. 气管插管相关因素：困难气管插管易导致组织水肿、出血，反复插管致低氧、呼吸暂停，处理不当易形成紧急气道[18]。气管内插管由于插管尺寸不当、操作不娴熟、麻醉不稳定致呛咳或气道内或气囊压力过大等，致使气道黏膜受损、声门区受压水肿甚至气道膜部撕裂伤等损伤[19]。小儿氧储备差，对低氧血症敏感，插管过程极易造成气管损伤和喉水肿，插管后导管位置易移位或扭折，通气时易出现低氧、高碳酸血症、肺不张、肺水肿等并发症。

2. 机械通气相关因素：由于潮气量或吸入氧气浓度不合适，可能导致肺不张、生物损伤、肺容积伤和肺气压伤。肺反复萎陷复张、通气过程中的过度牵拉引起机械牵张性和缺血-再灌注性肺损伤，导致系列气道并发症发生[20]。

3. 麻醉药物相关因素：麻醉药物会降低肺水清除率、促进炎性介质释放、增加肺内分流而造成肺顺应性降低、肺水肿、肺容积减少等肺损伤。肌松药代谢不完全影响肺功能恢复，麻醉性镇痛药对呼吸中枢有抑制作用[21]。

4. 体液控制相关因素：体液失衡会损害组织灌注、破坏内环境。术中输液量、种类及速度控制不当可加重肺损伤。输液量不足或过分利尿导致过度脱水、气道干燥、黏液纤毛清除功能减弱，痰液潴留甚至发生肺不张[22]。

(二) 防治措施

1. 气管内插管：选择合适的支气管导管，避免插管或套囊过度充气的气道损伤。在肌松药充分作用时轻柔插管，必要时可选用纤维光导喉镜或支气管镜可视化引导下插管。术中气道压升高，需清除呼吸道分泌物，拔管前推荐吸引口咽部分泌物，用细的支气管镜吸引气道内的血液、凝血块、分泌物等。困难气道宜用最熟悉的气道管理方法处理，将维持气道通畅和氧合作为首要任务。困难气道在遇到既不能插管又不能面罩通气的紧急情况时应首先考虑喉罩，如今越来越多的手术可在喉罩全身麻醉下完成。

2. 机械通气：以小潮气量为基础，复合肺复张和低水平吸气终末正压 (PEEP) 的肺保护性通气，气道压力控制在 $20cmH_2O$，COPD 患者可控制在 $30cmH_2O$。保持充分肌松使肺及胸壁顺应性增大，气道压力应维持在 $\leq 30cmH_2O$，$3 \sim 6mL/kg$ 的小潮气量，低 PEEP，适当提高吸入氧浓度，避免过大氧流量。容量控制通气适用于体重 $> 15kg$ 的小儿，压力控制通气多用于小儿。吸入氧浓度 $0.8 \sim 1.0$ 时一般不超过 6 小时。小儿呼吸频率 $20 \sim 25$ 次/分钟，潮气量 $10 \sim 15mL/kg$，每分通气量 $100 \sim 200mL/kg$，呼吸时间比值 $1:1.5$ (新生儿可调至 $1:1$)。膨肺前清理气道及肺。

3. 麻醉药：尽可能使用短效药物，老年患者对肌松药代谢慢，推荐用肌松监测指导用药，缩短麻醉药使用时间及减少使用总量。通过降低预测体质量的潮气量、增加呼气末正压、提高吸入氧浓度到 0.8 可降低氧化应激；低浓度麻醉药预处理可预防潜在氧化性损伤及炎症反应。高频振荡通气可提高氧合作用。

4. 补液控制：建议采用客观监控策略下进行目标导向液体治疗方案，以 $1 \sim 2mL/$ $(kg \cdot h)$ 平衡盐溶液作为基础补液，可维持持续输注小剂量缩血管药物来对抗麻醉药物引起的血管扩张，以减少液体的输注。监测维持心率和收缩压不低于术前的 20%，中心静脉压 (CVP) $6 \sim 8mmHg$，尿量 $\geq 0.5mL/(kg \cdot h)$，混合静脉血氧饱和度 $\geq 75\%$，血乳酸 $\leq 2mmol/L$，每搏量变异度 (SVV) $\leq 13\%$。

二、手术的相关危险因素及防治措施

(一) 手术因素

1. 体位：呼吸肌顺应性、通气血流比值改变。

2. 上腹部手术操作：靠近膈肌附近的烧灼、剥离、切割等同样可造成周围组织损伤；压迫或牵拉大血管，间接影响呼吸功能。此类患者可发生膈肌功能障碍，术后闭合容量

（VC）和功能残气量（FRC）均下降，导致通气血流比（V/Q）失调及低氧血症[23]。手术部位对术后肺功能的影响因素从小到大依次为浅表远端肢体、下腹部、头部及颈部、上腹部、心血管手术和胸部手术[24]。

3. 术中并发症：包括术中大出血、膈神经和迷走神经损伤等。

4. 手术时间：超过3小时手术的气道炎症及肺部并发症的发生率会增加[25]。

（二）防治措施

（1）合理设计切口，保持上腹部肌肉、肋骨完整性及减少疼痛。

（2）恰当的手术方式，操作精细准确：采用微创技术，避免重复操作，避免对膈肌周围组织的刺激与损伤。避免压迫或牵拉大血管。

（3）控制并缩短手术时间，减少气道炎症。

（4）减少出血，减少副损伤，减轻术后炎性应激程度。

第三节　术后危险因素及防治措施

一、危险因素

1. 麻醉苏醒时间长：麻醉苏醒时间延迟，可增加麻醉药物使用及延长机械通气时间，增加术后肺部并发症的发生。

2. 疼痛：术后疼痛最常见，不仅导致患者术后咳嗽困难，也限制患者下床活动，从而不能充分排出痰液及气道内分泌物，增加肺不张和肺部感染的发生率。引流管及切口周围疼痛是引起患者术后疼痛的重要原因，限制患者肺通气功能和早期活动。

3. 痰潴留：各种原因导致的痰潴留和肺不张，进而引起术后肺部感染、呼吸衰竭等肺部并发症发生率显著增加。

二、防治措施

（1）缩短麻醉苏醒时间，选用麻醉诱导和苏醒迅速、代谢快、蓄积少的药物，手术结束前提前停用肌松药；患者意识恢复，肌松作用消除后，尽快拔除气管插管。

（2）疼痛管理是保证术后镇痛效果的重要环节，在实施时应强调个体化治疗，提倡预防性镇痛和多模式镇痛联合应用[26]。术后创口疼痛可导致患者呼吸肌僵直，抑制通气，不利于术后呼吸功能的恢复，可相应给予适量口服、肌注或静脉途径的止痛药物，有利于术后患者深呼吸和咳嗽，改善通气功能，但要注意止痛药物的量与时间的控制，否则可能反而导致呼吸抑制，同时注意慢性肺疾病患者使用止痛药物后应加强呼吸监测。以选择性环氧化酶（Cox-2）抑制剂、非选择性非甾体类抗炎药（NSAIDS）或对乙酰氨基酚作为多模式镇痛基础方案，减少阿片类药物的应用，可以联合采用患者自控镇痛泵（patient control analgesia，PCA）、伤口局部浸润、肋间神经阻滞和椎旁阻滞。

（3）术后患者呼吸道分泌物清除不及时可能引发术后肺部感染等并发症的发生，尽量排除呼吸道分泌物，有利于呼吸道的净化。基本物理疗法是翻身，拍背，咳嗽，雾化吸入。轮换向左右侧卧，有体位引流和防止长期肺部血液瘀积在背部的作用，翻身后由护理人员叩击患者背部，一般是由内向外、由下到上叩击，促使痰液排出，同时嘱患者自主咳嗽，及时吸出口咽分泌物，必要时给予雾化吸入或祛痰药物；一旦具有停止胃肠减压指征，及时拔除鼻胃管，以免影响深呼吸及咳嗽。合理使用黏液溶解剂促使痰液充分排出，必要时采用支气管镜辅助吸痰。术后早期下床活动强度应逐步增加，可减少肺不张、静脉血栓栓塞症、肺栓塞等肺部相关的并发症。吸氧可纠正通气不足和通气/血流比例失调所致的低氧血症。原有心肺疾病的患者，高龄、肥胖、常年吸烟的患者，应常规鼻导管持续吸氧 3~6L/min，合理氧疗可预防低氧血症及精神症状、心律失常、乳酸性中毒等低氧血症并发症，但同时要注意吸氧流量，慢性呼吸衰竭的患者高流量吸氧可能导致通气抑制，长时间吸入高流量可导致肺氧中毒。全麻苏醒或硬膜外麻醉 6 小时后，在护理人员的帮助下，及时置患者于半卧位、坐位或床边活动，以改善膈肌活动度，尤其要进行深呼吸运动，因为术后肺不张和感染多发生在下肺，深呼吸运动可以使膈肌收缩，下肺充分扩张，有利于术后康复。

（4）对于手术创伤小、出血风险低的患者，可以不留置引流管或留置较细的引流管，并在病情允许时尽早拔除引流管。

第四节 气道管理常用药物

目前，抗感染药物、糖皮质激素、支气管舒张剂和黏液溶解剂等是气道管理常用药物。

一、抗感染药物

有重度吸烟史或中重度肺气肿的患者，术前口部、咽部及上下呼吸道可能存在致病性气道定植菌，患者术后肺炎发生率增加，围手术期预防性应用抗生素能减少相关并发症。若发生术后肺炎，需根据细菌培养及药敏试验选用敏感抗生素。

二、吸入性糖皮质激素

术前雾化吸入糖皮质激素能改善气道高反应，利于清除气道内分泌物，提高肺功能；对吸入性糖皮质激素类药物，术中应用可降低气管插管后咽喉部并发症的发生率；术后应用能降低肺部并发症发生率，缩短术后住院时间，降低医疗费用。雾化吸入糖皮质激素（如吸入用布地奈德混悬液 2mg/次，每天 2~3 次）直接作用于气道黏膜，剂量小，起效快，并能降低全身给药的不良反应发生率，建议在围手术期持续使用。若与支气管舒张剂（β_2 受体激动剂）联合能协同增效，是围手术期气道管理药物治疗的核心用药。

三、支气管舒张剂

患者若有合并术后肺部并发症高危因素，术前则应进行肺康复训练，预防性给予吸入性糖皮质激素和支气管舒张剂，能降低术中支气管痉挛的发生率。选择性 β_2 受体激动剂（如特布他林和沙丁胺醇）以及胆碱能受体拮抗剂（如异丙托溴铵）是目前临床常用的雾化吸入制剂。

四、黏液溶解剂

围手术期常用黏液溶解剂有雾化吸入类（如乙酰半胱氨酸溶液）、口服类（如乙酰半胱氨酸片和福多斯坦片）、静脉输注类（如盐酸氨溴索溶液）。黏液溶解剂的围手术期应用能够明显改善肺表面活性物质的下降，并降低肺炎、肺不张等肺部并发症的发生率，加速患者术后肺功能的康复，改善呼吸症状。对于合并术后肺部并发症高危因素的患者，应术前给予预防性应用直至患者恢复出院。麻醉时间长或术中肺挫裂伤重的患者，建议围手术期连续使用（如吸入用乙酰半胱氨酸溶液每次 3mL，每天 2 次）。需要注意的是，乙酰半胱氨酸溶液为雾化吸入制剂，而盐酸氨溴索为静脉制剂，不能雾化吸入使用。

第五节　支气管哮喘的围手术期处理

全球哮喘防治组织（GINA）定义哮喘如下："哮喘是一种由许多细胞（如嗜酸性粒细胞、肥大细胞、T 淋巴细胞、中性粒细胞、气道上皮细胞等）和细胞元素引起的慢性全身疾病。这种慢性炎症与气道高反应性相关，导致反复发作的喘息、呼吸困难、胸闷、咳嗽，特别是在夜间或清晨，多数患者可自行或经治疗后缓解。"由此可知，气道反应性增强是支气管哮喘患者围手术期管理的一个主要的担忧，伴发支气管哮喘的手术患者常常因气道受限而给围手术期处理加大了难度与风险。

一、病理生理

（一）气道免疫-炎症机制

气道慢性炎症作为哮喘的特征，存在于所有的哮喘患者。气道慢性炎症反应是由多种炎症细胞、炎症介质和细胞因子共同参与、相互作用的结果。外源性变应原进入机体后被抗原递呈细胞内吞并激活 T 细胞，通过两个机制发生免疫反应，一方面是活化的 2 型辅助性 T 细胞（Th2 细胞）产生白介素激活 B 淋巴细胞，使之合成特异性血清免疫球蛋白 E（IgE），后者结合于肥大细胞和嗜碱粒细胞等表面的 IgE 受体，若变应原再次进入体内，可与结合在细胞表面的 IgE 交联，使该细胞合成并释放多种活性介质导致气道平滑肌收缩、黏液分泌增加和炎症细胞浸润，产生哮喘的临床症状。另一方面，活化的辅助性 Th2 细胞分泌的白细胞介素（IL）等细胞因子可直接激活肥大细胞、嗜酸性粒细胞及肺泡巨噬细胞等，并使之聚集在气道，这些细胞进一步分泌多种炎症介质和细胞因子，构成一个与炎症细胞相互作用的复杂网络，导致气道慢性炎症。

（二）气道高反应性

气道高反应性是哮喘的基本特征。气道高反应性是指气道对正常不引起或仅引起轻度应答反应的刺激物出现过度的气道收缩反应，目前公认气道炎症是导致气道高反应的重要机制。当气道受到变应原或其他刺激后，多种炎症细胞释放炎症介质和细胞因子，气道上皮损害、上皮下神经末梢裸露等，从而导致气道高反应性。哮喘的外源性危险因素包括灰尘和屋尘螨，而内源性风险因素包括过敏体质和遗传因素。

(三) 气道重塑

气道重塑是哮喘的重要病理特征。气道上皮细胞正常修复机制受损，表现为气道上皮细胞黏液化生、平滑肌肥大/增生、上皮下胶原沉积和纤维化、血管增生等，多出现在反复发作、长期没有良好控制的哮喘患者。气道重塑使哮喘患者对吸入激素的敏感性降低，出现不可逆气流受限以及持续存在的气道高反应。

(四) 神经调节机制

神经因素是哮喘发病的重要环节之一。支气管的自主神经支配很复杂，包括胆碱能神经、肾上腺能神经和非肾上腺非胆碱能肺内感觉神经系统。哮喘与 β 肾上腺素能受体功能低下和迷走神经张力亢进有关。此外，气道上皮层内的肺神经内分泌细胞也可分泌多种肽类物质，肺内感觉神经系统和肺内神经内分泌细胞共同构成一个复杂的神经-内分泌系统，发挥调节气道反应性和炎症的作用。

二、术前准备

(一) 哮喘的临床表现、相关检查及分期

1. 术前患者基本资料收集：①详询病史：了解患者起病时间与地点、发病与季节、环境刺激变应原的关系、确定过敏史及过敏原。②了解患者日常生活活动和全身状态。③了解患者是否现存在感染症状。④平素（有或无）脓痰。⑤触发疾病发作或恶化的已知因素。⑥使用和药物的有效性。⑦深夜或清晨的症状。⑧对寒冷的空气、粉尘、香烟的反应。⑨既往的手术史和麻醉史。⑩合并其他疾病（如缺血性心脏病、肾功能衰竭、糖尿病、神经肌肉疾病）。⑪肥胖或睡眠呼吸暂停综合征。

2. 临床症状：典型的哮喘症状为反复发作性伴有哮鸣音的胸闷、喘息、咳嗽、呼气性呼吸困难等症状，发作严重者可在短时间内即出现严重的呼吸困难和低氧血症，有时咳嗽可表现为唯一症状（咳嗽变异性哮喘），夜间及凌晨发作是哮喘的特征之一。

3. 体格检查：发作时可表现为双肺散在、弥漫分布的呼吸相哮鸣音，呼气相延长，严重哮喘发作时，哮鸣音反而减弱，甚至消失，表现为"寂静肺"，预示着病情危重，随时可能出现呼吸骤停。术前检查应包括呼吸速率和节奏，听诊两侧肺野是否出现呼吸音，并且观察呼吸速度和节奏。应早期发现和处理疾病的急性发作和急性加重，对于围手术期麻醉的选择，这些信息是至关重要的。

4. 实验室检查及相关检查：长期呼吸功能不全的老年患者可能不会有"呼吸困难"的主诉，所以术前临床评价应该包括实验室检查。术前检查的目的不是为了检测早期轻微的疾病，而是为了预测呼吸系统并发症发生的可能性并且评估风险。

（1）变应原检测：体内变应原皮肤点试验、吸入变应原试验和外周血变应原特异性 IgE 增高，可明确患者过敏状态，结合病史及症状有助于病因诊断。

（2）痰液检查：哮喘患者诱导痰中嗜酸性粒细胞计数可作为非创性气道炎症指标，评估与哮喘相关的气道炎症。

（3）动脉血气分析：严重哮喘发作时可出现低氧血症，由于过度通气而使 $PaCO_2$ 下降，pH 上升，表现为呼吸性碱中毒；若病情进一步恶化，同时出现缺氧和二氧化碳潴留，表现为呼吸性酸中毒。

（4）胸部 X 线/CT 检查：哮喘患者缓解期胸部 X 线多无明显异常，哮喘发作时可见双肺透亮度增加，呈过度通气状态。但哮喘严重发作者应常规行胸部影像学检查，观察有无肺部感染、肺不张、气胸等并发症的存在。

（5）肺功能检测：肺功能检测有助于确诊支气管哮喘，也是评估支气管哮喘控制程度的重要依据之一，对于腹部外科手术的患者，肺功能检测也是评估患者耐受手术能力的重要指标。

1）常规肺通气及容量检测：哮喘发作时呈阻塞性通气改变，1 秒用力呼气容积（FEV_1）、1 秒率（FEV_1/FVC）以及最大呼气流量（PEF）均下降；残气量、功能残气量和肺总量增高，残气占肺总量百分比增高。

2）支气管激发试验：用以测定气道反应性。对于有哮喘症状但肺功能正常的患者，可行支气管激发试验，常吸入支气管激发剂（如乙酰胆碱、组胺），在设定的激发剂量范围内，如果 FEV_1 下降 20%，为支气管激发试验阳性。

3）支气管舒张试验：用以测定气道的可逆性改变。对于有气道阻塞的患者，可行支气管扩张试验，常吸入支气管舒张药（如沙丁胺醇、特布他林），当吸入支气管扩张剂后 FEV_1 较前增加≥12%，且绝对值增加≥200mL，为支气管舒张试验阳性，有助于诊断哮喘。

4）PEF 及其变异率：哮喘发作时 PEF 下降，若昼夜 PEF 变异率≥20%，提示存在可逆性的气道改变，有助于诊断哮喘。

5. 哮喘的分期：哮喘急性发作时病情严重程度的分级见表 6-3。

表 6-3　哮喘急性发作时病情严重程度的分级

临床特点	轻度	中度	重度	危重
气短	步行、上楼时	稍事活动	休息时	—
体位	可平卧	喜坐位	端坐呼吸	
讲话方式	连续成句	单词	单字	不能讲话
精神状态	可有焦虑，尚安静	时有焦虑或烦躁	常有焦虑、烦躁	嗜睡或意识模糊
出汗	无	有	大汗淋漓	—
呼吸频率	轻度增加	增加	常>30 次/分	
辅助呼吸肌活动及三凹征	常无	可有	常有	胸腹矛盾运动
哮鸣音	散在，呼吸末期	响亮、弥漫	响亮、弥漫	减弱，乃至无
脉率（次/分）	<100	100~120	>120	脉率变慢或不规则
最初支气管扩张药治疗后 PEF 占预计值或个人最佳值（%）	>80%	60%~80%	<60%或<100L/min 或作用持续时间<2 小时	—
PaO_2（吸空气,mmHg）正常	≥60	<60	<60	
$PaCO_2$（mmHg）	<45	≤45	>45	>45
SaO_2（吸空气,%）	>95	91~95	≤90	≤90
降低	—	—	—	—

注：只要符合某一严重程度的相关指标，而不需满足全部指标，即可提升为该级别的急性发作。

（二）一般术前管理

（1）保持呼吸道通畅：术前净化呼吸道，保持支气管哮喘患者呼吸道通畅，有助于提高患者对手术的耐受力。吸烟患者应戒烟2周后医生再考虑手术。痰多者可术前应用祛痰药、雾化吸入及体位引流，有下列情况时需应用抗生素：①哮喘在感冒或呼吸道感染后发生者。②以往哮喘常用抗生素缓解者。③哮喘前、哮喘中及哮喘后均以咳嗽为主者。④痰液黏稠、颜色黄绿者。⑤血常规示白细胞计数增高者。⑥痰革兰染色涂片找到细菌者。术前均可根据患者自身情况应用青霉素、庆大霉素肌注，一般连续用药1周，如有明显肺部感染时可考虑改为静脉滴注，或根据痰液药敏试验选择敏感抗生素。

（2）术前纠正液体和电解质失衡，因为给予大剂量 β_2 受体肾上腺素兴奋剂会导致低钾血症、高血糖和低镁血症。除了这种失调，可能导致降低对于 β_2 受体激动剂和心律失常发生的反应性。

（3）治疗其他合并疾病，如肺源性心脏病。

（4）合并营养不良的患者应该建议术前营养补充，合并肥胖的哮喘患者应该在术前建议锻炼和减肥。

（三）哮喘发作的治疗

哮喘治疗药物分为控制性药物和缓解性药物，前者主要治疗气道慢性炎症，使哮喘维持临床控制，即抗炎药，后者通过迅速解除支气管痉挛从而缓解支气管哮喘症状，即解痉平喘药。

1. 支气管舒张药物：

（1）β_2 受体激动药：可分为短效（SABA，作用维持4~6小时）和长效（LABA，作用维持10~12小时）β_2 受体激动药。SABA为治疗哮喘急性发作的首选药物，首选吸入给药，常用药物有沙丁胺醇和特布他林，SABA因其耐药现象，应按需间歇使用，不宜长期、单一使用。主要不良反应有心悸、骨骼肌震颤、低血钾症等。

（2）茶碱类：常用口服药物有氨茶碱和缓释茶碱，常用剂量为 $6~10mg/（kg \cdot h）$，常用于轻中度哮喘急性发作以及哮喘的维持治疗。静脉滴注氨茶碱首剂负荷量为 $4~6mg/kg$，注射速度不宜超过 $0.25mg/（kg \cdot min）$，维持剂量为 $0.6~0.8mg/（kg \cdot h）$，每天最大量一般不超过1.0g（包括口服和静脉给药）。静脉给药主要用于重症和危重症哮喘。茶碱的主要不良反应有恶心、呕吐、心律失常、血压下降及尿多，偶可兴奋呼吸中枢，注意静脉滴注氨茶碱的速度不可过快，否则可能会引起严重反应，甚至死亡。

（3）抗胆碱药：分为短效（SAMA，维持4~6小时）和长效（LAMA，维持24小时）抗胆碱药物，常用SAMA有异丙托溴铵，SAMA主要用于哮喘急性发作的治疗，多与 β_2 受体激动药联合应用。常用的LAMA为噻托溴铵。

2. 抗炎药物：

糖皮质激素：是目前控制哮喘最有效的药物，分为吸入、口服和静脉给药。哮喘指南规定："如果患者个人的最好 FEV_1 值不到80%，小剂量的糖皮质激素需要用来减少气道限制。"

支气管哮喘患者使用糖皮质激素的指征：①哮喘持续状态。②曾反复应用激素，最近因感染或其他激发因素使哮喘发作而估计用其他药物不能控制者。③哮喘发作期必须做腹部手术者。④革兰阴性菌感染，采用足量有效抗生素应用的同时，宜合用激素。

糖皮质激素使用原则：①吸入型激素已成为哮喘长期治疗的首选药物。常用药物有倍氯米松、布地奈德等。②口服药物用于吸入激素无效或需要短期加强治疗的患者。起始剂量 30~60mg/d，症状缓解后减至≤10mg/d，然后停用改用吸入型。常用药物为泼尼松和泼尼松龙。③静脉用药常用于重度或严重哮喘发作。可选用琥珀酸氢化可的松，常用量 100~400mg/d，或甲泼尼龙，常用量 80~160mg/d。此外，在过去的 6 个月使用全身糖皮质激素的患者在手术期间应该有系统性记录，并且在术后 24 小时迅速减少激素使用量，因为长期糖皮质激素治疗可以延迟伤口愈合。

3. 其他：孟鲁司特和扎鲁司特等白三烯调节剂、酮替芬等抗组胺药物、抗 IgE 单克隆抗体等药物对哮喘的控制均有一定治疗效果。

4. 支持治疗：支气管哮喘急性发作时可因脱水、缺氧和二氧化碳潴留，导致机体离子紊乱且痰液黏稠等问题出现，积极吸氧、祛痰及补液支持，对缓解病情均有一定的价值。

5. 气管切开适应证：①伴有呼吸衰竭需要较长时间人工辅助呼吸者。②喉、下呼吸道分泌物潴留明显，造成呼吸道梗阻者。③哮喘致昏迷者。④经气管插管后 72 小时不能撤除辅助呼吸机者。

6. 机械通气的应用：哮喘患者临床症状和肺功能无改善甚至恶化者，应及时给予机械通气治疗，机械通气的指征主要包括：神志改变、呼吸机疲劳、动脉血气分析提示呼吸性酸中毒、二氧化碳潴留。可先采用面罩无创机械通气，对于无创机械通气无效或不能配合或出现呼吸骤停的患者应及时气管插管机械通气。危重哮喘存在气道阻力明显增高，一般通气参数要选择低潮气量通气，允许性高碳酸血症，气管插管早期可短期应用镇静药、肌松药，以减少气道阻力，减少气压伤，症状改善尽早拔管，必要时可用面罩通气过渡。

哮喘患者有下列情况时需用机械通气进行辅助呼吸：①心动过速＞140 次/分钟。②$PaCO_2$＞60mmHg。③PaO_2＜50mmHg。④pH＜7.3。⑤极度乏力，气道分泌物不能咳出者。⑥严重的哮喘持续状态。哮喘患者使用呼吸机应选用定容型呼吸机，哮喘持续状态可适当加用呼气末正压（PEEP），但不宜太高。

（四）手术适应证与禁忌证

（1）严重哮喘发作和哮喘持续状态，绝对禁忌做择期手术。

（2）有危及生命的急腹症，可在处理哮喘的同时做尽量省时和简单的手术，并按哮喘持续状态处理。

（3）择期手术需在哮喘静止 3 周后，限期手术需在哮喘静止 1~2 周后进行。

（4）肺功能严重异常，哮喘反复发作导致心功能严重异常，均禁忌手术。

三、术中处理

（一）麻醉用药和方法

硫喷妥钠麻醉、H_2受体阻断剂可诱发支气管痉挛，支气管哮喘患者不宜应用。肌松药选择应避免组胺释放较强的药物（如琥珀酰胆碱、筒箭毒碱），其他可诱发释放组胺的药物（如吗啡、哌替啶）也应尽量减少使用或缓慢给予。哮喘静止期应选用持续硬膜外麻醉为宜，哮喘发作期和持续状态做急诊手术时，应选用气管内插管后行静脉复合麻醉。

（二）术中监测与支持

支气管哮喘患者行手术时，应对患者呼吸、血压、心率、心电图、血氧饱和度、动脉血气、中心静脉压、肺动脉压、呼吸道阻力等指标进行监测；手术过程中应根据患者血氧饱和度和动脉血气情况，相应给予持续鼻导管吸氧或机械通气治疗。

（三）相关药物应用

支气管哮喘发作期需要急诊手术的患者，可选用支气管解痉药物（如氨茶碱）或吸入支气管扩张药物，必要时应用糖皮质激素治疗。术中糖皮质激素使用指征：①术前曾反复、较长时间使用激素者。②术前有过哮喘持续状态发作史或目前正处于哮喘持续状态者。③哮喘发作期需要行急诊手术者。

四、术后处理

（一）术后监测

密切监测患者术后生命体征，动态监测血氧饱和度、血压、心率、注意听诊肺部体征，有无干湿啰音，必要时完善胸部 CT 等检查。

（二）术后护理

患者麻醉清醒后根据病情可改为半卧位，使横膈下降，有利于肺扩张，防止术后肺不张、肺内感染等术后并发症；保持患者呼吸道通畅，鼓励患者术后自主咳嗽、排痰，按照术前训练做深呼吸运动，有助于肺部康复，必要时可给予患者气管内吸痰；根据患者血氧饱和度和动脉血气情况，考虑给予患者持续鼻导管吸氧，必要时使用机械辅助通气。

（三）术后用药

根据患者术后痰液情况、肺部体征及腹部手术情况，结合痰液、分泌物细菌培养及药敏试验，选择有效抗生素；哮喘患者术后常规给予相应支气管解痉药物，可优先选用静脉药物，后改为口服或雾化吸入；术前应用糖皮质激素治疗的患者，术后应继续应用激素治疗。

（四）对症支持

术后并发呼吸衰竭或哮喘持续状态者，给予相应对症处理；哮喘术后患者，给予相应补液支持，注意补液速度，维持正常术后康复治疗。

第六节　肺内感染的围手术期处理

腹部外科疾病患者术前常可合并肺内感染，常见的感染源为细菌、病毒、真菌或寄生虫等病原体，其中细菌性肺炎最为常见。近年来由于抗生素的滥用导致细菌耐药性泛滥现象，快速有效地控制好肺内感染对腹部手术的成功施行有着举足轻重的作用。

一、病理生理

病原体破坏正常的呼吸道免疫防疫机制后发生肺内感染，表现为肺组织充血，肺泡内浆液渗出及红、白细胞浸润，白细胞吞噬细菌，肺组织实变，继而纤维蛋白原渗出物溶解、吸收、肺泡重新充气。肺炎消散后肺组织可完全恢复正常而不遗留纤维化或肺气肿，但金黄色葡萄球菌、铜绿假单胞菌和肺炎克雷白杆菌等可引起肺组织的坏死性病变易形成空洞或脓肿，消散不完全即可引起纤维增生、残余性化脓灶或支气管扩张。

肺实变严重时可导致肺泡通气不良，通气/血流比例失调，血氧饱和度降低，与此同时，气道内分泌大量炎性分泌物导致气道阻塞，加重肺部通气不足。肺部渗出，肺顺应性下降及肺泡表面活性物质减少，导致肺泡塌陷和肺容量减少，最终导致患者氧分压降低和二氧化碳潴留。若肺内感染未能及时治疗，5%~10%患者可并发脓胸，10%~20%患者可引起脑膜炎、心包炎、心内膜炎等肺外感染，这些不利因素更加大了手术的风险和术后处理的难度。

二、术前准备

（一）肺内感染的临床表现、诊断及相关检查

1. 临床表现：

细菌性感染：常见症状表现为咳嗽、咳痰，或原有呼吸道症状加重，并出现脓性痰或血痰，伴或不伴胸痛。病变范围大者可出现呼吸困难，呼吸窘迫。多数患者伴有持续性发热。全身症状有头痛、肌肉酸痛、乏力，少数出现恶心、呕吐、腹胀等胃肠道症状。

病毒性感染：临床症状常较轻，病程多在2周左右。起病较急，伴有发热、头痛，全身肌肉酸痛，常在急性流感症状尚未消退时出现咳嗽、少痰或白色黏液痰、咽痛等呼吸道症状。

非典型致病菌感染：临床常见有肺炎支原体感染，起病较缓慢，潜伏期2~3周，主要表现为乏力、咽痛、头痛、发热、食欲不振、腹泻、肌痛，咳嗽明显，多为阵发性刺激性干咳，咳少量黏液。

2. 体格检查：细菌性感染早期胸部体征无异常发现或仅有少量湿啰音，随疾病进展后，单侧肺炎可有患侧呼吸运动减弱、叩诊音浊、呼吸音降低和湿性啰音。患者呈急性病容，伴有鼻翼翕动，口周可有单纯疱疹，病变广泛者可出现气急、发绀症状。

病毒性感染除少数病毒感染时有特异性皮疹出现，多数体征正常并不明显，部分患者可于下肺部闻及小水泡音或干湿啰音。重症患者可有呼吸频率增快、发绀、肺部干湿啰音，严重者可见三凹征和鼻翼翕动。

肺炎支原体感染体征多无异常，常与患者主诉不平行，阳性体征可有咽部和鼓膜充血，颈部淋巴结肿大，少数可有斑丘疹、红斑或唇疱疹。

3. 实验室检查及相关检查：细菌性感染血常规一般表现为白细胞升高，中性粒细胞百分比多在80%以上，并伴有核左移。需要注意年老体弱、酗酒、免疫功能低下患者白细胞计数可不升高，但中性粒百分比仍有升高。胸部影像学表现一般X线早期仅可见肺纹理增粗，或受累肺段、肺叶稍模糊，疾病进展后，可表现为大片实变影或浸润影，可见支气管充气征，肋膈角可见少量胸腔积液。完善痰细菌培养可初步做出病原学诊断，必要时需要完善血细菌培养，近年来血清降钙素原（PCT）在鉴别细菌或是病毒引起的肺炎和其他重症感染越来越受到重视，很多研究显示PCT升高在诊断细菌性感染上具有良好的特异性和敏感性。

病毒性感染血常规可表现为白细胞计数正常、稍高或稍低，血沉、c-反应蛋白通常在

正常范围内，重症感染患者常有淋巴细胞减少。胸部影像学多以间质性改变为主，可见肺纹理增多，多为磨玻璃样阴影，小片状浸润或广泛浸润、实变，严重者可表现为双肺弥漫性结节性浸润，但大叶实变及胸腔积液者均少见。痰涂片所见白细胞以单核细胞为主。

肺炎支原体感染血常规表现为白细胞正常或稍高，以中性粒细胞为主。冷凝集试验阳性，滴度≥1∶32，滴度逐步升高，更有诊断意义。直接检测呼吸道标本中肺炎支原体抗原也有诊断价值。肺部阳性体征少而影像学表现明显是肺炎支原体感染的特点，X线可表现为肺部多种形态的浸润影，呈节段性分布，以肺下野多见。

4. 诊断标准： 参照中华医学会呼吸病学分会制定的医院内获得性支气管-肺部感染诊断标准和Dilworth关于腹部手术后肺部感染的积分式标准：①口腔温度>38℃，并持续24小时以上。②术后发生咳嗽或原有咳嗽次数增加。③脓痰增多、变黏稠。④肺部闻及湿啰音；⑤胸片有新的浸润性改变。⑥白细胞计数>$11×10^9$/L。以上除第3条为3分外，其余各条均为1分，累计>4分则诊断成立。

医院获得性支气管-肺部感染诊断标准：入院后48小时发病，出现咳嗽、咳痰，或咳出的痰性状改变，并符合下列标准之一者。

（1）发热、肺部闻及湿啰音，或与入院时胸片比较，显示有新的炎性病变。

（2）经筛选的痰液（涂片镜检鳞状上皮细胞<10个/低倍视野，白细胞>25个/低倍视野，或两者比例<1∶2.5）连续两次分离出相同病原菌。有条件者争取将标本在10分钟内送实验室作痰液和定量培养，分离到的病原菌浓度≥10^7CFU/mL（菌落形成单位/毫升）。

（3）血培养阳性或肺炎并发胸腔积液经穿刺抽液分离到病原体。

（4）下列任何一种方法获得的培养结果叫认为非污染菌：经纤维支气管镜或人工气道吸引采集的下呼吸道分泌物分离出浓度≥10^5CFU/mL的病原菌；经环甲膜穿刺吸引物，防污染标本毛刷经纤维支气管镜或人工气道吸引采集的下呼吸道分泌物分离出病原菌。对慢性阻塞性肺疾病患者其细菌浓度≥10^3CFU/mL。

通过细菌学检查明确所感染的病原体对治疗起着重要指导作用，常用的检查方法有痰涂片、痰细菌培养、血细菌培养及药敏试验，经纤维支气管镜或人工气道吸引取呼吸道分泌物进行检测，也可利用支气管肺泡灌洗液常规检查，特异性病原体可通过尿抗原试验来检测，如军团菌肺炎尿抗原和肺炎链球菌尿抗原，测定特异性IgM抗体滴度也有诊断意义，如肺炎支原体。

（二）肺内感染的处理及注意事项

1. 支持治疗： ①患者应卧床休息，补充足够的蛋白质、热量和维生素，密切监测生命体征及病情变化，注意补液支持治疗，防止休克。②胸痛无法耐受者可使用适量镇痛药物，但禁用抑制呼吸的镇静药物。③高热患者对症处理，适当物理或药物降温，避免阿司匹林片或其他解热药物，以免过度出汗、脱水及干扰真实热型。④鼓励患者咳嗽、翻身，或拍背促进排痰，可给予适量镇咳、祛痰药物。⑤中等或重症患者（PaO_2<60mmHg或有发绀）应给予吸氧支持。⑥术后规范的口腔护理及尽早拔出胃肠管均有利于肺部感染的恢复。

2. 药物治疗： 临床诊断肺内感染的患者应在完成基本检查以及病情评估后尽快进行抗菌药物治疗。根据致病菌选用敏感且有效的抗生素治疗，根据病情及化验检查结果，必要时联合多种抗生素，可优先选择静脉滴注至感染中毒症状消失后改为口服。常见致病菌的药物选择：①肺炎链球菌，首选青霉素 G，轻症患者可用 240 万单位/天，分 3 次肌肉注射；病情稍重者，可用青霉素 G 240 万~480 万单位/天，间隔 6~8 小时分次静脉滴注；重症并发脑膜炎患者，可增至 1000 万~3000 万单位/天，分 4 次静脉滴注。青霉素过敏或感染耐青霉素菌株者，选用氟喹诺酮类、头孢噻肟或头孢曲松等药物，多重耐药菌（MDR）者可选用万古霉素、替考拉宁或利奈唑胺，肺炎链球菌治疗疗程一般为 7~10 天。②肺炎克雷白杆菌和其他革兰阴性杆菌，可选用氨基糖苷类、氨苄西林或第三代头孢菌素。③铜绿假单胞菌可选用氨基糖苷类或具有抗铜绿假单胞菌活性的头孢菌素（如头孢他啶），或联合应用环丙沙星，或大剂量左氧氟沙星。④肺炎支原体和肺炎衣原体感染，可选用大环内酯类，大环内酯类不敏感者可选用氟喹诺酮类（如左氧氟沙星、莫西沙星），治疗疗程一般为 2~3 周。

3. 并发症的处理：应用抗生素治疗后体温下降后复升 3 天后仍未见明显下降者，应考虑肺外并发症，如脓胸、心包炎或关节炎等；伴发胸腔积液者，可酌情抽取胸腔积液检查及培养以明确胸水性质；并发脓胸者，加强抗生素治疗同时应积极引流排脓；并发感染性休克患者按照休克处理。

4. 手术时机：①择期手术应待肺部感染控制后 2~3 周进行，限期手术延期 1~2 周。②危及生命的急诊手术，可在控制肺部感染的同时，选择简单、省时的手术。③对于 ARDS 和感染性休克未纠正的患者，应禁忌做任何腹部手术。若外科手术有可能改善 ARDS 和感染性休克病程者，应权衡考虑选择急诊手术方式。

三、术中处理

1. 麻醉用药和方法：尽量选用局部麻醉，禁忌使用对呼吸道黏膜有刺激的麻醉剂。

2. 术中监测与支持：手术中应对患者呼吸、血压、心率、心电图、血氧饱和度、动脉血气、中心静脉压、肺动脉压、呼吸道阻力等指标进行监测。手术过程中应保证血液循环稳定，适当补液，防止休克的发生；保持呼吸道通畅，必要时鼻导管吸氧或机械辅助通气，维持正常氧供，防止缺氧和二氧化碳潴留；术中注意保暖，高热患者注意通风和物理降温。

3. 抗生素应用：应继续进行有效的抗感染治疗，术前 2 小时静脉滴注拟用的抗生素，若手术超过 3 小时，可再应用 1 次。

四、术后处理

1. 术后监测：密切监测患者术后生命体征，动态监测血氧饱和度、血压、心率、注意听诊肺部体征，有无干湿啰音，必要时完善胸部 CT 等检查。

2. 术后护理：保持病室空气流通，注意保暖，防止受凉，可继续给予患者持续鼻导管吸氧。

3. 术后用药：继续应用有效的抗生素治疗，肺部影像学病灶吸收较迟，一般不以肺部病灶完全吸收为停用抗生素药物的标准。

第七节　急性呼吸窘迫综合征的围手术期处理

急性呼吸窘迫综合征（ARDS）是指由各种肺内和肺外致病因素所导致的急性弥漫性肺损伤和进而发展的急性呼吸衰竭。主要病理特征是炎症导致的肺微血管通透性增高，肺泡腔渗出富含蛋白质的液体，进而导致肺水肿及透明膜形成。临床过程中引起 ARDS 的部分诱因易持续存在或很难控制，引起治疗效果差，甚至导致患者死亡，其中严重感染、弥散性血管内凝血（DIC）、胰腺炎是难治性 ARDS 的常见原因。

一、病理生理

（一）炎性细胞、炎性介质及其作用

炎性细胞和炎性介质是启动早期炎症反应与维持炎症反应的两个主要因素，在 ARDS 的发展中起着关键作用。炎症细胞产生多种炎症介质和细胞因子，最重要的是肿瘤坏死因子-α（TNF-α）和白细胞介素-1（IL-1），导致大量中性粒细胞在肺内聚集、激活，并通过"呼吸爆发"释放氧自由基、蛋白酶和炎症介质，引起靶细胞损害，表现为毛细血管内皮细胞和肺泡上皮细胞损伤，肺微血管通透性增高和微血栓形成，大量富含蛋白质和纤维蛋白的液体渗出至肺间质和肺泡，形成非心源性肺水肿，透明膜形成，进一步导致肺间质纤维化。

（二）肺泡毛细血管内膜损害

肺毛细血管内皮细胞损伤是 ARDS 发病过程中的一个重要环节，肺泡上皮细胞损伤在 ARDS 的形成过程中也发挥着重要作用。正常时肺泡上皮细胞是防止肺水肿的屏障，由于肺毛细血管内皮细胞和肺泡上皮细胞损伤，肺泡膜通透性增加，引起肺间质和肺泡水肿，肺泡 II 型上皮细胞损伤造成表面活性物质生成减少及细胞代谢障碍，导致小气道陷闭、肺泡萎陷及低氧血症。

由上述病理和肺形态改变可引起严重通气/血流比例失调、肺内分流和弥散障碍，造成顽固性低氧血症和呼吸窘迫。呼吸窘迫的发生机制主要有：①低氧血症刺激颈动脉体和主动脉体化学感受器，反射性刺激呼吸中枢，产生过度通气。②肺充血、水肿刺激毛细血管旁感受器，反射性使呼吸加深、加快，导致呼吸窘迫。

二、术前准备

（一）ARDS 的临床表现、相关检查及分期

1. 发生 ARDS 的有关病史：ARDS 多发病迅速，通常在受到发病因素攻击（如严重创伤、休克、败血症，误吸有毒气体或胃内容物）后 12~48 小时发病。

2. 临床表现：ARDS 临床表现多有以下特征：①发病迅速。②呼吸窘迫。③难以纠正的低氧血症。④死腔/潮气比值增加。⑤重力依赖性影像学改变。呼吸窘迫时 ARDS 最常见的症状，表现为气急和呼吸次数增快，呼吸频率多在 25~50 次/分钟，其严重程度与基础呼吸频率和肺损伤的严重程度有关，并呈进行性加重的呼吸困难、发绀，常伴有烦躁、焦虑、出汗等，呼吸窘迫不能用通常的吸氧疗法改善，也不能用其他原发心肺疾病解释。

3. 体格检查：早期可无异常，或仅在双肺闻及少量细湿啰音，后期多可闻及水泡音，可有管状呼吸音，伴有吸气时鼻翼翕动、锁骨上窝及胸骨上窝和肋间隙凹陷等呼吸困难体征。

4. 实验室检查及相关检查：

（1）血气分析：典型的改变为 PaO_2 降低，$PaCO_2$ 降低，pH 升高。氧合指数［PaO_2/FiO_2（动脉血氧分压/吸氧浓度）］是诊断 ALI（急性肺损伤）或 ARDS 的主要根据之一，根据动脉血气分析和吸入氧浓度可计算出肺氧合指数，PaO_2/FiO_2 正常值是 $400\sim500mmHg$，$\leq300mmHg$ 是诊断 ARDS 的必要条件；面罩呼吸纯氧或经人工气道机械通气吸纯氧 15 分钟以后测定动脉血气分析，$PaO_2<300mmHg$，可诊断为急性肺损伤，$PaO_2<200mmHg$ 可考虑 ARDS。

（2）胸部 X 线：早期无异常，或呈轻度间质改变，表现为边缘模糊的肺纹理增多，继之出现斑片状以至融合成大片状的磨玻璃影或实变浸润影，后期可出现肺间质纤维化。

5. 诊断标准：中华医学会呼吸病分会提出 ALI/ARDS 的诊断标准：①有发病的高危因素。②急性起病，呼吸频数和（或）呼吸窘迫。③低氧血症 ALI 时 $PaO_2/FiO_2\leq300mmHg$；ARDS 时 $PaO_2/FiO_2\leq200mmHg$。④胸部 X 线检查两肺浸润阴影。⑤肺毛细血管楔压（PCWP）$\leq18mmHg$ 或临床上能除外心源性肺水肿。凡符合以上 5 项可以诊断为 ALS 或 ARDS。

分期：轻度，$200mmHg<PaO_2/FiO_2\leq300mmHg$

中度，$100mmHg<PaO_2/FiO_2\leq200mmHg$

重度，$PaO_2/FiO_2\leq100mmHg$

（二）ARDS 监测及处理

1. 去除病因：病因治疗在 ARDS 防治中占有重要地位，主要为治疗 ARDS 涉及的基础疾病。积极治疗原发腹部外科疾病，或伴发其他呼吸系统疾病时积极处理原发肺部疾病，这些因素会加重 ARDS 进展的过程。

2. 保持呼吸道通畅，积极纠正缺氧：低氧血症是 ARDS 的致命因素，故吸氧治疗是处理本症的关键。一般需高浓度给氧，使 $PaO_2\geq60mmHg$ 或 $SaO_2\geq90\%$。提高 FiO_2 可以纠正低通气-血流比值所致的缺氧，也可改善低氧血症。ALI/ARDS 患者的低氧血症是肺泡内渗出和肺不张所引起的分流样效应，仅仅提高吸氧浓度所起的作用有限，需应用机械通气加 PEEP 治疗。ARDS 患者原则上应尽早建立人工气道进行机械通气。

机械通气应用适应证：①呼吸困难，有辅助呼吸肌参与呼吸活动。②循环衰竭，出现微循环障碍，表现为四肢厥冷和发绀。③中枢抑制，出现烦躁不安或昏迷。

ARDS 机械通气的关键在于复张萎陷的肺泡并使其维持开放状态，以增加肺容积和改善氧合，同时避免肺泡过度扩张和反复开闭所造成的损伤。根据患者术后心率、血压、动脉血气分析和呼吸状态来调整机械通气参数设置，目前 ARDS 的机械通气主要措施包括合适水平的 PEEP（$8\sim18cmH_2O$）和小潮气量（$6\sim8mL/kg$）。

3. 防止肺水肿，维持心排血量：在 ARDS 治疗中应采取有效措施防治血管内静水压升高，以减少肺水肿和改善肺功能。应合理限制液体入量，在保证适当系统灌注的前提下保持低水平的血管内容量，必要时可根据患者血压和尿量情况，适当应用利尿药促进水肿的消退。ARDS 患者存在内皮和上皮通透性的增加，故除非有严重的低蛋白血症存在，不主张输注胶体液。对于 ARDS 患者，维持心排血量至关重要，故建议留置右心导管、植入肺动脉导管监测心排血量及充盈压，维持中心静脉压在 8~12mmHg。

4. 改善酸碱平衡紊乱：严重的 ARDS 患者可很好地耐受呼吸性酸中毒，故 pH≥7.15 并不需要碳酸氢钠治疗，但如果合并心律失常或意识水平下降，排除其他引起酸中毒的原因后，需要积极治疗。

5. 抗感染治疗：ARDS 肺损伤的本质是炎症，低剂量激素的使用可减少感染性休克的发作，降低 ARDS 发生率，故推荐 ARDS 起病 14 天前预防性应用甲强龙［起始剂量 1mg/（kg·d）］，如 7~9 天无改善，可增加至 2mg/（kg·d）。

6. 预防并发症：建立人工气道患者，还需加强呼吸道卫生，减少院内感染率，如有效地进行呼吸道湿化、物理排痰、鼓励患者咳嗽等。选择合适的抗生素，采取积极措施缩短病程和缩短机械通气的使用时间，保护性机械通气也有助于预防机械通气相关性肺损伤；ARDS 患者为深静脉血栓及肺栓塞的高危患者，对于无出血高危因素的患者，可给予预防性抗凝治疗。

7. 支持治疗：ARDS 患者机体高代谢与营养缺乏共同作用，故应给予患者充分的营养支持，一般提倡全肠胃营养，因为经胃肠道补充营养能更好地保持胃黏膜正常功能，避免肠道细胞萎缩，支持胃肠道保持支持的菌落分布和组成，维护胃肠屏障，防止外来细菌生长和肠道菌群移位；充分恰当地使用镇痛药物是保证有效和良好机械通气的措施，并可以减少机械通气的并发症。

（三）手术适应证

（1）ARDS 未治愈前，禁止做择期、限期腹部外科手术。

（2）对早期 ARDS 患者，需要做急诊手术时，尤其原发病是 ARDS 诱因时，可在治疗 ARDS 的同时，做简单的引流手术；严重的 ARDS 患者禁止做任何的腹部外科手术。

（3）择期和限期腹部外科手术可在 ARDS 治愈 3 周后进行。

三、术中处理

（1）尽量选择局部麻醉，必要时气管内插管静脉复合麻醉。

（2）密切监测术中患者生命体征，监测血压、心率、尿量、血氧饱和度、动脉血气、中心静脉压、肺动脉压等指标进行监测。

（3）保持患者呼吸道通畅，根据动脉血气分析结果，必要时吸氧或实行机械通气。

（4）维持患者体液平衡，积极纠正休克的同时限制液体的摄入，并注意胶体液输入。

四、术后处理

1. 术后监测：ARDS 患者术后应立即入住 ICU，动态监测呼吸、循环、水电解质、酸碱平衡及其他重要脏器的功能，以便及时调整治疗方案。

2. 术后护理：术后建立人工气道患者，应加强物理治疗，包括体位、翻身、叩背、主动或被动性咳嗽、排痰和气道湿化，有利于充分发挥人体呼吸道非特异性防御功能作用。床头抬高 45° 有助于减少术后患者误吸的发生。

3. 术后用药：积极治疗原发病，选择合适的抗生素，预防性抗凝治疗，并针对病因，积极纠正缺氧、二氧化碳潴留、低血压、改善循环和纠正酸中毒，可适当应用抗酸药物或减少胃酸分泌的药物，预防应激性溃疡的发生。

第八节　呼吸衰竭的围手术期处理

呼吸衰竭是由于肺内外各种原因，引起肺通气和（或）换气功能严重障碍，以致不能进行有效气体交换，在呼吸空气时，产生严重缺氧（或）伴高碳酸血症，从而引起一系列生理功能和代谢紊乱的临床综合征。术前伴发呼吸衰竭的腹部外科手术患者病死率极高。

一、病理生理

呼吸衰竭主要病理生理变化是缺氧和二氧化碳潴留，低氧血症和高碳酸血症能够影响全身系统脏器的代谢、功能甚至使组织结构发生变化，当呼吸衰竭进入严重阶段时，出现代偿不全，表现为各系统脏器严重的功能和代谢紊乱直至衰竭。

（一）低氧血症和高碳酸血症发生的机制

1. 吸入氧气浓度/分压降低：可见于麻醉或机械通气时意外发生吸入氧气分压过低。

2. 肺泡通气不足：临床上常见的肺泡通气不足包括有效肺泡通气不足和肺泡通气量不能满足 CO_2 产生量。临床上常见慢阻肺合并呼衰、哮喘危重状态、呼吸肌麻痹等神经病变。

3. 换气功能障碍：由于肺血管病变或肺泡实变，导致通气与血流比例失调；由于肺炎实变、肺水肿、肺不张和肺泡萎陷等因肺泡无通气所致肺毛细血管混合静脉血未经气体交换，引起右向左的分流增加；肺间质纤维化、肺气肿可导致肺泡破坏，可以影响弥散功能，以上 3 点均可导致换气功能障碍。

4. 氧耗量增加：氧耗量增加是加重缺氧的原因之一，发热、寒战、呼吸困难、抽搐、严重哮喘，以及机械通气过程中的人机对抗均可能增加氧耗量。

（二）低氧血症和高碳酸血症对机体的影响

1. 对中枢系统的影响：脑组织耗氧量很大，通常完全停止供氧 4~5 分钟即可引起不可逆性脑损害。缺氧对中枢系统影响的程度和缺氧发生的速度和程度有关。轻度缺氧（PaO_2 降至 60mmHg）可出现注意力不集中、智力和视力轻度减退；中度缺氧（PaO_2 降至 40~50mmHg）时会引起一系列精神症状，如头痛、不安、定向力与记忆障碍、精神错乱、嗜睡；重度缺氧（PaO_2 低于 30mmHg）出现神志丧失乃至昏迷。

二氧化碳潴留可影响脑细胞代谢，降低脑细胞兴奋性，脑血管扩张、血流阻力降低。二氧化碳潴留可以起头痛、头晕、烦躁不安、言语不清、精神错乱、扑翼样震颤、嗜睡、昏迷、抽搐和呼吸抑制等表现。严重的缺氧和二氧化碳潴留可导致脑间质水肿和脑细胞水肿，进一步加重脑缺血、缺氧，严重时出现脑疝。

2. 对循环系统的影响：缺氧和二氧化碳潴留可使心率反射性增快、心肌收缩力增强、心排血量增加。严重的缺氧和二氧化碳潴溜可直接抑制心血管中枢，造成血管扩张、血压下降、心律失常等不良后果，长期慢性缺氧可导致心肌纤维化、心肌硬化，最终可导致肺源性心脏病。

3. 对呼吸系统的影响：低氧血症对呼吸系统的影响远小于二氧化碳潴留，低氧分压（$PaO_2 < 60mmHg$）可反射性兴奋呼吸中枢，增强呼吸运动，使呼吸频率增快甚至出现呼吸窘迫，但当 $PaO_2 < 30mmHg$ 时，呼吸抑制作用可大于反射性兴奋作用而出现呼吸抑制。

二氧化碳是强有力的呼吸中枢兴奋剂，当 $PaCO_2$ 急剧升高时，呼吸深快，但长时间严重的二氧化碳潴留会使中枢化学感受器对二氧化碳的刺激作用发生适应，$PaCO_2 > 80mmHg$ 时会对呼吸中枢产生抑制和麻醉效应。

4. 对酸碱平衡系统的影响：由于 pH 取决于 HCO_3^- 和 H_2CO_3 的比值，故二氧化碳潴留对机体酸碱度的影响较大，呼吸功能障碍时导致血 $PaCO_2$ 增高、pH 下降、H^+ 浓度升高，发生呼吸性酸中毒。

二、术前准备

（一）呼吸衰竭的临床表现

1. 呼吸困难：呼吸困难是呼吸衰竭最早出现的症状，表现为患者吸气时感空气不足，呼吸费力，主要表现在呼吸频率、节律和幅度的改变。

2. 发绀：发绀是缺氧的典型表现，当血氧饱和度低于 90% 时，可在口唇、指甲等处出现发绀，应注意的是发绀程度与还原型血红蛋白含量有关，故红细胞增多者发绀更明显，贫血者则不明显或不出现发绀。严重休克患者末梢循环差，即使动脉血氧分压正常也可出现发绀，所以要综合判断患者缺氧的程度和组织灌流是否充分。

3. 精神神经症状：急性呼吸衰竭患者可出现精神错乱、躁狂、昏迷、抽搐等症状，慢性缺氧多有智力或定向功能障碍。高碳酸血症可引起"肺性脑病"，表现为神志淡漠、肌肉震颤、间歇抽搐、昏睡甚至昏迷等。

4. 血液循环系统症状：严重缺氧和高碳酸血症可加快心率，升高血压，因脑血管扩张而产生搏动性头痛，严重时可导致心肌损伤，也可引起周围循环衰竭、心律失常、心搏骤停。

5. 消化和泌尿系统症状：严重的呼吸衰竭可影响肝肾功能，重度缺氧和高碳酸血症可发生胃肠道黏膜充血、水肿、糜烂渗血，或应激性溃疡，甚至上消化道出血。

（二）呼吸衰竭的实验室检查及相关检查

1. 动脉血气分析：对判断呼吸衰竭和酸碱失衡的严重程度及指导治疗均具有重要意义。pH 可反映机体的代偿情况，有助于鉴别急性或慢性呼吸衰竭。血气分析受年龄、海拔高度、氧疗等多种因素影响，临床中需要结合患者个人情况具体分析。I 型呼吸衰竭时 $PaO_2 < 60mmHg$，$PaCO_2$ 降低或正常。II 型呼吸衰竭 $PaO_2 < 60mmHg$，同时伴有 $PaCO_2 > 50mmHg$。

2. 肺功能检测：通过肺功能判断通气功能障碍的性质（阻塞性、限制性或混合性）及是否合并换气功能障碍，并可以对通气和换气功能障碍的严重程度进行判断，这对于患者呼吸衰竭的原因分析有着重要作用，但临床中重症患者肺功能检测受限，故需要结合患者自身病情来评定完善肺功能检测的必要性。

3. 胸部影像学和纤维支气管镜检查：胸部 X 线、胸部 CT 和放射性核素肺通气/灌注扫描、肺血管造影，纤维支气管镜等检查有助于明确患者肺部疾病的情况。

（三）呼吸衰竭的诊断

结合患者气道阻塞性疾病、肺水肿、肺血管病等可以导致呼吸衰竭的基础病变，有缺氧或伴有高碳酸血症的上述临床表现和体征，尤其是伴有严重感染、休克、腹部创伤等诱因时，不难做出诊断。

（四）手术指征

（1）呼吸衰竭未纠正前，禁忌做择期和限期腹部手术。

（2）呼吸衰竭纠正后 2 周以上，可考虑腹部限期和择期手术。

（3）重度呼吸衰竭未纠正前，禁忌做任何类型的腹部手术（危及生命的急诊手术除外）。

（4）轻度和中度呼吸衰竭的同时有危及生命的急腹症，在治疗呼吸衰竭的同时，仅能施行简单的腹部急症手术。

三、术中处理

呼吸衰竭的处理治疗原则是：保持呼吸道通畅，纠正缺氧和（或）高碳酸血症所致酸碱失衡和代谢功能紊乱，维持循环功能稳定，简称 ABC 方案。与此同时，对于呼吸衰竭病因和诱因的治疗，加强一般支持治疗以及对其他重要脏器功能的监测与支持同样尤为重要。

（一）建立通畅气道

保持呼吸道通畅是最基本、最重要的治疗措施。气道阻塞使呼吸阻力增加，呼吸功耗增多，加重呼吸肌疲劳，气道分泌物排出困难将会加重感染，也可发生肺不张，导致气体交换面积减少。

保持气道通畅的方法：①昏迷患者使其处于仰卧位，头后仰，托起下颌并将口打开。②及时清除气道分泌物，如多孔导管吸出口腔、咽喉部分泌物或胃内反流物，必要时留置胃管做胃肠减压，还可以经纤维支气管镜吸出分泌物。③建立人工气道，主要方式有简易人工气道、气管插管及气管切开。

A. 简易人工气道：主要有口咽通气道、鼻咽通气道和喉罩，是气管内导管的临时替代方式，在病情危重不具备插管条件时应用，待病情允许后再行气管插管或气管切开。

B. 气管插管：多用于心肺复苏术、严重呼吸衰竭、外科手术，也可作为气管切开的过渡措施，保留时间一般为 48~72 小时。气管插管的适应证：需要维持气道通畅和清除分泌物；肺疾病导致氧合指数 ≤300mmHg 出现肺通气不足；引起心脏骤停、循环障碍；需要过度通气的颅内高压、高危病例的转运。

C. 气管切开：主要用于肺功能损害严重，需要较长时间的机械通气者。气管切开的适应证：需要较长时间建立人工气道和机械通气者；较大量的分泌物生成及潴留，而气管插管又较难吸出者；上气道阻塞者；患者无法耐受插管或插管失败但又需维持人工气道者；预防性气管切开，腹部外科手术患者合并重症肌无力、格林巴利综合征者。气管切开与气管插管相比，并发症较少但较严重，如导管移位、气胸、严重出血和伤口感染，但气管切开最大的优点是有利于分泌物的清除。

（二）氧疗

通过增加吸入氧浓度来纠正患者缺氧状态，确定吸氧浓度的原则是在保证氧分压迅速提高到 60mmHg 或脉搏容积血氧饱和度达 90% 以上的前提下，尽量降低吸氧浓度。对于不同类型的呼吸衰竭需采用不同的氧疗方案，Ⅰ型呼吸衰竭主要问题为氧合功能障碍而通气功能基本正常，较高浓度（＞35%）给氧可以迅速缓解低氧血症而不会引起二氧化碳潴留。Ⅱ型呼吸衰竭因为有二氧化碳潴留，无限制地或高浓度吸氧会产生呼吸抑制，导致 $PaCO_2$ 进一步升高。

（三）增加有效肺泡通气量，改善高碳酸血症

高碳酸血症是由于肺泡通气不足引起，只有增加通气量，才能有效排出二氧化碳。

1. 呼吸兴奋剂的合理应用：主要适用于以中枢抑制为主、通气量不足引起的呼吸衰竭，不宜用于以肺换气功能障碍为主所致的呼吸衰竭。呼吸兴奋剂的使用原则：必须保持气道通畅，否则会促发呼吸肌疲劳，加重二氧化碳潴留；脑缺氧、脑水肿未纠正而出现频繁抽搐者慎用；患者的呼吸肌功能基本正常；不可突然停药。在使用呼吸兴奋剂的同时，应重视减轻胸肺和气道的机械负荷，同时增加吸氧浓度。

2. 机械通气：呼吸衰竭时应用机械通气能维持必要的肺泡通气量，降低 $PaCO_2$；改善肺的气体交换效能；使呼吸肌得以休息，有利于恢复呼吸肌功能。机械通气的适应证：① 通气障碍：a. 窒息，上呼吸道梗阻，气道通畅无法保证。b. 呼吸频率＞35 次/分。c. 肺活量＜15mL/kg。d. 潮气量＜5mL/kg。e. 吸气负压＜25cmH$_2$O。f. $PaCO_2$＞60mmHg。g. 死腔气量/潮气量＜0.6。②氧合弥散障碍。a. FiO_2＜0.3 时 PaO_2＜60mmHg。b. 自然呼吸状态下，PaO_2≤35mmHg。应根据各种疾病呼吸衰竭患者的病理、生理和各种通气方式生理效应，合理地调节机械通气各种参数和吸入氧浓度，以达到既能改善通气和换气功能，又能减少或避免机械通气的不良反应，如气压伤、呼吸机相关肺损伤等。

机械通气拔管指征：一般指征是感染基本控制；患者有一定的自主呼吸能力，吸气肌力量足以克服气道和胸肺的阻力（如最大吸气压≤-25cmH$_2$O）；有一定储备肺功能（如潮气量＞5mL/kg，肺活量＞15mL/kg）；经鼻导管低流量吸氧的情况下，动脉血 pH＞7.3，PaO_2＞60mmHg。

（四）病因治疗

在解决呼吸衰竭本身所致危害的同时，针对不同的病因采取适当的治疗措施，也是治疗呼吸衰竭的根本所在。

（五）支持疗法

及时纠正电解质紊乱和酸碱平衡失调，有助于减轻呼吸系统乃至其他系统脏器的功能障碍。加强体液管理，防止血容量不足和液体负荷过大，保证血细胞比容在一定水平，对于维持氧输送能力和防止肺水过多具有重要意义。呼吸道感染是呼吸衰竭最常见的诱因，建立人工气道机械通气和免疫功能低下的患者易反复发生感染，且不易控制，短期内给予有效、敏感、足量抗生素，控制或预防肺部感染，可有效改善肺通气、换气功能，同时在允许拔管前提下，缩短有创机械通气的时间，可减少院内感染的发生。呼吸衰竭患者常因摄入热量不足、呼吸负荷增加、发热等因素，机体处于负代谢，出现低蛋白血症，降低机体免疫功能，并加重呼吸肌疲劳，加重疾病的危险性，故应常规予患者足量的营养支持。呼吸衰竭者常可合并消化道出血、心功能不全、肝肾功能障碍，必要时将患者转入 ICU，加强对重要脏器功能的监测与支持，特别是要注意防治多脏器功能障碍综合征。

四、术后处理

1. 术后监测：监测生命体征、心电图、SAO$_2$、呼气末二氧化碳（ETCO$_2$）等指标。

2. 术后护理：术后建立人工气道患者，呼吸道的加温功能丧失，水分丢失过多，导致呼吸道分泌物干结，纤毛活动减弱，容易发生气道阻塞、肺不张或支气管肺感染，故需要加强湿化，每日湿化液的需要量350~500mL，湿化温度32~35℃。必要时可应用吸痰管吸痰，痰量不多时可2~3小时吸痰1次，吸痰时注意患者面色、心律及血氧饱和度，吸痰时间以不超过15秒为宜。同时加强物理治疗，包括变换体位、翻身、拍背、主动或被动性咳嗽、排痰。

3. 术后治疗：针对病因积极治疗原发病，积极纠正缺氧、二氧化碳潴留，选择合适的抗生素，预防肺部感染；术后持续机械通气患者，采用胃肠内或胃肠外营养支持，并注意纠正电解质失衡、贫血、低蛋白血症等并发症，适当补充维生素和微量元素，必要时静脉营养支持。

（刘　军，王煜东）

参考文献

［1］Kanat F, Golcuk A, Teke T, et al. Risk factors for postoperative pulmonary complications in upper abdominal surgery［J］. ANZ J Surg, 2007, 77（3）：135-141.

［2］McAlister F A, Bertsch K, Man J, et al. Incidence of and risk factors for pulmonary complications after nonthoracic surgery［J］. Am J Respir Crit Care Med, 2005, 171（5）：514-517.

［3］姜保成，杨宝仁，陈卫，等. 腹部外科患者合并肺功能异常时的围手术期处理［J］. 中国实用外科杂志, 2004, 24（7）：435-436.

［4］车国卫，刘伦旭. 加速康复外科，需要精准治疗吗？［J］. 中国肺癌杂志, 2017, 20（8）：549-554.

［5］Li S, Zhou K, Du H, et al. Body surface area is a novel predictor for surgical complications following video-assisted thoracoscopic surgery for lung adenocarcinoma: a retrospective cohort study［J］. BMC Surg, 2017, 17（1）：69.

［6］Davila C A, Ganci C G, Gamino R, et al. Open vs. laparoscopic vertical banded gastroplasty: a case control study with a 1-year follow-up［J］. Obes Surg, 2000, 10（5）：409-412.

［7］Chinn S. Concurrent trends in asthma and obesity［J］. Thorax, 2005, 60（1）：3-4.

［8］Chen Y, Dales R, Tang M, et al. Obesity may increase the incidence of asthma in women but not in men: longitudinal observations from the Canadian National Population Health Surveys［J］. Am J Epidemiol, 2002, 155（3）：191-197.

［9］Beuther D A, Weiss S T, Sutherland E R. Obesity and asthma［J］. Am J Respir Crit Care Med, 2006, 174（2）：112-119.

［10］Chen Y, Dales R, Jiang Y. The association between obesity and asthma is stronger in nonallergic than allergic adults［J］. Chest, 2006, 130（3）：890-895.

［11］Erskine R J, Hanning C D. Do I advise my patient to stop smoking pre-operatively?［J］. Curr Anaesth Crit Care, 1992, 3：175-180.

［12］王健东，全志伟. 合并呼吸功能不全患者肺功能评估及危险因素［J］. 中国实用外科杂志, 2011, 31（2）：125.

[13] Bapoje S R, Whitaker J F, Schulz T, et al. Preoperative evaluation of the patient with pulmonary disease [J]. Chest, 2007, 132 (5): 1637-1645.

[14] 唐煜东, 梅小丽, 郑娥, 等. 胸部肿瘤术后患者不良情绪现状及影响因素分析 [J] 中国胸心血管外科临床杂志, 2018, 25 (1): 67-70.

[15] Erskine R J, Murphy P J, Langton JA. Sensitivity of upper airway reflexes in cigarette smokers: effect of abstinence [J]. Br J Anaesth, 1994, 73 (3): 298-302.

[16] Roy S. Effects of smoking on prostacyclin formation and platelet aggregation in users of oral contraceptives [J]. Am J Obstetr Gynecol, 1999, 180: S364-368.

[17] Lai Y, Huang J, Yang M, et al. Seven-day intensive preoperative rehabilitation for elderly patients with lung cancer: a randomized controlled trial [J]. J Surg Res, 2017, 209: 30-36.

[18] 于布为, 田鸣, 高学, 等. 困难气道管理指南 [J]. 临床麻醉学杂志, 2013, 29 (1): 93-98.

[19] 欧阳葆怡, 吴新民. 肌肉松弛药合理应用的专家共识 (2013) [J]. 临床麻醉学杂志, 2013, 29 (7): 712-715.

[20] 中华医学会麻醉学分会全凭静脉麻醉专家共识工作小组. 全凭静脉麻醉专家共识 (2016 版) [J]. 中华麻醉学杂志, 2016, 36 (6): 641-647.

[21] 中华医学会麻醉学分会. 中国麻醉学指南与专家共识 [M]. 北京: 人民卫生出版社, 2014: 257-264.

[22] Marx G, Achim W. Intravascular volume therapy in adults guidelines from the Association of the Scientific Medical Societies in Germany [J]. Eur J Anaesthesiol, 2016, 33 (7): 488-521.

[23] 全志伟. 肺功能测定对腹部手术风险及术后并发症的评估作用 [J]. 中国实用外科杂志, 2004, 24 (3): 142-144.

[24] Gazarian P K. Identifying risk factors for postoperative pulmonary complications [J]. AORN J, 2006, 84 (4): 616-625.

[25] Members of the Working Party, Nightingale C E, Margarson M P, et al. Peri-operative management of the obese surgical patient 2015 Association of Anaesthetists of Great Britain and Ireland Society for Obesity and Bariatric Anaesthesia [J]. Anaesthesia, 2015, 70 (7): 859-876.

[26] Chou R, Gordon D B, de Leon-Casasola O A, et al. Management of postoperative pain: A clinical practice guideline from the American Pain Society, the American Society of Regional Anesthesia and Pain Medicine, and the American Society of Anesthesiologists' Committee on Regional Anesthesia, Executive Committee, and Administrative Council [J]. J Pain, 2016, 17 (2): 131-157.

【主编评述】

• 术前肺功能训练很重要, 肺功能障碍不能耐受手术, 可每周做几次快步走, 1 小时走 4.8km, 2~3 周后肺功能改善, 往往可耐受手术, 减少术后并发症。其他功能训练也获益。

(刘德成)

第七章　围手术期肾功能障碍

第一节　概述

肾脏是人体重要器官，正常的肾功能是保证人体正常生理活动的重要保障。正常肾脏有强大的代偿能力，单侧正常肾脏的一半即可保持肾功能正常。Chamberlain 等[1]发现切除小鼠一侧肾脏后，另一侧肾脏的单个肾单位肾小球滤过率（GFR）增加，术后第 2 天达到术前的 2 倍，并在接下来 2 周内继续升高，至第 16 天时达到最高值。肾脏是人体器官中较脆弱的实体器官，休克、低血容量或肾毒性药物都可以造成肾脏弥漫性损伤，出现肾功能障碍及衰竭，进而影响机体其他重要器官，引起多器官系统衰竭，危及生命。但是，肾脏也有很强的代偿能力，即使急性肾功能损伤较重，通过积极的治疗手段，大部分肾功能都会得到很好的恢复。研究发现，患者肾功能的改善主要集中在损伤后的前 3 ~ 6 个月[2]。

手术对人体是一种创伤，如何在术前评估肾脏耐受力，围手术期预防与治疗急性肾损伤，是临床医生不容忽视的问题。

肾功能障碍相关概念见表 7-1。

表 7-1　肾功能障碍相关概念

急性肾损伤（AKI）	7 天内血清肌酐（Scr）升高 50%，或 2 天内 Scr 升高 0.3mg/dL，或无尿
慢性肾脏病（CKD）	肾小球滤过率（GFR）<60mL/min 超过 3 个月
急性肾脏病（AKD）	AKI，或 GFR<60mL/min 不足 3 个月，或 GFR 下降过 5% 或血肌酐升高>50% 不足 3 个月
无已知肾脏病（NKD）	GFR>60mL/min，Scr 稳定

第二节　术前肾脏功能的检查与评估

临床常用于检查肾功能的指标是血清尿素、血肌酐、血 β_2 微球蛋白、尿酸、尿常规等。围手术期都应该做这些检查，以明确肾脏情况。GFR 是反应肾脏功能的重要指标，但 GFR 不能直接测量，一般是通过对某种理想物质如菊粉或肌酐的清除率来评价 GFR。

一、肾小球滤过的实验

1. 菊粉清除率测定：菊粉完全由肾小球滤过，不被肾小管重吸收或分泌，是理想的测定 GFR 的物质。但菊粉是外源性物质，测量时需静滴维持并多次采血，方法烦琐，并且需留置导尿等，故临床上不常用。

2. 内生肌酐清除率：在严格控制饮食和肌肉活动相对稳定的情况下，血中肌酐是由肌肉的代谢过程中释放出来的，称为内生肌酐，其释放的速度相当恒定，其从肾排泄的速度也相当恒定，故正常人血中常保持恒定的水平。肌酐经肾小球滤出后，不被肾小管重吸收，排泄量很少，内生肌酐清除率是检测肾小球滤过功能最常用的实验。内生肌酐清除率理论上不如菊粉，因为可有一小部分肌酐由肾小管分泌。此时测出的肌酐清除率高于实际的肾小球滤过，但作为临床上应用，肌酐清除率仍不失为较简便而准确的肾小球功能的指标。

3. 血肌酐和尿素氮浓度测定：血肌酐（Scr）和血尿素氮（BUN）的浓度取决于机体的分解代谢与肾脏的排泄能力。在摄入食物及体内分解代谢比较稳定的情况下，其血浓度取决于肾排泄能力，因此，Scr 和 BUN 浓度在一定程度上可反映肾小球滤过率功能的损害程度，是常用的肾功能指标。

作为肾小球滤过率的指标，Scr 比 BUN 准确、稳定，Scr 基本上不受饮食、高代谢等肾外因素影响。而 BUN 还受蛋白质分解或摄入过多的影响，如在急性传染病、高热、上消化道大出血、大面积烧伤、严重创伤、大手术后和甲状腺功能亢进、高蛋白饮食时 BUN 常可升高而 Scr 一般不升高。

4. 血清尿酸：尿酸是嘌呤类的终末产物，血尿酸主要从肾脏排出，肾功能减退时尿酸（UA）增高。尿酸从肾小球滤过后在肾小管中重吸收和分泌。升高可见于原发性高尿酸血症如痛风及继发性高尿酸血症如肾衰。

二、肾小管功能实验

1. 肾浓缩稀释试验：肾浓缩和稀释尿液功能主要在远端小管和集合管进行，浓缩稀释试验可作为判断远端小管功能的指标，因此在日常或特定的饮食条件下，观察患者的尿量和尿比重的变化，当肾脏病变致远端小管和集合管受损时可影响尿的浓缩稀释功能。

2. 尿渗透压测定：指尿液中溶质的摩尔数（它与尿比重不同），反映尿中各种溶质微粒的总数目而与溶质分子相对重量、与微粒体积大小无关，因而测定尿渗透压比尿比重测定更能真正反映肾浓缩和稀释能力。

3. β_2 微球蛋白（$\beta_2 m$）测定：β_2 微球蛋白分子量小，为 11 800 道尔顿，血 β_2 微球蛋白从肾小球自由滤过，约 99.9% 被近端小管重吸收，仅 0.1% 由终尿排出体外。血 β_2 微球蛋白增高提示肾小球滤过功能异常。尿 β_2 微球蛋白增高提示肾小管重吸收功能异常

4. α_1 微球蛋白（$\alpha_1 m$）：糖蛋白由肾小球自由滤过，肾小管重吸收并代谢。血 $\alpha_1 m$ 增高提示肾小球滤过功能异常，尿 $\alpha_1 m$ 增高提示肾小管重吸收功能异常。

5. N-乙酰-β-氨基葡萄糖苷酶（NAG）：NAG 是一种溶酶体酶，一般认为尿中 NAG 活性增高可作为肾小管损伤的标志。测定尿 NAG 常能发现早期的肾毒性损害。肾移植急性排异反应时，尿 NAG 常明显升高，甚至早于肾功能的改变。

第三节　肾功能障碍的分期

肾功能衰竭影响到各个系统和器官，可引起多种多样的临床表现。但是，在 80% 的肾单位丧失以前，可以没有任何症状或只有很少的生化改变。一般肾功能不全分为 4 期，根据生化检查，应对患者肾功能有清楚的认识。

1. 肾功能不全代偿期：肾小球滤过率（GFR）50~80mL/min，血清肌酐（Scr）133~177 μmol/L。肌酐清除率（Ccr）>50%，一般无临床症状。

2. 肾功能不全失代偿期：GFR 50~20mL/min，Ccr 25%~50%，Scr 133~221μmol/L，临床上可出现轻度贫血、乏力、夜尿增多。疲劳、感染、进食蛋白质过多、服用损害肾功能的药物等可加剧临床症状。

3. 尿毒症早期：Ccr10%~25%，Scr221~442μmol/L，临床上大多有明显贫血、消化道症状，可出现轻度代谢性酸中毒及钙磷代谢紊乱，水电解质紊乱尚不明显。

4. 尿毒症晚期：GFR<10mL/min，Ccr<10%，Scr>442μmol/L，临床上出现各种尿毒症症状，如明显贫血、严重恶心、呕吐及各种并发症等，水、电解质和酸碱平衡明显紊乱[3]。

目前美国国家肾脏基金会（NKF）认为 Scr 不能准确评价肾功能的损害。目前国际上多应用肾小球滤过率（GFR）或以简化公式估算 GFR（estimated GFR，eGFR）评价肾功能的情况，并以 GFR 或 eGFR<60mL/min 作为判断慢性肾功能障碍的标准。最近发布的美国肾脏病膳食改良实验（MDRD）公式和慢性肾脏病流行病学合作（CKD-EPI）公式就是两种可靠的计算 eGFR 的方法。

第四节　围手术期急性肾损伤的预防与治疗

一、急性肾损伤的概念

1951 年，Homer 提出急性肾衰竭（ARF）的概念。ARF 是指一组临床综合征，可以由不同病因而引起，主要表现为肾脏功能的突然下降导致尿素和含氮废物的蓄积及细胞外液和电解质的失调。为了科学地阐述急性肾功能不全，2005 年，由急性肾损伤协作组（AKIN）提出了急性肾损伤（AKI）的概念，AKI 的概念涵盖了从肾功能的轻微受损到明显的器官衰竭的严重病变。并且，急性肾损伤协作组制定了 AKI 的 AKIN 标准。将 AKI 的诊断标准定义为 Scr 升高大于或等于 0.3mg/dL，而且持续时间至少 48 小时。2012 年，改善全球肾脏病预后组织（KDIGO）制定了急性肾损伤临床指南，把符合下列情形之一者定义为 AKI（未分级）[4]：①在 48 小时内血清肌酐（SCr）升高大于或等于 0.3mg/dL（≥26.5μmol/L）。②已知或假定肾功能损害发生在 7 天内，SCr 上升至大于或等于基础值的 1.5 倍。③尿量小于 0.5mL/（kg·h）且持续 6 小时。AKI 分级标准见表 7-2。

表 7-2　急性肾损伤分期标准

分期	Scr 升高值（μmol/L）	Scr 升高百分比（%）	尿量[mL/（kg·h）]
1	>25	从基础水平升高≥150	<0.5，持续 6 小时
2	>29.3	从基础水平升高≥200	<0.5，持续 12 小时
3	>44.3	从基础水平升高≥300	<0.5，持续 24 小时或无尿 12 小时

二、围手术期急性肾损伤的病因

围手术期急性肾损伤是指手术前及手术后发生的急性肾脏功能不全，围手术期急性肾损伤发病率呈不断上升趋势，一方面与人口老龄化、各种大手术的广泛开展、新诊断与治疗技术的应用及院内多重感染有关；另一方面，临床医生对 AKI 的认识不断提高，诊断率明显增加。在围手术期 AKI 中，缺血损伤导致的 AKI 是较为常见的原因，占住院患者的 50%[5]。其他常见的病因为外科手术中缩血管药、造影剂的应用及感染引起的低血压。在一些高危手术，如心脏手术和大血管手术术后 AKI 的发生率可以达到 20%~40%。正确认识与处理围手术期 AKI 是外科医生面临的重要问题。

围手术期 AKI 发病的病因和易感因素众多。Bagshaw 等[5]发现年龄≥65 岁、男性以及合并慢性疾病是发生严重 AKI 的危险因素。血管外科开放性大血管手术，基础血压，术中出血量，围手术期感染，应用万古霉素，术后贫血都与围手术期 AKI 相关。

尤其在心脏手术后，术中麻醉药物的应用、血流动力学的不稳定，失血及体外循环（CPB）的应用均会加重 AKI 的发生。心脏手术中 CPB 的应用是导致术后 AKI 的非常重要因素，与非体外循环的心脏手术相比，在应用体外循环的心脏手术患者中，发生 AKI 的风险会更高，CPB 应用后造成 AKI 的病理生理机制非常复杂，肾脏灌注压下降、炎症因子的激活、小血栓的形成等都可以造成肾脏的缺血再灌注损伤，从而进一步导致 AKI 的发生。

一项 10 年的包括所有科室住院患者调查显示，药物性肾损害是 AKI 的重要原因，39.6% 的 AKI 与药物应用有关，是住院患者 AKI 的第 1 位原因[6]。此外，术中的缺血与术后感染是造成急性肾损伤的另两个重要因素。严重感染造成急性肾损伤的原因包括肾脏血液灌注减少，急性肾缺血和肾小球滤过率降低从而造成肾小管上皮细胞变性、坏死；这一病变进一步激活肾素-血管紧张素系统，造成小动脉的强烈收缩，肾缺血加重，这一不加抑制的正反馈循环使肾前性氮质血症进展为可怕的急性肾小管坏死；加上感染本身引起的急性间质性肾炎，最终导致 AKI 发生。从以上疾病进展过程可以看出积极控制感染，及早发现和早期预防由轻微肾损害导致的 AKI 是非常重要的。

三、急性肾损伤的诊断

根据急性肾损伤网络（acute kidney injury network，AKIN）标准[7]，AKI 定义为 48 小时内血清肌酐（serum creatinine，SCr）升高绝对值≥26.5μmol/L 或较基础值升高≥50%，或尿量<0.5 mL/（kg·h）持续 6 小时，并按 SCr 升高或少尿程度将 AKI 分为 3 期，见表 7-2。

临床以尿量、血肌酐（Scr）为常规参考指标进行 AKI 诊断，这些指标出现变化时间较晚，敏感性一般，因此寻找早期可发生明显变化，特异性及敏感性更高的指标作为早期诊断 AKI 的临床依据十分必要。

在目前确认的 AKI 的新的生物学标志物中，中性粒细胞明胶酶相关脂质运载蛋白（NGAL）被认为是 AKI 最为重要和理想的标志物之一。NGAL 是 1993 年在人中性粒细胞中被发现的，它主要表达于肾脏、肝脏胃肠道中性粒细胞和上皮细胞。NGAL 是一种结合并运输疏水性分子的分泌蛋白，分子量为 25kD，在正常生理情况下表达量极低，而当上皮细胞受到损伤或中性粒细胞受炎症刺激大量释放时，可诱导 NGAL 高度表达。通过研究者的不断努力，证实了尿 NGAL 的升高是早期诊断 AKI 的重要指标，在 AKI 发生 6 小时的时候是检测 NGAL 的最佳时间点，该指标比传统尿量、Scr 变化更早，特异性及敏感性更高，对 AKI 早期诊断临床价值更大[8]。针对造影剂相关性肾病和缺血/再灌性 AKI（心脏术后和肾移植术后 AKI）患者评价 NGAL 临床诊断价值的研究显示，NGAL 是 AKI 良好的诊断标志物，其敏感性为 81.5%[9]。NGAL 具有类似于转铁蛋白的铁转运功能，主要被早期的原始肾上皮细胞摄取，通过介导铁的转运促进原始肾上皮细胞的成熟。在正常生理情况下，NGAL 含量较低，但能刺激肾祖细胞向肾小管上皮细胞分化，以保障肾脏正常的生长发育。当肾缺血或毒素急性损伤肾小管时，在开始的 2 小时内，一方面受损的肾小管上皮细胞能高表达 NGAL，从而诱导肾小管间质中浸润的中性粒细胞发生凋亡，以保护肾组织免受攻击；另一方面高水平的 NGAL 能促进肾小管上皮细胞再生修复，使肾脏功能得以恢复。

多变量分析显示，少尿是行肾透析治疗的独立危险因素。在 AKI 的最新定义中，尿量被作为诊断标准和严重性分期的指标。有研究发现，不管肌酐水平如何，少尿均与不良结局相关，特别是长期需要透析的患者。

四、急性肾损伤的治疗

临床经验证明：不能等到肾衰竭时才承认它的存在，而要在 GFR 开始下降，甚至肾脏损伤而 GFR 尚正常的阶段将其识别并及早干预，并且重视早期诊断的同时，也要关注 AKI 的进展，对 AKI 进行长期的随访。

需要尽早识别有发生 AKI 风险的患者，以实施肾脏保护策略并避免肾毒性暴露。在疾病发展过程中，大量的 AKI 患者需要持续性肾脏替代疗法（CRRT），尤其是存在血流动力学不稳定且处于机械通气，并且是高代谢性和少尿的患者[10]。影响治疗效果的变量主要包括如年龄、并发症、原发疾病的严重程度、代谢紊乱、器官功能障碍和复苏阶段的体重增加等患者内在因素[11,12]，以及透析模式的类型、手术开始的时间、透析剂量、代谢控制和治疗过程中获得的体积状态等与治疗本身相关的因素[13-15]。液体复苏是存在 AKI 的危重患者的治疗基础，特别是对于需要维持足够的肾脏灌注，治疗血容量不足和改善心输出量的患者[16,17]。目前研究证实，在肾脏替代疗法（RRT）起始之前液体出入量正平衡与 AKI 发生和病死率具有正相关。

AKI 治疗的另一个重要方面是透析时机的选择。既往研究认为，早期开始透析可以降低液体超负荷和尿毒症毒素积累等并发症[18]。有单中心研究表明，早期开始透析的患者组在 90 天后的死亡率低于晚期开始肾脏替代治疗组[19]。此外，在晚期接受肾脏替代治疗的组中，近 50% 的患者恢复了肾功能，不需要长期持续的透析治疗[20]。

慢性肾脏病基础上急性肾损伤的防治原则重点在于尽可能降低 AKI 的发生率，短期内最大限度地改善肾功能，纠正 AKI 对 CKD 带来的影响，长期保护肾功能，提高生存率。面对临床中 AKI/CKD 的高危人群，特别是高龄、多系统并发症、行血管介入性治疗或手术者，警惕肾毒性药物应用，积极控制感染，控制血压，控制原发病的活动等对于预防 AKI/CKD 至关重要。对已发生 AKI 的 CKD 患者需尽快纠正引起 AKI 的病因，严重者必要时尽快行肾脏替代治疗。如果针对 AKI 病因以及基础 CKD 的治疗措施得当，相当一部分患者的肾功能有所改善，甚至肾功能有可能恢复到基础水平。

在疾病发展过程中，大量的 AKI 患者需要持续性肾脏替代疗法（CRRT），尤其是存在血流动力学不稳定且处于机械通气，并且是高代谢性和少尿的患者。持续性肾脏替代治疗（CRRT）作为一种连续血液净化疗法，是现今重症医学中新开展的重要救治技术之一。该技术主要通过每天连续 24 小时或接近 24 小时血液净化而达到持续稳定地控制电解质和酸碱平衡的作用，由于该项技术在应用过程中具有血流动力学稳定、可较好地清除炎症介质和内毒素等中分子物质以及提供人体所需营养物质及药物治疗等优点。早期采用 CRRT 治疗可通过超滤作用脱水、有效减轻腹腔内脏器和腹壁水肿，调整机体液体负荷，同时清除炎症介质和氮质代谢产物、毒素，减轻炎症反应，维持内环境稳定，改善呼吸功能和血流动力学紊乱。CRRT 治疗的介入时机可因血肌酐水平、尿量水平、肾损伤分期情况而略有不同，目前研究均认为早期 CRRT 治疗对预后有较好的影响。影响治疗效果的变量主要包括年龄、并发症、原发疾病的严重程度、代谢紊乱、器官功能障碍和复苏阶段的体重增加等患者内在因素以及透析模式的类型、手术开始的时间、透析剂量、代谢控制和治疗过程中获得的体积状态等与治疗本身相关的因素。液体复苏是存在 AKI 的危重患者的治疗基础，特别是对于需要维持足够的肾脏灌注，治疗血容量不足和改善心输出量的患者。目前研究证实，在肾脏替代疗法（RRT）起始之前液体出入量正平衡与 AKI 发生和病死率具有正相关。CRRT 是通过结合液体置换或透析作用调节和维持患者血液中的水电解质和酸碱平衡，并且通过模拟尿排泄方式缓慢排除水分，清除有害因子，起到显著改善危重患者预后的作用。

五、AKI 的预后

陈罡[21]对综合医院 2000 年 1 月至 2005 年 12 月经临床确诊的急性肾损伤患者临床与预后分析发现，以出院日期为观察终点，507 例 AKI 患者的整体死亡率为 45.8%，重症监护病房的死亡率最高 76.9%。心脏术后患者血肌酐轻度升高，伴随住院死亡风险的升高。对中国大陆 37 万例患者的病历进行审核，AKI 患者的住院死亡率高达 12.4%[22]。AKI 不仅增加近期死亡风险，还延长住院时间，增加医疗费用。

动物实验表明，急性肾损伤可造成持续性的微血管损伤，最终导致肾脏结构和功能异常[23]。随着 AKI，残余肾促使一些炎症因子的释放增多，如 c-反应蛋白、白细胞介素-6 和 D-二聚体[24]，这些炎症因子通过纤维信号通路导致肾脏逐渐出现结构和功能的损害[25]。

腹部手术后 AKI 的发生率达 2.29%~6.77%。高龄、复杂手术、长时间手术、基础疾病多的患者在腹部外科手术后更容易发生 AKI。其中女性、高血压、既往慢性肾脏病史、IV 级以上的 ASA 麻醉分级、既往手术史均为腹部手术后 AKI 发生的独立危险因素[26]。

第五节　慢性肾脏病患者的围手术期处理

经术前肾功能检查与病史采集，可以筛查出慢性肾脏病患者。前两期肾功能不全经过适当处理，如避免肾毒性药物等，能较好耐受手术。对于后两期肾功能不全的患者，在透析疗法的保护下，也能安全耐受一般手术。需要注意的是，透析应在手术前 24 小时内进行。

血液净化透析治疗对肾病患者围手术期非常重要，尤其对维持性血液透析（MHD）患者，对于血液透析的技术水平及护理水平都有一定要求。一定要防止水负荷过重及电解质紊乱，特别是钾离子、钙离子的紊乱，以确保手术如期进行。需要注意的是，术前最后一次血液透析一定要采用绝对无肝素透析，减少术中、术后的出血。术后 1 周内可采用相对无肝素透析。在无肝素透析的过程中，也要注意伤口有无渗血。1 周后视伤口及病情情况给予小剂量低分子肝素抗凝。

　　多于 40% 的维持性血液透析患者合并肾性贫血，对失血的耐受力差，且慢性肾病凝血功能不佳，可加重术中出血，患者常因中、重度贫血而反复输血，药物治疗效果差。当慢性肾病患者合并高血压、贫血、心肌缺血时，容易发生心血管事件，故手术风险较大，常将其列为有较多失血或预计手术时间长的手术的相对禁忌。

　　对于未进展到尿毒症期的肾功能不全患者，围手术期在积极治疗原发病、纠正贫血等对症治疗的基础上，实施一般的手术是安全可行的。对于各期肾功能不全患者，在围手术期积极治疗原发病、控制好现有并发症的基础上，与肾功能正常的患者相比，手术本身可能并不增加感染及肾功能异常的风险；但对于已进展到尿毒症期的患者，开腹手术风险相对较大，此类患者因组织水肿糟脆，术后出血、切口愈合不良等并发症发生的风险增加，而失血导致的贫血加重又可加速肾脏疾病的进展，同时也增加了心血管事件等并发症的发生风险。故对于尿毒症期患者实施手术，术前应充分评估患者病情，向患者及家属充分交代手术风险，权衡利弊，如确有手术必要，围手术期除做好防治相关并发症的准备外，应常规透析，待病情稳定，现有并发症控制良好后，再行手术，以确保患者围手术期安全。

（韩　斌，吴　斌）

参考文献

［1］Chamberlain R M, Shirley D G. Time course of the renal functional response to partialnephrectomy: measurements in conscious rats ［J］. Exp Physiol, 2007, 92 (1): 251-262.

［2］Liano F, Felipe C, Tenorio M T, et al. Long-term outcome of acute tubular necrosis: a contribution to its natural history ［J］. Kidney Int, 2007, 71 (7): 679-686.

［3］Yahya R S, Atwa M A, El-Sayed IH. Et al. Adipocytokinesin patients with chronick kidney diseases stage ［J］. Clin Lab, 2016, 62: 21-30.

［4］Molitoris R A, Levin A, Warnock D G, et a1. Improving outcomes of acute kidney injury: report of an initiative ［J］. Nat Clin Pract Nephrol, 2007, 3 (8): 439.

［5］Bagshaw S M, Laupland K B, Doig C J, et al. Prognosis for long-term survival and renal recovery in critically ill patients with severe acute renal failure: a population-based study ［J］. Critical care, 2005, 9 (6): R700-R709.

［6］急性肾损伤专家公识小组. 急性肾损伤诊断与分类专家共识 ［J］. 中华肾脏病杂志, 2006, 22 (11): 661.

［7］Matejovic M, Valesova L, Benes J, et al. Molecular differences in susceptibility of the kidney to sepsis - induced kidney injury ［J］. BMC Nephrol, 2017, 18 (1): 183.

［8］张石珠、杨敬伟、陈宪典，等. 急性肾损伤患者血清胱抑素-C 及尿 NGAL 水平的变化及其临床意义 ［J］. 现代生物医学进展, 2012, 12 (15): 2943-2945.

［9］Sargentini V, Mariani P, D'Alessandro M, et al. Assessment of NGAL as an early biomarker of acute kidney injury in adult cardiac surgery patients ［J］. J Biol Regul Homeost Agents, 2012, 26 (3): 485-493.

［10］Klein K, Rübenacker S, Schaefer S M, et al. Tissue Expression of Aquaporin 2 Is Correlated to Urine Output and Allograft Function in Sensitized Kidney Transplant Patients ［J］. Transplant Proc, 2016, 48 (8): 2629 - 2636.

［11］Allegretti A S, Steele D J, David-Kasdan JA, et al. Continuous renal replacement therapy outcomes in acute kidney injury and end -stage renal disease: a cohort study ［J］. Crit Care, 2013, 17 (3): R109.

［12］de Oliveira F S, Freitas F G, Ferreira E M, et al. Positive fluid balance as a prognostic factor for mortality and acute kidney injury in severe sepsis and septic shock [J]. J Crit Care, 2015, 30（1）：97-101.

[13] Perner A, Prowle J, Joannidis M, et al. Fluid management in acute kidney injury [J]. Intensive Care Med, 2017, 43（6）：807 -815.

[14] Schneider A G, Bellomo R, Bagshaw S M, et al. Choice of renal replacement therapy modality and dialysis dependence after acute kidney injury：a systematic review and meta - analysis [J]. Intensive Care Med, 2013, 39（6）：987 - 997.

[15] Silversides JA, Pinto R, Kuint R, et al. Fluid balance, intradialytic hypotension, and outcomes in critically ill patients undergoing renal replacement therapy：a cohort study [J]. Crit Care, 2014, 18（6）：624.

[16] Prowle J R, Kirwan C J, Bellomo R, et al. Fluid management for the prevention and attenuation of acute kidney injury [J]. Nat Rev Nephrol, 2014, 10（1）：37 - 47.

[17] Wang N, Jiang L, Zhu B, et al. Fluid balance and mortality in critically ill patients with acute kidney injury：a multicenter prospective epidemiological study [J]. Crit Care, 2015, 19：371.

[18] Park J Y, An J N, Jhee J H, et al. Early initiation of continuous renal replacement therapy improves survival of elderly patients with acute kidney injury：a multicenter prospective cohort study [J]. Crit Care, 2016, 20（1）：260.

[19] Zarbock A, Kellum J A, Schmidt C, et al. Effect of Early vs Delayed Initiation of Renal Replacement Therapy on Mortality in Critically Ill Patients With Acute KidneyInjury：The ELAIN Randomized Clinical Trial [J]. JAMA, 2016, 315（20）：2190 - 2199.

[20] Gaudry S, Hajage D, Schortgen F, et al. Initiation strategies for renal replacement therapy in the intensive care unit [J]. N Engl J Med, 2016, 375（2）：122 - 133.

[21] 陈罡, 叶文玲, 秦岩, 等. 代偿性酸中毒、炎性反应和病因是影响急性肾损伤预后的重要因素 [J]. 基础医学与临床, 2015, 25（5）：648-653.

[22] Yang L, Xing G, Wang K, et al. Acute Kidney Injury In China：a cross-sectional survey [J]. Lancet , 2015, 386（10002）：1465-1471.

[23] Burne-Taney M J, Liu M, Ascon D, et al. Transfer of lymphocytes from mice with renal ischemia can induce albuminuria in naive mice：a possible mechanism linking early injury and progressive renal disease? [J]. Am J Physiol Renal Physiol, 2006, 291（5）：F981 -F986.

[24] Shlipak M G, Fried L F, Crump C, et al. Elevations of inflammatory and procoagulant biomarkers in elderly persons with renal insufficiency [J]. Circulation, 2003, 107（1）：87-92.

[25] Coca S G, Yusuf B, Shlipak M G, et al. Long-term risk of mortality and other adverse outcomes after acute kidney injury：a systematic review and meta -analysis [J]. Am J Kidney Dis, 2009, 53（6）：961 -973.

[26] Long T E, Helgason D, Helgadottir S, et al. Acute Kidney Injury After Abdominal Surgery：Incidence, Risk Factors, and Outcome. [J]. Anesth Analg, 2016, 122（6）：1912-1920.

【主编评述】

　　该章撰写简单，有参考价值，但篇幅小，参考价值有限。有关这方面内容可参考第一章第二节中肾功能障碍和第三章第六节泌尿系统并发症内容。

（刘德成）

第八章 围手术期内分泌疾病的处理

许多内分泌疾病，如糖尿病、肾上腺皮质功能减退、垂体功能减退或甲状腺功能异常，遇到外科疾病、麻醉、手术等应激因素，均可使病情加重，且有代谢紊乱，故术中危险性和术后并发症均明显高于无内分泌疾病患者。因此，全面了解患者的健康状况，严格掌握手术适应证，充分做好围手术期准备是十分重要的。

第一节 糖尿病患者围手术期处理

一、手术治疗对糖尿病的影响

当糖尿病患者伴有外科疾病和手术、麻醉等情况下，作为一种应激状态，可使体内儿茶酚胺、胰高糖素、生长激素及类固醇激素等分泌增多，胰岛素活性相对下降，使其代谢紊乱，如促进糖原分解、糖原异生、脂肪与蛋白质分解等，血糖升高，势必导致糖尿病加重。一般中、小手术可使血糖升高 1.11mmol/L 左右，大手术可使血糖升高 2.05 ~ 4.48mmol/L，麻醉剂可使血糖升高 0.55~2.75mmol/L[1]。

当血糖控制不佳（血糖>11.1mmol/L）时，中性粒细胞的吞噬功能和单核细胞的活力下降，免疫功能减退，抗体生成减少，机体细胞内杀菌能力降低，易导致感染或感染不易控制。感染常又使糖尿病加重，二者互为因果。血糖高于 11.1mmol/L 时，可影响伤口的愈合[2]。

同时，禁食水、肠道准备以及不恰当的降糖治疗也可能导致患者血糖降低。大量证据表明，围手术期血糖异常（包括高血糖、低血糖和血糖波动）增加手术患者的死亡率和并发症发生率，延长住院时间，影响远期预后[3]。合理的围手术期血糖管理可使手术患者获益，具有重要意义。

二、手术患者血糖控制目标

一般将糖尿病患者的临床手术按手术时机分为择期手术和急诊手术两大类，每一类又分为普通大、中、小手术、精细手术（如整形）、器官移植[4]。长期血糖控制良好，或仅为应激性血糖升高的患者可以行择期手术。合并糖尿病高血糖危象（糖尿病酮症酸中毒、高血糖高渗性综合征）的患者应推迟择期手术。糖化血红蛋白（HbA1c）水平>8.5%者建议考虑推迟择期手术[5]。择期手术的糖尿病患者，术前因不同手术对血糖控制有不同目标，术中术后的血糖控制更需要结合患者实际情况制定标准。急诊手术多见于突发创伤、急腹症、急性大出血、急性感染等，由于情况紧急，无论是否已确诊为糖尿病，都很难在术前对血糖水平进行理想干预，但术中及术后的高血糖应予控制。

（一）血糖控制目标分层[6]

1. 一般控制：空腹血糖（FBG）或餐前血糖（PMBG）：6~8mmol/L；餐后 2 小时血糖

（2hPBG）或不能进食时任意时点血糖水平：8～10mmol/L。

2. 宽松控制：FBG 或 PMBG：8～10mmol/L；2 小时 PBG 或不能进食时任意时点血糖水平：8～12mmol/L，特殊情况可放宽至 13.9mmol/L。

3. 严格控制：FBG 或 PMBG：4.4～6.0mmol/L；2 小时 PBG 或不能进食时任意时点血糖水平：6～8mmol/L。

（二）围手术期高血糖患者血糖控制目标

1. 择期手术术前、术中及术后：

（1）普通大、中、小手术：若以 HbA1c 为标准，术前 HbA1c < 8.5% 即可；若以血糖为标准，术前、术中及术后采用宽松标准，即 FBG 或 PMBG 8～10mmol/L，2 小时 PBG 或不能进食时任意时点血糖水平 8～12mmol/L，短时间 < 15mmol/L 也可接受。对非老年患者，如身体状况良好，无心、脑血管并发症风险，或单纯应激性高血糖，可采用一般标准，即 FBG 或 PMBG 6～8mmol/L，2 小时 PBG 或不能进食时任意时点血糖水平 8～10mmol/L。

（2）精细手术（如整形等）：采用严格标准，即 FBG 或 PMBG 4.4～6.0mmol/L，2 小时 PBG 或不能进食时任意时点血糖水平 6～8mmol/L。

（3）器官移植手术：采用一般标准，即 FBG 或 PMBG 6～8mmol/L，2 小时 PBG 或任意时点血糖水平：8～10mmol/L。

2. 急诊手术术中及术后：血糖控制目标与相应手术类型的择期手术术中及术后相同。中国成人围手术期血糖管理目标见表 8-1。

表 8-1　中国成人围手术期血糖管理目标

病情分类	血糖控制目标		
	宽松	一般	严格
择期手术（术前、术中、术后）			
大、中、小手术	√		
术前 HbA1c < 8.5%			
精细手术（如整形）			√
器官移植手术		√	
急诊手术（术中、术后）			
大、中、小手术	√		
精细手术（如整形）			√
器官移植手术		√	

三、术前评估

（1）既往有糖尿病病史的患者，术前应当明确糖尿病类型、病程、目前的治疗方案、血糖水平是否达标、低血糖发作情况、有无糖尿病并发症以及并发症的严重程度。

HbA1c 反映术前 3 个月的平均血糖水平，是血糖长期控制的可靠指标。糖尿病患者除监测空腹、三餐后、睡前血糖之外，推荐术前检测 HbA1c，结果小于 7% 者提示血糖控制满意。应当注意贫血、近期输血等因素可能干扰 HbA1c 测量的准确性。

（2）糖尿病患者中约 1/3 未得到诊断，与已经确诊并接受治疗的糖尿病患者相比，这类患者围手术期风险更高。对既往无糖尿病病史者，如果年龄 ≥45 岁或体重指数 BMI ≥ 25kg/m²，同时合并高血压、高血脂、心血管疾病、糖尿病家族史等高危因素，行心脏外科、神经外科、骨科、器官移植、创伤等高危手术者，推荐筛查 HbA1c。HbA1c≥6.5%诊断糖尿病；HbA1c＜6.5%，合并血糖升高者，提示应激性高血糖[7]。

（3）筛查引起围手术期血糖波动的因素。糖皮质激素、生长抑素、缩血管药物和免疫抑制剂均可以引起血糖水平增高。恶性肿瘤、心衰、肝肾功能不全、严重感染的患者低血糖风险增加。术前血糖波动大、强化胰岛素治疗的患者容易出现低血糖。

四、术前准备

（一）手术时机

血糖长期控制欠佳的患者，应当根据伤口愈合不良和伤口感染等潜在风险的大小，有无心血管疾病等糖尿病并发症，综合评估，选择最佳手术时机。在药物治疗期间，血糖应保持在术前要求的目标范围内，无酮症和酸中毒。但血糖不要求低于正常水平，因低血糖会导致心率增快和脑功能障碍。术中、术后低血糖比轻度高血糖更为危险。

术前一周每日至少摄入碳水化合物 250~400g，使糖原储备充分。禁食者每日提供 100~150g 葡萄糖，可保证红细胞及脑细胞的能量供给，并可减少脂肪与蛋白质的分解代谢和预防酮症，补充营养及维生素的不足。

（二）药物治疗

（1）可继续口服药的情况：对于轻型糖尿病，单纯用饮食控制或加口服降糖药治疗即能控制者，血糖稳定控制在 6.0~8.9mmol/L 以内，若属小型手术，如疝修补术、乳房切除术及大隐静脉剥脱术等，或其他无须禁食水的短小局麻手术，对糖尿病影响不大，除加强观察血糖外，可维持原治疗方案保留口服降糖药，一般不需特殊处理。

（2）对于病情较重，需要用胰岛素者，或 1 型糖尿病患者，施行诸如食管、胃或胰腺等大型手术，需用全身麻醉者及需要在一定时间内禁食水者，应特别慎重处理，以减少和避免各种并发症。

一般要求原为口服降糖药者，为便于手术时静脉给药，应在术前 2~3 天改为胰岛素治疗。特别是中、长效磺脲类药物，在手术时不进食状态下可引起低血糖，双胍类药物在乏氧情况下可引起乳酸增高，均需在术前 3 天即停止使用。

对原来应用预混胰岛素或非胰岛素注射剂（如 GLP-1RA）者，于术前 2~3 天改为胰岛素强化治疗方案如基础加餐时胰岛素治疗，以便于调整剂量。

各种胰岛素注射剂在作用的起效、峰值、持续时间、注射时间方面略有不同；由于临床试验证明：胰岛素类似物与人胰岛素相比，控制血糖的能力相似，但在模拟生理性胰岛素分泌和减少低血糖发生的危险性方面，胰岛素类似物优于人胰岛素。故目前临床更倾向于使用胰岛素类似物[9]。最常用的方案为超短效胰岛素类似物每天 3 次餐前立即皮下注射，睡前加用长效胰岛素类似物，可有助于控制夜间或清晨高血糖，而且调整方法简便，易于掌握。

术前常用胰岛素种类及用法见表 8-2。

表 8-2 常用胰岛素种类及用法

按作用时间分类	代表药物	注射时间	注射后用餐时间
超短效胰岛素类似物	优泌乐（赖脯胰岛素） 诺和锐（门冬胰岛素） 艾倍得（谷赖胰岛素）	三餐前注射	注射后立即进餐
短效人胰岛素	诺和灵 R 优泌林 R 普通胰岛素	三餐前注射	注射后 15~30 分钟
中效人胰岛素	诺和灵 N 优泌林 N	睡前注射 1 次或每天 2 次	注射后可不进餐
长效胰岛素类似物	来得时（甘精胰岛素） 诺和平（地特胰岛素）	每天固定时间注射 1 次	注射后可不进餐
预混胰岛素及类似物	诺和灵 30R 诺和灵 50R 优泌林 70/30	早、晚餐前各注射 1 次	注射后 15~30 分钟
	优泌乐 25R 优泌乐 50R 诺和锐 30 诺和锐 50	早、晚餐前各注射 1 次	立即

（三）急诊手术的处理

糖尿病未控制而施行外科紧急手术者，除加重糖尿病的病情外，对任何手术的耐受力很差，应尽可能推迟手术时间，至少要 3~5 小时，以便纠正酮症、酸中毒及电解质失调，然后施行手术。术前需测定血糖、尿糖、尿酮体、电解质、血气分析等。严重的酮症酸中毒或高渗性昏迷患者，应为手术禁忌，需抢救治疗纠正后，待血糖降至 13.9mmol/L，生命体征稳定，才考虑手术。具体的方法是，开始输等渗盐水，加入胰岛素，其剂量可根据酸中毒程度和患者年龄而定。随后胰岛素用量可根据 1~2 小时后测定的血糖而定。一般认为，无糖尿病酮症酸中毒患者急诊手术，血糖宜在 13.9mmol/L 以下施行。留置导尿管，观察每小时尿量及尿糖定性或酮体。当出现低血压时，可输入全血，并输入碳酸氢钠，纠正酸中毒。每小时尿量超过 40mL，应给予补钾。同时，预防性应用抗生素，对于预防和降低术后并发症也很重要。

五、手术日处理

（1）术前一天如不进食即停止注射餐前胰岛素，术前夜基础胰岛素正常注射或根据血糖适当减少剂量（一般使用原剂量的 2/3，但不能不用，以避免手术日晨空腹血糖增高）。

（2）手术日晨：不进早餐，不注射皮下胰岛素；测空腹血糖、尿糖定性及尿酮体。中、大型手术，尚需留置导尿管，以便术中及时观察尿量、尿糖及尿酮体，并作相应处理。

（3）中、大型手术禁食患者，手术日上午开始滴注 10% 葡萄糖液 500mL、KCl

10mmol/L（0.75g）、胰岛素 15U（简称 GIK）缓慢静滴（可用注射泵）5 小时，即每小时提供葡萄糖 10g，KCl 2 mmol/L，胰岛素 3U，并根据患者年龄及心、肺功能酌情增减。尤其高龄者，静滴高浓度葡萄糖时更需缓慢；快速高浓度葡萄糖可能导致大量糖尿，甚至出现酮症。

（4）每小时测指尖血糖 1 次。

（5）如血糖介于 6~11mmol/L，继续用标准 GIK，不要求将血糖控制于正常水平，目的是避免低血糖风险，术中及以后短时期内不易觉察低血糖的发生。

（6）如血糖＞11.1mmol/L，改用含胰岛素 20U 的 GIK（换一瓶新配制的）。

（7）如血糖＜6mmol/L，改用含胰岛素 10U 的 GIK（换一瓶新配制的）。

（8）在血糖稳定后可改为每 2 小时测毛细血管血糖 1 次。

（9）GIK 的使用一直维持至患者可进食，改用胰岛素皮下注射时为止。

（10）在采用 GIK 期间，每 4~6 小时测静脉血糖及血清 Na^+、K^+ 1 次，以对照毛细血管血糖值，并了解是否有电解质异常，并作相应处理。

（11）如血钾过高应减少 KCl 用量。

（12）如发生稀释性低血钠（在较长时间应用 GIK 者，如 24 小时以上，可能出现此情况），则需另给生理盐水滴注。

（13）如怕患者有补液过量（老年患者、有心力衰竭者），则可将葡萄糖液改为 20% 溶液，每小时 KCl 及胰岛素用量和调整仍按标准 GIK 处理。

（14）如 GIK 需维持在 24 小时以上，则需每日监测血尿素氮、电解质、酸碱平衡，并考虑胃肠外营养支持。

六、手术后处理

（一）继续监测血糖、尿糖

糖尿病对外科手术的影响，主要取决于术后 2 周血糖、尿糖的控制。患者回病房后，继续监测血糖，继续静滴胰岛素，要求 4~6 小时测血糖 1 次，以保持血糖在 7.25~11.1mmol/L 为安全，一般以 7.8mmol/L 为好。

（二）维持正常代谢

术后每日所需糖类 250~300g，不包括食物中蛋白质（含 50%）和脂肪（10%）在体内转变糖类的成分。必要时亦可调整胰岛素剂量，使之既不发生酮症酸中毒，又不致低血糖。同时不能忽视维生素、氨基酸、电解质，尤其是钾盐的补充和给予必要的抗生素预防感染，这对伤口的愈合会起到良好的作用。除消化道手术外，可在术后 3~4 天逐渐恢复正常饮食。使用胰岛素 7 天后可改为原来用量或恢复与长效胰岛素混合使用，同时改为皮下注射。逐渐过渡到原来的糖尿病治疗方案。

（三）控制酮症

当出现酮症时，急测血糖、血气分析和电解质，分清是糖尿病酮症，还是饥饿性酮症。后者属糖类摄入不足，血糖相对偏低，所以每天补充碳水化合物不能低于 250g，尤其在垂体或肾上腺切除后，机体对胰岛素敏感性锐增。当遇有出虚汗、心率快等症状时，应及时观察血压，警惕低血糖休克与内出血休克相混淆，监测指尖血糖，必要时静注 50% 葡萄糖液 20~40mL 以助鉴别，如为低血糖所致，可立即好转。另外需注意，某些术后患者，特别是肥胖和高血压者，可出现某种程度的胰岛素抵抗，胰岛素尚需增量，否则可诱发酮症酸中毒。

（四）防治术后感染

可根据细菌培养及药敏试验，给予足量有效的抗生素治疗。感染患者多伴有不同程度的胰岛素抵抗，故应将胰岛素用量加大。有周围神经病变者，忌用有肾毒性的氨基糖苷类抗生素。

（五）高血糖危象的诊断和治疗[10]

糖尿病高血糖危象包括糖尿病酮症酸中毒（DKA）和高血糖高渗性综合征（HHS），是可能危及生命的急性并发症。

1. 糖尿病酮症酸中毒：

（1）对于原因不明的恶心呕吐、脱水、休克、意识障碍、神经精神症状的患者，尤其是呼吸时有烂苹果味、血压低而尿量多者，不论有无糖尿病病史，均应想到本病的可能性。

早期诊断是决定治疗成败的关键，应立即检测血糖、尿素氮/肌酐、血清酮体或尿酮体、电解质、血气分析。

（2）当血酮 ≥3mmol/L 或尿酮体阳性，血糖 > 13.9mmol/L 或已知为糖尿病患者，血清 HCO_3^- > 18mmol/L 和/或动脉血 pH > 7.3 时可诊断为糖尿病酮症，而血清 HCO_3^- < 18mmol/L 和（或）动脉血 pH < 7.3 即可诊断为 DKA。

血糖 > 33.3mmol/L，血浆渗透压 > 320mmol/L，无酮症酸中毒，诊断 HHS。血浆有效渗透压 = 2×（[Na^+] + [K^+]）（mmol/L）+血糖（mmol/L）。

2. DKA 和 HHS 的治疗原则：尽快补液以恢复血容量、纠正脱水状态，降低血糖，纠正电解质及酸碱平衡失调，同时积极寻找和消除诱因，防治并发症。每小时监测一次血糖，每2小时监测一次电解质。具体方案引用中华医学会糖尿病分会《中国高血糖诊断和治疗指南》（2012 版）。

（1）大量补液：在第1个24小时内补足预先估计的液体丢失量。第1小时输入生理盐水（0.9%NaCl），速度为 15~20mL/(kg·h)（一般成人 1~1.5L，视脱水程度可酌情增加至 2000mL）。随后补液速度取决于脱水的程度、电解质水平、尿量等，一般第2小时 1000mL，第3~5小时每小时 500~1000mL，第6~12小时每小时 250~500mL。根据血流动力学、出入量、实验室指标及临床表现判断补液效果。对于心肾功能不全的患者，在补液的过程中要检测血浆渗透压，警惕补液过多。

（2）维持正常血钠：如果纠正后的血钠浓度正常或升高，则最初以每小时 250~500mL 的速度补充 0.45%NaCl，同时输入 0.9%NaCl。如果纠正后的血钠浓度低于正常，仅输入 0.9%NaCl。纠正的 [Na^+] = 测得的 [Na^+]（mg/dL）+1.6×[血糖值（mg/dL）- 100] /100

（3）胰岛素：连续静脉输注胰岛素 0.1U/(kg·h)，重度 DKA 患者则以 0.1U/kg 静注后以 0.1U/(kg·h) 输注。若第1小时内血糖下降不到 10%，则以 0.14U/kg 静注后继续先前的速度输注。当 DKA 患者血酮值的降低速度 < 0.5mmol/(L·h)，则需增加胰岛素

的剂量为每小时 1U。

当 DKA 患者的血糖≤11.1mmol/L，HHS 患者的血糖≤16.7mmol/L 时，可以减少胰岛素输入量至 0.02~0.05U/（kg·h），同时静脉给予 5% 葡萄糖，并继续胰岛素治疗，维持血糖值在 8.3~11.1mmol/L（DKA）或 13.9~16.7mmol/L（HHS）之间，DKA 患者血酮＜0.3mmol/L。

（4）补钾：为防止发生低钾血症，在血钾＜5.2 mmol/L 时，并有足够尿量（＞40mL/h）的前提下，应开始补钾。一般在每升输入溶液中加 KCl 1.5~3.0g。血钾 4.0~5.2mmol/L 时补 KCl 0.8g/（L·h），血钾 3.3~4.0mmol/L 时补 KCl 1.5g/（L·h），发现血钾＜3.3mmol/L 时应优先进行补钾治疗。

（5）纠酸：pH＜6.9 的成年患者进行补碱治疗，方法为 $NaHCO_3$8.4g 及 KCl0.8g 配于 400mL 无菌用水（等渗等张液）中，以 200mL/h 速度滴注至少 2 小时，直至 pH＞7.0。此后每 2 小时测定一次静脉血 pH，如果需要，治疗应该每 2 小时重复进行一次。

（6）补磷：大多数 DKA 患者无磷酸盐治疗的指征。对心衰、贫血、呼吸抑制以及血浆磷酸盐浓度＜0.3mmol/L 者可以补充磷酸盐以避免低磷相关的心肌、骨骼肌麻痹及呼吸抑制。可以将磷酸钾 4.2~6.4g 加入输液中，同时监测血钙。建议给予 KCl：K_3PO_4＝2：1 的配比方案治疗。

3. DKA 缓解的标准：包括血糖＜11.1mmol/L，血酮＜0.3mmol/L，血清 HCO_3^-≥15mmol/L，静脉血 pH＞7.3，阴离子间隙≤12mmol/L。

4. HHS 缓解的标准：包括渗透压及精神神经状态恢复正常，由于容易发生脑水肿，HHS 空腹血糖和渗透压的纠正应在 12~24 小时内逐步进行。

第二节 肾上腺皮质功能减退症患者围手术期处理

一、肾上腺皮质功能减退的临床表现

在肾上腺皮质功能减退时，由于肾上腺皮质激素分泌受影响，可引起全身多系统的功能紊乱。根据激素分泌减少的水平不同，症状轻重不同，典型表现如下：

1. 全身症状：乏力是早期出现的重要症状，随病情进展，乏力程度逐渐加重，易疲劳，休息后不易恢复。

2. 胃肠功能紊乱：可有食欲不振，恶心、呕吐、腹痛或腹泻等。患者进食减少，体重明显下降，由于水盐代谢紊乱，患者往往喜欢吃咸食。

3. 电解质紊乱：由于皮质醇及醛固酮分泌减少、肾脏潴钠排钾功能减低，尿钠排量增加，慢性失钠，脱水，血容量下降，病情较重及摄钠量不足者，可出现明显的低血钠及高血钾。

4. 心血管症状：由于低钠，脱水，血容量不足，故患者多为低血压、易发生头晕、直立性低血压，甚至一过性晕厥。心脏往往较小，心电图可显示低电压、窦性心动过缓等。

5. 糖代谢紊乱：由于胃肠功能紊乱，患者表现为血糖偏低，轻者有饥饿感、出汗、头痛等，严重者可出现视力模糊、精神失常，甚至昏迷等。

6. 肾上腺危象：患者对各种刺激均缺乏抵抗能力。在感染、外伤、手术、精神刺激及其他明显应激情况下，均可诱发急性肾上腺皮质功能减退性危象。

7. 其他：可有头晕、嗜睡、精神不振、表情淡漠、记忆力减退等神经系统症状。男患者可有阳痿，女患者可有月经紊乱或闭经，阴毛、腋毛脱落、稀少等性功能紊乱的表现[11]。

二、围手术期的替代治疗

1. 既往已使用糖皮质激素治疗的患者的围手术期治疗：正常人每天分泌 15~25mg 皮质醇，应激时可增加到 400mg，对垂体-肾上腺皮质功能正常者，术中不需替代治疗。需补充治疗者仅限于皮质功能异常者。

内科疾病需持续服用糖皮质激素患者，原则上不停药，改为等效剂量的静脉制剂于麻醉诱导后补给，或根据内分泌科的会诊意见酌情处理。

2. 皮质醇增多症的围手术期治疗：此类患者氢化可的松分泌过多，但在垂体或肾上腺切除后，垂体功能不能立刻恢复，或因对侧肾上腺萎缩，体内肾上腺皮质激素分泌不足，在术前、术中和术后均可补充糖皮质激素，如肿瘤切除前静滴氢化可的松 100~200mg，以后每日减量 25%~50%并酌情更替为内科口服药物治疗。也有主张术前 3~4 天即开始每日补给氢化可的松 100mg 或甲泼尼龙 40mg。

3. 原发性肾上腺皮质功能不全和继发性肾上腺皮质功能不全：均很少见，前者见于自身免疫性疾病、感染或肿瘤导致的肾上腺功能低下；后者见于垂体功能低下或垂体前叶功能紊乱，损伤、肿瘤或产后下丘脑功能衰竭。该类患者可能无法对麻醉和手术做出适当的应激反应，而发生肾上腺皮质危象时，可给予经验性治疗加以预防。也有主张小手术静注氢化可的松 25mg 或甲泼尼龙 5mg，中手术静注氢化可的松 50mg 或甲泼尼龙 10~15mg，1~2 天后恢复原口服剂量，大手术前即给 100~150mg 氢化可的松，之后每小时补 50mg，2~3 天后每天减量 50%，直至术前状态。

4. 急性肾上腺功能不全的紧急治疗：急性肾上腺功能不全虽较为罕见，但来势凶猛，临床症状是非特异的，表现为原因不明的低血压、大汗、低血糖、心动过速、电解质紊乱（低钠、低钾、高钙血症）、酸中毒及心肌收缩力减低。尤其是在术中或术后出现无法解释的低血压或休克，液体负荷无效，应考虑此症的可能，并给予紧急治疗。方法包括输液，氢化可的松 100~150mg 或甲泼尼龙 20~40mg，继之氢化可的松每 8 小时 30~50mg，并酌情给予加强心肌收缩力的药物，防止低糖血症，纠正电解质紊乱等。

围手术期肾上腺功能不全的实验室检查包括 ACTH 激发试验、胰岛素耐受试验和甲吡酮试验。由于不能快速获取试验结果，且上述试验存在着一定的假阳性或假阴性结果，故仅作为临床用药参考。

＊参阅第一章第三节肾上腺皮质功能不全内容，能更好地、有重点地理解和掌握本节内容。

第三节　甲状腺功能亢进症患者的围手术期处理

甲状腺功能亢进（甲亢）患者的手术分两种情况：一种为甲亢的外科治疗，另一种为甲亢患者因其他疾病需手术处理。

一、甲亢外科治疗的围手术期处理

虽然抗甲状腺药物（ATD）治疗和碘131（I-131）治疗可以取得较好的疗效，但是外科治疗仍具有不可替代的地位[11]。Boger 等指出，甲亢的手术治疗是病死率、并发症发生率和复发率低的最佳治疗方法，可使甲状腺功能迅速达到正常并保持稳定，同时可避免 I-131 及 ATD 带来的长期并发症和获得病理组织学证据等独特优点[12]。

有关甲亢治疗的指南建议弥漫性甲状腺肿伴甲亢（graves disease，GD）的手术适应证包括：有压迫症状或甲状腺明显肿大（≥80g）；放射碘相对低摄取＜40%；证实或怀疑为甲状腺恶性肿瘤（如细胞学检查怀疑或不能定性）；大的无功能或低功能结节；合并甲状旁腺功能亢进需要手术治疗的；计划在 4~6 个月内怀孕的女性，尤其是伴促甲状腺素受体抗体（TRAb）高值者（如在选择放射碘治疗后甲状腺功能无法恢复正常）；中到重度活动性 Graves 眼病（GO）[13]。

（一）甲亢手术治疗的术前准备

甲亢患者的术前准备是关系到甲亢外科治疗成败的重要因素之一。充分与完善的术前准备是保证手术顺利进行和预防术后并发症的重要措施。GD 的术前准备使用甲巯咪唑（MMI）尽可能使甲状腺功能恢复正常后再行甲状腺切除术，在术前应予碘化钾治疗；在一些特殊情况下若术前不能使甲状腺功能恢复正常，但须紧急行甲状腺切除术或患者对 ATD 过敏，应在术前充分使用 β 受体阻滞剂和碘化钾进行预治疗[14]。

手术应激、麻醉或甲状腺手术操作均有诱发甲状腺危象的可能，通过 ATD 治疗能起到预防作用。同时在术前应使用碘化钾、饱和碘化钾溶液（SSKI）或无机碘预处理可减少甲状腺血流、血管分布和术中出血。相关指南建议的碘剂使用方法为：碘化钾以卢戈碘（Lugol）溶液（每滴含 8mg 碘）给药，5~7 滴（0.25~0.35mL），3 次/天，或者以 SSKI（每滴 50mg 碘）给药，1~2 滴（0.05~0.10mL），3 次/天，将其混入水中，术前 10 天开始服用[15]。

另外，使用糖皮质激素有利于紧急手术的甲亢患者（如急腹症的甲亢患者）快速术前准备。有研究对患者术前应用地塞米松加入葡萄糖溶液中静脉滴注，1 次/天，连续静脉滴注 3 天。最终能较快地控制甲亢症状，降低基础代谢率（BMR）以达到手术要求。

文献报道在血液置换后（TPE）血浆中游离的 T_3 和 T_4 水平会显著下降，患者甲状腺毒症的症状明显改善，围手术期应用 TPE 对于甲亢患者术前准备是有效的，尤其适用于反复药物治疗无效，或急诊手术的甲亢患者术前处理，可明显降低术后甲状腺危象的发生率[16]。

毒性结节性甲状腺肿（TMNG）或毒性腺瘤（TA）患者术前准备：明显的甲亢者应使用甲巯咪唑治疗使甲状腺功能恢复正常，可考虑联合使用或不使用 β 受体阻滞剂。术前避免碘剂预处理。

甲状腺毒症增加了外科手术的风险，术中或术后都会发生甲状腺危象如出现高代谢状态、高热、高血压、心动过速、昏迷甚至死亡，所以充分的术前准备至关重要。文献指出甲状腺切除术中的麻醉相关死亡风险很低。同时实施颈丛神经阻滞联合镇静的麻醉方法会使风险更低。碘剂在 TMNG 或 TA 的术前治疗中并不推荐，有观点认为其机制是由于具有自主功能的甲状腺结节对过量碘缺乏自身反馈调节，大剂量碘不能反馈抑制甲状腺进一步摄碘，使毒性结节产生过多的甲状腺素致甲亢进一步恶化。

（二）甲亢术后处理要点

GD 及 TMNG 术后处理：GD 及 TMNG 术后须行甲状腺素替代治疗，替代治疗的剂量按照患者的体重（$1.7\mu g/kg$）和年龄调整，老年患者的需求剂量较小。GD 术后每 $6 \sim 8$ 周监测 TSH。TNMG 术后每 $1 \sim 2$ 个月监测促甲状腺激素（TSH）水平 1 次至稳定，以后每年监测 1 次。

TA 术后处理：TA 术后 $4 \sim 6$ 周需评估 TSH 和游离 T_4（FT_4）水平，如 TSH 持续上升高于正常范围，需补充甲状腺素。

于甲状腺全切除术后 6 小时和 12 小时分别测定血清钙浓度或术后 PTH 水平可准确了解术后血清钙离子状况。如果患者血清钙水平持续 $\geqslant 1.95$ mmol/L 则可出院。术后即现低水平 PTH（$< 10 \sim 15$ng/L），预示可能会发生症状性低钙血症，需预防性补充钙剂和骨化三醇。相关指南中指出预防性补钙可通过 4 次/天口服钙剂（通常是碳酸钙 $1250 \sim 2500$mg），逐渐减量至每 2 天口服 500mg 或每 4 天口服 1000mg[17]。

术后持续性低血钙需同时测定血清镁离子浓度，必要时补充镁离子。出院后，出现持续低钙血症的患者需测定血清 PTH 水平，以明确甲状旁腺功能减退症是真实存在还是"骨饥饿"的影响。因为甲亢患者可能长期存在破骨细胞功能旺盛，引起骨质脱钙，术后骨组织大量吸收钙离子，引起低钙血症等，这种功能性的甲状旁腺功能低下通常在术后 2 周左右缓解。甲亢手术在普通外科已是一个经典的标准手术，同时也是一个高风险的手术。只有熟练掌握手术技术，重视甲亢围手术期的处理将使患者更大获益。

二、甲亢患者因其他疾病需手术治疗

甲亢患者因其他疾病需手术治疗时，建议甲状腺功能（甲功）恢复正常方可手术，即要求甲功 3 项化验中至少 FT_3，FT_4 水平正常，TSH 因恢复较慢，不必强制达标。在此情况下手术，一般较少会出现甲亢危象。

甲亢患者心房纤颤发生率为 $10\% \sim 20\%$[17]。甲亢患者心脏的储备功能差，手术对心脏的影响较大，虽然手术后甲亢危象很少发生，但仍然可以发生在未诊断或治疗不恰当的甲亢患者。

轻度甲亢在术前用 β 受体阻滞剂就可进行手术[18]，由于 β 受体阻滞剂对麻醉有影响，手术中应该选用短效 β 受体阻滞剂控制心率。甲亢患者需要急症手术时，术前需要口服抗甲状腺药物和 β 受体阻滞剂，必要时补充糖皮质激素治疗。抗甲状腺药物包括硫脲类和咪唑类。二者可阻断甲状腺激素合成，硫脲类并可阻断 T_4 在外周转化为 T_3。非甲状腺手术不建议使用碘剂，因有可能术后甲亢加重。

甲亢患者肾上腺功能储备功能差，对重症甲亢患者术前可以静脉给 100mg 氢化可的松，每 8 小时 1 次，可能明显改善手术后患者一般症状。甲亢危象患者需要用糖皮质激素。

对手术后出现发热、心动过速和精神症状的患者需要考虑甲亢危象的可能，实验室检查不能鉴别甲亢和甲亢危象。

三、甲亢危象的治疗原则

甲亢危象的临床表现见表 8-3。

表 8-3　甲亢危象的临床表现

指标	危象前期	危象期
体温	<39℃	≥39℃
心率	120~159 次/分	≥160 次/分
出汗	多汗	大汗淋漓
神志	烦躁、嗜睡	躁动谵妄、昏睡、昏迷
消化道症状	食欲减少、恶心	呕吐
大便	次数增多	腹泻

甲亢原有症状急剧加重，突出表现为明显的高代谢症状和过量的肾上腺素能反应，如发热、心动过速且与体温升高不成比例，常伴有神经、循环、消化系统的严重功能紊乱。为便于识别，早期诊断，可分为危象前期和危象期。

临床上，有小部分患者症状和体征不典型，仅有极度衰弱、消瘦、呈恶液质状，表情淡漠，嗜睡，反应迟钝，甚至木僵，体温低，心率慢、脉压小，最后陷入昏迷，称为"淡漠型"甲亢危象。此类型多危重，常安静死亡[19]。

甲亢危象的治疗应以预防为主，危象前期及时处理，是防止发展为危象阶段的关键。

（1）早期大剂量抗甲状腺药物，抑制甲状腺激素合成。首选丙基硫氧嘧啶（PTU）优于甲巯咪唑（MMI），其起效较快并能阻断 T_4 在外周组织向 T_3 转化。首剂口服或胃管内注入 PTU 600~1200mg，然后每日维持 300~600mg，可分次口服[20]。

（2）碘剂迅速抑制甲状腺激素的释放。给 PTU 后开始给予碘剂，首剂口服复方芦戈氏碘液 30 滴，后每 6~8 小时 5~10 滴；或 12~24 小时静滴碘化钠 1~2g。一般用 3~7 天停药，防止碘逸脱现象。

（3）β-肾上腺素能阻滞剂，缓解交感神经的兴奋，降低周围组织对甲状腺激素的反应性。常用普萘洛尔（心得安），尚可抑制 T_4 向 T_3 转化。心得安首剂口服 40~80mg，后 20~40mg，每 4~6 小时 1 次；或缓慢静注心得安 1~5mg，检测血压和心率，可重复使用。短效制剂如柳安心定较心得安安全。也可酌情伍用利血平或胍乙啶。并发有心衰、心脏传导阻滞、支气管哮喘患者慎用或禁用心得安。有心功能不全时，应先静脉给予洋地黄制剂[21]。

（4）糖皮质激素，拮抗应激，提高机体应激水平，降低 T_4 向 T_3 转化[22]。每天氢化可的松 200~300mg 或地塞米松 15~30mg 静滴。待病情好转则减量而逐渐停用。

（5）血浆置换或透析治疗可迅速清除血循环中过高的 T_4 和 T_3 水平[23]。有条件可配合使用，提高抢救成功率。

（6）对症处理和支持疗法注意水和电解质平衡；吸氧，物理降温，尽量不用解热退烧剂，必要时人工冬眠；去除诱因，有感染者，积极抗感染治疗；烦躁不安可用镇静剂安定或水合氯醛等[24]。同时静脉输液以保证足够水分，并给予足够热量和大量维生素 B、维生素 C。

第四节　甲状旁腺功能亢进症患者围手术期处理

所有的原发性甲状旁腺亢进患者均需手术治疗。部分继发性甲状旁腺亢进及三发性甲状旁腺亢进患者也需手术治疗。

一、术前控制高钙血症并预防术后低钙血症

原发性甲状旁腺亢进患者血钙明显升高者应将高血钙控制在安全范围内，并加强支持治疗，改善营养，纠正酸中毒。其中要特别注意中性磷酸盐的补充，以增加骨盐沉积，缩短术后骨病和血生化的恢复时间。高钙血症易导致严重的心律失常，除采用有效措施降低血钙外，还应根据病情和心律失常的性质给予相应治疗。

术前高钙血症和预防术后骨骼"钙饥饿"（低钙血症）的药物可选择二膦酸盐类抗骨吸收剂。一般择期手术者可口服阿仑膦酸钠（每周70mg）。如果患者合并有高胃酸分泌或严重消化道不良反应，可静脉滴注唑来膦酸（5mg溶于生理盐水中，静脉滴注前充分饮水、利尿，静脉滴注时间30分钟以上）[25]。

二、急诊手术

手术时机掌握在血钙下降到相对安全的水平，或血钙上升势头停止而开始下降，患者全身情况可以耐受，施行急诊手术（局麻下），一般效果良好，无后遗症，一般可长期维持正常的甲状旁腺功能。急诊抢救性前血钙应控制在3.5mmol/L以内；术后因甲状旁腺激素（PTH）的分泌被抑制、低镁血症等易发生顽固性低钙血症。

三、术中预防和抢救高血钙危象

术中应做好高血钙危象的抢救准备工作，包括各种降血钙药物，进行血钙、磷和心电图监测。

成人血清钙正常值2.25~2.75mmol/L，高于2.75mmol/L即为高钙血症。按血钙升高水平可分为轻、中和重度，轻度高血钙为血总钙值2.75~3mmol/L；中度为3~3.5mmol/L；重度时>3.5mmol/L，同时可导致一系列严重临床征象，重者可导致昏迷，甚至危及生命，即称高钙危象。

高钙危象为内科急症，若处理不当，死亡率很高。因此高钙血症一经诊断，需立即展开抢救。高钙危象抢救成功的关键是迅速扩容血容量和有效利尿，严重高钙血症危象必须同时应用多种方法综合治疗。主要措施如下：

（一）扩容，促进尿钙排泄

补液：高钙危象患者因严重的消化道症状常伴血容量不足，加重高钙血症和肾功能不全。具体方法为根据脱水程度每天给予4~6L生理盐水，最初6小时输入总量的1/3~1/2。输液同时密切观察心、肾功能。

利尿：大量补液治疗时，适时利尿既可以增加补液治疗的安全性，防治肺水肿、心衰，也可以抑制肾小管重吸收钙，促进尿钙排泄，降低血钙。呋塞米在临床上最常用，具

体方法为 40~60mg 每 4~6 小时静脉注射 1 次，维持尿量在 100mL/h 以上，但须注意镁、钾离子的过度丢失。噻嗪类利尿剂有升血钙作用，应避免使用。

(二) 应用抑制骨吸收药物

由于破骨细胞骨吸收的增加是绝大多数高钙血症患者最常见和重要的发病机制，因此目前经常使用阻断破骨细胞骨吸收的药物来降低血钙。

二膦酸盐类：静脉使用二膦酸盐是迄今为止最有效的治疗方法。高钙血症已经明确诊断，必须尽早开始使用，因为二膦酸盐起效需 2~4 天，达到最大效果需 4~7 天，60%~70% 患者血钙能降至正常水平，效果可持续 1~3 周。二膦酸盐胃肠道吸收率很低，因此治疗高钙血症时常采用静脉滴注给药，如唑来膦酸。

降钙素：降钙素可有效减轻骨痛症状，抑制破骨细胞活性，减少骨钙的释放，降低血钙。降钙素药物用量 2~8U/ (kg·d) 皮下或肌内注射，每天 3~6 次。

(三) 糖皮质激素

糖皮质激素的降钙作用机制尚不明确，短期内可降低血钙，但长期应用反而引起血钙继发性升高。病情允许时可口服泼尼松 40~60mg/d，7~10 天。病情紧急可静脉滴注或静脉注射。

(四) 其他

透析：首选血液透析，无条件时也可采用腹膜透析，透析时必须采用无钙透析液。当血钙降至 3.25mmol/L 以下时相对安全。

活动：卧床的患者应尽早活动，以避免和缓解长期卧床造成的高钙血症。

四、术后防治低钙血症

当血清白蛋白浓度在正常范围时，血清总钙低于 2.2mmol/L (8.8mg/dL) 时，称为低钙血症。术后由于骨饥饿综合征、肠道吸收钙减少，导致患者出现低钙血症，其发生率高达 97%，通常合并低磷血症 (<0.8mmol/L)，出现低钙血症也是手术成功的标志。低钙血症患者主要表现为感觉异常，如口唇或四肢末梢麻木感或疼痛；严重者表现为头痛、手足抽搐、惊厥、骨折、心律失常、肌肉痉挛 (如腹肌痉挛致腹痛、肠肌痉挛致腹泻，甚至喉肌痉挛致喘憋、窒息)、猝死等。当血清总钙 <0.88mmol/L 称为低钙危象，需要立即处理。

术后低钙血症的治疗原则为：

(1) 鼓励术后患者开放高钙磷饮食，如奶、海鲜、豆类和肉类等。

(2) 术后 1 周内每天至少监测 1 次血清钙、磷，当血清钙 <1.8mmol/L 或出现抽搐，立即给予 90mg 元素钙 (每支葡萄糖酸钙含 90mg 元素钙)，以 90~180mg/h 的速度静脉泵入。静脉泵钙结束后，立即检查血清钙，若血清钙仍 <1.8mmol/L，继续泵入 90~180mg 元素钙。一般需要连续静脉泵钙 3 天，或缓慢静脉推注 10% 葡萄糖酸钙 10~20mL (注射前应用等量葡萄糖注射液稀释)，必要时 1~2 小时重复给药。搐搦严重或难以缓解者可采用持续静脉滴注 10% 葡萄糖酸钙 100mL (含元素钙 900mg，稀释于生理盐水或葡萄糖液 500~1000mL 内，速度以每小时不超过元素钙 4mg/kg 为宜)，定期监测血钙，使之维持在 >1.75mmol/L 即可，避免发生高钙血症，以免出现致死性心律失常。

(3) 当血清钙在 1.8~2.1mmol/L 时，每天口服补充元素钙 1~2g (碳酸钙 1.5g，每天

3 次，两餐间口服）+活性维生素 D（骨化三醇或阿法骨化醇，0.5~1.0μg，每天 3 次，最大量可达 4μg/d）治疗。

（4）当血清钙>2.2mmol/L，可逐渐减量活性维生素 D 和钙剂。

（5）当血清钙>2.6mmol/L，钙剂/活性维生素 D 减半量或停用。当术后 PTH<60pg/mL 时，选择先减活性维生素 D 再减钙剂的原则[26]。

第五节　其他内分泌疾病的围手术期处理

甲状腺功能减退症（甲减）患者在围手术期发生各种并发症的机会要比正常人大得多，故应在药物替代治疗使甲功水平正常后选择择期手术，且一般需要监测心肺功能。严重感染时，往往无发热或仅有低热。择期手术患者按常规给予甲状腺激素替代治疗。麻醉药物的用量要适当减少，围手术期间给予足量的甲状腺激素。术前未做甲状腺激素替代治疗者要静脉应用 L-T_3（左旋 T_3）或 L-T_4（左旋 T_4），严密观察血 T_3、T_4、血糖和电解质的变化。老年患者需同时监测心肺功能。在体外循环的围心胸手术期，应用的甲状腺激素剂量较大以补充消耗的 T_3 和 T_4[27]。甲减患者合并急重症时甲状腺功能检查评价存在较大误差，一般应在康复后进行检查，但血 T_3、T_4 测定可粗略反映甲状腺功能状态。如血 T_3、T_4 显著下降，应补充甲状腺激素，使其维持在正常低值水平。

（张咏言）

参考文献

［1］ Joshi G P, Chung F, Vann M A, et al. Society for Ambulatory Anesthesia. Society for Ambulatory Anesthesia consensus statement on perioperative blood glucosemanagement in diabetic patients undergoing ambulatory surgery［J］. Anesth Analg, 2010, 111（6）：1378-1387.

［2］ Vann M A. Management of Diabetes Medications for Patients Undergoing Ambulatory Surgery［J］. Anesthesiol Clin, 2014, 32（2）：329-339.

［3］ Lazar H L, McDonnell M, Chipkin S R, et al. Society of Thoracic Surgeons Blood GlucoseGuideline Task Force. The Society of Thoracic Surgeons practice guidelineseries：Blood glucose management during adult cardiac surgery［J］. Ann Thorac Surg, 2009, 87（2）：663-669.

［4］ Sebranek J J, Lugli A K, Coursin DB. Glycaemic control in the perioperative period［J］. Br JAnaesth, 2013, 1i1（S1）：i18-i34.

［5］ Wei N J, Wexler D J. Perioperative Glucose Management［J］. Hosp Med Clin, 2012, 1（4）：e508-e519.

［6］ Jacobi J, Bircher N, Krinsley J, et al. Guidelines for the use of an insulin infusion for the management of hyperglycemia in critically ill patients［J］. Crit Care Med, 2012, 40（12）：3251-3276.

［7］ Umpierrez G E, Hellman R, Korytkowski M T, et al. Management of hyperglycemia in hospitalized patients in non-critical care setting：anendocrine society clinical practice guideline［J］. Clin Endocrinol Metab, 2012 Jan；97（1）：16-38.

［8］ Dhatariya K, Levy N, Kilvert A, et al. Joint British Diabetes Societies. NHS Diabetesguideline for the perioperative management of the adult patient with diabetes［J］. Diabet Med, 2012, 29（4）：420-433.

［9］ 中华医学会内分泌学分会. 中国成人住院患者高血糖管理目标专家共识［J］. 中华内分泌代谢杂志，

2013, 29（3）：189-195.

［10］ 中华医学会糖尿病学会分会. 中国高血糖危象诊断与治疗指南（2012年版）［J］. 中华糖尿病杂志, 2013, 5（8）：449-461.

［11］ Bahn Chair R S, Burch H B, Cooper D S, et al. Hyperthyroidism and other causes of thyrotoxicosis：Management guidelines of the American Thyroid Association and American Association of Clinical Endocrinologists［J］. Thyroid, 2011, 21（6）：593-646.

［12］ Boger M S, Perrier N D. Advantages and disadvantages of surgical therapy and optimal extent of thyroidectomy for the treatment of hyperthyroidism［J］. Surg Clin North Am, 2004, 84（3）：849-874.

［13］ 李荣, 杜晓辉. 甲状腺功能亢进的手术适应证及原则［J］. 中国实用外科杂志, 2006, 26（7）：497-498.

［14］ Kuy S, Roman S A, Desai R, et al. Outcomes following thyroid and parathyroid surgery in pregnant women ［J］. Arch Surg, 2009, 144（8）：399-406.

［15］ Panzer C, Beazley R, Braverman L. Rapid preoperative preparation for severe hyperthyroid Graves'disease ［J］. J Clin Endocrinol Metab, 2004, 89（5）：2142-2144.

［16］ Ezer A, Caliskan K, Parlakgumus A, et al. Preoperative therapeutic plasma exchange in patients with thyrotoxicosis［J］. J Clin Apher, 2009, 24（3）：111-114.

［17］ Spanknebel K, Chabot J A, DiGiorgi M, et al. Thyroidectomy using local anesthesia：a report of 1025 cases over 16 years［J］. J Am Coll Surg, 2005, 201（3）：375-385.

［18］ Siegel R D, Lee S L. Toxic nodular goiter, toxic adenoma and toxic multinodular goiter［J］. Endocrinol Metab Clin North Am, 1998, 27（1）：151-168.

［19］ Palit T K, Miller C C 3rd, Miltenburg D M. The efficacy of thyroidectomy for Graves, disease：A meta-analysis［J］. J Surg Res, 2000, 90（2）：161-165.

［20］ Hisham A N, Azlina A F, Aina E N, et al. Total thyroidectomy：the procedure of choice for multinodular goitre［J］. Eur J Surg, 2001, 167（6）：403-405.

［21］ Abbas G, Dubner S, Heller K S. Re-operation for bleeding after thyroidectomy and parathyroidectomy ［J］. Head Neck, 2001, 23（7）：544-546.

［22］ 姜军. 甲状腺功能亢进的术式选择与复发关系［J］. 中国实用外科杂志, 2006, 26（7）：495-497.

［23］ 代文杰, 王松. 甲状腺手术后甲状腺危象预防与处理［J］. 中国实用外科杂志, 2012, 32（5）：406-408.

［24］ Claudia A R, Carlo C, Massimo S, et al. The unusual clinical manifestation of thyroid storm［J］. Intern Emerg Med, 2011, 6（4）：385-387.

［25］ Lew J I, Rivera M, Irvin G L, et al. Operarive failure in the era of focused parathyroidectomy：a contemporary series of 845 patients［J］. Arch Surg, 2010, 145（1）：628-633.

［26］ Biskobing D M. Significance of elevated parathyroid hormone after parathyroidectomy［J］. Endocr Pract, 2010, 16（1）：112-117.

［27］ Grozinsky-Glasberg S, Fraser A, et al. Thyroxine-triiodothyronine combination therapy versus thyroxine monotherapy for clinical hypothyroidism：metal-analysis of randomized controlled trials［J］. Clin Endocrinol Metab, 2006, 91（7）：2592-2599.

第九章　围手术期血液系统疾病

第一节　出凝血障碍

一、血友病

（一）定义

血友病是一种 X 染色体连锁的隐性遗传性出血性疾病，可分为血友病 A 和血友病 B 两种。前者为凝血因子Ⅷ（FⅧ）缺乏，后者为凝血因子Ⅸ（FⅨ）缺乏，均由相应的凝血因子基因突变引起。

（二）流行病学

血友病的发病率没有种族或地区差异。在男性人群中，血友病 A 的发病率约为 1/5000，血友病 B 的发病率约为 1/25 000。所有血友病患者中，血友病 A 占 80%～85%，血友病 B 占 15%～20%。女性血友病患者极其罕见。我国 1986—1989 年期间在全国 24 个省的 37 个地区进行的调查结果显示，我国血友病的患病率为 2.73/10 万人口。

（三）临床表现与分型

血友病 A 和血友病 B 的临床表现相同，主要表现为关节、肌肉和深部组织出血，也可有胃肠道、泌尿道、中枢神经系统出血以及拔牙后出血不止等。若反复出血，不及时治疗可导致关节畸形和（或）假肿瘤形成，严重者可危及生命。外伤或手术后延迟性出血是本病的特点。根据患者凝血因子活性水平可将血友病分为轻型、中间型和重型（表 9-1）。轻型患者一般很少出血，只有在损伤或手术后才发生；重型患者自幼可有自发性出血（可发生于身体的任何部位）；中间型患者出血的严重程度介于轻型和重型之间。

表 9-1　血友病 A 和血友病 B 的临床分型

临床分型	因子活性水平（lU/dL）	出血症状
轻型	>5~4	大的手术或外伤可致严重出血，罕见自发性出血
中间型	1~5	小手术/外伤后可有严重出血，偶有自发性出血
重型	<1	肌肉或关节自发性出血

（四）实验室检查

（1）血小板计数正常、凝血酶原时间（PT）正常、凝血酶时间（TT）正常、出血时间正常；血块回缩试验正常，纤维蛋白原定量正常。

（2）重型血友病患者激活的部分凝血活酶时间（APTT）延长，轻型血友病患者 APTT 仅轻度延长或正常。

（3）确诊试验：确诊血友病有赖于 FⅧ活性（FⅧ：C）、FⅨ活性（FⅨ：C）以及血管性血友病因子抗原（VWF：Ag）的测定。血友病 A 患者 FⅧ：C 减低或缺乏，VWF：Ag

正常，FⅧ：C/VWF：Ag 明显降低。血友病 B 患者 FIX：C 减低或缺乏。

（4）抑制物检测：若患者治疗效果不如既往，应检测凝血因子抑制物。对于儿童患者，建议在首次接受凝血因子产品后的前 20 个暴露日每 5 个暴露日检测 1 次，在 21～50 个暴露日内每 10 个暴露日检测 1 次，此后每年至少检测 2 次，直至 150 个暴露日（暴露日：血友病患者注射凝血因子的天数）。此外，患者接受手术前必须检测抑制物。

1）抑制物筛选：采用 APTT 纠正试验，即正常血浆和患者血浆按 1：1 混合后，于即刻和 37℃孵育 2 小时后分别再测定 APTT，并与正常人和患者本身的 APTT 进行比较，若不能纠正应考虑可能存在抑制物。

2）抑制物滴度（以 FⅧ为例）：确诊抑制物必须测定抑制物滴度。将不同稀释度患者血浆与正常血浆等量混合，孵育 2 小时，测定残余 FⅧ：C。能使正常血浆 FⅧ：C 减少 50% 时，则定义为 FⅧ抑制物的含量为 1 个 Bethesda 单位（BU），此时患者血浆稀释度的倒数即为抑制物滴度，以 "BU/mL 血浆" 表示。如果在 1～4 周内连续 2 次用 Bethesda 法或者 Nijmegen 法检测发现患者抑制物滴度≥0.6BU/mL，则判定为阳性。若抑制物滴度＞5 BU/mL，则为高滴度抑制物；若抑制物滴度≤5BU/mL，则为低滴度抑制物。

（5）基因检测：建议对患者进行基因检测，以便确定致病基因，为同一家族中的携带者检测和产前诊断提供依据。此外，可以通过基因突变判定患者产生抑制物的风险。

（五）鉴别诊断要点

本病主要需要与以下疾病鉴别：①血管性血友病（VWD）：VWD 患者常见的临床症状为皮肤和黏膜出血，如鼻出血、成年女性患者月经过多等。不同类型 VWD 患者出血的严重程度差异很大。由于 VWD 患者的出血病史和临床症状无特异性，因此确诊 VWD 必须依赖于实验室检查，主要通过 VWF：Ag、瑞斯托霉素辅因子活性、FⅧ：C 和 VWF 多聚体分析等检查来确诊。②获得性血友病：抗 FⅧ抗体属自身免疫抗体，多成年发病，很少关节畸形，既往无出血史，无阳性家族史，男女均可发病，多继发于恶性肿瘤、自身免疫性疾病、围产期女性等，但半数患者无明显诱因。如果抑制物筛选试验阳性，应进一步检测抑制物滴度。③遗传性凝血因子XI（FXI）缺乏症：本病系常染色体隐性遗传性疾病，男女均可发病，自发性出血少见。实验室检查可见 APTT 延长、FXI：C 降低。④其他凝血因子缺乏症：血友病 B 患者应注意与维生素 K 依赖凝血因子缺乏症（遗传性或获得性）鉴别。除出血表现不一致外，相应凝血因子检测可以明确诊断。

（六）治疗原则和方案

血友病患者应该在血友病诊疗中心接受综合关怀团队的诊疗与随访。如果发生急性出血，为避免延误治疗，可以在综合关怀团队的指导下在附近的医疗机构接受治疗或者在家庭进行自我注射。家庭治疗可让患者立即注射凝血因子，实现最理想的早期治疗，其结果是减少疼痛、功能障碍以及远期残疾，并显著减少因并发症导致的住院。家庭治疗必须由综合关怀团队密切监管，且只有在患者及其家属得到充分的教育和培训后才能开始进行。

血友病患者应避免肌肉注射和外伤。禁服阿司匹林或其他非甾体类解热镇痛药以及所有可能影响血小板聚集的药物。若有出血应及时给予足量的替代治疗。患者应尽量避免各种手术，如必须手术时应进行充分的替代治疗。

1. 替代治疗的药物选择：血友病 A 的替代治疗首选基因重组 FⅧ制剂或者病毒灭活的血源性 FⅧ制剂，仅在无上述条件时可选用冷沉淀或新鲜冰冻血浆等。每输注 1IU/kg 的 FⅧ可使体内 FⅧ：C 提高 2IU/dL，FⅧ在体内的半衰期为 8~12 小时，要使体内 FⅧ保持在一定水平需每 8~12 小时输注 1 次（具体替代治疗方案见表 9-2、表 9-3）。血友病 B 的替代治疗首选基因重组 FⅨ制剂或者病毒灭活的血源性凝血酶原复合物，在无上述条件时可选用新鲜冰冻血浆等。每输注 1IU/kg 体重的 FⅨ可使体内 FⅨ：C 提高 1IU/dL，FⅨ在体内的半衰期约 24 小时，要使体内 FⅨ保持在一定水平需每天输注 1 次（具体替代治疗方案见表 9-2、表 9-3）。

表 9-2　获取凝血因子不受限时的替代治疗方案

出血类型	血友病 A		血友病 B	
	预期水平（IU/dL）	疗程（天）	预期水平（IU/dL）	疗程（天）
关节	40~60	1~2（若反应不充分可以延长）	40~60	1~2（若反应不充分可以延长）
表层肌/无神经血管损害（除外髂腰肌）	40~60	2~3（若反应不充分可以延长）	40~60	2~3（若反应不充分可以延长）
髂腰肌和深层肌，有神经血管损伤或大量失血				
起始	80~100	1~2	60~80	1~2
维持	30~60	3~5（作为物理治疗期间的预防，可以延长）	30~60	3~5（作为物理治疗期间的预防，可以延长）
中枢神经系统/头部				
起始	80~100	1~7	60~80	1~7
维持	50	8~21	30	8~21
咽喉和颈部				
起始	80~100	1~7	60~80	1~7
维持	50	8~14	30	8~14
胃肠				
起始	80~100	7~14	60~80	7~14
维持	50		30	
肾脏	50	3~5	40	3~5
深部裂伤	50	5~7	40	5~7
手术（大）				
术前	80~100		60~80	
术后	60~80	1~3	40~60	1~3
	40~60	4~6	30~50	4~6
	30~50	7~14	20~40	7~14
手术（小）				
术前	50~80		50~80	
术后	30~80	1~5（取决于手术类型）	30~80	1~5（取决于手术类型）

表9-3 获取凝血因子受限时的替代治疗方案

出血类型	血友病 A		血友病 B	
	预期水平 (IU/dL)	疗程（天）	预期水平 (IU/dL)	疗程（天）
关节	10~20	1~2(若反应不充分可以延长)	10~20	1~2(若反应不充分可以延长)
表层肌/无神经血管损害(除外髂腰肌)	10~20	2~3(若反应不充分可以延长)	10~20	2~3(若反应不充分可以延长)
髂腰肌和深层肌,有神经血管损伤或大量失血				
起始	20~40		15~30	
维持	10~20	3~5(作为物理治疗期间的预防,可以延长)	10~20	3~5(作为物理治疗期间的预防,可以延长)
中枢神经系统/头部				
起始	50~80	1~3	50~80	1~3
维持	30~50	4~7	30~50	4~7
咽喉和颈部				
起始	30~50	1~3	30~50	1~3
维持	10~20	4~7	10~20	4~7
胃肠				
起始	30~50	1~3	30~50	1~3
维持	10~20	4~7	10~20	4~7
肾脏	20~40	3~5	15~30	3~5
深部裂伤	20~40	5~7	15~30	5~7
手术(大)				
术前	60~80		50~70	
术后	30~40	1~3	30~40	1~3
	20~30	4~6	20~30	4~6
	10~20	7~14	10~20	7~14
手术(小)				
术前	40~80		40~80	
术后	20~50	1~5(取决于手术类型)	20~50	1~5(取决于手术类型)

2. 如何实施替代治疗：根据替代治疗的频次可以分为按需治疗和预防治疗（规律性替代治疗）。预防治疗是血友病规范治疗的重要组成部分，是以维持正常关节和肌肉功能为目标的治疗。预防治疗可以分为 3 种：①初级预防治疗：规律性持续替代治疗，开始于第 2 次关节出血前及年龄小于 3 岁且无明确的关节病变证据（查体/影像学检查）。②次级预防治疗：规律性持续替代治疗，开始于发生 2 次或多次关节出血后，但查体/影像学检查没有发现关节病变。③三级预防治疗：查体和影像学检查证实存在关节病变后才开始规律性

持续替代治疗。

至于何时开始预防治疗，建议在发生第一次关节出血或者严重的肌肉出血后立即开始。如果发生颅内出血，也应该立即开始预防治疗。

关于预防治疗方案，国际上没有统一的标准。最低剂量为英国学者1976年报道的在血友病A中使用12IU/kg，每周1次。目前国际上应用的两种预防治疗方案有长期统计数据支持：①Maimö方案（大剂量方案）：每剂25~40IU/kg，血友病A患者每周给药3次，血友病B每周2次。②Utrecht方案（中剂量方案）：每剂15~30IU/kg，血友病A患者每周给药3次，血友病B每周2次。Fischer等对这两种方案的治疗费用、药品消耗与效果等进行了比较，结果显示：中剂量预防治疗组每年消耗的凝血因子产品更少（2100IU/kg对4000IU/kg，$P < 0.01$）；临床结局方面，中剂量组稍差于大剂量组，包括5年出血次数和关节评分；社会参与度和生活质量方面，两组结果相似；大剂量组每年的治疗费用比中等剂量组高66%（$P < 0.01$）。考虑到我国的实际情况，前几年试行了以下低剂量方案：血友病A：FⅧ制剂10IU/kg体重，每周2次；血友病B：FIX制剂20IU/kg体重，每周1次。临床实践表明，与按需治疗相比，低剂量方案虽然可以明显减少血友病患儿出血但并不能减少关节病变的发生。随着我国经济和医疗条件的改善，建议尽量根据患者出血的频次和关节评估结果逐步提高预防治疗的剂量与频次。

最佳预防治疗方案还有待确定，我们应根据年龄、静脉通路、出血表型、药代动力学特点以及凝血因子制剂供应情况来尽可能制定个体化方案。针对较年幼儿童的一种策略是先开始进行每周1次的预防治疗，再根据出血和静脉通路情况逐步增加频次/剂量。成年患者是否坚持预防治疗尚无共识，无论国外还是国内的经验都已经证明即使是短期的三级预防治疗仍然可以减少出血次数并改善患者生活质量。对于反复出血（尤其是靶关节出血）的患者，建议进行4~8周的短期预防治疗来阻断出血关节损伤这种恶性循环。这种治疗可以结合强化物理治疗或放射性滑膜切除术。

3. 并发症的处理：

（1）抑制物的处理：抑制物的累计发生率在重型血友病A患者为20%~30%，轻型和中间型血友病A患者为5%~10%，血友病B患者低于5%。抑制物发生的危险因素包括遗传和非遗传两大类。遗传因素主要有基因突变、种族和家族史等；非遗传因素包括外伤史、暴露日、输注剂量、药物品种及治疗策略等。遗传性因素是抑制物产生的前提和基础，非遗传因素是抑制物产生的触发因素，二者共同参与了抑制物的发生、发展，也决定了抑制物的严重程度和持续时间。

急性出血的治疗：对于血友病A患者，低滴度者可以加大剂量使用FⅧ制剂以中和抗体，高滴度者使用基因重组的活化FⅦ制剂或凝血酶原复合物；对于血友病B患者，低滴度者可以加大剂量使用FIX制剂，高滴度者使用基因重组的活化FⅦ制剂控制出血。

免疫耐受诱导治疗（ITI）：ITI是指让抑制物阳性患者长期规律性频繁接受凝血因子产品，从而达到外周免疫耐受。总体而言，血友病A抑制物阳性患者ITI成功率约为70%，血友病B抑制物阳性患者ITI成功率仅为30%且有过敏反应及不可逆性肾损伤风险，因此血友病B抑制物患者在实施ITI时应慎重。

最佳的ITI治疗方案有待确定。国际ITI登记组的随机对照临床研究表明，大剂量

［200IU/（kg·d）］组 ITI 成功率与低剂量组（50IU/kg，每周 3 次）相似，但是获得成功的时间明显缩短（大剂量组达到抑制物滴度阴性的时间为 4.6 个月，低剂量组为 9.2 个月）。当然，如何选择必须因人而异。目前经典的 ITI 治疗方案主要有 3 种：①Bonn 方案：该方案是大剂量 ITI 方案，通常给予 FⅧ剂量为 100IU/kg，每天 2 次，对于高危出血患者同时给予活化凝血酶原复合物（aPCC）50IU/kg，每天 2 次；该方案一直使用到抗体滴度低于 1BU/mL。②VanCreveld（荷兰）方案：该方案基于低剂量 FⅧ输注 25IU/kg，隔日 1 次输注，随之剂量每次减少 30%，最终减至 10～15IU/kg，每周 3 次。③Malmö 方案：该方案基于 FⅧ输注联合免疫抑制治疗，在初始抗体高滴度的患者，采用该方案时建议使用免疫吸附方法使抗体滴度低于 10BU/mL 后开始 ITI 治疗。治疗时给予口服泼尼松［（50～150）mg/d×2d］+环磷酰胺［（12～15）mg/（kg·d）×2d，以后（2～3）mg/（kg·d），共治疗 8～10 天］，也可加用静脉丙种球蛋白 0.4g/（kg·d）×5d；给予大剂量输注 FⅧ，维持体内 FⅧ：C（40～100）IU/dL 2～3 周，然后每周预防性输注 FⅧ2～3 次。对于因各种条件限制不能进行 ITI 的患者，目前一般不主张单用免疫抑制剂。有研究者探索使用利妥昔单抗以降低抑制物滴度。

有以下几种情况者 ITI 疗效较好：①抑制物既往峰值＜200BU/mL。②ITI 前的抑制物滴度＜10BU/mL。③年龄＜8 岁。④开始 ITI 前抑制物滴度降至＜10BU/mL 的时间＜2 年，反之疗效不佳。对于抑制物滴度在 5～10BU/mL 的患者应立即开始 ITI；对于抑制物滴度＞10BU/mL 的患者，一般情况下应该等 FⅧ抑制物滴度降至 10BU/mL 以下后开始 ITI。如果等待 1～2 年后 FⅧ抑制物滴度仍然没有降至 10BU/mL 以下（等待期间不应再给患者使用 FⅧ制剂），或者患者有危及生命的出血时，也要开始 ITI。

ITI 疗效评估：①完全耐受：抑制物持续阴性（＜0.6BU/mL）且 FⅧ回收率＞66%、FⅧ半衰期＞6 小时。②部分耐受：抑制物滴度＜5BU/mL，FⅧ回收率＜66%/半衰期＜6 小时，但是使用 FⅧ治疗可以阻止出血。③无效：不能达到完全或者部分耐受。一般来说，在 3～6 个月内抑制物滴度下降不足 20%、经过 3～5 年 ITI 后抑制物滴度仍＞5BU/mL 是提示 ITI 无效的指标。

（2）血友病性关节病的处理：血友病性关节病是指由于反复关节出血导致关节功能受损或关节畸形。考虑到现实情况，除非患者及其家庭经济能够承受，不宜积极推广关节置换等矫形手术。如果要进行手术，必须要由有经验的血液科专科医生、骨科专科医生、出凝血实验室技术人员以及康复科医生等组成综合关怀团队，以保障患者围手术期的各项指标评估、手术方案的确定与顺利实施以及术后的康复等。慢性关节滑膜炎伴反复关节出血的患者可以采用放射性核素滑膜切除，但必须在有条件的医院由有经验的医生进行操作。

（3）血友病性假肿瘤的处理：血友病性假肿瘤是发生在血友病患者中一种少见但致命的并发症，其本质是发生在肌肉或骨骼的一种囊性包裹的血肿，通常是血友病患者发生出血后凝血因子替代治疗不充分而长期慢性出血的结果。目前认为血友病假肿瘤包含两种不同的病理类型：第一种发生在周围长骨，尤其是生长发育中的儿童长骨，主要是在骨内形成并扩展，可以突破骨皮质扩展；第二种是发生于骨盆周围区域，通常是由软组织血肿逐渐发展而来，可以变得巨大，侵蚀破坏邻近的骨骼及脏器。通过必要的影像学检查，容易了解假肿瘤的范围及与周围组织的解剖位置，从而制定治疗方案。

假肿瘤治疗的目标应该是彻底清除，尽可能重建正常解剖结构。清除假肿瘤最理想的方法是完整的切除，通常从囊壁的周围开始，但是某些重要的器官（如输尿管等）往往会包含在假肿瘤之内，因此很容易造成损伤。为了减少重要脏器的损伤，可以将邻近重要器官的囊壁保留。在进行任何侵入性检查或者手术时，应该由血液科医生进行评估，需要检测凝血因子抗体及回收率。围手术期及术后需要综合关怀团队合作，以防止并发症的发生和假肿瘤复发。

（4）血液传播性感染：目前常见的血液传播性病毒为人类免疫缺陷病毒、丙型肝炎病毒、乙型肝炎病毒等。这些病毒感染后，除了可能导致免疫缺陷和肝硬化外，还可导致肿瘤的发生率增加。一旦罹患有关感染，建议患者在血友病综合关怀团队的指导下进行相应的抗病毒治疗。

4. 其他药物治疗：

（1）1-去氨基-8-D-精氨酸加压素（DDAVP）：每次剂量一般为 $0.3\mu g/kg$，用 50mL 生理盐水稀释后静脉滴注，20～30 分钟滴完，每 12 小时 1 次，连续 1～3 天为 1 个疗程。DDAVP 多次使用后疗效差，效果不佳时应及时补充 FⅧ制剂。此药主要用于轻型血友病 A，少数中间型血友病 A 患者可能也有效。用药期间应监测 FⅧ：C。不良反应包括暂时性面色潮红、水潴留等。由于水潴留等，此药在儿童慎用，2 岁以下幼儿禁用。

（2）抗纤溶药物：常用药物有氨甲环酸、6-氨基己酸、止血芳酸等。泌尿系统出血时禁用。避免与凝血酶原复合物同时使用。

5. 物理治疗和康复训练：可以促进肌肉、关节积血吸收，消炎消肿，维持正常肌纤维长度，维持和增强肌肉力量，维持和改善关节活动范围。在非出血期积极、适当的运动对维持身体肌肉的强壮并保持身体的平衡以预防出血至关重要。物理治疗和康复训练应该在有经验的理疗师指导下进行[1]。

二、原发免疫性血小板减少症

（一）概述

原发免疫性血小板减少症（immune thrombocytopenia，ITP）既往亦称特发性血小板减少性紫癜，是一种获得性自身免疫性出血性疾病，约占出血性疾病总数的 1/3。成人的年发病率为 5～10/10 万，育龄期女性发病率高于同年龄组男性，60 岁以上老年人是该病的高发群体。临床表现以皮肤黏膜出血为主，严重者可发生内脏出血，甚至颅内出血，出血风险随年龄增长而增加。部分患者仅有血小板减少而没有出血症状。部分患者有明显的乏力症状。该病主要发病机制是由于患者对自身抗原的免疫失耐受，导致免疫介导的血小板破坏增多和免疫介导的巨核细胞产生血小板不足。在外科手术过程中，ITP 患者的出血风险会显著增加，因此在围手术期加强对 ITP 患者的诊断和治疗，采取有效措施确保手术安全顺利进行是十分必要的。

（二）诊断要点

ITP 的诊断是临床排除性诊断，其诊断要点如下：

（1）至少 2 次血常规检查示血小板计数减少，血细胞形态无异常。

（2）脾脏一般不增大。

（3）骨髓检查：巨核细胞数增多或正常、有成熟障碍。

（4）须排除其他继发性血小板减少症：如自身免疫性疾病、甲状腺疾病、淋巴系统增殖性疾病、骨髓增生异常（再生障碍性贫血和骨髓增生异常综合征）、恶性血液病、慢性肝病脾功能亢进、常见变异性免疫缺陷病（CVID）以及感染等所致的继发性血小板减少，血小板消耗性减少，药物诱导的血小板减少，同种免疫性血小板减少，妊娠血小板减少，假性血小板减少以及先天性血小板减少等。

（5）诊断 ITP 的特殊实验室检查：①血小板抗体的检测：MAIPA 法和流式微球检测抗原特异性自身抗体的特异性较高，可以鉴别免疫性与非免疫性血小板减少，有助于 ITP 的诊断。主要应用于下述情况：骨髓衰竭合并免疫性血小板减少；一线及二线治疗无效的 ITP 患者；药物性血小板减少；单克隆丙种球蛋白血症和获得性自身抗体介导的血小板无力症等罕见的复杂疾病。但该试验不能鉴别原发性 ITP 与继发性 ITP。②血小板生成素（TPO）检测：可以鉴别血小板生成减少（TPO 水平升高）和血小板破坏增加（TPO 水平正常），有助于鉴别 ITP 与不典型再生障碍性贫血或低增生性骨髓增生异常综合征。上述项目不作为 ITP 的常规检测。

（6）出血评分：出血评分系统用于量化患者出血情况及风险评估。出血评分系统分为年龄和出血症状两个部分（表9-4）。ITP 患者的出血分数＝年龄评分+出血症状评分（患者所有出血症状中最高的分值）。

表9-4　原发免疫性血小板减少症出血评分系统

分值	年龄（岁）		皮下出血（瘀点/瘀斑/血肿）		黏膜出血（鼻腔/齿龈/口腔血疱/结膜）			深部器官出血			
								内脏（肺、胃肠道、泌尿生殖系统）			中枢神经系统
	≥65	≥75	头面部	其他部位	偶发、可自止	多发、难止	伴贫血	无贫血	伴贫血	危及生命	
1	√			√							
2		√	√		√						
3						√		√			
5							√		√		
8										√	√

（三）疾病的分期

（1）新诊断的 ITP：确诊后 3 个月以内的 ITP 患者。

（2）持续性 ITP：确诊后 3~12 个月血小板持续减少的 ITP 患者，包括没有自发缓解和停止治疗后不能维持完全缓解的患者。

（3）慢性 ITP：指血小板持续减少超过 12 个月的 ITP 患者。

（4）重症 ITP：PLT＜10×10⁹/L 且就诊时存在需要治疗的出血症状或常规治疗中发生新的出血而需要加用其他升血小板药物治疗或增加现有治疗药物剂量。

（5）难治性 ITP：指满足以下所有条件的患者：①进行诊断再评估仍确诊为 ITP。②脾切除无效或术后复发。

（四）围手术期 ITP 的治疗原则及紧急治疗方案

证据等级按牛津大学 EBM 中心（Oxford Centre for Evidence—based Medicine Levels of Evidence）关于文献类型的 5 级标准。

1. 治疗原则：

（1）PLT≥$30×10^9$/L、无出血表现且不从事增加出血危险工作（或活动）的成人 ITP 患者发生出血的危险性比较小，可予观察和随访（证据等级 2c）。

（2）以下因素增加出血风险：①出血风险随患者年龄增长和患病时间延长而增高。②血小板功能缺陷。③凝血因子缺陷。④未被控制的高血压。⑤外科手术或外伤。⑥感染。⑦服用阿司匹林、非甾体类抗炎药、华法林等抗凝药物。

（3）若患者有出血症状，无论血小板减少程度如何，都应积极治疗。在下列临床过程中，血小板计数的参考值分别为，口腔科检查：≥$20×10^9$/L；拔牙或补牙：≥$30×10^9$/L；小手术：≥$50×10^9$/L；大手术：≥$80×10^9$/L；自然分娩：≥$50×10^9$/L；剖宫产：≥$80×10^9$/L。

2. 紧急治疗：重症 ITP 患者（PLT＜$10×10^9$/L）发生胃肠道、泌尿生殖道、中枢神经系统或其他部位的活动性出血或需要急诊手术时，应迅速提高血小板计数至 $50×10^9$/L 以上。对于病情十分危急，需要立即提升血小板水平的患者应给予随机供者的血小板输注，还可选用静脉输注丙种球蛋白（IVIg）[1000 mg/（kg·d）×1~2 天]和（或）甲泼尼龙（1000mg/d×3 天）和（或）促血小板生成药物（证据等级 2c）。其他治疗措施包括停用抑制血小板功能的药物、控制高血压、局部加压止血、口服避孕药控制月经过多，以及应用纤溶抑制剂（如止血芳酸、6-氨基己酸）等。如上述治疗措施仍不能控制出血，可以考虑使用重组人活化因子 VIII（rhFVIIIa）（证据等级 4）[2]。

三、弥散性血管内凝血

（一）概述

弥散性血管内凝血（disseminated intravascular coagulation，DIC）是在许多疾病基础上，致病因素损伤微血管体系，导致凝血活化，全身微血管血栓形成、凝血因子大量消耗并继发纤溶亢进，引起以出血及微循环衰竭为特征的临床综合征。在 DIC 发生发展的过程中涉及凝血、抗凝、纤溶等多个系统，临床表现也多样化，容易与其他引起出凝血异常疾病相混淆，因此 DIC 的诊断和治疗仍然是一项需要丰富专业经验和具有挑战性的工作。

（二）临床表现

DIC 不是一个独立的疾病，而是众多疾病复杂病理过程中的中间环节，其主要基础疾病或诱因包括严重感染、恶性肿瘤、病理产科、手术及外伤等。除原发疾病临床表现外，尚有 DIC 各期的临床特点，故临床表现复杂且差异很大。DIC 早期高凝状态期，可能无临床症状或轻微症状，也可表现为血栓栓塞、休克；消耗性低凝期以广泛多部位出血为主要临床表现；继发性纤溶亢进期：出血更加广泛且严重，难以控制的内脏出血；脏器衰竭期可表现肝肾功能衰竭，呼吸循环衰竭是导致患者死亡的常见原因。DIC 典型的临床表现如下：

1. 出血：自发性、多部位（皮肤、黏膜、伤口及穿刺部位）出血，严重者可危及生命。

2. 休克或微循环衰竭：休克不能用原发病解释，顽固不易纠正，早期即出现肾、肺、脑等器官功能不全。

3. 微血管栓塞：累及浅层皮肤、消化道黏膜微血管，根据受累器官差异可表现为顽固性休克、呼吸衰竭、意识障碍、颅内高压、多器官功能衰竭。

4. 微血管病性溶血：较少发生，表现为进行性贫血、贫血程度与出血量不成比例，偶见皮肤、巩膜黄染。

（三）实验室检查

DIC 的实验室检查包括两方面：一是反映凝血因子消耗的证据，包括凝血酶原时间（PT）、部分激活的凝血活酶时间（APTT）、纤维蛋白原浓度及血小板计数；二是反映纤溶系统活化的证据，包括纤维蛋白原/纤维蛋白降解产物（FDP）、D-二聚体、血浆鱼精蛋白副凝固试验（3P 试验）。此外，国外近年来开展分子标志物用于 DIC 早期诊断，发现部分标志物，如 TAT（Thrombin-antithrombin complex，凝血酶-抗凝血酶复合物）可有诊断意义，有望用于临床。

（四）诊断

在 DIC 诊断中，基础疾病和临床表现是两个很重要的部分，同时还需要结合实验室指标来综合评估，任何单一的常规实验诊断指标用于诊断 DIC 的价值十分有限。中国弥散性血管内凝血诊断积分系统（Chinese DIC scoring system，CDSS）（表9-5）突出了基础疾病和临床表现的重要性，强化动态监测原则，简单易行，易于推广，使得有关 DIC 诊断标准更加符合我国国情。此外，DIC 是一个动态的病理过程，检测结果只反映这一过程的某一瞬间，利用该积分系统动态评分将更有利于 DIC 的诊断。

（五）鉴别诊断

1. 血栓性血小板减少性紫癜（TTP）：TTP 是一组以血小板血栓为主的微血管血栓出血综合征，其主要临床特征包括微血管病性溶血性贫血、血小板减少、神经精神症状、发热和肾脏受累等。遗传

表 9-5 中国弥散性血管内凝血诊断积分系统（CDSS）

积分项	分数
存在导致 DIC 的原发病	2
临床表现	
不能用原发病解释的严重或多发出血倾向	1
不能用原发病解释的微循环障碍或休克	1
广泛性皮肤、黏膜栓塞、灶性缺血性坏死、脱落及溃疡形成，不明原因的肺、肾、脑等脏器功能衰竭	1
实验室指标	
血小板计数	
非恶性血液病	
≥100×10⁹/L	0
80~<100×10⁹/L	1
<80×10⁹/L	2
24 小时内下降≥50%	1
恶性血液病	
<50×10⁹/L	1
24 小时内下降≥50%	1
D-二聚体	
<5mg/L	0
5~<9mg/L	2
≥9mg/L	3
PT 及 APTT 延长	
PT 延长<3 秒且 APTT 延长<10 秒	0
PT 延长≥3 秒或 APTT 延长≥10 秒	1
PT 延长≥6 秒	2
纤维蛋白原	
≥1.0g/L	0
<1.0g/L	1

注：非恶性血液病：每日计分 1 次，≥7 分时可诊断为 DIC；恶性血液病：临床表现第一项不参与评分，每日计分 1 次，≥6 分时可诊断为 DIC。PT：凝血酶原时间；APTT：部分激活的凝血活酶时间。

性 TTP 系 ADAMTS13 基因突变导致酶活性降低或缺乏所致；特发性 TTP 因患者体内存在抗 AD-AMTS13 自身抗体（抑制物）而导致 ADAMTS13 活性降低或缺乏；继发性 TTP 由感染、药物、肿瘤、自身免疫性疾病等因素引发。

2. 溶血性尿毒症综合征（HUS）：HUS 是以微血管内溶血性贫血、血小板减少和急性肾功能衰竭为特征的综合征。病变主要局限于肾脏，主要病理改变为肾脏毛细血管内微血栓形成，少尿、无尿等尿毒症表现更为突出，多见于儿童与婴儿，发热与神经系统症状少见。HUS 分为流行性（多数有血性腹泻的前驱症状）、散发性（常无腹泻）和继发性。实验室检查：尿中大量蛋白、红细胞、白细胞、管型、血红蛋白尿、含铁血黄素及尿胆素，肾功能损害严重；HUS 患者血小板计数一般正常，血涂片破碎红细胞较少，血浆 ADAMTS13 活性无降低。

3. 原发性纤溶亢进：严重肝病、恶性肿瘤、感染、中暑、冻伤可引起纤溶酶原激活物抑制物（PAI）活性减低，导致纤溶活性亢进、纤维蛋白原减少、其降解产物 FDP 明显增加，引起临床广泛、严重出血，但无血栓栓塞和微循环衰竭表现。原发性纤溶亢进时无血管内凝血存在，无血小板消耗与激活，因此，血小板计数正常。由于不是继发性纤溶亢进，故 D-二聚体正常或轻度增高。

4. 严重肝病：多有肝病病史，黄疸、肝功能损害症状较为突出，血小板减少程度较轻、较少，凝血因子Ⅷ活性（FⅧ：C）正常或升高，纤溶亢进与微血管病性溶血表现少见，但需注意严重肝病合并 DIC 的情况。

5. 原发性抗磷脂综合征（APS）：临床表现包括：血栓形成、习惯性流产、神经症状（脑卒中发作、癫痫、偏头痛、舞蹈症）、肺高压症、皮肤表现（网状皮斑、下肢溃疡、皮肤坏死、肢端坏疽）等。实验室检查：抗磷脂抗体（APA）阳性，抗心磷脂抗体（ACA）阳性，狼疮抗凝物质（LA）阳性，BFP-STS 相关抗体假阳性，Coomb 试验阳性，血小板数减少及凝血时间延长。

（六）治疗

DIC 治疗原则：目前的观点认为，原发病的治疗是终止 DIC 病理过程的最为关键和根本的治疗措施。在某些情况下，凡是病因能迅速去除或控制的 DIC 患者，凝血功能紊乱往往能自行纠正。但多数情况下，相应的治疗，特别是纠正凝血功能紊乱的治疗是缓解疾病的重要措施。

DIC 的主要治疗措施：

1. 治疗基础疾病及去除诱因：根据基础疾病分别采取控制感染、治疗肿瘤、积极处理病理产科及外伤等措施，是终止 DIC 病理过程的最为关键和根本的治疗措施。

2. 抗凝治疗：抗凝治疗的目的是阻止凝血过度活化、重建凝血-抗凝平衡、中断 DIC 病理过程。一般认为，DIC 的抗凝治疗应在处理基础疾病的前提下，与凝血因子补充同步进行。临床上常用的抗凝药物为肝素，主要包括普通肝素和低分子量肝素。

（1）使用方法：

1）普通肝素：一般不超过 12 500U/d，每 6 小时用量不超过 2500U，静脉或皮下注射，根据病情决定疗程，一般连用 3~5 天。

2）低分子量肝素：剂量为 3000~5000 U/d，皮下注射，根据病情决定疗程，一般连用 3~5 天。

（2）适应证：

1）DIC 早期（高凝期）。

2）血小板及凝血因子呈进行性下降，微血管栓塞表现（如器官功能衰竭）明显者。

3）消耗性低凝期但病因短期内不能去除者，在补充凝血因子情况下使用。

4）除外原发病因素，顽固性休克不能纠正者。

（3）禁忌证：

1）手术后或损伤创面未经良好止血者。

2）近期有严重的活动性出血。

3）蛇毒所致 DIC。

4）严重凝血因子缺乏及明显纤溶亢进者。

（4）监测：普通肝素使用的血液学监测最常用者为 APTT，肝素治疗使其延长为正常值的 1.5~2.0 倍时即为合适剂量。普通肝素过量可用鱼精蛋白中和，鱼精蛋白 1 mg 可中和肝素 100U。低分子肝素常规剂量下无须严格血液学监测。

3. 替代治疗：替代治疗以控制出血风险和临床活动性出血为目的。适用于有明显血小板或凝血因子减少证据且已进行病因及抗凝治疗、DIC 未能得到良好控制、有明显出血表现者。

（1）新鲜冷冻血浆等血液制品：每次 10~15mL/kg，也可使用冷沉淀。纤维蛋白原水平较低时，可输入纤维蛋白原：首次剂量 2.0~4.0g，静脉滴注。24 小时内给予 8.0~12.0g，可使血浆纤维蛋白原升至 1.0g/L。

（2）血小板悬液：未出血的患者 $PLT < 20×10^9/L$，或者存在活动性出血且 $PLT < 50×10^9/L$ 的 DIC 患者，需紧急输注血小板悬液。

（3）FⅧ及凝血酶原复合物：偶在严重肝病合并 DIC 时考虑应用。

4. 其他治疗：

（1）支持对症治疗：抗休克治疗，纠正缺氧、酸中毒及水电解质平衡紊乱。

（2）纤溶抑制药物治疗：临床上一般不使用，仅适用于 DIC 的基础病因及诱发因素已经去除或控制，并有明显纤溶亢进的临床及实验证据，继发性纤溶亢进已成为迟发性出血主要或唯一原因的患者。

（3）糖皮质激素治疗：不作常规应用，但下列情况可予以考虑：①基础疾病需糖皮质激素治疗者。②感染中毒性休克合并 DIC 已经有效抗感染治疗者。③并发肾上腺皮质功能不全者[3,4]。

第二节　术前贫血的诊断和治疗

贫血在术前患者中较常见，如未有效治疗将会影响患者的手术及其预后。目前临床上对术前贫血未予足够重视，通常仅以输血纠正贫血或不干预直接手术，这不仅增加围手术期输血风险和手术风险，也会增加术后并发症的发生率和病死率。因此对术前贫血的及时诊断和治疗非常重要。

一、概述

（一）流行病学

不同疾病的术前贫血情况存在一定的差异。一项系统性回顾研究显示，术前贫血发生率为5%~76%。心脏手术术前贫血发生率为24%~37%，非心脏手术术前贫血的发生率为30%，其中膝髋关节手术为25%~45%，肿瘤患者为30%~90%，结直肠癌为30%~67%，妇科手术为24%~45%。术前贫血的发生率随年龄增长而增加，80岁以上男性择期心脏手术患者中40%有术前贫血，女性由于月经及生育更容易发生贫血。国内20308例关节置换术的数据表明，全髋关节置换术、全膝关节置换术和股骨头置换术的术前贫血发生率分别为30%、26%和44%。

(二) 病因

1. 造血原料缺乏：以缺铁最为常见，约占术前贫血的1/3。缺铁是结直肠癌患者、妇科肿瘤患者以及围产期孕妇最常见的术前贫血原因，其次为叶酸、维生素B_{12}缺乏。

2. 慢性病性贫血：见于感染、急慢性炎症、恶性肿瘤、自身免疫性疾病等，可引起红细胞寿命缩短、骨髓对贫血的反应障碍、铁的利用和释放障碍。

3. 急慢性失血：创伤、胃肠道肿瘤、女性月经过多、妇产科异常出血、应用非甾体抗炎药、胃溃疡、痔疮、咯血、反复血液透析、医源性失血等。

4. 其他：伴发于慢性肾脏病、血液系统疾病、肿瘤骨髓浸润、放化疗后骨髓抑制、年老体弱等。

(三) 危害

1. 术中、术后不良事件增多：术前贫血增加手术风险、ICU入住率、术后感染率，影响患者术后活动和功能恢复，增加术后并发症和病死率、延长住院时间、增加疾病诊疗费用等。即使是轻度贫血也是术后并发症发生率和病死率的独立危险因素。

2. 输血需求增加：在膝髋关节置换术患者中，术前无贫血者的围手术期输血率为12%，而术前贫血者的围手术期输血率达到了56%。脊柱手术在术中和术后因为贫血需要输血的比例高达40%。各类手术围手术期输血需求的增加不仅增加输血相关不良事件的风险，同时也会加剧我国血源供需矛盾。

二、定义

术前贫血是指从确定手术到接受手术前的间隔期，患者单位容积外周血液中血红蛋白（hemoglobin，Hb）浓度、红细胞计数和（或）红细胞比容低于可比人群正常值的下限。

诊断贫血的主要指标为Hb。目前常用的贫血诊断分级标准主要有世界卫生组织（WHO）标准和我国标准（表9-6、表9-7），前者高于后者。

三、评估

(一) 评估的对象

所有接受手术的患者均应进行术前贫血的评估。

(二) 评估的时机

从患者确定手术就应该开始进行贫血筛查，对于贫血患者应尽快明确病因并开始治疗。根据疾病、手术类型，权衡贫血与推迟手术的利弊决定贫血的治疗方法和手术时间。急诊手术也应充分利用术前准备时间完成贫血评估。

(三) 评估的内容

1. 病史：患者年龄、性别、身高与体重。患者有无贫血的症状（运动耐力下降、心悸、气短、头痛、头晕、晕厥、厌食、恶心等）、某些脏器（胃肠道、呼吸道、泌尿生殖道等）急慢性失血史、慢性疾病史（血液系统疾病、肝肾疾病、炎症性疾病、充血性心衰、肿瘤、感染、自身免疫性疾病、胃肠道吸收异常等）及体内人工瓣膜、既往史（输血史、脾脏切除等）、特殊药物接触史（非甾体抗炎药、抗血小板药物、抗凝药物、抗生素、化疗药物、中药等）、药物过敏史、月经史、不良孕产史、家族史（镰状细胞性贫血、地中海贫血、遗传性球形红细胞增多症等）、饮食与营养状况等。

2. 体格检查：仔细地进行全身体格检查，应该特别注意皮肤及黏膜有无苍白、黄染、出血点；淋巴结、肝、脾是否肿大；心肺查体是否有异常；肛门指检是否有指套染血等。必要时行专科检查。

3. 实验室检查：

（1）血常规：Hb、红细胞计数、红细胞比容、平均红细胞体积、平均红细胞 Hb 浓度可初步判断贫血类型；网织红细胞计数及比例可判断骨髓红系增生情况。

（2）铁代谢检查：主要包括铁蛋白、转铁蛋白饱和度（TSAT）。铁蛋白反应铁储存状态，TSAT 则反应循环中可利用铁的水平。铁蛋白<30μg/L 诊断铁缺乏的敏感度和特异度分别为 92% 和 98%。在炎症情况下 c-反应蛋白（CRP）>5mg/L，铁蛋白 30~100μg/L、TSAT<20% 仍强烈提示铁缺乏，而铁蛋白>100μg/L 则通常提示铁利用障碍或功能性铁缺乏。

表 9-6　诊断贫血的 WHO 标准和中国标准

人群	WHO 标准 Hb（g/L）	中国标准 Hb（g/L）
成年男性	<130	<120
成年女性	<120	<110
孕妇	<110	<100

注：WHO：世界卫生组织。Hb：在海平面水平的血红蛋白浓度。

表 9-7　贫血分级的 WHO 标准和中国标准

贫血分级	WHO 标准 Hb（g/L）	中国标准 Hb（g/L）
0 级（正常）	成年男性≥130 成年女性≥120	成年男性≥120 成年女性≥110
1 级（轻度贫血）	110~正常参考值下限	91~正常参考值下限
2 级（中度贫血）	80~109	61~90
3 级（重度贫血）	<80	<31~60
4 级（极重度贫血）	—	≤30

注：WHO：世界卫生组织。-：无此项。

（3）血清叶酸、维生素 B_{12} 水平：可判断患者是否有巨幼细胞贫血。

（4）CRP：可判断是否合并炎症。

（5）肝肾功能、出凝血功能：有助于判断是否存在其他原发病引起的贫血。

4. 专科会诊：以下情况需请相应专科会诊。

（1）请血液科会诊：①外周血发现异常细胞。②贫血合并有中性粒细胞、淋巴细胞、单核细胞、血小板增加或减少。③2~4 周药物治疗后贫血无改善。

（2）请肾内科会诊：发现肾功能异常者。

（3）其他相关科室会诊：主管医生认为必要的其他情况可请相关科室会诊，如输血科、妇科、消化科等。

5. 术前贫血的诊断分型：根据红细胞形态可将贫血分为大细胞性贫血、正细胞性贫血、小细胞低色素性贫血 3 种类型（表 9-8）。

表9-8 贫血的形态学分类

类型	MCV（fL）	MCH（pg）	MCHC（g/L）	常见疾病
大细胞性贫血	>100	>34	320~360	巨幼细胞贫血
正细胞性贫血	80~100	27~34	320~360	急性失血性贫血、溶血性贫血、再生障碍性贫血、慢性病性贫血
小细胞低色素性贫血	<80	<27	<320	缺铁性贫血、铁粒幼细胞性贫血、球蛋白生成障碍性贫血、慢性病性贫血

注：MCV：红细胞平均体积；MCH：红细胞平均血红蛋白量；MCHC：红细胞平均血红蛋白浓度；fL：飞升，10^{-15} L；pg：皮克，10^{-12} g。

（四）评估流程

图9-1为术前贫血评估流程。

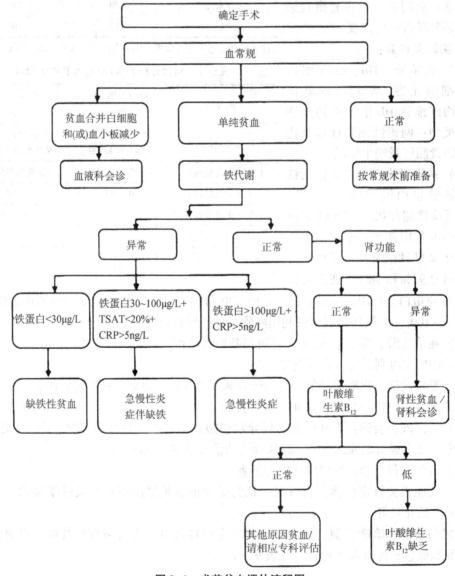

图9-1 术前贫血评估流程图

四、治疗

术前贫血的治疗首先应针对引起贫血的原发病进行治疗，其次是贫血的对症治疗。根据疾病、手术类型的不同，术前贫血的治疗目标应该不同。术前贫血（包括因术前自体储血导致的贫血）治疗流程见图9-2。

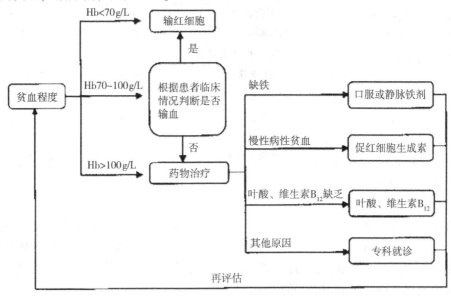

图9-2 术前贫血治疗流程图

（一）非药物治疗

1. 营养指导：由于术前贫血患者需要尽快纠正贫血以进行手术，因此营养补充可以作为辅助治疗，但不建议单以膳食补充缺乏的营养元素。贫血患者注意调整饮食结构，注重食物多样化和合理搭配，缺铁性贫血患者可增加含铁丰富的食物，同时增加富含维生素C的食物摄入可促进铁的吸收。

2. 输血：采用限制性输血策略：Hb<70g/L应考虑输红细胞，Hb>100g/L的患者不需输注红细胞；Hb为70~100g/L，根据患者心肺代偿功能、有无代谢率增高以及有无活动性出血等因素决定是否输红细胞。针对不同的疾病人群最佳的输血阈值尚不明确，建议贫血患者输血目标应使Hb达到手术麻醉的安全阈值。

3. 维持组织氧供：术前贫血患者建议监测生命体征，必要时吸氧，维持心功能及正常血压，以保持重要脏器氧供。减少及控制因疼痛、感染、创伤等造成的耗氧量增加。

（二）药物治疗

1. 铁剂：

（1）术前补铁适应证：术前补铁可适用于以下患者：缺铁性贫血、储存铁不足且预计失血量较大的手术、应用促红细胞生成素（EPO）时联合应用铁剂的患者。

铁缺乏或储存铁不足的非贫血患者可从术前补铁中受益。另有研究发现在进行非心脏手术的女性中，Hb120~129g/L患者铁缺乏的发生率和Hb<120g/L的患者相似，TSAT<20%的比例在Hb120~129g/L和Hb<120g/L的患者之间也类似。因此，大部分Hb 120~

129g/L 的患者能从铁补充中受益，提高术前 Hb 水平，促进术后 Hb 恢复。

（2）铁剂的禁忌证：对铁剂过敏、铁过载患者。

（3）口服铁剂：常用口服铁剂及用法见表9-9，常用剂量是元素铁 150～200mg/d。有研究表明大剂量铁引起铁调素释放，导致铁的吸收减少；相反小剂量铁剂可使铁吸收最大化，疗效并未下降，反而能减少胃肠道反应、提高耐受性和依从性。如果术前有充足时间（至少6～8周）可给予口服小剂量铁 40～60mg/d 或 80～100mg/隔日。同时服用维生素 C 0.2g/d 以上的剂量可增加铁的吸收约 30%。

表 9-9 常用口服铁剂用法用量

名称	规格（元素铁）	用法	胃肠道反应
第 1 代无机铁剂			大
硫酸亚铁	0.3g（60mg）	1 片/次，3 次/天	
第 2 代小分子有机铁剂			大
富马酸亚铁	0.2g（66mg）	1～2 片/次，3 次/天	
琥珀酸亚铁	0.1g（22mg）	2 片/次，3 次/天	
葡萄糖酸亚铁	0.3g（34.5mg）	1～2 片/次，3 次/天	
第 3 代多糖铁复合物			小
多糖铁复合物	150mg	1～2 片/次，1 次/天	

口服铁剂的优点是使用方便。缺点：①生物利用度低：口服铁剂服用后仅有 10% 左右被人体吸收。②胃肠道不良反应重，如恶心、腹痛、便秘与腹泻等。口服铁剂依从性比较差，有 1/3 左右患者不能坚持，药物不良反应发生率为 52%。③吸收食物中的铁螯合物和受一些常用药物如质子泵抑制剂等的影响。

口服铁剂有效者，网织红细胞在 5～10 天后达高峰，之后网织红细胞逐渐下降、Hb 逐渐升高。因此，口服铁剂后网织红细胞是否增高可作为判断治疗是否有效的依据。Hb 升高速度与贫血严重程度有关，贫血越严重，上升速率越快，第 18 天左右 Hb 可达治疗前和正常 Hb 水平的中值，一般治疗后 8 周达正常 Hb 水平。铁蛋白的升高约在第 4 周开始。

（4）静脉铁剂：术前静脉铁剂主要适用于 4 周内需要手术的患者、不能耐受口服铁剂、胃肠吸收障碍者、口服铁剂无效等患者。1 项关于术前口服铁剂和静脉注射蔗糖铁剂的随机对照试验显示，静脉铁剂治疗更可能达到 Hb 目标值，并且在需要快速纠正贫血时，静脉铁剂更有优势。即使术前应用静脉铁剂时间少于 2 周也可减少围手术期红细胞需求。

静脉铁剂用法用量：所需补铁量（mg）＝体重（kg）×（Hb 目标值－Hb 实际值）（g/L）×0.24＋贮存铁量（500mg）。大部分外科缺铁性贫血患者可补充铁 1000～1500mg。用法：100～200mg/次，每周 2～3 次。

国内的静脉铁剂有蔗糖铁和右旋糖酐铁两种，两者改善贫血的疗效相似，但不良反应率有所不同。蔗糖铁相比于右旋糖酐铁，其总体不良反应率、严重不良反应率、病死率均明显降低。考虑到安全性和药代动力学特点，推荐使用蔗糖铁。首次使用蔗糖铁时，先给予小剂量进行测试，成人用量 20～50mg，如使用静脉滴注方法，可先在 15 分钟内输完试验剂量（相当于 20mg 铁），如果无过敏反应，再输完余下的剂量。

静脉铁剂的优点是能够被人体完全吸收，起效快，无胃肠道刺激症状。主要的缺点是使用不方便和可能发生严重不良反应，其严重不良反应发生率为 38/100 万，病死率为 0.4/10 万。应用静脉铁剂后约 50% 患者在第 5 天 Hb 开始上升，3 周即可达到最大疗效。

（5）监测：用药期间应定期监测血常规、网织红细胞计数、血清铁蛋白水平以观察治疗反应。

2. 叶酸和维生素 B$_{12}$： 叶酸和维生素 B$_{12}$ 主要用于叶酸或维生素 B$_{12}$ 缺乏引起的贫血。胃部手术、单纯素食者、孕妇是发生叶酸、维生素 B$_{12}$ 缺乏的高风险人群。

叶酸缺乏时，给予叶酸 5~10mg/次，每天 2~3 次。一般在治疗 3 天后网织红细胞开始上升，7 天可达高峰，Hb 恢复正常一般在 3~6 周后。对胃肠道吸收不良或不能口服的患者，可用胃肠外给药，常用的是甲酰四氢叶酸，3mg 肌肉注射，每日 1 次。

维生素 B$_{12}$ 缺乏时，可服用腺苷钴胺或甲钴胺 0.5mg/次，3 次/天，或者甲钴胺 500μg/次，肌肉或静脉注射 2~3 次/周，直至 Hb 恢复正常。Hb 在 10 天内开始上升，8 周恢复正常。

3. 促红细胞生成素（erythropoietin，EPO）：

（1）适应证：术前 EPO 主要用于术前贫血，但需除外造血原料缺乏、溶血、失血等原因引起的贫血。

EPO 在术前应用能够显著提高 Hb 水平、降低输血率和异体血用量。虽然 EPO 能够降低输血风险，但很少有证据支持 EPO 能改善患者的其他结局，因此英国血液标准委员会发布的《术前贫血识别和管理指南》中仅推荐 EPO 用于需要避免输血（如拒绝输血或患有复杂自身免疫病的患者）的患者。对术前应用 EPO 还需进一步进行获益和风险方面的研究。

（2）禁忌证：各种原因引起的血液高凝状态及未控制的严重高血压患者使用 EPO 时血栓栓塞风险增加，一般不推荐使用；对该药过敏的患者禁用。

（3）EPO 用法用量：一项关于 EPO 治疗骨科手术围手术期贫血的荟萃分析共纳入了 26 个研究 3560 例骨科患者，EPO 剂量、给药间隔、持续时间在各个研究中有所不同。13 个研究团队用法为每周 600IU/kg，术前 7~35 天开始，以术前 21 天开始最多见。另外，不同用法 EPO［15 000IU（每周 2 次）与 30 000 IU（每周 1 次）］对术前 Hb 水平、术后异体血输注比例的作用差异无统计学意义。结合大部分文献和国内外相关指南推荐：如果距手术时间在 4 周以内，可以 EPO 每次 600 IU/kg 静脉注射或皮下注射，术前 21 天、14 天、7 天以及手术当日各用 1 次；或者每次 150 IU/kg，每周 3 次，在术前 3 周开始至手术当日。若距手术时间较短，可每次 300 IU/kg，每天应用，术前 5~7 天至术后 3~5 天。

（4）同时联合应用铁剂：在 EPO 治疗期间可能发生绝对性或功能性缺铁，其原因可能是因为不能迅速动员和释放体内的储存铁以满足 EPO 刺激下骨髓造血加快对铁的需求。建议 EPO 治疗期间应同时联合铁剂以获得最佳疗效，TSAT 应 ≥20%，铁蛋白应 ≥100μg/L。文献报道的大部分研究联合应用了 EPO 和铁剂，通常铁剂和 EPO 同时开始应用，且多数研究认为 EPO 联合静脉铁剂疗效是最佳的。

（5）监测：定期监测血常规，Hb 目标值不宜超过 120g/L，红细胞比积不宜超过 36%，以避免红细胞过高。同时应定期评估铁蛋白水平和 TSAT。

（6）值得关注的问题：①肿瘤相关性贫血患者术前应用 EPO：肿瘤相关性贫血应用 EPO 仍然是有争议的。EPO 治疗肿瘤化疗和放疗相关的贫血，能够改善患者生活质量和降低输血需求，但各文献对总体生存影响的报道不一。《肿瘤相关性贫血临床实践指南》指出，对于非化疗相关肿瘤相关性贫血，仅在进行姑息治疗者和怀疑是由于肿瘤相关性炎症引起的贫血（需排除所有引起贫血的显著原因）考虑应用 EPO。因此，建议肿瘤患者如果需在术前应用 EPO，应严格掌握适应证，并控制 Hb 初始值和目标值，Hb 初始值≤100g/L，目标值为 Hb 110~120g/L。②血栓高危患者需预防性抗凝：EPO 有增加血栓形成的风险。文献报道在对未给予预防性抗凝治疗的脊柱手术患者应用 EPO 的研究中发现，使用 EPO 的患者较对照组有较高的血栓发生率。但在预防性抗凝基础上应用 EPO 则不增加血栓栓塞风险。因此，应注意深部血栓的预防。对于有高危血栓形成倾向的人群，在应用 EPO 同时给予预防性抗凝，并且 Hb 目标值不宜超过 120g/L[5]。

第三节　围手术期输血

围手术期输血是指在围手术期输入血液或其相关成分，包括自体血以及异体全血、红细胞、血小板、新鲜冰冻血浆和冷沉淀等。成分输血是依据患者病情的实际需要，输入相关的血液成分，以达到增加疗效、降低副作用、节约血液资源的目的。围手术期血液管理的其他措施还包括为避免或减少失血及输入异体血所使用的药物和技术。

一、术前评估

（1）了解既往有无输血史，有输血史者应询问有无输血并发症。

（2）了解有无先天性或获得性血液疾病。

（3）了解患者出血史、家族出血史及详细用药史。

（4）了解有无服用影响凝血功能的药物（例如，华法林、氯吡格雷、阿司匹林、其他抗凝药和可能影响凝血的维生素类或草药补充剂）造成的凝血病史。

（5）了解有无血栓病史（例如，深静脉血栓形成、肺栓塞）。

（6）了解有无活动性出血或急、慢性贫血情况。

（7）一般体格检查（例如瘀点、瘀斑、苍白）。

（8）了解实验室检查结果，包括血常规、凝血功能检查、肝功能、血型鉴定（包括 ABO 血型和 Rh 血型）、乙肝和丙肝相关检查、梅毒抗体以及 HIV 抗体等。

（9）术前重要脏器功能评估，确定可能影响红细胞最终输注需求（例如血红蛋白水平）的器官缺血（例如心肺疾病）的危险因素。

（10）告知患者及家属输血的风险及益处。

（11）为使患者做好准备，如果可能，术前应提前（例如若干天或周）进行充分评估。

二、术前准备

（1）填写"临床输血申请单"，签署"输血治疗同意书"。

（2）血型鉴定和交叉配血试验。

（3）咨询相关专科医生或会诊。择期手术患者应暂停抗凝治疗（例如华法林、抗凝血酶制剂达比加群酯），对特定患者可使用短效药（例如肝素、低分子量肝素）进行桥接治疗；除有经皮冠状动脉介入治疗史的患者外，如果临床上可行，建议在术前较充足的时间内停用非阿司匹林类的抗血小板药（例如噻吩并吡啶类，包括氯吡格雷、替格瑞洛或普拉格雷）；根据外科手术的情况，考虑是否停用阿司匹林；可预防性给药改善凝血功能（如氨甲环酸和6-氨基己酸等），择期手术患者可推迟手术直至抗凝药物的效力消失。

（4）当改变患者抗凝状态时，需充分衡量血栓形成的风险和出血增加的风险。

（5）既往有出血史的患者应行血小板功能检测，判断血小板功能减退是否因使用抗血小板药所致。

（6）了解患者贫血的原因（慢性出血、缺铁性贫血、肾功能不全、溶血性贫血或炎症性贫血等），并根据病因治疗贫血，首先考虑铁剂治疗。

（7）血液病患者术前应进行病因治疗和（或）全身支持治疗，包括少量输血或成分输血、补铁、加强营养等。

（8）如患者选择自体输血且条件许可时，可在术前采集自体血。

（9）Rh阴性和其他稀有血型患者，术前应备好预估的需要血量。

三、围术期输血及辅助治疗

（一）围术期输血相关监测

1. 失血量监测：在外科医生的参与下，应实时对手术区域进行视觉评估，评估凝血或手术出血的情况。失血情况作定量测定，包括检查吸引罐、止血纱布和外科引流管。

2. 重要脏器灌注或氧供监测：除观察临床症状和体征外，还需监测血压、心率、脉搏氧饱和度、心电图等，必要时可行超声心动图、肾功能监测（尿排出量）、脑氧饱和度监测、动脉血气分析和混合静脉血氧饱和度等监测。

3. 凝血功能监测：包括标准实验室诊断项目，如血小板计数、PT、APTT、国际标准化比值（INR）、纤维蛋白原等，必要时应进行床旁实时凝血功能监测，如血栓弹力图（TEG）、凝血和血小板功能分析仪（Sonoclot）等。

4. 监测原则：

（1）除常规监测外，术中出血患者应在血细胞比容、血红蛋白水平和凝血功能的监测下指导成分输血。

（2）围术期应维持患者前负荷，但要避免全身血容量过高。严重出血时，应考虑动态评估液体反应性和无创心排血量的监测，不应将中心静脉压和肺动脉楔压作为判断血容量的唯一标准。

（3）出现急性出血时，建议反复测量血细胞比容、血红蛋白、血清乳酸水平及酸碱平衡情况，以了解组织灌注、组织氧合及出血的动态变化。

（二）红细胞

1. 红细胞制品：包括浓缩红细胞、红细胞悬液、洗涤红细胞、少白红细胞、辐照红细胞等，每单位红细胞制品中红细胞含量相当于200mL全血中的红细胞含量。

2. 输注指征：建议采用限制性输血策略，血红蛋白≥100g/L的患者围手术期不需要输注红细胞；患者血红蛋白<70g/L建议输注红细胞；血红蛋白在70~100g/L时，应根据患者心肺代偿功能、有无代谢率增高及有无活动性出血等因素决定是否输注红细胞。

以下情况也需要输注红细胞：

（1）术前有症状的难治性贫血患者：心功能Ⅲ~Ⅳ级、心脏病患者（充血性心力衰竭、心绞痛）及对铁剂、叶酸和维生素 B_{12} 治疗无效者。

（2）血红蛋白＜80g/L 并伴有症状（胸痛、体位性低血压、对液体治疗反应迟钝的心动过速或充血性心力衰竭）的患者，应该考虑输注红细胞。

（3）术前心肺功能不全、严重低血压或代谢率增高的患者，应保持相对较高的血红蛋白水平（80～100g/L）以保证足够的氧输送。

（4）对围手术期严重出血的患儿，建议血红蛋白浓度维持水平应＞80g/L。

3. 临床工作可按下述公式大约测算浓缩红细胞补充量：

成人：浓缩红细胞补充量 ＝（$Hct_{预计值}$－$Hct_{实测值}$）×55×体重/0.60

小儿：红细胞补充量 ＝（$Hb_{预计值}$－$Hb_{实测值}$）×体重×5（Hb 的单位为 mg/dL）

大多数患者维持血红蛋白 70～80g/L（Hct 21%～24%），存在心肌缺血、冠心病的患者维持血红蛋白 100g/L（Hct 30%）以上。

输注红细胞时，也可参考围手术期输血指征评分（POTTS）（表9-10）决定开始输注的患者血红蛋白浓度及输注后的目标血红蛋白浓度。

表 9-10　围手术期输血指征评分

（peri-operative transfusion trigger score，POTTS）

加分	维持基本正常心输出量所需肾上腺素输注速度	维持 SpO_2 ≥95%时所需吸入氧气浓度	中心体温	心绞痛
0	不需要	≤35%	＜38℃	无
+10	≤0.05μg/（kg·min）	36%～50%	38℃~40℃	运动或体力劳动或激动时发生
+20	≤0.06μg/（kg·min）	≥51%	＞40℃	日常活动或休息安静时发生

上述 4 项总计分再加 60 分为 POTTS 总分。最高分为 100 分，即如果总分≥100 分则算为 100 分，评分值对应启动输注 RBCs 且需维持的最低血红蛋白浓度。POTTS 评分＜实测血红蛋白浓度，不需输注 RBCs；POTTS 评分≥实测血红蛋白浓度，需输注 RBCs。每一次准备输入同种异体红细胞前均需评分。

4. 注意事项：

（1）不能依赖输注红细胞来替代容量治疗。

（2）少白红细胞适用于产生白细胞抗体患者。

（3）洗涤红细胞适用于自身免疫性溶血和对血浆蛋白有过敏反应的患者。

（4）对于行心脏手术的患者，建议输注少白红细胞。

（5）高原地区酌情提高血红蛋白水平和放宽输血指征。

（6）急性大失血无同型血源时，建议参考"特殊情况紧急输血专家共识"，可适量输入 O 型血浓缩红细胞，并密切监测溶血反应。

（三）浓缩血小板

1. 血小板制品：包括手工分离血小板、机器单采血小板。

2. 输注指征：用于血小板数量减少或功能异常伴异常渗血的患者。

（1）血小板计数≥$100×10^9$/L，不需要输注血小板。

（2）术前血小板计数＜$50×10^9$/L，应考虑输注血小板（产妇血小板可能低于 $50×10^9$/L 而不一定输注血小板）。

（3）血小板计数在（50~100）×10^9/L，应根据是否有自发性出血或伤口渗血决定是否输注血小板。

（4）如术中出现不可控性渗血，经实验室检查确定有血小板功能低下，输注血小板不受上述指征的限制。

（5）血小板功能低下（如继发于术前阿司匹林治疗）对出血的影响比血小板计数更重要。手术类型和范围、出血速率、控制出血的能力、出血所致的潜在后果以及影响血小板功能的相关因素（如低体温、体外循环、肾功能衰竭、严重肝病等），都是决定是否输注血小板的指征。

3. 注意事项：

（1）手工分离血小板含量约为 2.4×10^{10}/L，保存期为 24 小时；机器单采血小板含量约为 2.5×10^{11}/L，保存期为 5 天。

（2）每份机采浓缩血小板可使成人外周血血小板数量增加为（7~10）×10^9/L。

（3）小儿输注 5mL/kg 血小板，可使外周血血小板数量增加为（20~50）×10^9/L。

（4）血小板常规输注不应超过一个治疗量（国内 10 单位全血制备的血小板相当于 1 个治疗量，一个治疗量就是血浆中血小板数量达到 2.5×10^{9}L），仅在伴有严重血小板数量减少或重要部位（如中枢神经系统、眼）出血时，才考虑给予一个治疗量以上的血小板。

（5）每个治疗量血小板输注后应重新进行临床评估，检测血小板水平，在需要的情况下才继续输注。

（四）血浆

血浆用于围手术期凝血因子缺乏的患者。

1. 血浆制品： 包括新鲜冰冻血浆（FFP）、冰冻血浆和新鲜血浆。

2. 使用 FFP 的指征有以下几种情况：

（1）PT 或 APTT ＞正常 1.5 倍或 INR ＞2.0，创面弥漫性渗血。

（2）患者急性大出血输入大量库存全血或浓缩红细胞（出血量或输血量相当于患者自身血容量）。

（3）病史或临床过程表现为先天性或获得性凝血功能障碍。

（4）紧急对抗华法林的抗凝血作用（FFP，5~8mL/kg）。

（5）凝血功能异常患者进行高出血风险的有创操作或手术前，考虑预防性使用新鲜冰冻血浆。

（6）新鲜冰冻血浆输注后，若需要再继续输注，应重新进行临床评估和凝血检查。

3. 使用说明：

（1）新鲜冰冻血浆内含全部凝血因子及血浆蛋白，规格常为 200mL、100mL。

（2）每单位（相当于 200mL 新鲜全血中血浆含量）新鲜冰冻血浆可使成人增加 2%~3%的凝血因子，应用时需根据临床症状和监测结果及时调整剂量。

（3）通常，新鲜冰冻血浆的首次剂量为 10~15mL/kg，维持剂量需要根据患者的出血情况和实验室检查结果决定，一般为 5~10mL/kg。倘若出现大量出血，使用剂量取决于出血的控制情况，最大剂量甚至可达 50~60mL/kg。

（4）普通冰冻血浆用于Ⅲ和Ⅷ因子以外的凝血因子缺乏患者的替代治疗。

（5）不应该将血浆作为容量补充剂。

（6）小儿使用 FFP 有致严重不良反应的风险。

（五）冷沉淀

冷沉淀是新鲜冰冻血浆在 4±2℃下融化后获得的血浆沉淀蛋白部分，含有因子Ⅷ、纤维蛋白原、血管性假血友病因子（vWF）、纤维结合蛋白（纤维粘连蛋白）以及因子ⅩⅢ。200 mL 全血分离制备的新鲜冰冻血浆制备的冷沉淀为 1 个单位。

1. 输注目的：补充纤维蛋白原和（或）Ⅷ因子。纤维蛋白原浓度≥1.5g/L 时，一般不输注冷沉淀。若条件许可，对出血患者应先测定纤维蛋白原浓度再决定是否输注冷沉淀。

2. 以下情况应考虑输注冷沉淀：

（1）存在严重伤口渗血且纤维蛋白原浓度< 1.5g/L。

（2）存在严重伤口渗血且已大量输血，无法及时测定纤维蛋白原浓度时，将输注冷沉淀作为辅助治疗措施。

（3）儿童及成人轻型甲型血友病、血管性血友病、纤维蛋白原缺乏症及凝血因子Ⅷ缺乏症患者。

（4）严重甲型血友病需加用Ⅷ因子浓缩剂。

（5）纤维蛋白原水平< 1.0g/L 的患者，当进行高出血风险的有创操作或手术前，考虑预防性使用冷沉淀。

3. 使用说明：

（1）围术期纤维蛋白原浓度应维持在 1.0~1.5g/L 之上，应根据伤口渗血及出血情况决定冷沉淀的补充量。在冷沉淀输注结束后，应临床评估、重复检测纤维蛋白原，若需要可再补充。一个单位冷沉淀约含 250mg 纤维蛋白原，使用 20 单位冷沉淀可恢复到必要的纤维蛋白原浓度。

（2）冷沉淀用于Ⅷ因子水平低下或缺乏的补充，按每单位冷沉淀含Ⅷ因子 80IU 估算。轻度、中度和重度Ⅷ因子水平低下或缺乏时，补充剂量分别为 10~15IU/kg、20~30IU/kg 和 40~50IU/kg；用于纤维蛋白原水平低下或缺乏补充，按每单位冷沉淀含纤维蛋白原 150mg 估算，通常首次剂量 50~60mg/kg，维持量 10~20mg/kg。

（六）全血

全血输注存在很多弊端，目前主张不用或少用全血，输全血的适应证越来越少，其主要用于：

（1）急性大量失血可能发生低血容量性休克的患者：只有在失血量超过全身血容量 30%时，在扩充血容量的基础上，输用红细胞或全血。

（2）体外循环。

（3）换血治疗，用于新生儿溶血病患儿的换血治疗，以去除胆红素抗体及抗体致敏的红细胞。

（七）大失血时药物辅助治疗

1. 纤维蛋白原：血浆纤维蛋白原水平< 150mg/dL 或血栓弹力图提示功能性纤维蛋白原不足时，可使用纤维蛋白原。纤维蛋白原浓缩物初次输注的剂量为 25~50mg/kg。

2. 凝血因子ⅩⅢ浓缩物：应用于凝血因子ⅩⅢ活性< 60%时，治疗剂量为 30IU/kg。

3. 凝血酶原复合物：若出现明显渗血和凝血时间延长，建议使用凝血酶原复合物（20～30IU/kg）。曾接受口服抗凝药治疗的患者，在运用其他凝血药处理围手术期严重渗血前，应给予凝血酶原复合物浓缩物（PPC）和维生素 K。

对于接受达比加群酯治疗的患者，在急诊手术、介入性操作或者出现危及生命或无法控制的出血并发症，急需逆转达比加群酯的抗凝效应时首选其特异性拮抗剂 Praxbind，逆转效果不佳时给予 PPC 治疗也证明有效。PPC 同样推荐用于紧急情况下逆转沙班类药物的抗凝作用。

4. 重组活化凝血因子Ⅶ：严重渗血时，若常规治疗手段均失败，可考虑使用重组活化凝血因子Ⅶ，它还可用于治疗合并低温或酸中毒的凝血障碍，其使用剂量为90～120μg/kg，可反复使用。

5. 氨甲环酸：应用于纤溶亢进时，可明显减少患者输血量，推荐剂量为 20～25mg/kg，可反复使用或 1～2mg/（kg·h）静脉泵注维持。

6. 钙离子：维持正常的钙离子水平（≥0.9mmol/L）有助于维持凝血功能正常。

7. 去氨加压素：预防性应用可使甲型血友病和血管性血友病患者术中出血减少，但重复使用可使疗效降低。

（八）相关因素的治疗

（1）应努力避免围术期低温，积极为患者保温。体温＜34℃将影响血小板功能和延长凝血酶激活。

（2）及时诊断并有效治疗严重酸中毒和严重贫血，pH＜7.10 显著影响机体凝血功能。Hct 明显下降也影响血小板的黏附和聚集。

四、自体输血

自体输血可以避免输注异体血时的潜在输血反应、血源传播性疾病和免疫抑制，对一时无法获得同型血的患者也是唯一血源。

（一）贮存式自体输血

术前一定时间采集患者自身的血液进行保存，在手术期间使用。

1. 适应证：

（1）患者身体一般情况良好，血红蛋白≥110g/L 或血细胞比容≥0.33，拟行择期手术，且能签署知情同意书，均适合贮存式自体输血。

（2）术前估计术中出血量超过自身循环血容量20%且必须输血的患者。

（3）稀有血型配血困难的患者。

（4）对输异体血产生免疫抗体的患者。

（5）拒绝输注同种异体血的患者。

2. 禁忌证：

（1）血红蛋白＜110g/L 的患者。

（2）有细菌性感染的患者。

（3）凝血功能异常和造血功能异常的患者。

（4）输血可能性小的患者，不需做自体贮血。

（5）冠心病、严重主动脉瓣狭窄等心脑血管疾病及重症患者慎用。

3. 注意事项：

（1）按相应的血液储存条件，手术前 2~3 周完成血液采集（可一次或分多次）。

（2）每次采血不建议超过 500mL（或自身血容量的 10%），两次采血间隔不少于 3 天，最后 1 次采血应在手术前 3 天完成。

（3）采血前后可给予患者铁剂、维生素 C 及叶酸（有条件的可应用重组人促红细胞生成素）等治疗。

（二）急性等容性血液稀释

急性等容性血液稀释一般在麻醉后、手术主要出血操作开始前，抽取患者一定量的自体血在室温下保存备用，同时输入胶体液或一定比例晶体液补充血容量，以减少手术出血时血液的有形成分丢失。待主要出血操作完成后或根据术中失血及患者情况，将自体血回输给患者。

1. 适应证：患者身体一般情况良好，血红蛋白 ≥110g/L（血细胞比容 ≥0.33），估计术中失血量大时，可以考虑进行急性等容性血液稀释。年龄并非该技术的禁忌；当手术需要降低血液黏稠度，改善微循环时也可采用该技术。

2. 禁忌证：①血红蛋白<110g/L。②低蛋白血症。③凝血功能障碍。④不具备监护条件。⑤心肺功能不良的患者。

3. 注意事项：

（1）应注意血液稀释程度，一般使血细胞比容不低于 25%。

（2）术中必须密切监测患者血压、心率、脉搏、血氧饱和度、血细胞比容以及尿量的变化，必要时应监测中心静脉压。

（3）采集血液时必须与抗凝剂充分混匀，室温保存 6 小时内应完成回输，后采集的血液应先回输。

（三）回收式自体输血

血液回收是指使用血液回收装置，将患者体腔积血、手术失血及术后引流血液进行回收、抗凝、洗涤、滤过等处理，然后回输给患者。血液回收必须采用合格的设备，回收处理的血液必须达到一定的质量标准。体外循环后的机器余血应尽可能回输给患者。回收式自体输血推荐用于预计出血量较大的手术，如体外循环、骨科手术、颅脑外科及大血管手术、胸腹腔闭合出血的手术。也可谨慎用于特殊的产科患者（胎盘疾病、预计出血量大），应用时需采用单独吸引管道回收血液，并于回输时使用白细胞滤器或微聚体滤器。当 Rh 阴性血型产妇使用自体血回输后，建议检测母体血液中胎儿红细胞含量。

回收血液的禁忌证：

（1）血液流出血管外超过 6 小时。

（2）怀疑流出的血液含有癌细胞。

（3）怀疑流出的血液被细菌、粪便等污染。

（4）流出的血液严重溶血。

（5）和白细胞滤器联合使用时，可适当放宽使用适应证。

五、围手术期输血不良反应

常见的输血反应和并发症包括非溶血性发热反应、变态反应和过敏反应、溶血反应、细菌污染、循环超负荷、出血倾向、酸碱平衡失调、输血相关性急性肺损伤和传播感染性疾病等。

1. 非溶血性发热反应：发热反应多发生在输血后 1~2 小时内，常先出现发冷或寒战，继以高热，体温可高达 39~40℃，伴有皮肤潮红、头痛，多数患者血压无变化。症状持续少则十几分钟，多则 1~2 小时后缓解。

2. 变态反应和过敏反应：变态反应主要表现为皮肤红斑、荨麻疹和瘙痒。过敏反应并不常见，其特点是输入几毫升全血或血液制品后立刻发生，主要表现为咳嗽、呼吸困难、喘鸣、面色潮红、神志不清、休克等症状。术中输血过敏反应不易及时发现，若患者出现眼睑水肿、皮肤荨麻疹、血压下降、气道阻力增加等情况时应警惕输血过敏反应。

3. 溶血反应：绝大多数由异型血输注所致。其典型症状是输入几十毫升血制品后，出现休克、寒战、高热、呼吸困难、腰背酸痛、心前区压迫感、头痛、血红蛋白尿、异常出血等，严重者可致死亡。接受手术麻醉的患者，其唯一早期征象是伤口渗血和低血压。

4. 细菌污染反应：如果污染血液的是非致病菌，可能只引起类似发热反应的症状。但因多数是毒性大的致病菌，即使输入 10~20mL，也可立刻导致患者休克。库存低温条件下生长的革兰阴性杆菌，其内毒素所致的休克，可引起血红蛋白尿和急性肾功能衰竭。

5. 循环超负荷：心脏代偿功能减退的患者，当输血过量或速度太快时，可因循环超负荷造成心力衰竭和急性肺水肿。临床表现为剧烈的头部胀痛、呼吸困难、发绀、咳嗽、大量血性泡沫痰以及颈静脉怒张、肺部湿啰音、静脉压升高，胸部拍片显示肺水肿征象，严重者可致死亡。

6. 出血倾向：大量快速输血可因凝血因子过度稀释或缺乏，导致创面渗血不止或术后持续出血等凝血异常。

7. 电解质及酸碱平衡失调：库血保存时间越长，血浆酸性和钾离子浓度越高。大量输血常可导致一过性代谢性酸中毒，若机体代偿功能良好，酸中毒可迅速纠正。对血清钾浓度高的患者，更容易发生高钾血症，大量输血时应提高警惕。此外，输注大量枸橼酸盐后，可降低血清钙水平，进而影响凝血功能；枸橼酸盐代谢后产生碳酸氢钠，可引起代谢性碱中毒，会使血清钾降低。

8. 输血相关性急性肺损伤：是一种输血后数小时内出现的非心源性肺水肿，病因是某些白细胞抗体导致的免疫反应。临床表现为输血后出现低氧血症、发热、呼吸困难、双肺可闻及干啰音、细湿啰音或水泡音，尤其见于重力依赖区。

9. 输血相关性移植物抗宿主病：是输血最严重的并发症，多于输血后 1~2 周出现，其机制是受血者输入含有免疫活性的淋巴细胞（主要是 T 淋巴细胞）的血液或血液成分后，发生的一种与骨髓移植引起的抗宿主病类似的临床症候群，死亡率高达 90%~100%。临床症状初期多为高热，全身皮肤剥脱和消化道症状，发展至终末期则表现为骨髓衰竭。

10. 传染性疾病：输注检验不合格的异体血时，主要传播肝炎和 HIV。目前，核酸技术的应用大幅降低了血液传播性传染病的发生率。迄今为止，疟疾、SARS、恰加斯病和变异型皮质-纹状体-脊髓变性仍无法检测。

11. 免疫功能抑制：输入异体血可能抑制受血者的免疫功能，可能影响疾病的转归。

应严格遵循输血适应证，避免不必要的输血。

六、围手术期输血不良反应的防治

在全身麻醉状态下，输血反应的症状和体征往往被掩盖，不易观察和早期发现，并且还可能会被漏诊，应引起麻醉科医生的警惕。输血前应由两名医护人员严格核对患者姓名、性别、年龄、病案或住院号、床号、血型、交叉配血报告单及血袋标签等各项内容，检查血袋有无破损渗漏，血液颜色是否正常。上述信息准确无误后方可输血。此外，在输血过程中应仔细、定时查看是否存在输血反应的症状和体征，包括荨麻疹、发热、心动过速、低血压、脉搏血氧饱和度下降、气道峰压升高、尿量减少、血红蛋白尿和伤口渗血等。

如发生输血不良反应，治疗措施包括：

（1）首先应立即停止输血。核对受血者与供血者的姓名和血型。采取供血者血袋内血和受血者输血前后血样本，重新化验血型和交叉配血试验，以及做细菌涂片和培养。

（2）保持静脉输液通路畅通和呼吸道通畅。

（3）抗过敏或抗休克治疗。

（4）维持血流动力学稳定和电解质、酸碱平衡。

（5）保护肾功能：碱化尿液、利尿等。

（6）根据凝血因子缺乏的情况，补充相关血制品或辅助用药，如新鲜冰冻血浆、凝血酶原复合物及血小板等。

（7）防治弥散性血管内凝血。

（8）必要时行血液透析或换血疗法[6]。

第四节　静脉血栓和栓塞

随着人口老龄化程度的不断进展、心血管疾病发病率的逐年上升，围手术期血栓栓塞性疾病的防治和处理越来越受到普外科的关注和重视。静脉血栓栓塞症（venous thrombo-embolism，VTE）包括肺栓塞（pulmonary embolism，PE）和深静脉血栓形成（deep vein thrombosis，DVT）。外科患者术前活动量减少、术中制动、术后长期卧床均使静脉血流速度明显减慢；麻醉及手术创伤促使组织因子释放，并直接激活外源性凝血系统，导致高凝状态或血栓形成；患者自身因素，如高龄、肥胖、恶性肿瘤等，均可使 VTE 发生的风险增加。此外，越来越多的患者在接受普通外科手术的同时使用抗栓药物，常见的如机械瓣膜置换术后、慢性心房颤动、冠心病支架植入后等心脏疾病及周围血管疾病患者。对于长期服用抗栓药物并需要进行普通外科手术的患者，外科医生应对患者实施评估，并根据评估结果决定围手术期的抗栓药物管理。

一、围手术期 VTE 的预防

（一）概述

1. 普通外科患者 VTE 发生率：VTE 是外科手术常见并发症，如无预防措施，普通外科手术患者 DVT 发生率为 10%~40%。大型手术患者同时具有多种 VTE 危险因素（年龄>

40 岁、VTE 病史、肿瘤等）时，致死性 PE 发生率高达 5%。有证据显示，采取合适的预防措施，DVT 相对风险可降低 50%~60%，PE 相对风险降低近 2/3。

2. 危险因素：临床医生应对普通外科手术患者进行 VTE 风险和出血风险评估，并根据评估结果考虑是否需要及如何进行 VTE 预防。

任何引起静脉损伤、静脉血流停滞及血液高凝状态的原因均是 VTE 的危险因素。危险因素主要分为患者个体相关因素和手术操作因素，具体见表 9-11。

患者个体相关因素包括高龄、VTE 病史、恶性肿瘤及恶性肿瘤的治疗史（激素、放化疗）、妊娠或产后、肥胖、脓毒血症、炎症性肠病、肾病综合征、遗传性或获得性易栓症、瘫痪、制动、中心静脉置管、促红细胞生成药物、口服避孕药等。

手术操作相关因素包括手术时间、手术类型、麻醉方式等。腹盆腔开放性手术、恶性肿瘤手术风险较高，全身麻醉比椎管内和硬膜外麻醉 VTE 发生风险高。

出血危险因素包括一般危险因素（如活动性大出血、既往大出血史、重度肝肾功能不全、血小板减少症、伴随使用抗栓或溶栓药物等）和手术操作相关的危险因素（如恶性肿瘤、手术步骤复杂或解剖结构复杂、多处吻合口、肝脏切除、术前血红蛋白水平或血小板计数低等）。

（二）普通外科患者 VTE 预防指征与方法

1. VTE 风险评估工具：推荐使用 Caprini 模型对普通外科患者进行 VTE 风险评估（表 9-11）：首先计算患者的风险评分，然后判断患者的风险等级（表 9-12）。

表 9-11　血栓危险因素评估

下列每项 1 分		
年龄 41~60 岁	急性心肌梗死	严重肺部疾病（包括肺炎）（<1 个月）
下肢肿胀	充血性心力衰竭（<1 个月）	口服避孕药或激素替代疗法
静脉曲张	需卧床休息的内科疾病	妊娠或产后状态（<1 个月）
体重指数>25kg/m²	炎症性肠疾病史	不明原因死胎,反复流产（≥3 次）,因脓毒血症或胎儿生长停滞造成早产
计划小手术	大手术史（<1 个月）	其他风险因素
脓毒血症（<1 个月）	肺功能异常（如慢性阻塞性肺气肿）	
下列每项 2 分		
年龄 61~74 岁	中心静脉置管	
关节镜手术	大手术（>45 分钟）	限制性卧床（>72 小时）
恶性肿瘤	腹腔镜手术（>45 分钟）	石膏固定（<1 个月）
下列每项 3 分		
年龄≥75 岁	凝血酶原 20210A 突变	抗心磷脂抗体升高
深静脉血栓形成/肺血栓栓塞症病史	狼疮样抗凝物质	其他先天性或获得性易栓症
V 因子 Leiden 突变	高半胱氨酸血症	
血栓家族史	肝素引起的血小板减少症(避免使用普通肝素或低分子肝素)	
下列每项 5 分		
卒中（<1 个月）	择期下肢主要关节成形术	急性脊髓损伤（瘫痪）（<1 个月）
多处创伤（<1 个月）	髋部,盆腔或下肢骨折（<1 个月）	

2. VTE 预防方法推荐：

（1）VTE 预防策略：建议患者术后早期下床活动；建议对低危及以上风险的普通外科患者进行 VTE 预防。动态评估患者的 VTE 风险及出血风险，选择一种机械和（或）一种药物预防措施，并及时调整预防策略。具体推荐见表 9-13。

表 9-12 普通外科手术患者静脉血栓栓塞症（VTE）风险分级

风险分级	普通外科手术	无预防措施时，预计 VTE 基线风险（%）
非常低危	Caprini 0	<0.5
低危	Caprini 1~2	~1.5
中危	Caprini 3~4	~3.0
高危	Caprini ≥5	~6.0

一般手术患者推荐预防 7~14 天或直至出院，对腹盆腔恶性肿瘤等 VTE 高危患者，推荐使用低分子肝素预防 4 周。对于 VTE 高危风险但无大出血风险的患者，若不能耐受低分子肝素或普通肝素，可考虑使用磺达肝癸钠或阿司匹林预防。对于已确诊下肢 DVT 的普通外科患者，不推荐将下腔静脉滤器置入作为围手术期 PE 常规预防措施。

表 9-13 普通外科静脉血栓栓塞症（VTE）患者术前预防措施推荐

风险分级 VTE 风险等级	出血风险	预防措施
极低风险（Caprini 0）	—	早期活动，无须使用机械或药物抗凝措施
低风险（Caprini 1~2）	—	机械预防措施，建议使用间歇充气加压泵（IPC）
中等风险（Caprini 3~4）	不伴高出血风险	低分子肝素、普通肝素或使用 IPC
中等风险（Caprini 3~4）	伴高出血风险	使用 IPC
高风险（Caprini ≥5）	不伴高出血风险	低分子肝素、普通肝素，建议同时使用机械预防措施，如弹力袜或 IPC
高风险（Caprini ≥5）	伴高出血风险	使用 IPC，直至出血风险消失可启用药物预防
高风险（Caprini ≥5）但对低分子肝素、普通肝素禁忌的患者	不伴高出血风险	磺达肝癸钠，小剂量阿司匹林，建议同时使用机械预防措施，如 IPC
高风险（Caprini ≥5）的腹盆腔肿瘤手术患者	不伴高出血风险	延长低分子肝素预防（4 周）

（2）具体使用方法：

1）机械预防：①弹力袜：用于下肢 DVT 的初级预防，脚踝水平的压力建议在 18~23mmHg（1mmHg=0.133kPa）。过膝弹力袜优于膝下弹力袜。②间歇充气加压泵（intermittent pneumatic compression，IPC）：建议每天使用时间至少 18 小时。

2）药物预防：①普通肝素：5000IU 皮下注射，2 次/天。可在术前 2 小时开始给药。②低分子肝素：皮下注射，1 次/天。不同的低分子肝素用于普通外科 VTE 预防的剂量有所不同，建议参照药品说明书给药。考虑到出血风险，目前推荐术前 12 小时给药。以依诺肝素为例，对于中等风险的普通外科患者，可于术前 12 小时开始给予 2000IU 或 4000IU 皮下注射，1 次/天；对于高危患者特别是合并恶性肿瘤的患者，建议术前 12 小时开始给药，4000IU 皮下注射，1 次/天。对于肥胖症患者，可能需要更大剂量的低分子肝素。③磺达肝癸钠：2.5mg 皮下注射，1 次/天，术后 6~8 小时开始给药。与低分子肝素相比，磺达肝癸钠虽可进一步降低 DVT 风险但同时会增加大出血风险。因此，不建议作为普通外科手术患者 VTE 预防的一线用药。

目前尚无新型口服抗凝药物用于普通外科患者的证据。

根据普通外科不同类型手术特点，VTE 预防建议如下：①肝脏外科手术：除伴有出血性疾病或明显正在出血的患者外，肝脏切除患者应在充分评估出血风险的基础上，考虑应用 VTE 药物预防措施。②甲状腺切除术：不建议常规使用抗凝药物预防。

（三）预防禁忌

1. 机械预防禁忌：

弹力袜：①腿部局部情况异常（如皮炎、坏疽、近期接受皮肤移植手术）。②下肢血管严重的动脉硬化或其他缺血性血管病。③腿部严重畸形。④患肢大的开放或引流伤口。⑤心力衰竭。⑥安装心脏起搏器。⑦肺水肿。⑧腿部严重水肿。

IPC：下肢深静脉血栓症、血栓（性）静脉炎或肺栓塞，其他禁忌同弹力袜。

2. 药物预防禁忌：

肝素类药物：活动性出血、活动性消化道溃疡、凝血功能障碍、恶性高血压、细菌性心内膜炎、严重肝肾功能损害、既往有肝素诱导的血小板减少症（heparin-induced thrombocytopenia，HIT）及对肝素过敏者。

磺达肝癸钠：对磺达肝癸钠过敏，肌酐清除率<20mL/min，其余禁忌证同肝素。但可用于有 HIT 史的患者。

（四）使用肝素类药物注意事项

（1）密切观察出血并发症和严重出血危险，一旦发生，除立即停用外，可静脉注射硫酸鱼精蛋白纠正凝血功能障碍，处理原则参考表 9-14。可根据患者凝血功能指标调整剂量。

（2）普通肝素用药期间对年龄＞75岁、肾功能不全、进展期肿瘤等出血风险较高的人群应监测活化的部分凝血活酶时间（activated partial thromboplastin time，APTT）以调整剂量。

表 9-14 鱼精蛋白对抗肝素类药物导致出血的处理原则

抗凝药物	处理原则
普通肝素	皮下注射 4 小时内，鱼精蛋白 1mg/100IU
	皮下注射 4～6 小时内，鱼精蛋白 0.5mg/100IU
	皮下注射 6 小时以上不需特殊处理
低分子肝素	皮下注射 8 小时内，鱼精蛋白 1mg/100IU
	皮下注射 8～12 小时内，鱼精蛋白 0.5mg/100IU
	皮下注射 12 小时以上不需特殊处理

（3）低分子肝素：对于严重肾功能不全患者建议选择普通肝素预防。对肌酐清除率<30mL/min 的患者，建议减量。

（4）每 2~3 天监测血小板计数，警惕肝素诱导的 HIT，如血小板计数下降 50% 以上，并除外其他因素引起的血小板计数下降，应立即停用肝素类药物。

二、接受抗栓药物治疗的普通外科患者围手术期血栓管理

对于长期服用抗栓药物并需要进行普通外科手术的患者，药物导致的凝血功能障碍会影响围术期的安全，应该对患者实施多学科评估，并根据评估结果决定围手术期是否应该暂停抗栓药物，以及暂停药物期间是否需要进行桥接抗栓治疗。

（一）接受抗凝药物治疗的患者围手术期药物管理

1. 基本原则：按照血栓栓塞发生风险分为高、中、低危。高危指年血栓栓塞风险＞10%，中危指年血栓栓塞风险为 5%～10%，低危指年血栓栓塞风险<5%。心脏机械瓣膜置换术后、心房颤动、VTE 患者血栓风险分级及桥接抗凝治疗，推荐意见分别见表 9-15～表 9-17。

表 9-15　心脏机械瓣膜置换术后患者血栓风险分级及桥接抗凝治疗推荐

风险分级	危险因素	中断维生素 K 拮抗剂后是否桥接抗凝
高危	二尖瓣置换；笼球瓣或斜碟形主动脉瓣膜置换术；6 个月内卒中或短暂性脑缺血发作	推荐
中危	双叶状主动脉瓣膜置换和下列因素中的 1 个或多个：心房颤动、既往有卒中或短暂性脑缺血发作、原发性高血压、糖尿病、充血性心力衰竭、年龄＞75 岁	推荐
低危	双叶状主动脉瓣置换，且无心房纤颤和其他卒中的危险因素	无须桥接

表 9-16　房颤患者血栓风险分级及桥接抗凝治疗推荐

风险分级	危险因素	中断维生素 K 拮抗剂后是否桥接抗凝
高危	CHADS$_2$ 评分 5 分或 6 分，3 个月内卒中或短暂性脑缺血发作，风湿性心脏瓣膜疾病	推荐
中危	CHADS$_2$ 评分 3 分或 4 分	无须桥接
低危	CHADS$_2$ 评分≤2 分	无须桥接

CHADS$_2$ 评分：充血性心力衰竭 1 分，高血压病 1 分，年龄＞75 岁 1 分，糖尿病 1 分，脑卒中或短暂性脑缺血发作 2 分。

表 9-17　有静脉血栓栓塞症病史患者血栓风险分级及桥接抗凝治疗

风险分级	危险因素	中断维生素 K 拮抗剂后是否桥接抗凝
高危	3 个月内静脉血栓栓塞症史，严重的血栓形成倾向（蛋白 S、蛋白 C、抗凝血酶缺乏；抗磷脂抗体等）	推荐
中危	既往 3~12 个月内静脉血栓栓塞症史，不严重的血栓形成倾向（凝血因子 leiden 杂合子、凝血酶原基因突变）、静脉血栓栓塞症复发、肿瘤治疗 6 个月内或姑息性治疗	推荐
低危	既往静脉血栓栓塞症史＞12 个月，且无其他危险因素	无须桥接

根据手术类型评估出血风险决定是否需要术前停用抗凝药物：接受低出血风险手术的患者，可以继续抗凝治疗；对于非低出血风险的手术患者，术前应暂停抗凝药物；对正在服用华法林的患者需根据患者发生血栓栓塞的风险，决定停药后是否行桥接抗凝治疗。常见的手术及操作出血风险见表 9-18。

表 9-18　常见手术及操作的出血风险

风险分级	手术及操作名称
高危	脊髓或硬膜外麻醉
	腹部外科手术
	肝脏活检
中危	经内镜取组织活检
	前列腺和膀胱活检
低危	内镜检查无外科操作
	皮肤浅表手术
	脓肿切开引流、皮肤活检

2. 桥接抗凝剂量：

治疗剂量：①依诺肝素：1mg/kg，2 次/天，皮下注射或每日总用量 1.5mg/kg。②达肝素：100IU/kg，2 次/天，皮下注射或每日总用量 200IU/kg。③普通肝素：静脉用量保持 APTT 1.5~2.0 倍于标准 APTT。

低剂量（预防剂量）：①依诺肝素：30mg，2 次/天，皮下注射或每日总用量 40mg。②达肝素：每日用量 5000IU，皮下注射。③普通肝素：5000~7500IU，2 次/天，皮下注射。

中间剂量（介于治疗和预防剂量之间）：依诺肝素 40mg，2 次/天，皮下注射。

3. 长期口服维生素 K 拮抗剂（vitaminK antagonist，VKA）患者围手术期用药的具体建议：

（1）建议长期服用 VKA 的患者行普通外科手术前进行血栓与出血风险评估。

（2）低出血风险手术可不中断 VKA 治疗，保持国际标准化比值（international normalized ratio，INR）在治疗范围内。

（3）高出血风险手术需在中断 VKA 治疗后，进一步评估其血栓形成的风险。低危患者一般无须桥接抗凝治疗，如果手术伴随明显的血栓形成风险增加，则应使用桥接抗凝治疗；中危患者建议给予低剂量或中间剂量的低分子肝素或普通肝素桥接；高危患者建议采用治疗剂量的低分子肝素或普通肝素进行桥接抗凝治疗。

（4）心房颤动患者：建议对于 $CHADS_2 \leq 4$ 分的中危和低危患者，在围手术期停用 VKA 治疗后可不采取桥接抗凝治疗；对于 $CHADS_2$ 5~6 分的高危患者，行推荐治疗剂量的桥接抗凝治疗。

（5）术前停药方案：术前 5 天停用华法林，术前 1 天监测 INR，若 INR 仍延长（＞1.5），患者需及早手术则口服小剂量维生素 K（1~2mg）使 INR 尽快恢复正常。

（6）桥接抗凝治疗时间，一般在停用华法林后第 2 天启用普通肝素或低分子肝素治疗，术前 4~6 小时停用普通肝素，术前 20~24 小时停用低分子肝素。术后根据不同出血风险选择 24~72 小时开始使用普通肝素或低分子肝素，对于出血风险高的大手术，普通肝素或低分子肝素在术后 48~72 小时恢复。

（7）术后患者血流动力学稳定，应 12~24 小时恢复华法林治疗（常用剂量，一般在手术当晚或第 2 天），当 INR≥2 时，停用肝素类药物。

4. 服用新型口服抗凝药患者的药物调整：

常见的新型口服抗凝药有两类：直接凝血酶抑制剂（如达比加群酯）和 Xa 因子抑制剂（如利伐沙班、阿哌沙班）。由于此类药物半衰期较短，生物活性具有明确的"开关"效应，因此多不需要肝素桥接治疗。正在服用新型口服抗凝药的患者如果接受择期手术，应根据手术本身创伤的大小及出血的风险和后果决定何时停药，何时恢复服用。

具体推荐：①一般出血风险类手术可在停药 48 小时后进行手术。②高出血风险手术的患者，需停药 72 小时后手术。③除了考虑手术出血风险外，肾功能减退的患者可能需要术前停药更长时间。对于主要经肾脏排泄的新型口服抗凝药术前停药时间还需考虑患者肾功能情况。④大多数外科手术和操作应在术后 1~2 天（有些患者需延迟到术后 3~5 天）出血风险下降后再开始服用新型口服抗凝药。⑤对于大多数手术类型，术后 48~72 小时如直接使用完整剂量利伐沙班可能会增加出血风险，建议开始减量至 10~15mg，1 次/天（血栓风险高使用 15mg），72 小时内恢复至完整剂量 20mg。

（二）接受抗血小板治疗的患者围手术期药物管理

1. 围手术期心血管风险评估：建议对手术患者进行心血管风险评估。已知或具有高风险心脏疾病患者接受高风险手术时应由多学科专家团队进行术前评估。不同类型手术术后

30 天内发生不良心脏事件（心源性猝死或心肌梗死）的风险见表 9-19。

2. 服用抗血小板单药患者药物管理策略：

（1）出血风险低的小手术，可以不停用抗血小板药物。

（2）服用阿司匹林单药的患者：①心血管事件低危者，术前 7~10 天停用，术后 24 小时恢复。②心血管事件中至高危者，可不停药，但需注意出血风险。③术中血流动力学很难控制者，术前可考虑暂时停用阿司匹林治疗。

（3）服用 P2Y12 阻滞剂单药的患者，如不伴严重心血管缺血风险，可考虑停用替格瑞洛或氯吡格雷 5 天后再手术，或停用普拉格雷 7 天后再手术。

表 9-19　不同类型手术术后 30 天内发生不良心脏事件的风险

风险分级	发生风险（%）	手术类型
低风险	<1	体表手术、甲状腺/乳腺手术、无症状颈动脉狭窄手术（CEA 或 CAS）
中风险	1~5	腹腔手术、症状性颈动脉狭窄手术（CEA 或 CAS）、外周动脉成形术、腔内血管瘤修补术、头颈部手术
高风险	>5	主动脉及大血管手术、开放式下肢血运重建术或截肢术或取栓术、十二指肠/胰腺手术、肝切除术、胆道手术、消化道穿孔修补术、肝移植

注：CEA：颈动脉内膜剥脱术；CAS：颈动脉支架术。

3. 服用双联抗血小板药物的冠状动脉支架植入患者药物管理策略：

（1）推迟外科手术至金属裸支架植入后至少 6 个月，药物洗脱支架植入后至少 6 个月，围手术期可继续服用阿司匹林；术前 5 天停用替格瑞洛或氯吡格雷，或术前 7 天停用普拉格雷，术后 24 小时恢复使用。

（2）裸支架植入术后 6 周内或药物洗脱支架植入术后 6 个月内需要外科手术时，推荐在手术前继续行双联抗血小板治疗。若发生严重出血，可输注单采血小板或其他止血药物。目前尚无证据表明长期服用抗血小板药物患者，围手术期需用肝素桥接治疗。有研究提出围手术期可使用短效 GPⅡb/Ⅲa 抑制剂进行桥接，但证据尚不充分。

（三）长期服用抗凝或抗血小板药物的患者行急诊手术的建议

1. 外科医生术前应仔细询问病史和进行体检，以了解患者血小板和凝血功能，如刷牙是否出血、皮下有无瘀斑、术前抽血后压迫是否较易止血等。

2. 术前应常规检查凝血功能，一般 INR<1.5 时大部分手术均可安全进行，无须特殊处理。

3. 对于术前口服华法林等药物的患者，若需急诊手术，而 INR 明显延长，可以静脉滴注新鲜冰冻血浆（5~8mL/kg）或凝血酶原复合物。

4. 术前口服氯吡格雷等药物的患者，若需急诊手术或发生大量出血，可以静脉滴注单采血小板或其他止血药物（如抗纤溶药物、重组凝血因子）。

5. 对于联合服用阿司匹林和氯吡格雷等抗血小板药物的患者，可测定血小板动态功能（血栓弹力图）和静态功能（血小板聚集）。但检测结果仅供临床参考，不作为手术依据。对于特殊患者，在不可长期停止抗血小板治疗的情况下，建议围手术期使用 GPⅡb/Ⅲa 抑制剂（如替罗非班）桥接治疗；或特定时间点静脉滴注血小板，短暂逆转阿司匹林和氯吡格雷的作用。

（四）特殊人群的桥接治疗

1.肾功能不全：对使用低分子肝素治疗剂量进行桥接抗凝的患者，严重肾功能不全患者（肌酐清除率＜30mL/min）应使用比标准剂量低的低分子肝素剂量。如依诺肝素应减量至1mg/kg，1次/天，同时考虑检测anti-Xa活性。

2.低体重：建议评估低体重患者的肌酐清除率，并调整用药剂量。

3.年龄≥75岁：如果采取治疗剂量的桥接，依诺肝素可减量至0.75mg/kg，1次/12小时。

（五）围手术期麻醉和术后留置硬膜外导管的处理

若患者术前已经接受了抗栓药物，采取硬膜外麻醉时必须慎重，需特别关注置管和拔管与抗凝药物的用药时间间隔，具体建议见表9-20[7]。

表9-20　硬膜外麻醉置管和拔管与抗凝药物的用药时间间隔

操作	末次给药与硬膜外穿刺时间（至少）（小时）	硬膜外穿刺后首次给药时间间隔（至少）（小时）	硬膜外导管拔除与再次给药时间间隔（至少）（小时）	末次给药与硬膜外导管拔除时间间隔（至少）（小时）
肝素皮下注射	6	4~6	4~6	6
治疗剂量的低分子肝素皮下注射	24	4~6	4~6	24
预防剂量的低分子肝素皮下注射	12	4~6	4~6	12

（陈佳雯，杨　威）

参考文献

［1］中华医学会血液学分会血栓与止血学组、中国血友病协作组.血友病诊断与治疗中国专家共识（2017年版）［J］.中华血液学杂志，2017，38（5）：364-370.

［2］Xin-guang Liu，Ming Hou，Xiao-chuan Bai，et al. Chinese guidelines for treatment of adult primary immune thrombocytopenia［J］.International journal of hematology，2018，107（6）：615-623.

［3］中华医学会血液学分会血栓与止血学组.弥散性血管内凝血诊断中国专家共识（2017年版）［J］.中华血液学杂志，2017，38（5）：361-363.

［4］中华医学会血液学分会血栓与止血学组.弥散性血管内凝血诊断与治疗中国专家共识（2012年版）［J］.中华血液学杂志，2012，33（11）：978-979.

［5］北京医学会输血医学分会，北京医师协会输血专业专家委员会.患者血液管理——术前贫血诊疗专家共识［J］.中华医学杂志，2018，98（30）：2386-2392.

［6］叶铁虎，田玉科，吴新民，等.围手术期输血指南［M］.北京：人民卫生出版社，2014：208-214.

［7］中华医学会外科学分会.中国普通外科围手术期血栓预防与管理指南［J］.中华外科杂志，2016，54（5）：321-327.

第十章　围手术期心肺复苏

20 世纪 50 年代提出了呼吸复苏，即口对口呼吸法；1956 年，美国 Zoll 教授首次报道应用电除颤技术成功抢救 1 例室颤患者；60 年代出现了胸外按压。以上构成了现代复苏的三大要素。1985 年，第四届全美复苏会议对过去的心肺复苏进行了评价，从而诞生了心肺脑复苏的概念。心肺脑复苏（CPCR）是使呼吸心脏停搏的患者迅速恢复呼吸、循环和脑功能采取的抢救措施，简称复苏。目的是保护脑和心脏等重要脏器，尽快恢复机体的自主呼吸和循环功能，挽救患者的生命[1]。

在心搏骤停后一段时间内，生命器官的细胞还有代谢活动存在，称为临床死亡期（临床死亡期演进到生物学死亡，则抢救无效）。此时如急救措施得当，患者尚有回生的希望。一般认为大脑缺血、缺氧超过 4~6 分钟，即可遭受不可逆的损伤。心肺复苏（CPR）成功率与开始 CPR 的时间密切相关，心搏骤停 1 分钟内实施 CPR 成功率>90%；心搏骤停 4 分钟内实施 CPR 成功率约 40%；心搏骤停 6 分钟内实施 CPR 成功率约 10%，且侥幸存活者可能已脑死亡；心搏骤停 10 分钟实施 CPR 成功率几乎为 0。所以，强调黄金 4 分钟，时间就是生命。心肺复苏为进一步抢救直至挽回心搏骤停患者的生命而赢得最宝贵的时间。但是，有下列情况应放弃抢救复苏：①尸斑。②尸僵。③有腐败分解证据[1]。因为这些已经或早已经演进到生物学死亡。

第一节　心搏骤停

一、心搏骤停的表现

心脏射血功能的突然终止，导致意识丧失，对刺激无反应、大动脉（颈动脉和股动脉）摸不到搏动、无呼吸或濒死叹息样呼吸，如不能得到及时有效的救治，常致患者即刻死亡，即心脏性猝死。

二、心搏骤停的病因

心搏骤停的原因可分为心源性和非心源性两大类，前者属于心血管突发事件，由于心脏本身的原因导致心脏突然停搏。后者属于非心血管事件，由于心脏以外的原因导致心脏突然停搏。在猝死患者中，由心血管突发事件所致占绝大多数。在发病后 24 小时猝死患者中，心血管事件占 75%，在发病 1 小时猝死患者中，心血管事件占 80%~90%。在心源性猝死患者中，冠心病占总数的 70%~80%。

1. 心源性心搏骤停：冠状动脉粥样硬化性心脏病、各种原因引起的心律失常、各种原因引起的心脏功能不全、心脏大血管严重损伤、先天性心脏异常（尤其是传导系统的先天性异常）、心脏肿瘤、急性心肌炎、心肌病（尤其是肥厚型梗阻性心肌病）、原发性传导系统退行性病变、心脏瓣膜病（尤其是二尖瓣脱垂及主动脉瓣严重狭窄）等。

2. 非心源性心搏骤停：

（1）呼吸衰竭或呼吸停止：气道异物、溺水和窒息等所致的气道阻塞，烟雾吸入和呼吸道烧伤致气道组织黏膜水肿，脑血管意外和颅脑损伤等导致呼吸衰竭或呼吸停止，从而引起心肌严重缺氧，发生心搏骤停。

（2）严重的电解质紊乱和酸碱平衡失调：体内严重高血钾可抑制心肌收缩力和心脏自律性而发生心搏骤停。严重低血钾可诱发高危室性心律失常而致心搏骤停。血钠过低和血钙过低可加重高血钾的影响，血钠过高和低血镁又可加重低血钾的表现。酸中毒时细胞内钾外移，使血钾增高，也可发生心搏骤停。

（3）药物中毒和过敏反应：洋地黄、奎尼丁等药物的毒性反应可致严重心律失常而发生心搏骤停。静脉内较快注射利多卡因、维拉帕米、普罗帕酮等，也可导致心搏骤停。青霉素及某些血清制剂发生严重过敏反应，也可引起心搏骤停。

（4）电击或雷击：电击或雷击可因强电流直接通过心脏或通过头部生命中枢而导致心搏骤停。

（5）手术、治疗操作和麻醉意外：心脏手术、某些诊断操作如血管造影或心导管检查、肌肉松弛剂使用不当、全麻剂量过大、低温麻醉温度过低等，均可引起心搏骤停。

三、心搏骤停的临床表现

心搏骤停或心源性猝死的临床过程可分为 4 个时期：前驱期、发病期、心搏骤停期和生物学死亡期[2]。

1. 前驱期：许多患者在发生心搏骤停前有数天或数周，甚至数月的前驱症状，如心绞痛、气急或心悸的加重，易于疲劳及其他非特异性的主诉。这些前驱症状并非心源性猝死所特有，而常见于任何心脏病发作之前。在医院外发生心搏骤停的存活者中，28%在心搏骤停前有心绞痛或气急的加重。但前驱症状仅提示有发生心血管病的危险，而不能识别那些发生心源性猝死的亚群。

2. 发病期：指心血管状态出现急剧变化到心搏骤停发生前的一段时间，自瞬间至持续 1 小时不等。典型表现包括严重胸痛、急性呼吸困难、突然心悸、持续心动过速、眩晕等。若心搏骤停瞬间发生，事前无预兆警告，则 95%为心源性，并有冠状动脉病变。从心脏猝死者所获得的连续心电图记录中可见在猝死前数小时或数分钟内常有心电活动的改变，其中以心率增快和室性早搏的恶化升级为最常见。因室颤猝死的患者，常先有室性心动过速。另有少部分患者以循环衰竭发病。

3. 心搏骤停期：意识完全丧失为该期的特征。如不立即抢救，一般在数分钟内进入死亡期。心搏骤停是临床死亡的标志，其症状和体征如下：①心音消失。②脉搏触不到、血压测不出。③意识突然丧失或伴有短暂抽搐，抽搐常为全身性，多发生于心搏骤停后 10 秒内，有时伴眼球偏斜。④呼吸断续，呈叹息样，以后即停止。多发生在心搏骤停后 20~30 秒内。⑤昏迷，多发生于心搏骤停 30 秒后。⑥瞳孔散大，多在心搏骤停后 30~60 秒出现。但此期尚未到生物学死亡，如予及时恰当的抢救，有复苏的可能。

其复苏成功率取决于：①复苏开始的迟早。②心搏骤停发生的场所。③心电活动失常的类型（心室颤动、室性心动过速、心电机械分离、心室停顿）。④心搏骤停前患者的临床情况。如心搏骤停发生在可立即进行心肺复苏的场所，则复苏成功率较高。

4. 生物学死亡期：心搏骤停向生物学死亡的演进，主要取决于心搏骤停心电活动的类型和心脏复苏的及时性。从心搏骤停至发生生物学死亡时间的长短取决于原发病的性质，以及心搏骤停至复苏开始的时间。心搏骤停发生后，大部分患者将在4~6分钟内开始发生不可逆脑损害，随后经数分钟过渡到生物学死亡。心搏骤停发生后立即实施心肺复苏和尽早除颤，是避免发生生物学死亡的关键。心脏复苏成功后死亡的最常见的原因是中枢神经系统的损伤，其他常见原因有继发感染、低心排血量及心律失常复发等。

四、心搏骤停的心电图表现

心搏骤停时，心脏虽然丧失了有效泵血功能，但并非心电和心脏活动完全停止，根据心电图特征及心脏活动情况，心搏骤停可分为以下4种类型（图10-1~图10-4）。

1. 心室颤动：心电图的波形、振幅与频率均不规则，无法辨认 QRS 波、ST 段与 T 波。代之以不规则的连续的室颤波，频率为 200~500 次/分，这种心搏骤停是最常见的类型，约占80%。心室颤动如能立刻给予电除颤，则复苏成功率较高。

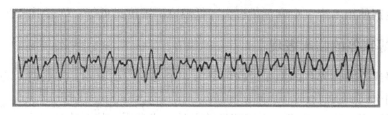

图 10-1　心室颤动

2. 无脉性室速：脉搏消失的室性心动过速。

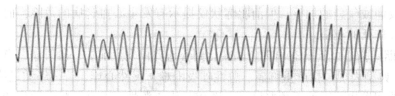

图 10-2　无脉性室速

3. 无脉性电活动：过去称电-机械分离，心脏有持续的电活动，但是没有有效的机械收缩。心电图表现为正常或宽而畸形、振幅较低的 QRS 波群，频率多在 30 次/分以下（慢而无效的室性节律）。

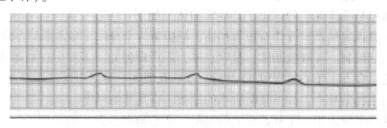

图 10-3　无脉性电活动

4. 心室停搏：心肌完全失去电活动能力，心电图上表现为一条直线。

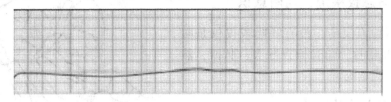

图 10-4　心室停搏

第二节　心肺复苏

心肺复苏（CPR）：是指对早期心跳呼吸骤停的患者，通过采取人工循环、人工呼吸、电除颤等方法帮助其恢复自主心跳和呼吸。它包括 3 个环节：基本生命支持、高级生命支持、心脏骤停后的综合管理。《2015 美国心脏协会心肺复苏及心血管急救指南》将心脏骤停患者按院内和院外分为两种生存链，院内心脏骤停的生存链强调加强监控，建立快速反应系统，多学科多团队的协作。

院外心脏骤停的生存链强调及时识别和呼救，以胸外按压为主，尽早除颤，等待专业团队赶到后，尽早送到医院（图 10-5A、B）。

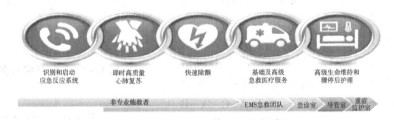

A. 院外心脏骤停生存链

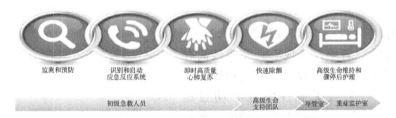

B. 院内心脏骤停生存链

图 10-5　心脏骤停生存链示意图

【基础生命支持[3,4]】

一、判断意识（10 秒）

现场发现有人突然倒地，确定急救现场的安全性后，应该立即检查患者的反应性。轻轻摇动患者双肩，高声呼喊："喂，你怎么了？"如认识，可直呼其姓名，如无反应，说明意识丧失。检查时间不要超过 10 秒。如图 10-6 所示。

二、启动急救系统，判断意识

如果患者没有反应、没有呼吸或仅仅是喘息，立即就近呼救，同时检查呼吸、脉搏，然后启动应急反应系统。

三、检查大动脉搏动

判断方法：用食指及中指指尖先触及气管正中部位，然后向旁滑移 2~3cm，在胸锁乳突肌内侧触摸颈动脉是否有搏动，如图 10-7 所示。注：检查时间不要超过 10 秒，如 10 秒内不能明确感觉到脉搏，则应开始胸外按压。

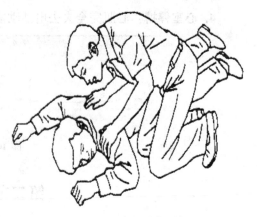

图 10-6　判断患者意识示意图

四、早期心肺复苏

早期心肺复苏应采取 C-A-B 的基础生命支持程序：C（compression）为胸外按压；A（airway）为开放气道；B（breathing）为人工呼吸（图 10-8）。

《2010 美国心脏协会心肺复苏及心血管急救指南》中，建议将成人、儿童和婴儿（不包括新生儿）的基础生命支持程序从 A-B-C（开放气道、人工呼吸、胸外按压）更改为 C-A-B（胸外按压、开放气道、人工呼吸）。需要注意的是，对于存在明显误吸（如新生儿）的患者，应先畅通呼吸道。

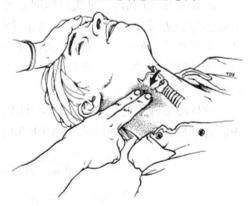

图 10-7　判断脉搏示意图

理由：绝大多数心脏骤停发生在成人身上，而在各年龄段的患者中，发现心脏骤停最高存活率均为有目击者的心脏骤停，而且初始心律是心室颤动（VF）或无脉性室性心动过速（VT）。在这些患者中，基础生命支持的关键操作是胸外按压和早期除颤。在 A-B-C 程序中，当施救者开放气道以进行口对口人工呼吸、寻找防护装置或者收集并装配通气设备的过程中，胸外按压往往会被延误。更改为 C-A-B 程序可以尽快开始胸外按压，同时能尽量缩短通气延误时间（也就是说，只需进行第一轮 30 次胸外

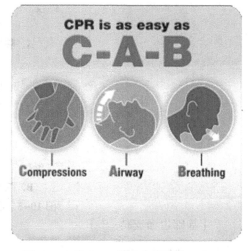

图 10-8　C-A-B 基础生命支持程序

Compressions：胸外按压。Airway：开放气道。Breathing：人工呼吸。

压的时间，大约为 18 秒钟；如果有 2 名施救者为婴儿或儿童进行复苏，延误时间会更短）。

（一）胸外按压

只要判断心搏骤停，应立即进行胸外按压，以维持重要脏器的功能。

1. 胸外心脏按压法操作要点：

（1）体位：患者仰卧位于硬质平面上。患者头、颈、躯干平直无扭曲。

（2）按压部位（图10-9）：胸骨中下1/3交界处。为了快速确定按压位置，可采取双乳头连线中点的办法。

（3）按压方法（图10-10）：按压时上半身前倾，双肩正对患者胸骨上方，一只手的掌根放在患者胸骨中下部，然后两手重叠，手指离开胸壁，双臂绷直，以髋关节为轴，借助上半身的重力垂直向下按压。每次抬起时掌根不要离开胸壁，并应随时注意有无肋骨或胸骨骨折。注意：一手的掌根部放在按压区，另一手掌根重叠放于手背上，使第一只手的手指脱离胸壁，以掌跟向下按压。

（4）按压频率：100~120次/分钟。对于没有高级气道接受心肺复苏的心脏骤停成人患者，实施心肺复苏的目标应该是尽量提高胸部按压在整个心肺复苏中的比例，目标比例为至少60%。

（5）按压幅度：4~5cm，压下与松开的时间基本相等，施救者应避免在按压间隙倚靠在患者胸上，以便每次按压后使胸廓充分回弹。婴儿和儿童的按压幅度至少为胸部前后径的1/3（婴儿大约为4cm，儿童大约为5cm）。

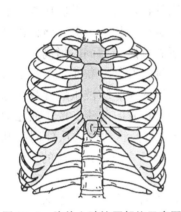 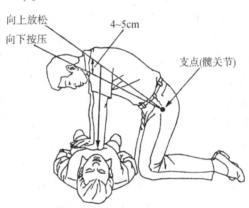

图10-9　胸外心脏按压部位示意图　　图10-10　抢救者双臂绷直向下按压示意图

2. 胸外心脏按压的并发症：

通常心肺复苏并不会引起严重的并发症。对于没有外伤的患者，其可能造成的最严重的并发症是胸骨、肋骨骨折，这尤其好发于有骨质疏松的老年人，折断的肋骨骨折端可刺伤心、肺、气管以及腹腔脏器或直接造成脏器破裂，从而导致气胸、血胸，肝、脾、胃、膈肌破裂，脂肪栓塞等。而对于有外伤的患者，由于其可能存在颈部、胸部的外伤，在行心肺复苏时开放气道和胸外按压时都有可能加重其损伤。

总之，任何一种并发症的发生，都与操作者的操作错误有关。胸外心脏按压常见错误：

（1）按压时除掌根部贴在胸骨外，手指也压在胸壁上，这样容易引起骨折。

（2）定位不正确，向下错位易使剑突受压折断而致肝破裂，向两侧错位易致肋骨及肋软骨骨折，导致血胸、气胸。

（3）按压用力不垂直，导致按压无效或骨折，特别是摇摆按压更容易出现严重并发症。

（4）抢救者按压时肘部弯曲，因而用力不够，按压深度达不到5cm。

（5）冲击式按压、猛压，效果差，易导致骨折。

（6）放松时抬手离开胸骨定位点，造成下次按压错误，引起骨折。

（7）放松时未能胸部充分松弛，胸部仍承受压力，使血液难以回到心脏。

（8）按压速度不自主过快过慢，影响按压效果。

3. 关于胸外心脏按压机制：胸外心脏按压时，血流的产生主要有"心泵"和"胸泵"两种机制[5]。

心泵机制理论首先由Kouwenhoven提出，该理论认为：胸外心脏按压是通过体外按压胸骨，将心脏向后压于坚硬的脊柱上，挤压心脏将血液排出。此时二尖瓣、三尖瓣关闭，防止按压时血液向心房逆流，使血流向主动脉流去。按压放松时，胸廓因弹性回缩而扩张，心脏恢复原状，静脉血被动吸回心内。反复按压推动血液流动而建立人工循环。

20世纪80年代Kudikoff提出了胸泵机制，认为胸外按压，心脏仅仅是一个被动的管道。推动血流循环的是胸腔内外的压力梯度，胸廓具有泵的作用，肺血管床是血液的储存器。理由是：①加大胸腔内的压力或腹部加压时，可增加胸内泵血流量。②食道超声心电图显示，胸外挤压时，二尖瓣、三尖瓣并未关闭。③胸外按压时，主动脉压与中心静脉压同时升高，从而对心泵机制产生怀疑。压迫胸骨下部，胸腔内压力上升，将血液从胸腔内推向胸腔外血管。胸外按压时，主动脉、左心室、上下腔静脉压力同时增高。因动脉对抗血管萎陷的抗力大于静脉，按压时动脉保持开放，且动脉管腔相对狭小，等量血液在动脉可产生较大抗力，从而使血压上升。同时，在胸腔入口处的大静脉被压陷（静脉壁比动脉壁薄），颈静脉瓣及上腔瓣防止血液反流。血液只能从动脉方向前流。按压放松时，胸腔内压力下降，形成胸外和胸内的静脉压差，静脉管腔开放，驱动血液从外周静脉返回心脏。动脉血也同时从胸腔外反向流向主动脉。由于受主动脉瓣阻挡，反流的血液有限，部分血液从冠状动脉开口流入冠状动脉，营养心肌。

近年来的研究认为，当胸外心脏按压时，人工循环的动力有可能"心泵""胸泵"两种机制共存，在一定条件下发挥各自的作用。

（二）开放气道

去除气道内异物：开放气道应先去除气道内异物。如无颈部创伤，清除口腔中的异物和呕吐物时，可一手按压开下颌，另一手用食指将固体异物钩出，或用指套或手指缠纱布清除口腔中的液体分泌物。

1. 仰头-抬颏法（图10-11）：用一只手按压伤病者的前额，使头部后仰，同时另一只手的食指及中指放在下颏骨骨性部分向上抬颏。使下颌尖、耳垂连线与地面垂直。

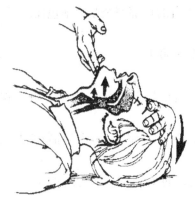
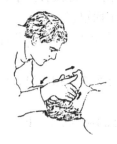
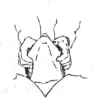

图 10-11　仰头-抬颏法开放气道示意图　　　　10-12　双下颌上提法开放气道示意图

2. 双下颌上提法（图 10-12）（**颈椎损伤时**）：将肘部支撑在患者所处的平面上，双手放在患者头部两侧并握紧下颌角，同时用力向上托起下颌。如果需要进行人工呼吸，则将下颌持续上托，用拇指把口唇分开，用面颊贴紧患者的鼻孔进行口对口呼吸。此方法难以掌握，且常常不能有效地开放气道，还可能导致脊髓损伤，因而不建议非医务人员采用。当双下颌上提法不能保证气道通畅时仍应使用仰头抬颏法。

（三）人工呼吸

1. 口对口人工呼吸方法（**图 10-13**）：

（1）开放气道同前。

（2）用按于前额的手的食指和拇指捏紧患者鼻孔。

（3）正常吸气后紧贴患者的嘴，要把患者的口部完全包住。

（4）缓慢向患者口内吹气（1 秒以上），足够的潮气量以使得患者胸廓抬起。

（5）每一次吹气完毕后，应与患者口部脱离，抬头看患者胸部。

（6）按压-通气比率为 15：1。对于正在进行持续心肺复苏且有高级气道的患者，对通气速率的建议为每 6 秒 1 次呼吸（每分钟 10 次呼吸）。

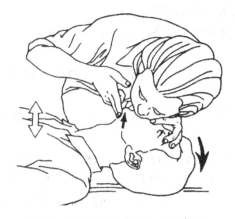
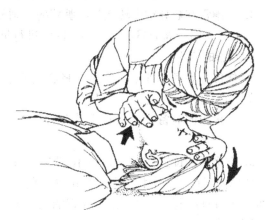

图 10-13　口对口人工呼吸示意图　　　　　图 10-14　口对鼻人工呼吸示意图

2. 口对鼻人工呼吸（图 10-14）：某些患者口对鼻人工呼吸更有效。如患者口不能张开（牙关紧闭）、口部严重损伤，或抢救者不能将患者的口部完全紧紧地包住。

3. 球囊面罩

（1）体位：患者头后仰体位，抢救者位于患者头顶端。

（2）手法：E-C 手法固定面罩。

1）E：左手中指、无名指和小指放在患者下颌角处，向前上托起下颌，保持气道通畅。

2）C：左手拇指和食指将面罩紧扣于患者口鼻部，固定面罩，保持面罩不漏气。

3）用右手挤压气囊。

（3）通气量：潮气量需 500～600mL，即 1L 气囊的 1/2，2L 气囊的 1/3，充气时间超过 1 秒，使胸廓扩张。

重新评价：

1. 单人 CPR：5 个按压/通气周期（约 2 分钟）后，再次检查和评价，如仍无循环体征，继续进行 CPR。

2. 双人 CPR：一人行胸部按压，另一人行人工通气，同时监测颈动脉搏动，评价按压效果。每 2 分钟更换按压职责，避免因劳累降低按压效果。

五、早期除颤/复律

（一）电除颤

发现患者心脏骤停时，应立即进行心肺复苏，如果是可除颤心律，应尽早电除颤。要求院内早期除颤在 3 分钟内完成，院前早期除颤在 5 分钟内完成，并且在等待除颤器就绪时应进行心肺复苏。

除颤必须及早进行的原因：

1. 80%～90% 成人突然非创伤性心跳骤停的最初心律为室颤。

2. 除颤是对室颤最有效的治疗。

3. 除颤成功概率随时间的推移迅速下降，每过 1 分钟下降 7%～10%。

4. 室颤常在数分钟内转变为心脏停搏，则复苏成功的希望很小。

因此，在给予高质量心肺复苏的同时进行早期除颤是提高心脏骤停存活率的关键。

除颤器的应用：

1. 体位：患者平卧于病床上，将胸前衣物解开并移走其他异物，特别是金属类的物品，如项链、纽扣等。

2. 电极板的准备：电极板上均匀涂上导电糊，或包裹 4～5 层纱布后在生理盐水中浸湿。

3. 电极板的位置：前-侧电极位置是合适的默认电极片位置。可以根据个别患者的特征，考虑使用任意 3 个替代电极片位置（前-后、前-左肩胛以及前-右肩胛）。将自动体外除颤仪（AED）电极片贴到患者裸露的胸部上任意 4 个电极片位置中的一个都可以进行除颤（图 10-15）。

4. 能量选择：双向波 200J，单向波推荐高能量除颤 360J。

5. 具体步骤：

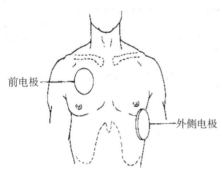
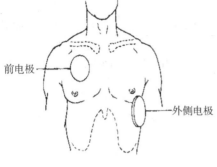

前电极

外侧电极

胸前　　　　背部

A. 除颤电极板前-侧位安放位置　　　B. 除颤电极板前-后位安放位置

图 10-15　电极板的位置

（1）打开除颤器并选择除颤能量。

（2）开始充电，充电结束后将电极压于胸壁上，尽量使胸壁与电极板紧密接触，以减少肺容积和电阻。

（3）双手同时按压放电开关。

注：不建议连续除颤，第 1 次除颤后立即做 2 分钟 CPR，并建立静脉通道，如仍为室颤，则进行第 2 次除颤，之后立即做 2 分钟 CPR，每 3~5 分钟应用肾上腺素 1mg 并考虑气管插管，如仍为室颤，进行第 3 次除颤，之后立即做 2 分钟 CPR，开始考虑使用胺碘酮或治疗可逆病因。

（二）儿童、婴儿除颤仪

美国心脏协会心肺复苏及心血管急救指南：如果尝试使用 AED 为 1~8 岁儿童除颤，施救者应使用儿科型剂量衰减 AED（如果有）。如果施救者为心脏骤停的儿童提供心肺复苏，但没有儿科型剂量衰减 AED，则施救者应使用普通 AED。对于婴儿（1 岁以上），建议使用手动除颤器。如果没有手动除颤器，需要儿科型剂量衰减 AED。如果二者都没有，可以使用普通 AED。对于儿童患者，尚不确定最佳除颤剂量。有关最低有效剂量或安全除颤上限的研究非常有限。可以使用 2~4J/kg 的剂量作为初始除颤能量，但为了方便进行培训，可考虑使用 2J/kg 的首剂量。对于后续电击，能量级别应至少为 4J/kg 并可以考虑使用更高能量级别，但不超过 10J/kg 或成人最大剂量（表 10-1）。

表 10-1　成人、儿童和婴儿基础生命支持步骤总结

内容	成人和青少年	儿童 （1 岁至青春期）	婴儿 （不足 1 岁除新生儿以外）
现场安全	确保现场对施救者和患者均是安全的		
识别心脏骤停	检查患者有无反应 无呼吸或仅是喘息（即呼吸不正常） 不能在 10 秒内明确感觉到脉搏 （10 秒内可同时检查呼吸和脉搏）		

续表

内容	成人和青少年	儿童 （1 岁至青春期）	婴儿 （不足 1 岁除新生儿以外）
启动应急反应系统	如果您是独自一人 且没有手机，则离开患者* 启动应急反应系统并获得 AED， 然后开始心肺复苏； 在 AED 可用后尽快使用	有人目击的猝倒 对于成人和青少年，遵照左侧的步骤 无人目击的猝倒 给予 2 分钟的心肺复苏 离开患者去启动应急反应系统 并获取 AED 回到该儿童身边并继续心肺复苏； 在 AED 可用后尽快使用	
没有高级气道的 按压-通气比	1 名或 2 名施救者 30∶2	1 名施救者 30∶2 2 名以上施救者 15∶2	
有高级气道的 按压—通气比	以 100~120 次每分钟的速率持续按压 每 6 秒给予 1 次呼吸（每分钟 10 次呼吸）		
按压速率	100~120 次每分钟		
按压深度	至少 2 英寸（5cm）*	至少为胸部前后 径的 1/3 大约 2 英 寸（5cm）	至少为胸前后径 的 1/3 大约 1.5 英寸（4cm）
手的位置	将双手放在胸骨的下半部	将双手或一只手 （对于很小的儿童可用） 放在胸骨的下半部	1 名施救者 将 2 根手指放在婴儿胸部中央， 乳线正下方 2 名施救者 将双手拇指环绕放在 婴儿胸部中央，乳线正下方
胸廓回弹	每次按压后使胸廓充分回弹；不可在每次按压后倚靠在患者胸上		
尽量减少中断	中断时间限制在 10 秒以内		

﹡：对于成年人的按压深度不应超过 6cm。

六、早期有效的高级生命支持

通气的目的是为了维持充足的氧合和充分排出二氧化碳。由于心肺复苏期间肺处于低灌注状态，人工通气时应避免过度通气，以免通气血流比例失调。

（一）气管插管

气管插管或呼吸机气管内插管可有效地保证呼吸道通畅并防止呕吐物误吸，必要时可以连接呼吸机予以机械通气及供氧。气管插管后通气频率 10 次/分钟，每次通气 1 秒以上，通气时不需停止胸外按压。

建议在围停搏期为插管患者持续使用二氧化碳波形图进行定量分析（图 10-16）。在为成人使用二氧化碳波形图进行定量分析方面，目前的应用包括确认气管插管位置以及根据呼气末二氧化碳（PETCO$_2$）值监护心肺复苏质量和检测是否恢复自主循环。

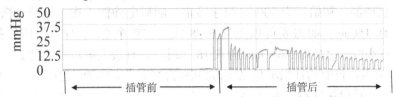

A. 二氧化碳图用于确认气管插管位置。该二氧化碳描记功能在插管期间，在竖轴上显示不同时间的呼出二氧化碳（PETCO$_2$）分压，单位是毫米汞柱（mmHg）。患者插管后，就会检测呼出二氧化碳，用于确认气管插管的位置。呼吸期间的 PETCO$_2$ 会不断变化，并在呼气末达到最高值。

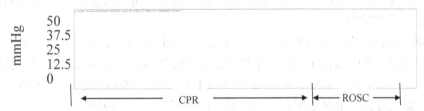

B. 二氧化碳图用于监测复苏操作的有效性。第二条二氧化碳图迹线在竖轴上显示不同时间的 PETCO$_2$，单位是毫米汞柱（mmHg）。该患者已插管，正在对其进行心肺复苏操作。请注意，通气速率约为每分钟 8~10 次人工呼吸。以略高于每分钟 100 次的速率持续进行胸外按压，但不会连同该迹线一起显示。第一分钟内的初始 PETCO$_2$ 低于 12.5mm Hg，指示血流非常小。在第二分钟和第三分钟，PETCO$_2$ 上升到 12.5~25mmHg 之间，这与后续复苏过程中的血流增加情况一致。第四分钟会恢复自主循环（Restoration of spontaneous circulation，ROSC）。ROSC 可通过 PETCO$_2$（仅在第四条竖线后可见）突然上升到 40mmHg 以上确定，这与血流的显著增加一致。

图 10-16　二氧化碳波形图

（二）药物治疗

药物治疗在心脏呼吸骤停中，基本的心肺复苏和电除颤是最重要的，药物治疗是次要的。经过初始心肺复苏和除颤后，可考虑应用药物治疗。

1. 给药途径：

（1）静脉内给药：包括外周静脉和中心静脉。

（2）经气管给药：因气管插管比开放静脉快，故早期插管十分有利。可将必要的药物适当稀释 10mL 左右，注入气管中。

（3）骨髓腔内给药：最常用的穿刺部位为胫骨近端。最适用于 1 岁以内的婴儿。

2. 常用药物：

（1）肾上腺素：是抢救心脏骤停的首选药。关于肾上腺素在 CPR 中的作用机制主要是：①激动外周性 α 受体，使周围血管收缩，从而提高主动脉收缩压和舒张压，而使心脑灌注压升高。②兴奋冠状动脉和脑血管上的 β 受体，增加心脑的血流量。此外，肾上腺素可以改变细室颤为粗室颤，增加复苏成功率。每 3~5 分钟静推 1mg，不推荐递增剂量和大剂量使用。在至少 2 分钟 CPR 和 1 次电除颤后开始使用。

注：研究结果表明，血管加压素、去甲肾上腺素及去氧肾上腺素与肾上腺素比在预后上无差异。

（2）胺碘酮：对于序贯应用 CPR-电除颤-CPR-肾上腺素治疗无效的室颤或无脉性室速患者应首选胺碘酮，初始量为 300mg 快速静推，随后电除颤 1 次，如仍未恢复，10~15 分钟后可再推注 150mg，如需要可以重复 6~8 次。在首个 24 小时内使用维持剂量，先 1mg/min 持续 6 小时，之后 0.5mg/min 持续 18 小时。每日最大剂量不超过 2g。

（3）利多卡因：目前的证据不足以支持心脏骤停后利多卡因的常规使用。但若是因室颤/无脉性室性心动过速导致心脏骤停，恢复自主循环后，可以考虑立即开始或继续给予利多卡因。

（4）β 受体阻滞剂：目前的证据不足以支持心脏骤停后 β 受体阻滞剂的常规使用。但是因室颤/无脉性室性心动过速导致心脏骤停而入院后，可以考虑尽早开始或继续口服或静脉注射 β 受体阻滞剂。

（5）碳酸氢钠：大多数研究显示，心脏骤停时应用碳酸氢钠没有益处，甚至与不良预后有关。在心肺复苏的最初 15 分钟内主要发生呼吸性酸中毒，因此，仅用于代谢性酸中毒、高钾血症及长时间心肺复苏时（15 分钟以上）。用法：5% 碳酸氢钠 40~60L 静滴，最好根据动脉血气分析结果决定用量。使用原则：晚用、少用、慢用。

七、心肺复苏有效指标

（1）自主呼吸及心跳恢复：可听到心音，触及大动脉搏动，心电图示窦性、房性（房颤、房扑）或交界性心律。

（2）瞳孔变化：散大的瞳孔回缩变小，对光反射恢复。

（3）按压时可扪及大动脉搏动（颈动脉、股动脉）。

（4）收缩压达 60mmHg 左右。

（5）发绀的面色、口唇、指甲转为红润。

（6）脑功能好转：肌张力增高、自主呼吸、吞咽动作、昏迷变浅及开始挣扎。

八、心肺复苏终止指标

（1）复苏成功：自主呼吸及心跳已恢复良好，转入下一阶段治疗。

（2）复苏失败：自主呼吸及心跳未恢复，脑干反射全部消失，心肺复苏 30 分钟以上，心电图成直线，医生判断已临床死亡。

九、病史的询问和必要的检查

在不影响抢救复苏的情况下，及早简要问病史：①发作到就诊时间。②发作前的症状。③有无外伤史。④药物、化学品中毒史等。

及早做必要的检查：①血尿常规。②血电解质。③肝肾功能。④血糖。⑤心肌损伤标志物。⑥动脉血气。⑦胸部 X 线（床旁）。为进一步救治提供有用的资料。

第三节　心脏骤停后的综合治疗

心脏骤停后综合征（post-cardiac arrest syndrome，PCAS）是近年来提出的一个全新的概念，由国际多个相关学科的专家讨论后形成的共识，将心脏骤停后 ROSC 患者的异常病理生理状况命名为 PCAS。PCAS 从根本上揭示了心肺复苏后一系列病理生理变化。包括 4 个部分：①心脏骤停后脑损害。②心脏骤停后心脏功能紊乱。③机体各个器官的缺血-再灌注损伤。④导致心脏骤停的病理过程持续存在而引起机体的进一步损害。近期的研究发现，由于不能及时有效地治疗心脏骤停后综合征出现的各种病理变化，即使获得了自主循环，患者住院死亡率仍很高。为提高在恢复自主循环后收入院的心脏骤停患者的存活率，应当通过统一的方式实施综合、结构化、完整、多学科的心脏骤停后治疗体系。治疗应包括心肺复苏和神经系统支持，应根据指征提供低温治疗和经皮冠状动脉介入术（PCI）[6,7]。由于在心脏骤停后往往会发生癫痫症状，应进行脑电图检查以诊断癫痫并尽快给出解读，并在昏迷患者恢复自主循环后频繁或持续地进行监测。

1. 初期目的：

（1）使心肺功能及活命器官的血流灌注达到最佳状态。

（2）转送患者至可提供心脏骤停复苏后的综合治疗的重症监护病室中。

（3）确定并治疗心脏骤停的诱因，并预防复发。

2. 后续目的：

（1）将体温控制在可使患者存活及神经功能恢复的最佳状态。

（2）确定并治疗急性冠脉综合征。

（3）妥善使用机械通气，尽量减少肺损伤。

（4）降低多器官损伤的风险，支持器官功能。

（5）客观地评估患者预后。

（6）给予存活患者各种康复性服务。

（一）气体交换的最优化

心脏骤停后 ROSC 患者由于缺血再灌注损伤及全身炎症反应常常发生急性肺损伤，出现不同程度的呼吸功能障碍，导致低氧血症。心脏骤停后心脏泵功能消失，即使通过 CPR 能够使心脏射血达到正常水平的 25%～33%，仍导致组织器官严重低氧。恢复自主循环后早期心脏收缩功能下降，因此低氧血症会持续存在。肺内由于微循环障碍，通气-血流比例失调导致功能性动静脉分流，同样会导致低氧血症。无氧代谢时会产生大量酸性代谢产物，这些物质会引起酸碱失衡，进一步影响呼吸功能，并可导致肺脏对各种治疗手段不敏感，同样会使低氧血症难以纠正。因此，需要进一步呼吸功能支持，包括机械通气和高浓度吸氧治疗。机械通气选择最佳通气模式时应结合患者心脏功能的情况。持续监测脉搏血氧饱和度，维持其在 94%～99%，确保输送足够的氧，也应避免氧中毒。

（二）心脏节律及血流动力学监测和管理

在自主循环恢复后，应连续心电监护直至患者病情稳定。PCAS 患者均存在血容量不足的问题，机体各个器官功能障碍的恢复有赖于尽早恢复有效血容量，改善灌注。目前绝大多数研究指定的目标为 CVP：8～12mmHg，MAP：65～90mmHg，$ScvO_2$>70%，红细胞压积血细胞比容>30%或者血红蛋白>80g/L，乳酸≤2mmol/L，尿量≥0.5mL/（kg·h）。可通过静脉补充液体治疗，联合肾上腺素、多巴胺、去甲肾上腺素等血管活性药，并逐步调整剂量使收缩压≥90mmHg，或平均动脉压≥65mmHg。同时要防止出现因容量负荷过重导致的心源性和非心源性肺水肿。

（三）亚低温治疗

很多心脏停搏患者即使自主循环恢复以后脑功能也不能完全恢复，而约80%复苏成功的患者昏迷时间超过1小时。在入院患者中，神经功能转归良好率为1%~18%，而其他或者死亡或者成为持续性植物状态。研究表明各种药物在脑复苏领域疗效甚微，而亚低温（32~36℃）对脑具有保护作用，且无明显不良反应。对心脏停搏患者脑复苏的降温技术有多种，如体表降温的冰袋、冰毯、冰帽等，但降温速度缓慢。快速注入大量（30mL/kg）冷却（4℃）液体（如乳酸盐溶液），能显著降低核心温度，但易出现患者输注液体过量。最近出现一种血管内热交换装置，能快速降温和维持患者低温状态，还能准确控制温度。基于一些临床试验的结果，国际复苏学会提出：所有在心脏骤停后恢复自主循环的昏迷（即对语言指令缺乏有意义的反应）的成年患者都应采用目标温度管理，选定在32~36℃，并至少维持24小时。

（四）血糖控制

PCAS患者常常伴有应激性高血糖。经研究表明，胰岛素反向调节激素的分泌增加，细胞因子的大量释放，以及胰岛素抵抗是导致应激性高血糖的主要原因。而这些原因几乎是每一个发生心脏骤停患者心肺复苏后恢复自主循环过程中不可避免地的应激反应。这种应激性高血糖反应虽然多为一过性，但其持续时间可长可短，均不可避免地产生一系列有害的病理生理效应，诱发多种并发症，如严重感染、多种神经病变甚至多器官功能衰竭。最近的研究表明，心脏骤停后综合征患者的理想血糖水平控制在8~10mmol/L。

（五）病因治疗

导致心脏骤停的病因持续存在可以导致PCAS的发生，并且可以引起机体的进一步损害。及时诊断、处理原发病对于治疗PCAS也非常重要。当心脏骤停的病因为急性心梗时应立即行PCI；当病因为酸中毒、高钾/低钾血症时应积极纠正电解质及酸碱平衡紊乱；当病因为低血容量及低氧血症时应纠正血容量和缺氧。当病因为中毒或药物过敏时，应给予解毒药或抗过敏治疗。

（王　煜　赵　敏）

参考文献

[1] 北京协和医院. 急诊科诊疗常规 [M]. 北京：人民卫生出版社，2007：10.

[2] 王道庄. 心肺复苏的发展争论与展望 [M]. 北京：人民卫生出版社，2007：24-36.

[3] Lavonas E J, Drennan I R, Gabrielli A, et al. Part 10：Special Circumstances of Resuscitation：2015 American Heart Association Guidelines Update for Cardiopulmonary Resuscitation and Emergency Cardiovascular Care [J]. Circulation, 2015, 132 (18)：501-518.

[4] 沈红, 刘中民. 急诊与灾难医学 [M]. 北京：人民卫生出版社，2013：235-242.

[5] 马霄雯, 闻大翔, 杭燕南, 等. 胸外心脏按压技术的演变及机制研究进展 [J]. 国际麻醉与复苏杂志, 2012, 33 (2)：134-137.

[6] Mongardon N, Bouglé A, Geri G, et al. Pathophysiology and management of post-cardiac arrest syndrome [J]. Ann Fr Anesth Reanim, 2013, 32 (11)：779-786.

[7] Sandroni C, Cavallaro F, Callaway C W, et al. Predictors of poor neurological outcome in adult comatose survivors of cardiac arrest: a systematic review and meta-analysis. Part 2: Patients treated with therapeutic hypothermia [J]. Resuscitation, 2013, 84 (10): 1324-1338.

【主编评述】

● 要求外科医生必须熟练掌握复苏的基本技能，心跳骤停立刻复苏，时间就是生命，在不影响复苏的情况下呼救、会诊。实际上一般成年人也应该掌握和熟悉复苏的技能。

● 各器官缺氧（细胞）坏死的时间不同：①大脑皮层：4~6分钟。②小脑：10~15分钟。③延髓：20~25分钟。④心肌和肾小管：30分钟。⑤肝脏：1~2小时。（急诊科诊疗常规 [M] 北京：人民卫生出版社，2007：3）

心搏骤停立刻缺氧，4~6分钟后复苏，大脑皮层细胞已坏死，这时延髓细胞尚未坏死，成功复苏后心跳呼吸恢复，可维持生命，大脑皮层细胞坏死不能恢复，没有意识，成为植物人。当然，个别情况下，残留损伤的、没有坏死的皮层细胞，较长时间可恢复意识。

（刘德成）

第十一章　妇产科患者的围手术期

第一节　妊娠期患者的围手术期

一、概述

妊娠期从末次月经的第一日开始计算，280 天即 40 周。临床上将妊娠过程分为 3 个时期：妊娠 14 周以内称为早期妊娠；妊娠 14~27 周称为中期妊娠；妊娠 28 周后称为晚期妊娠[1]。

在女性妊娠期间，外科手术有时是无法避免的，约有 1/500 的女性需在妊娠期间行腹部外科手术治疗，其中以急性阑尾炎和胆囊炎最常见[2]。妊娠期间其他可能行手术治疗的疾病包括：症状性胆石症、肾上腺肿瘤、脾脏疾病、疝气等，但这些手术均可能不同程度地影响妊娠结局，如手术操作可能导致流产、早产；术中麻醉药及围手术期抗生素用药可能造成胎儿畸形、死胎等不良后果等。妊娠期不进行择期手术是公认的原则，如果必须进行手术，手术时机选择应在孕妇与胎儿风险、手术必要性与安全性之间进行充分权衡。因此，妊娠期非产科手术干预的核心是在不影响孕妇安全的前提下尽可能降低胎儿风险。每一例手术均需在麻醉医生、产科医生、外科医生、新生儿科医生和护理人员的协作下完成，以获得最佳妊娠结局。

二、妊娠期非产科腹部手术的时机与方式

长期以来，妊娠早期与妊娠晚期是择期手术的绝对禁忌[3]。传统观点认为妊娠期非急诊手术应尽可能在妊娠中期进行，以减少流产和早产的风险[4]。但是，这些观点并无优质的循证医学证据支持，且将必要的手术延迟进行，反而增加母胎并发症、导致不良妊娠结局[5]。当孕妇患有重大疾病时，孕妇的生命安全是第一位的，而麻醉与手术给胎儿带来的风险则不是首要考虑的问题。近期大量文献、指南已表明，无论妊娠早期、中期或晚期，如手术指征明确、需行非产科手术，临床医生可以在充分评估的前提下在任何时期进行手术；但如果病情允许，非紧急手术还是尽量选择在妊娠中期进行，此时进行手术导致早产、流产的概率最低；而择期手术应延期至分娩以后[2]。

妊娠期非产科手术的手术方式选择应根据医生技术水平、医疗设备配置等情况进行综合评估。大量研究证实，与经腹手术相比，腹腔镜治疗急腹症对妊娠期和非妊娠期患者的益处相似；当手术指征较为明确时，腹腔镜手术可在女性妊娠的任何时期进行[3]。腹腔镜手术避免子宫直接暴露，具有更佳的操作视野，减少经腹手术过程中对子宫的刺激，降低子宫兴奋性，从而减少流产、早产的发生概率；手术创伤小、切口易于愈合，避免分娩时腹压升高造成切口疝或切口裂开；术后镇痛药用量少，有效降低镇痛药物对胎儿的不良影

响；腹腔镜手术术后胃肠道功能恢复迅速，禁食时间短，能够尽早改善营养状态，肠梗阻、肠粘连等并发症发生概率降低；患者可早期离床活动，降低妊娠期血液高凝状态导致下肢静脉血栓及肺栓塞的风险[2,6,7]。所以，在技术水平和设备条件允许的情况下，优先选择腹腔镜手术。

三、妊娠期患者外科手术术前检查的选择

准确的术前诊断，对于治疗决策至关重要，尤其各种妊娠期急腹症在临床表现上容易混淆，因此诊断性成像方法，包括超声、CT、MRI 的正确应用能够帮助临床医生尽早确诊。此时需充分考虑各种诊断方法将对母体与胎儿产生的利弊风险，并在进行任何诊断性检查前与患者进行充分沟通。

多年来，对于电离辐射的恐惧与对于胎儿安全的担忧，使 X 线、CT 及磁共振成像检查被认为是妊娠期的禁忌。实际上，胎儿暴露于电离辐射的风险与孕周及辐射剂量相关。非常高的暴露剂量（>1Gy）在胚胎发育早期是致命的。但在实际临床诊断过程中，所有诊断性成像均不会使用如此高的剂量。当电离辐射剂量低于 50mGy 时，尚无报道表明存在胎儿畸形、胎儿生长受限及流产的风险。目前，临床常用电离辐射检查中，只有盆腔 CT 与 PET/CT 全身显像对胎儿辐射剂量上限可达 50mGy，需告知患者相关风险并与检查技术人员进行充分沟通。除个别之外，放射影像术、CT 扫描检查的副作用远远低于对胎儿的伤害，如果确认这些技术有必要和超声或核磁共振成像技术结合进行诊断，那么它们不应该被拒绝使用在孕妇身上[6]。CT 检查时使用的口服造影剂不被人体吸收，因此对母儿均不存在损害。静脉造影剂主要用于软组织增强及血管显像，常用的碘造影剂可以通过胎盘，进入胎儿血液循环，虽无动物致畸试验，但其应用仍应该非常慎重[8]。

超声检查的原理是利用超声波，无电离辐射。至今尚无关于诊断性超声检查造成不良妊娠结果的报道，妊娠期间的超声检查在确定许多急腹症患者的病因上安全有效，应作为首选初始成像方法[2,9]。

磁共振成像为非电离辐射检查，对母亲和胎儿都是安全的。孕妇无明确的 MRI 检查禁忌证。目前，多个妊娠期相关指南均认为，超声及磁共振成像不会伴随风险，是妊娠期女性可选择的成像技术手段，但仍应该谨慎使用，只有能够明确给患者带来临床效益时才推荐妊娠期女性使用[8]。而增强 MRI 对比剂钆对胎儿的影响目前尚存有争议，诊断过程中应该避免使用[8,10]。

因此，在进行影像学检查时，需充分考虑电离辐射暴露及造影剂所致危害与延迟诊断及疾病恶化所致风险的利弊，需向患者及家属充分知情告知。当必须进行电离辐射检查时，应与放射科医生充分沟通协商，以减少总体辐射剂量，避免胎儿畸形、早产等不良结局。

四、妊娠期患者外科手术的特殊术前准备

当计划行非产科手术时，无论腹腔镜手术还是经腹手术，均应在具有产科手术资质的医生在场的情况下进行[11]。该医疗机构应该同时具备新生儿科。如胎儿有存活可能，术前及术后均应进行胎心监护及宫缩监测，以评估胎儿情况。必要时，也可以术中进行电子胎

心监护。妊娠晚期，胎儿心率监测能够提示胎儿状况。麻醉后胎心率变异丧失或基线降低较为常见，但胎心减速则提示可能存在胎儿宫内缺氧、窘迫[12,13]。当出现胎心率无法解释的变化时，应及时评估患者体位、血压、酸碱度、氧合情况等，以确保子宫灌注正常[14]。手术造成的低体温可能导致胎儿心率减慢，因此术中加温装置也是必要的[14]。术中胎心监测需要有经验的产科医生进行操作与解读。一旦胎儿宫内窘迫持续存在，必须进行多学科处理，必要时需紧急剖宫产。因此，对于妊娠晚期的患者，术前应该被告知手术过程中有进行紧急剖宫产的可能并知情同意。

当妊娠期患者拟进行腹腔镜手术时，需充分考虑其与非妊娠期手术的不同。包括手术体位、初始穿刺器置入、气腹压力、术中 CO_2 监测及静脉血栓预防等方面。孕早期的子宫较小，对静脉回流无影响，术中仍可使用仰卧位。妊娠中晚期子宫增大，仰卧位时压迫下腔静脉，使静脉回心血量减少，母体心输出量减低，导致胎盘灌注不足。因此，妊娠中期及晚期的患者行腹腔镜手术时应采用左侧卧位或偏左侧卧位，以减少对腔静脉的压迫，也应该尽量避免头低位[2]。由于妊娠期子宫增大，以盲法进行气腹针穿刺时可能会造成子宫及肠管损伤。腹腔镜穿刺器的位置应根据孕周及子宫增大的情况进行调整，根据实际情况选择脐部、脐上或脐与剑突之间作为初始穿刺点。一般认为，初始穿刺部位距离宫底至少三横指。第二、第三穿刺点可根据初始穿刺位置进行调整[2,3]。如初始穿刺器进入时的位置已根据宫底高度进行了调整，且同时上提腹壁、增加腹壁与子宫之间的空隙，那么穿刺都是安全可行的。为避免子宫损伤，也可采用经肋下穿刺进腹或在超声引导下穿刺[2,3]。

腹腔镜手术过程中升高腹腔压力可能造成子宫血液循环减少、母体胎盘血流灌注降低，导致胎儿缺氧或酸中毒[2]。为减少术中 CO_2 气体对母胎的影响，应当选择较低的气腹压力并尽可能缩短手术时间。CO_2 气腹压力不应该超过 15mmHg，目前研究均认为腹腔压力 $10\sim12$mmHg 时对妊娠患者是安全的。当气腹压力维持在合适水平时，妊娠期腹腔镜手术不会对母体及胎儿产生危害[2,15]。

虽然目前尚无腹腔镜手术中 CO_2 气体影响妊娠结局的相关报道，但仍有部分动物实验数据认为 CO_2 气体可能导致母体酸中毒，对胎儿有潜在威胁[16]。因此，建议在手术过程中监测母体 CO_2 含量。已经证实呼气末 CO_2 分压在监测过程中的有效性，而不必要进行常规血气分析[15,16]。

绝大多数妊娠期非产科腹部外科手术均可通过腹腔镜进行，也可以选择经腹手术。经腹手术切口可选择纵行、横行或斜行。任何手术切口的选择，均应根据病情需要，考虑手术过程中术野暴露难易程度、病变位置、切口的可变性与安全性。横切口容易愈合，较少形成切口疝或脂肪液化，尤其对于腹部脂肪层较厚的患者，更便于操作。但其术野暴露程度不佳，切口延长受限，也不适用于病变位于上腹部的手术。纵切口术野暴露程度较好，术中可根据需要延长切口。

五、妊娠期患者外科手术的麻醉方式及麻醉药物选择

目前，没有研究证实麻醉方式与妊娠结局相关[16]，应根据患者情况、手术部位、疾病特点等方面综合考虑。区域麻醉发生药物暴露、围手术期并发症的概率较低，并且也有相当数量的报道证实可以在连续硬膜外麻醉下进行较短时间的妊娠期腹腔镜手术，并且对患

者和胎儿也是安全的[14,17-19]。但绝大多数腹腔镜手术及上腹部手术都需选择全身麻醉。无论采用何种麻醉方式,麻醉时必须注意胃内容物反流与误吸。在非紧急手术时,术前应控制饮食,保证足够的禁食水时间。需要注意的是,妊娠期因平滑肌松弛,增大子宫压迫肠管,胃肠道排空时间延长,增加了反流误吸的风险[20],根据2017中国产科麻醉专家共识,择期手术患者推荐麻醉前禁食6~8小时(视食物种类而定),对于接受择期手术的非复杂妊娠患者,麻醉前2~3小时可摄入清液体(包括但不限于水、不含果肉颗粒的果汁、碳酸饮料等)。但对于反流危险因素较高的患者如肥胖、合并妊娠期糖尿病等,仍应该严格禁食水。麻醉前可酌情口服非颗粒性抑酸药0.3mol/L枸橼酸钠30mL和(或)30分钟前静注或口服H_2受体拮抗剂[20]。在紧急手术时,或患者有便秘等必要情况下,术前可以使用促进胃排空的药物处理。考虑妊娠期患者平滑肌松弛,胃食管反流增加,推荐应用降低胃酸药物[21,22]。如使用抑酸抗组胺类药物(如雷尼替丁泡腾片150mg)[21,22]。

关于妊娠期术中麻醉用药安全,由于医学伦理问题,目前尚无准确的临床研究,也没有统一的用药指南。对于妊娠期手术的麻醉药物,应权衡利弊,尽量选择经过证实的常规剂量下对母体及胎儿无不良影响的药物。目前研究均认为,常规麻醉诱导用药,如巴比妥类、异丙酚等,与胎儿畸形无相关性[13,17,19,23];也没有证据显示阿片类药物、肌松药物会造成不良妊娠结局[23]。

氧化亚氮的使用目前仍存在争议。有报道证实其对啮齿类动物有致畸作用,但人类流行病学研究不支持胎儿先天畸形风险增加。妊娠期手术仍可使用氧化亚氮,但建议浓度小于50%,妊娠早期或时间较长手术建议限制应用[20,24]。

因此,妊娠期麻醉用药前应该详细了解患者孕周,应该尽量选择疗效明确、不良反应较小的药物,对于无法确定有无不良影响的药物则应该谨慎使用。避免使用较大剂量,单一药物有效的情况下尽量不联合用药。对于可能影响胎儿的药物,则应该充分考虑、权衡利弊[17,18]。

六、妊娠期外科急腹症的手术治疗

妊娠期患者比较常见的外科急腹症是急性阑尾炎与急性胆囊炎。妊娠期急性单纯性阑尾炎应首选手术治疗,保守治疗将更大概率地发生腹膜炎、感染性休克甚至死胎[2]。较多研究及指南均明确指出,腹腔镜手术治疗妊娠期急性阑尾炎更加安全有效,可作为一线治疗方案[2,3]。但如腹腔镜探查,并未发现阑尾异常却可能增加流产、早产的风险,其具体原因尚不明确[2]。因此妊娠期阑尾炎需准确和及时的诊断[2]。当临床表现与超声检查仍无法确诊时,MRI是协助诊断的首选方法[2,6]。CT检查也是安全的,但需充分考虑电离辐射并对患者进行告知[6,8]。

妊娠期急性胆囊炎是发病率仅次于急性阑尾炎的妊娠期急腹症,传统观点推崇的保守治疗效果常不理想,复发概率极高。一旦发生严重并发症如胆源性胰腺炎、胆囊穿孔、感染性休克、梗阻性黄疸等,早产、流产概率及母儿死亡率均大大增加[22]。因此,建议妊娠期急性胆囊炎及有症状的胆石症应尽早手术治疗。与经腹胆囊切除术相比,妊娠期行腹腔镜下胆囊切除术患者的住院时间更短、并发症更少,且发生自然流产和早产的概率更低[23]。妊娠早期及中期行腹腔镜下胆囊切除术者,尚未见妊娠不良结局的报道[23]。当胆石症如胆总管结石演变为胆囊炎时，早产或流产的概率增加[24]。内镜逆行胰胆管造影术（ERCP）用于妊娠期胆总管结石已被证实安全有效[24,25]。胆总管探查也是治疗妊娠期胆总管结石的安全方法[26]。但类似研究缺乏对比性，样本量较少。但目前尚无相关对比研究。ERCP 所致辐射剂量很低，也可使用超声内镜和胆道镜等无辐射方法取石[27-29]。

妊娠期胃肠道穿孔较罕见[30]，偶见于既往胃溃疡、胃肠道吻合手术后或胃肠恶性肿瘤患者，也偶有自发性结肠、盲肠穿孔的病例[31-34]。尤其后者在术前更难评估，这是由妊娠期特殊解剖结构和生理特征以及诊断性影像学技术的限制性应用所决定的。其病因可能与慢性便秘、妊娠期胃肠道蠕动减慢等有关。全腹 CT 检查可以明确诊断，但考虑到放射线对胎儿存在潜在影响，其临床应用受到限制。而超声检查只有腹腔内存在明显的占位病变才有价值。因此这类疾病的及时诊断仍较困难。妊娠期肠穿孔的处理对于外科医生是一个巨大的挑战，尤其是在手术方案的选择上应该充分考虑母体及胎儿情况，有报道认为初级修补术结合网膜补片与右半结肠切除术效果较部分结肠切除术好[30]。

七、妊娠期其他非紧急的外科手术

妊娠期行肾上腺切除术、脾脏切除术及肾脏切除术的研究较少[3]。有研究认为经腹腔镜进行妊娠期实质器官手术是安全可行的[2,3]。临床上应根据患者实际情况选择个体化治疗方案。如非紧急手术，可尽量推迟至分娩后进行。但对于危及母亲或胎儿安全的肾上腺、肾脏和脾脏等实质器官手术，应尝试在腹腔镜下进行[3]。

八、妊娠期外伤

妊娠期外伤是导致不良妊娠结局与妊娠期女性死亡的非产科原因之一[35]。外伤可能会导致胎盘早剥，威胁孕妇生命，因此首要治疗措施应该以孕妇自身安全为中心，随后再进行产科处理。与非妊娠期患者相似，心肺复苏与保护气道仍是最重要的治疗措施[36,37]。与此同时，尽量避免母体缺氧、低血压、低体温和酸碱失衡，以保证胎盘血流供应。另外，完成初步复苏后应该尽早进行胎儿超声检查以确定胎儿能否存活。外伤孕妇进行紧急剖宫产的指征包括：创伤性子宫破裂；患者病情稳定，胎儿可以存活但出现胎儿宫内窘迫；患者无法进行救治，但胎儿可以存活；妊娠子宫妨碍手术操作[37]。

九、妊娠期外科手术患者的围手术期处理和治疗

妊娠期手术治疗时应加强围手术的管理，以减少母胎并发症，降低不良妊娠结局的概率。术前应对患者进行充分宣教，详细告知手术可能导致的自然流产、早产、胎儿畸形等风险，并对麻醉安全性、药物致畸形概率等问题进行详细解释。

妊娠期女性血液处于高凝状态，经腹手术恢复时间较长，患者无法尽早离床活动。目前关于预防孕妇深静脉血栓的研究较少，因此建议遵循常规的外科手术原则预防下肢静脉血栓及肺栓塞。术后可采用气动加压装置，同时向患者宣教术后早期离床活动。目前尚无使用肝素预防妊娠期患者术后血栓的研究，但对于需抗凝治疗的妊娠期患者，低分子肝素已被大量研究证实是安全的[38]，因此术后使用适量肝素预防深静脉血栓仍然十分必要。

目前没有文献证实宫缩抑制剂有必要在围手术期进行预防性应用[39]，但是对于有早产

征象患者则应该使用，具体药物及剂量需个体化，应该参考产科医生的建议。有研究认为如果在妊娠早期或中期行手术，可给予适量黄体酮等预防流产[2,3]，但目前尚无大样本数据支持这一结论。

第二节　常见外科疾病与妇科疾病的鉴别诊断

一、阑尾炎与输卵管炎

输卵管炎是盆腔炎性疾病的一种，包括急性输卵管炎及输卵管积脓，其病原体主要来自宫腔，常见的致病菌为淋病奈瑟菌、衣原体等。多数输卵管炎发生于性活跃的生育期女性，性活动、宫腔内手术操作、性卫生不良等均是诱因[40]。其临床表现因炎症轻重及范围大小而有较大差异。常见症状有腹痛、阴道分泌物增多。当病情进展时，可能出现发热甚至高热，常表现为先发热后腹痛，其中腹痛的部位以中下腹部多见，右侧急性输卵管炎与急性阑尾炎表现类似。与急性阑尾炎相比，急性输卵管炎患者下腹痛呈逐渐加重，常伴腰痛，腹部压痛点较低，常伴有阴道后穹窿触痛、阴道分泌物增多，有时可见脓性白带。

常用影像学诊断检查包括 CT 和超声检查，CT 敏感性优于超声，是鉴别阑尾炎与输卵管炎的重要手段。超声检查方便，能够及时发现肿大的阑尾或脓肿，但有时容易受肠管胀气干扰；CT 检查对阑尾周围炎性改变显示清楚，有助于阑尾周围脓肿或阑尾穿孔的诊断。需注意的是，当发生阑尾周围脓肿时，CT 可表现为右下腹不均匀混合性包块，增强扫描可见部分强化，应该注意与输卵管积脓相鉴别。

输卵管炎的诊断应慎重，应同时考虑可能引起腹痛的其他疾病，一线治疗方案为抗生素药物治疗，当患者出现腹痛加重、高热、腹膜刺激症状时，考虑输卵管积脓，也可以考虑手术治疗，否则腹膜炎加重，可能导致泛发性腹膜炎、感染性休克及脓毒血症等。无论急性阑尾炎还是急性化脓性输卵管炎，均首选腹腔镜手术。如发现术中阑尾情况与临床表现不相符时，必须探查双侧输卵管，如化脓性输卵管炎波及阑尾并有明显炎性表现时，最好在处理输卵管病变的同时切除阑尾。

二、急性阑尾炎与卵巢囊肿蒂扭转

卵巢囊肿蒂扭转是常见的妇科急腹症之一，约 10% 的卵巢肿瘤可发生扭转，尤其是中等大小、活动度好、偏于一侧的肿瘤，以成熟型畸胎瘤最常见[41]。卵巢囊肿蒂扭转的典型临床表现是体位改变后突然发生一侧下腹剧烈疼痛，伴恶心、呕吐。急性阑尾炎腹痛的典型表现则是转移性右下腹痛或右下腹固定压痛。但有时右侧卵巢囊肿蒂扭转患者无体位改变等诱因，症状并不典型，易与急性阑尾炎导致的腹痛混淆。但卵巢囊肿蒂扭转患者行双合诊检查时，均可及压痛明显的肿块。

辅助检查可帮助临床医生迅速区分急性阑尾炎与卵巢囊肿蒂扭转。超声检查的准确率超过 90%，通过超声可评价肿块大小、囊性或实性及肿块血流变化，能够与肿大的阑尾相鉴别。磁共振、CT 也是常用的影像学手段。另外，部分卵巢囊肿蒂扭转患者血清肿瘤标记物（CA125、AFP 等）可伴有不同程度的升高，而急性阑尾炎患者则几乎不会出现这种情况。

急性阑尾炎往往有急性炎症的全身症状改变，例如发热、化验血常规白细胞升高、CRP 及降钙素原升高。卵巢囊肿蒂扭转的患者一般没有发热，化验血常规白细胞不升高或轻度升高。

三、腹腔内出血的鉴别诊断

非外伤性腹腔内出血病因复杂，诊断困难，死亡率较高。绝大多数腹腔内出血发生于腹腔内而非腹膜后，其原因包括妇科源性因素（如卵巢囊肿破裂、异位妊娠破裂）和外科源性因素（包括自发性脾破裂、门静脉高压破裂出血、消化道肿瘤破裂出血、急性坏死性肠炎、肝血管瘤破裂等）。

妇科腹腔内出血病的原因主要有异位妊娠、卵巢黄体破裂、卵巢巧克力囊肿破裂及出血性输卵管炎等。结合人绒毛膜促性腺激素（HCG）检查及盆腔超声，异位妊娠的诊断并不困难[42]。卵巢黄体破裂或卵巢巧克力囊肿破裂需结合既往病史及月经周期、盆腔超声、全腹 CT 及肿瘤标记物检查进行分析[42]。出血性输卵管炎是急性输卵管炎的特殊类型，主要表现为腹痛和腹腔内出血，多发生在人工流产、刮宫等宫腔操作后。其出血部位在输卵管间质层，输卵管黏膜的细小血管破裂出血后，由管腔至伞端流入腹腔，引起输卵管及腹腔内积血[43-45]。出血性输卵管炎的诊断需结合病史、临床表现与辅助检查，根据后穹隆穿刺抽出不凝固血性液体、血 HCG 阴性、盆腔超声检查可见附件区包块及腹腔积液，血常规常见白细胞计数及中性粒细胞百分比略升高，个别患者出现发热症状等即可诊断[43-45]。出血性输卵管炎在阴道后穹隆穿刺抽出的不凝血呈淡红色或血水样，而非异位妊娠破裂时暗红色或陈旧性的血液[43-45]。

虽然腹腔内出血诊断困难，但只要详细询问病史特别是基础性疾病病史，并结合临床表现进行综合分析，仍然可以提高诊断率。腹腔穿刺有助于本病的诊断和鉴别诊断，阳性率较高。尤其对于缺乏典型临床表现的急性腹痛患者，在无法排除腹腔内出血可能或缺乏明确手术指征的情况下，应该首先考虑腹穿检查。首次穿刺结果为阴性者可间隔一定时间后再次腹穿，也可考虑进行阴道后穹隆穿刺以明确诊断。

四、肠系膜肿瘤与妇科盆腔肿瘤

原发性肠系膜肿瘤是一种少见的肠系膜组织疾病，起病较为隐匿，亦无典型临床表现，发病早期易与其他腹部包块混淆，误诊率较高。肠系膜肿瘤分为良性肿瘤及恶性肿瘤，良性肿瘤包括淋巴管瘤、肠源性囊肿等，通常见于回肠系膜，恶性肿瘤多为平滑肌肉瘤或纤维肉瘤，位于小肠系膜中或包裹于小肠系膜周围，也见于结肠或乙状结肠系膜。

由于肠系膜肿瘤活动度较大，肿瘤瘤体随体位改变时牵拉可导致肠扭转、嵌顿、肠梗阻、肠坏死出血等。同时，破溃的瘤体继发感染甚至腹膜炎，其体征与妇科急腹症相似。另外，乙状结肠系膜囊肿、回肠系膜囊肿、肠系膜根部巨大囊肿解剖部位与卵巢邻近，因肿瘤自身重量下坠粘连固定于盆腔或因肿瘤体积巨大向下延伸，均容易将肠系膜肿瘤误诊为卵巢囊肿蒂扭转，尤其当肠系膜肿瘤继发感染，其突发腹痛的表现与蒂扭转较为相似。

虽然缺乏特异性临床表现，但影像学检查手段为肠系膜肿瘤的诊断提供了可靠依据。

超声检查可见肠系膜囊肿的液性暗区，并有明显的包膜回声；增强 CT 检查则可以更准确肿块大小、质地、边界，尤其是与肠管的关系，对术前诊断十分必要。

五、腹腔积液的鉴别诊断

腹腔积液是指腹腔内游离液体病理性集聚，其发病原因较复杂，涉及多系统疾病。肝硬化门脉高压症是腹水形成的主要病因之一，其余原因包括恶性肿瘤、心源性腹水、结核性腹膜炎、胰腺炎、肾源性腹水或其他少见病因。

妇科来源疾病中，卵巢恶性肿瘤晚期患者常常出现大量腹腔积液，伴随贫血、消瘦等恶病质表现。需要注意的是，除了原发卵巢癌可能在晚期产生大量腹水外，卵巢转移性印戒细胞癌也称 Krukenberg 瘤患者也常见腹水表现，因肿瘤原发于胃肠道，部分患者有排便习惯改变等症状，Krukenberg 瘤多为双侧，血清 CA19-9 常升高，胃肠内窥镜检查及必要时病理活检有助于该疾病诊断。除胃癌、结肠癌与卵巢癌外，其他实体肿瘤也可产生腹水，包括间皮瘤、腹膜黏液肿瘤等罕见肿瘤也可以表现为隐匿的腹水。此时，特异性肿瘤标记物及增强 CT 与磁共振检查是判断肿瘤原发部位的理想方法。腹腔穿刺取腹水进行腹水细胞学检查也是可行的，虽然根据查找到的瘤细胞很难准确判断肿瘤起源，但对于恶性肿瘤晚期患者，这项检查的意义在于尽早取得恶性肿瘤证据，以便及早进行化疗。

梅格斯综合征较为罕见，其具有卵巢肿瘤、少量腹水、胸腔积液三大典型特征，其中卵巢肿瘤以卵巢良性纤维瘤多见，如病理类型为卵巢硬化性间质瘤，则可能同时出现血清 CA125 升高。增强 CT 及核磁共振检查可以帮助评估肿瘤性质。

近年来，随着辅助生殖技术的发展，卵巢过度刺激引起腹水的情况较多见。结合病史，本病诊断并不困难，所有患者均短期内进行促排卵或胚胎移植，伴随腹胀、呼吸困难、少尿等症状，盆腔超声可见大量腹腔积液，有时也伴有胸腔积液。

由胰腺炎症引起的胰源性腹水，多见于外伤、急慢性胰腺炎，也偶见于胰腺假性囊肿破裂等情况。血清淀粉酶增高、腹腔积液淀粉酶增高和蛋白含量增加为本病的三联征。这些是诊断本病的重要依据。

绝大部分结核性腹膜炎都可能产生腹水，腹水是结核播散至腹部的表现。患者一般有结核病史，并有低热、盗汗、腹痛等症状。诊断性腹水穿刺进行腹水常规检查和细菌培养即可与其他疾病相鉴别。

六、结直肠癌与妇科子宫内膜异位症

子宫内膜异位症是指具有生长功能的子宫内膜组织异位到子宫腔以外。其主要病理变化为异位种植的子宫内膜随卵巢甾体激素的变化而发生周期性的出血，血液、分泌液及组织碎片聚集在组织间隙内，血浆及血红蛋白缓慢吸收，病灶周围产生类似感染炎症的反应，纤维组织增生、粘连、皱褶并形成瘢痕。在病变处形成紫褐色斑点或小泡，最后形成大小不等的紫蓝色结节或包块[46]。

异位内膜可侵犯全身任何部位，如消化道、脐、膀胱、肾、输尿管、肺、胸膜、乳腺，甚至手臂、大腿等处，但绝大部分位于盆腔脏器和壁腹膜。消化道子宫内膜异位症是最常见的盆腔外子宫内膜异位症，占子宫内膜异位症总数的 5%~15%[46]。自从

Sampson1922 年报道以来，已渐渐为大家所熟知。常见的部位依次为直肠、乙状结肠、直肠阴道隔、阑尾、回肠、空肠和盲肠、大网膜、肝、胰、胆囊等。

肠道子宫内膜异位症患者常有腹痛、便秘、排便痛、大便形状改变、出血和肠梗阻等症状，与结直肠癌的临床症状相同。在影像学检查方面，B 超和 CT 检查的影像学特点也与结直肠癌相似，均表现为肌层消失、肠壁增厚、肠道肿块。结直肠子宫内膜异位和结直肠癌在肠镜下的表现也相似，都可以表现为肠腔受压变形，肠腔环状狭窄，黏膜充血水肿，表面形成溃疡、息肉样隆起性占位等。无论超声、CT 还是肠镜都只能提供病变形态改变，不能明确病变性质，因此难以鉴别[47-54]。内镜活检虽然可以明确病变性质，但早期的肠道子宫内膜异位病灶位于肠黏膜之外，多累及肠壁深层，而内镜活检取材很浅，容易漏诊。很多结肠镜活检提示为炎症或溃疡的病例，临床医生依然选择了行根治术手术的治疗方案，提示结直肠子宫内膜异位症在临床容易被误诊为结直肠癌[55]。外科医生应提高对结直肠癌和子宫内膜异位症的认识，对于育龄期妇女出现腹痛、便血、便秘或腹泻以及大便性状改变等症状时，应注意询问症状出血的时间是否与月经周期相关，如出血与月经周期一致的周期性腹痛、便血是区别肠道子宫内膜异位症与结直肠癌最具价值的临床症状。而单纯依靠超声和 CT 检查对两者之间的鉴别作用有限[56-60]。但如果影像学能提示病变为黏膜外或肿块可随月经期而增大和在月经后缩小则有助于诊断。在肠镜检查时，结直肠癌的息肉状表现一般呈菜花样，表面粗糙；溃疡的表现一般较深。而肠道子宫内膜异位的息肉表现一般表面较光滑，可呈分叶状，当出血明显时，会出现褐色外观；溃疡的表现一般较表浅[56-58]（表 11-1）。

表 11-1　肠道子宫内膜异位症与结直肠癌鉴别诊断

疾病	临床表现	影像学检查	内镜检查
肠道子宫内膜异位症	与月经周期一致的周期性腹痛、便血	早期的肠道子宫内膜异位病灶位于肠黏膜之外，多累及肠壁深层；病变为黏膜外或肿块可随月经期而增大和在月经后缩小	可见息肉样病灶，表面较光滑，可呈分叶状，当出血明显时，会出现褐色外观；溃疡的表现一般较表浅
结直肠癌	腹痛、便秘、排便痛、大便形状改变、出血和肠梗阻，与月经周期无关	肠腔受压变形，肠腔环状狭窄，黏膜充血水肿，表面形成溃疡、息肉样隆起性占位	病灶呈菜花样，表面粗糙，溃疡较深

七、输尿管扩张与妇科疾病

输尿管扩张是由于尿路梗阻引起的输尿管上段或全程膨大。排除先天性因素，后天性输尿管扩张往往有导致输尿管梗阻的因素，如输尿管结石、输尿管恶性肿瘤及创伤等。输尿管扩张较轻者多无明显症状，常在体检或因其他疾病检查过程中发现。

一些妇科疾病中也可见输尿管扩张，多与输尿管梗阻因素有关。巨大子宫肌瘤或盆腔囊肿，常常压迫输尿管导致输尿管扩张甚至肾积水；子宫内膜异位症患者也常见输尿管扩张，当异位病灶侵犯或压迫输尿管时，可能引起输尿管狭窄、阻塞或扩张，甚至有腰痛、血尿症状，容易形成肾盂积水。某些妇科恶性肿瘤在转移过程中，可能侵犯输尿管，导致输尿管扩张或狭窄。这些疾病属于妇科原发病，通过影像学检查并不难诊断，但需要注意的是这类妇科疾病的术前检查都应完善泌尿系统检查，如双肾输尿管超声，明确输尿管及肾脏是否有积水等病变，对原发病治疗及评估手术风险都有相当的益处。

（栾楠楠，倪 莎，王永来）

参考文献

［1］谢幸，孔北华，段涛．妇产科学［M］．北京：人民卫生出版社，2018：43.

［2］Pearl JP, Price RR, Tonkin AE, et al. SAGES guidelines for the use of laparoscopy during pregnancy［J］. Surg Endos, 2017, 31（10）: 3767-3782.

［3］谭令梅．美国胃肠内镜外科医师协会妊娠期腹腔镜使用指南的解读［J］．现代妇产科进展，2018，27（10）：780-782.

［4］Sedaghat N, Cao A M, Esliek G D, et al. Laparoscopic versus open cholecystectomy in pregnancy: a systematic review and meta-analysis［J］. SurgEndosc, 2017, 31（21）: 673-679.

［5］Chakraborty J, Kong J C, Su W K, et al. Safety of laparoscopic appendicectomy during pregnancy: a systematic review and meta-analysis［J］. ANZ J Surg, 2019, 89（11）: 1373-1378.

［6］Samamé J, Kaul A, Garza U, et al. Laparoscopic aneurysm resection and splenectomy for splenic artery aneurysm in the third trimester of pregnancy［J］. Surgi Endos, 2013, 27（8）: 2988-2991.

［7］Yu-Jin K O O, Hyun Ja K I M, Kyung-Taek L I M, et al. Laparotomy versus laparoscopy for the treatment of adnexal masses during pregnancy［J］. ANZJOG, 2012, 52（1）: 34-38.

［8］Copel J, El-Sayed Y, Heine R P, et al. Committee Opinion: Guidelinesfor Diagnostic Imaging During Pregnancy and Lactation［J］. Obstet Gynecol, 2017, 130（4）: 210-216

［9］欧阳振波，尹倩．美国妇产科医师学会关于妊娠期及哺乳期影像学检查安全性指南的解读［J］．现代妇产科进展，2016，25（9）：712-714.

［10］Bulas D, Egloff A. Benefits and risks of MRI in pregnancy［J］. Semin Perinatol, 2013 37（5）: 301-304.

［11］Committee on Obstetric Practice and the American Society of Anesthesiologist. Committee Opinion No. 696: Nonobstetric surgery during pregnancy［J］. Obstet Gynecol, 2017, 129（4）: 777-778.

［12］Ravindra G L, Madamangalam A S, Seetharamaiah S. Anaesthesia for non-obstetric surgery in obstetric patients［J］. Indian J Anaesth, 2018, 62（9）: 710-716.

［13］Bedson R, Riccoboni A. Physiology of pregnancy: clinical anaesthetic implications［J］. Cont Educ Anaesth Crit Care Pain, 2014, 14（2）: 69-72.

［14］Webb M P, Helander E M, Meyn A R, et al. Preoperative Assessment of the Pregnant Patient Undergoing Nonobstetric Surgery［J］. Anesthesiology Clin, 2018, 36（4）: 627-637.

［15］O'Rourke N, Kodali BS. Laparoscopic surgery during pregnancy［J］. Curr Opin Anaesthesiol, 2006, 19（3）: 254-259.

［16］邓小明．米勒麻醉学［M］．8版．北京：北京大学医学出版社，2017：2135-2136.

［17］Guan Y, Ma C. Clinical outcomes of patients with heterotopic pregnancy after surgical treatment［J］. J Minim Invasive Gynecol, 2017, 24（7）: 1111-1115.

［18］Hyun J J, Im H Y, Hee S I, et al. The risk factors and pregnancy outcomes of 48 cases of heterotopic pregnancy from a single center［J］. J Korean Medical Science, 2016, 31（7）: 1094-1099.

［19］Lim G, Facco, F L, Nathan N, et al. A Review of the Impact of Obstetric Anesthesia on Maternal and Neonatal Outcomes［J］. Anesthesiology, 2018, 129（1）: 192-215.

［20］张瑾，陈亮，姚淑平，等．《中国产科麻醉专家共识（2017）》解读［J］．河北医科大学学报，2019，40（2）：128-132.

［21］夏显，漆洪波．澳大利亚与新西兰产科医学会《妊娠期和产后脓毒症指南（2017）》解读［J］．中国实用妇科与产科杂志，2018，34（8）：887-891.

［22］Bowyer L, Robinson H L, Barrett H, et al. Somanz guidelines for the investigation and management sepsis in pregnancy［J］. Aust N Z J Obstet Gynoecol , 2017, 57（5）：540-551.

［23］Reitman E, Flood P. Anaesthetic considerations for non-obstetric surgery during pregnancy［J］. Br J Anaesth, 2011, 107（Suppl 1）：i72-i78.

［24］Othman M O, Stone E, Hashimi M, et al. Conservative management of cholelithiasis and its complications in pregnancy is associated with recurrent symptoms and more emergency department visits［J］. Gastrointest Endosc, 2012, 76：564-569.

［25］ilhan M, ilhan G, Gök AFK, et al. The course and outcomes of complicated gallstone disease in pregnancy：Experience of a tertiary center［J］. Turk J Obstet Gynecol, 2016, 13：178-182.

［26］Plante L, Gaiser R. Practice bulletin No. 177：Obstetric analgesia and anesthesia［J］. Obstet Gynecol, 2017, 129（4）：766-768.

［27］Yang J, Zhang X. Therapeutic efficacy of endoscopic retrograde cholangiopancreatography among pregnant women with severe acute biliary pancreatitis［J］. J Laparoendosc Adv Surg Tech A , 2013, 23：437-440.

［28］Ersoz G, Turan I, Tekin F, et al. Nonradiation ERCP with endoscopic biliary sphincterotomy plus papillary balloon dilation for the treatment of choledocholithiasis during pregnancy［J］. Surg Endosc, 2016, 30：222-228.

［29］Chong V H, Jalihal A. Endoscopic management of biliary disorders during pregnancy［J］. Hepatobiliary Pancreat Dis Int, 2010, 9：180-188.

［30］Cyrille K, Ouasso P, Marc-Leroy G, et al. Spontaneous cecal perforation in a 40-year-old pregnant woman treated by primary repair and omental patch：a case report［J］. J Med Case Rep, 2017, 11：162.

［31］Cappell M S. Gastric and duodenal ulcers during pregnancy［J］. Gastroenterol Clin North Am, 2003, 32（1）：263-308.

［32］Aouthmany A, Horattas M C. Ileal pouch perforation in pregnancy：report of a case and review of the literature［J］. Dis Colon Rectum, 2004, 47（2）：243-245.

［33］Makki AM, Hejazi S, Zaidi NH, et al. Spontaneous perforation of colon：acase report and review of literature［J］. Case Rep Clin Med, 2014, 3：392 - 397.

［34］Yilmaz E, Oguz F, Tuncay G, et al. Renal cell carcinoma diagnosed during pregnancy：a case report and literature review［J］. J Int Med Res, 2018, 46（8）：3422-3426.

［35］Chames M C, Pearlman M D. Trauma during pregnancy：outcomes and clinical management［J］. Clin Obstet Gynecol, 2008, 51（2）：398-408.

［36］Jain V, Chari R, Maslobitz S, et al. Guidelines for the management of a Pregnant Trauma Patient［J］. J Obstet Gynaecol Can, 2015, 37（6）：553-571.

［37］McLafferty L P, Becker M, Dresner N, et al. Guidelines for the Management of Pregnant Women With Substance Use Disorders［J］. Psychosomatics. 2016, 57（2）：115-130.

［38］Simeone R, Giacomello R, Bruno G, et al. Thrombogenesis in Thrombophilic Pregnancy：Evaluation of Low-Molecular-Weight Heparin Prophylaxis［J］. Acta Haematol, 2017, 137（4）：201-206.

［39］Petrone P, Marini C P. Trauma in pregnant patients［J］. Curr Probl Surg, 2015, 52（8）：330-351.

［40］谢幸，孔北华，段涛. 妇产科学［M］. 北京：人民卫生出版社，2018：251-258.

［41］谢幸，孔北华，段涛. 妇产科学［M］. 北京：人民卫生出版社，2018：314-315.

［42］谢幸，孔北华，段涛. 妇产科学［M］. 北京：人民卫生出版社，2018：74-81.

［43］王进云，刘艳，张坤. 出血性输卵管炎 30 例临床观察［J］. 中国妇幼卫生杂志，2013，4（2）：65-67.

［44］武长芬，王伟. 出血性输卵管炎二例误诊探析［J］. 临床误诊误治，2015，28（11）：27-29.

［45］陈晶儿，蓝美琼. 13 例出血性输卵管炎的误诊原因分析［J］. 齐齐哈尔医学院学报，2006，27（12）：1430-1431.

［46］谢幸，孔北华，段涛. 妇产科学［M］. 北京：人民卫生出版社，2018：261-269.

［47］Kwok R M, Moawad F J, Laczek J T, et al. Intestinal endometriosis：an uncommon cause of rectal bleeding［J］. Endoscopy, 2010, 42 (Suppl 2)：e112-e113.

［48］González-Pezzat I, Soto-Pérez-de-Celis E, García-Lascurain JL. Bowel endometriosis as an unusual cause of rectal bleeding［J］. Am Surg, 2011, 77：239-241.

［49］Pickron T B, Cooper J. Laparoscopic hysterectomy and ileocecal resection for treatment of endometriosis［J］. JSLS, 2009, 13：224-225.

［50］Podgaec S, Gonçalves M O, Klajner S, et al. Epigastric pain relating to menses can be a symptom of bowel endometriosis［J］. Sao Paulo Med J, 2008, 126：242-244.

［51］Maytham G D, Dowson H M, Levy B, et al. Laparoscopic excision of rectovaginal endometriosis：report of a prospective study and review of the literature［J］. Colorectal Dis, 2010, 12：1105-1112.

［52］Kondo W, Bourdel N, Jardon K, et al. Comparison between standard and reverse laparoscopic techniques for rectovaginal endometriosis［J］. Surg Endosc, 2011, 25：2711-2717.

［53］Vercellini P, Barbara G, Buggio L, et al. Effect of patient selection on estimate of reproductive success after surgery for rectovaginal endometriosis：literature review［J］. Reprod Biomed Online, 2012, 24：389-395.

［54］Ruffo G, Stepniewska A, Crippa S, et al. Laparoscopic ileocecal resection for bowel endometriosis［J］. Surg Endosc, 2011, 25：1257-1262.

［55］余俊，李燕，潘华雄，等. 结直肠子宫内膜异位症术前活检病理误诊分析 6 例［J］. 世界华人消化杂志，2012，20（36）：3795-3800.

［56］Daraï E, Lesieur B, Dubernard G, et al. Fertility after colorectal resection for endometriosis：results of a prospective study comparing laparoscopy with open surgery［J］. Fertil Steril, 2011, 95：1903-1908.

［57］Stepniewska A, Pomini P, Guerriero M, et al. Colorectal endometriosis：benefits of long-term follow-up in patients who underwent laparoscopic surgery［J］. Fertil Steril, 2010, 93：2444-2446.

［58］de Ziegler D, Borghese B, Chapron C. Endometriosis and infertility：pathophysiology and management［J］. Lancet, 2010, 376：730-738.

［59］Pereira R M, Zanatta A, Serafini P C, et al. The feasibility of laparoscopic bowel resection performed by a gynaecologist to treat endometriosis［J］. Curr Opin Obstet Gynecol, 2010, 22：344-353.

［60］Jelenc F, Ribi č-pucelj M, Juvan R, et al. Laparoscopic rectal resection of deep infiltrating endometriosis［J］. J Laparoendosc Adv Surg Tech A, 2012, 22：66-69.

第十二章　老年患者的围手术期

中国已进入老龄化社会。目前，我国 65 周岁以上人口 15 831 万人，占总人口的 11.4%。老年人口加速增长，预计 2060 年老年人口数量达到 39 333 万人，将占总人口的 30.52%，中国已成为世界上老年人口最多的国家[1]。人口基数的增加，老年患者的增多，给外科医生带来了巨大压力和挑战，尤其是对高龄患者权衡手术风险和获益后做出的治疗决策更是外科医生义不容辞的责任。我们不仅要延长老年患者的寿命，还要保护老年患者的器官功能，使其达到最佳水平，最终改善老年患者的生活质量。

研究显示，高龄是导致不良外科结局的独立危险因素[2]。随着年龄的增长，各器官及组织功能均出现退行性改变，机体代偿能力下降，尤其在感染、创伤、肿瘤等应激状态下，手术的难度和风险增加。高龄患者由于血管顺应性下降、左心室收缩时间延长、心脏舒张功能受损、灌注压增高，心室对容量变化耐受性降低。血管内容量急剧上升（如术中静脉输液）或下降（如术中失血）均易引发肺充血或收缩压明显下降等不良事件。随着年龄增长，呼吸系统功能逐渐衰退，如老年人胸壁运动、肺顺应性、呼吸机力量下降，导致最大吸气量和呼气量下降约 50%；衰老使小气道塌陷、肺泡弹性回缩力下降，导致肺泡气体弥散障碍，动脉血氧分压大概每年下降 $0.3 \sim 0.4$ mmHg[3]；咳嗽和咽反射功能下降等。这些改变使老年患者术后容易出现低氧血症、肺不张及吸入性肺炎等，尤其在接受腹部或心胸手术后更是如此。老年患者的肾小球滤过率（glomerular filtration rate，GFR）在生理状态下以每年 0.95 mL/min 的速度逐渐下降，到 80 岁 GFR 已经下降了 45%，当伴随高血压、糖尿病、冠心病等并存疾病时，常加快年龄相关的进行性肾小球硬化，围手术期的血容量改变及药物应用常导致肾功能的进一步受损。此外，老年患者由于免疫力下降出现术后感染的风险增加，肝脏药物代谢能力下降使他们面临更大的围手术期药物毒性副反应，胰岛素抵抗的出现导致代谢紊乱的风险增加，表皮再生能力下降导致术后创面愈合延迟，增加术后康复难度。

然而，老年患者手术中获益的分析表明，年龄仅与一小部分术后并发症风险相关，单纯高龄并不是手术和麻醉的禁忌证[3]。现代手术和麻醉技术的进步，减少了术后并发症，降低了术后死亡率，使更多的老年患者进行手术治疗。尽管一些研究结果显示老年患者术后死亡率及手术并发症的发生明显增加，但 Shah 等[4]分析了美国医疗费用及利用项目（Healthcare Cost and Utilization Project，HCUP）的全国数据样本，研究 2007—2011 年间全美急诊患者（$n = 3\ 707\ 465$），以 80 岁分组，对比分析两个年龄组的急诊手术。结果显示，尽管高龄组（$n = 637\ 588$）的死亡率增加 67%，但经风险调整后，却显示出较低的术后并发症发病率（OR = 0.87，0.86 ~ 0.87）、更短的平均住院时间（4.5 天/5.4 天，$P < 0.001$）及更少的平均住院费用（1 万美元/1.2 万美元，$P < 0.001$），并且在诊疗高龄患者比例较大的医院上述统计结果更优于其他医疗机构。Novello 等[5]对近 15 年进行胆囊切除手术的高龄老年患者（≥80 岁）进行统计分析，证明年龄并不是预测术后死亡率的重要危险因素，高龄不应成为放弃手术的理由，高龄老人也许不是我们传统观点认为的那样更适合为

非手术治疗的人群。老年人早期行胆囊切除术与降低术后死亡率、术后并发症密切相关[6-8]。对于老年人实体肿瘤，手术仍是治疗的最佳方法，年龄不是治疗手段的决定因素。有了充分的围手术期风险分层、功能评估和肿瘤预后，可造成老年癌症患者在发病率和死亡率方面可以做得和年轻的患者一样好[9]。

基于老年患者人群死亡率较高，过于强调老年人手术的风险，可能导致错过手术最佳时机，推迟或者避免老年患者手术治疗弊大于利的结果。由于老年人复杂的生理改变，还有衰弱等老年综合征、多病共存的疾病特点、多重用药及对于社会支持的独特需求，因此，决定了临床医生要用全面的评估手段和多学科协作的工作模式，对老年患者采用及时的诊疗措施，努力为老年人提供更好的医疗服务，寻求更佳的治疗结局。

第一节　老年患者的术前管理

随着年龄增长，全身各器官功能储备逐渐下降，老年患者常常合并多系统疾病，而心脏、肺部、肾脏等重要器官疾病又与外科术后并发症甚至术后结局密切相关。因此，术前综合评估患者全身功能状态，评估各器官系统功能对术前准备及术后治疗有指导意义。中华医学会老年医学分会于 2015 年制定了《老年患者术前评估专家建议》（以下简称《建议》），制定了高质量的老年患者术前评估策略供临床实践参考。老年患者患病症状常不典型，一些症状常被认为是增龄所致功能老化的表现，并不被认为是疾病所致，《建议》指出：术前应常规对老年患者衰弱状态、日常活动能力、认知功能障碍、心脏功能、肺部并发症、肾脏功能、血栓与出血风险、营养状态等进行评估。

一、术前综合评估

老年患者的总体功能状态，如衰弱、功能依赖、认知障碍、焦虑抑郁状态、营养状态等，常常是术后不良事件的预测因素，与术后死亡率增加、并发症发生率增高、住院时间延长、住院费用增加等密切相关。术前即采集相关信息，建立基线资料对术后出现相关并发症的量化比较尤为重要。老年患者功能状态总体呈下降趋势，因而建议对每位老年患者的功能状态评估进行档案式管理，其中包括：

（1）衰弱筛查（附表 12-1）。

（2）功能/体力状态筛查：先做简短筛查试验，如果有任一问题回答"不能"，则进行日常活动能力量表（Activity of Daily Living Scale，ADL）筛查（附表 12-2、附表 12-3）。

（3）跌倒风险评估，《建议》中没有对跌倒的风险评估做出量化表格推荐，建议结合既往跌倒史及功能受损情况综合考虑跌倒风险，通过起立行走实验（Time Up and Go Test，TUGT）对患者步态、运动受限进行评估，即记录患者由椅子起立走到距离患者 3m 处再重新坐回椅子的时间，≥15 秒提示功能减弱。

（4）认知功能障碍评估，常用评估量表见附表 12-4。

（5）精神状态的评估：分为焦虑、抑郁状态的评估，见附表 12-5、附表 12-6，术后谵妄在老年患者中更常见，谵妄严重程度评估见附表 12-7。

（6）营养状态评估：老年营养风险指数（geriatric nutritional risk index，GNRI）是国际

上推荐的用于老年人的营养评估指标，计算公式为 GNRI = 1.489×白蛋白浓度（g/L）+ 41.7×（体质量/理想体质量），理想体质量计算公式为：男性：身高（cm）-100-｛[身高（cm）-105]/4｝，女性：身高（cm）-100-｛[身高（cm）105]/2.5｝。分级标准为 GNRI < 82，严重风险；82 ≤ GNRI < 92，中度风险；92 ≤ GNRI ≤ 98，低风险；GNRI > 98，无风险。国内老年营养评估推荐有微营养评定法简表（Mini Nutritional Assessment Short Form，MNA-SF）、营养风险筛查（Nutrition Risk Screening 2002，NRS 2002），已被临床医生接受和广泛使用（附表 12-8、附表 12-9）。

上述评估方法是老年综合评估（comprehensive geriatric assessment，CGA）[10] 的重要组成部分，但目前尚未完全被临床医师广泛应用。CGA 是老年医学的核心技术之一[11]，主要由患病情况、精神心理健康、躯体功能状态、社会支持、生活环境 5 个方面组成，全面评价与个体身心功能状态相关的所有问题。评估的目的是早期发现老年人在健康和功能状况方面的问题及可能导致不良后果的风险，及时采取有效措施，在问题尚处萌芽状态或可逆阶段进行干预，达到延缓老年人基础疾病恶化、保持或提高生活质量等目标。CGA 的作用包括：①对临床医生进行患者的全面评估有提示作用，关注临床中常常容易忽视的问题，如患者的口腔问题常影响患者进食，进而可能影响患者的营养状态。②筛查老年综合征，为临床干预提供依据，并提供干预疗效的评价标准。③综合评估的结果，对临床诊疗模式及管理策略有决定作用。

目前，CGA 在中国的知晓率不高[12]，在欧美等国家已经是老年专科的常规诊疗方法，广泛应用于老年住院患者疾病急性期、亚急性期及手术前功能评估、社区老年人疾病的早诊早治等，在老年肿瘤、心血管内科、肾内科等专科领域也越来越重视 CGA 的应用。Ellis 等[13] 在纳入 22 项随机对照试验的 Meta 分析中发现，CGA 可以明显减少老年患者的死亡和疾病恶化的风险，降低住院费用。Alberto 等总结了近 30 年 CGA 在各种医疗护理机构的应用数据，证实老年人实行 CGA 对健康结局是有益的，包括死亡率、残疾和认知功能方面[14]。老年患者外科手术前进行 CGA 也被证明有助于减少术后不良结局[15]。老年人患病症状常不典型，通过 CGA 及早发现患病及潜在风险，通过积极干预使老年患者的术前状态"最佳化"，以规避或降低手术及术后不良事件的风险。CGA 的实施虽然会耗费更多的时间和资源，但通过识别高风险患者、改善外科医生和患者之间的沟通以及潜在的预防围手术期不良事件，这些评估对于制定正确的预防、医疗与康复护理计划具有重要意义。

在临床实践中，患者能否进行手术治疗，除了患者病情、健康状况外，还有患者及家属意愿、经济条件等其他因素也起到决定性作用。以上评估手段提醒临床医生，我们治疗的老年患者是一个完整的人、一个复杂的系统，而不仅是某个组织或器官，利用这些评估方法识别出术后可能有不良结局的患者，在制定完善的诊疗计划同时，对患者及家属进行相应的风险告知，可以正确引导患者的心理预期，减少纠纷，提高患者及家属的依从性。

二、术前系统评估

1. 心血管系统：65 岁以上老年人非心脏术手死亡率 2.9%（高于总体人群的 0.8% ~ 1.5%[16]），其中 48% 死于心血管疾病或并发症[17]。心血管并发症是老年人术后的主要死亡原因，也是术后最危险的并发症。老年人是心血管病的高发人群，有 30% 以上的心血管共病患者接受手术，患者常常术前表现轻微或根本无临床表现，当手术应激时才爆发出来，因此，术前进行心脏的危险评估，提前干预，可减少术后心脏不良事件发生，降低术后死亡率，使患者受益。心脏手术的术前评估，建议参考相应心脏外科指南。

临床实践中，每位外科医生在术前，一定要对患者进行评估。通过详细询问病史，仔细查体寻找异常体征，简单的辅助检查，如心电图、心脏彩超等，就会对患者的器官功能有概括的了解。主观评估，是临床最常用、最快速的评估方法。然而老年人机体代谢率下降，对痛觉等不适敏感性降低，疾病表现隐匿，基础疾病与器官功能状态常常处于"和平共处"的局面。当病情变化，由于器官储备能力下降，病情又会急转直下。实验证明，主观评估既不能准确识别心肺功能差的患者，也不能预测并发症发病率和术后死亡率。因此，不应用主观评估来判断患者的术后风险，应采用临床预测指标，运动耐量进行评估（表12-1）。

临床预测指标：老年人常多病共存，基础疾病对于围手术期心血管风险有预测价值。高危因素包括：不稳定型冠状动脉综合征、失代偿性心力衰竭、严重心律失常、严重的瓣膜疾病。中危因素包括：轻度心绞痛、心梗病史或病理性 Q 波、代偿性心力衰竭或心衰病史、糖尿病、肾功能不全。低危因素包括：高龄、心电图异常、非窦性心律、运动耐量减低、卒中史、未经控制的高血压病[18]。心脏风险指数系统，利用临床预测因素对非心脏手术患者进行术前评估，可以

表 12-1　运动耐量评估表

代谢当量（METs）	问题：你能够进行下列活动吗？
1 METs	能照顾自己吗？ 能自己吃饭、穿衣、使用工具吗？ 能在院子里散步吗？ 能按 50~80m/min 速度行走吗？
4 METs	能做简单家务（打扫房间、洗碗）吗？ 能上一层楼或爬小山坡吗？ 能快步走（100m/min）吗？ 能短距离跑步吗？ 能做较重家务（拖地、搬动家具）吗？
10 METs	能参加较剧烈活动（跳舞、游泳等）吗？

注：运动耐量分级：良好（> 10 METs），中等（4 METs - 10 METs），差（< 4 METs）。

较好地预测术后死亡率和并发症发病率。Goldman 心脏风险指数最初于 1977 报告，经多次修改，目前使用改良版心脏风险指数（revised cardiac risk index，RCRI）。根据 RCRI 确定心脏风险指数 1~4 级，术后心脏并发症发生率分别为 0.4%、0.9%、6.6%、11%。

运动耐量评估：在对老年人的全身功能评估中，运动耐量评估是最早、最适合老年患者的检测项目。1990 年 Gerson 等[19]在老年患者术前行心肺运动试验及其他临床信息采集，比较术后并发症，结果显示不能进行 2 分钟仰卧式位运动，心率高于 99 次/分钟是发生围手术期并发症的最佳预测指标。这项试验结果也被认为是评价心功能最客观的指标。然而，因为检测方法烦琐，许多老年人出现不适提前终止试验等原因，并不适合每位老年患者。6 分钟步行试验（6-minute walk test，6MWT），简单易行、安全、廉价，Zugck 等的试验证明 6 分钟步行试验的结果与心肺运动试验相关，是更适合老年患者的心脏功能评价工具。目前，许多日常活动所需的能量代谢已经被量化，转化为"代谢当量"（metabolic equivalent，METs），各种日常活动所需能量情况如表 12-1 所示。中华医学会及欧洲心血管病协会均推荐以代谢量来衡量术前的器官储备能力，进行术前心脏风险的评估。低于 4METs 表明功能储备差，围手术期心脏事件的发生风险及死亡率可能增加。

手术种类与心血管危险程度分级：外科手术种类是决定心血管风险的因素之一，根据心脏事件发生概率将手术分为高危（心脏事件≥5%）、中危（心脏事件≥1%，<5%）、低危（心脏事件<1%），见表 12-2。

表 12-2 老年患者不同部位非心脏手术的心血管风险

低风险（<1%）	中等风险（1%~5%）	高风险（>5%）
浅表手术	腹腔内手术：脾切除、食管裂孔疝修	主动脉和大血管手术
乳腺手术	复、胆囊切除术	切开下肢的血管再通、截肢或取
牙科手术	有症状的颈动脉狭窄手术：颈动脉内	栓术
甲状腺手术	膜剥脱或支架术	十二指肠/胰腺手术
眼科手术	外周动脉成形术	肝切除、胆道手术
整形手术	血管内动脉瘤修补术	食管切除术
无症状的颈动脉狭窄手术：颈动脉内	头颈部手术	肠穿孔修补术
膜剥脱或支架术	神经或骨科手术：大手术（如髋部和	肾上腺切除术
妇科手术：轻微（如宫颈锥切）	脊柱手术）	膀胱全切术
骨科手术：轻微（如半月板切除）	泌尿外科或妇科手术：大手术（如肾	肺切除术
泌尿外科手术：轻微（如经尿道前列	移植手术）	肺或肝移植
腺切除）	胸腔手术：非大手术	

非心脏手术的评估流程：

2014 年美国心脏病学会/美国心脏协会（ACC/AHA）颁布了术前心脏评估指南，对冠心病患者的术前评估制定了流程，2015 年中华医学会推出的专家建议中也制定了相应的流程，见图 12-1。

生化指标：术前监测脑钠肽（brain natriuretic peptide，BNP）及肌钙蛋白对术后心脏并发症有预测价值，并且综合考虑指标优于单独监测某一指标[20]。炎症标志物可能有助于术前识别冠脉斑块不稳定患者，但目前尚无相关确切数据。

2. 呼吸系统：术后肺部并发症（postoperative pulmonary complications，PPCs）发病率 2%~5.6%，老年患者的肺部并发症发病率是年轻人的 2 倍[21]。肺部感染和肺不张是老年人术后主要并发症，肺栓塞和急性呼吸窘迫综合征、呼吸衰竭是术后严重并发症。高龄本身就是这些并发症的高危因素，其他高危因素有吸烟、活动耐力差、肥胖、基础疾病（如慢性阻塞性肺疾病、支气管哮喘、肺动脉高压、脑血管病史、阻塞性睡眠呼吸暂停综合征、贫血、心力衰竭）等[22]，而且上腹部和胸外科手术的肺部并发症较高。详细的病史采集和体格检查，明确肺部基础疾病，术前通过一系列检查进行肺部并发症的风险评估更是必要的。

全面的病史和体格检查是评估肺损害的严重程度和肺储备能力的基础。呛咳及吞咽等保护性反射减弱，是术后吸入性肺炎的危险因素。白天打鼾、嗜睡、头晕乏力、夜间憋醒及睡眠行为异常等表现，注意睡眠呼吸暂停综合征的诊断。吸烟史、二手烟暴露史、慢性咳嗽咳痰病史、近期气道分泌物的变化、呼吸急促或活动后呼吸困难、长期服用肺毒性药物（如胺碘酮）、发绀、杵状指、肺呼吸音减弱等信息均为临床肺功能评估提供重要线索。对于患肺部疾病或存在吸烟史、有肺部症状的老年患者，均建议进行肺功能的评估。肺部计算机断层扫描（CT）和磁共振成像（MRI）有助于筛选术前慢性阻塞性肺疾病和肺癌的高危人群，有助于确定已知疾病过程的范围和严重程度，对于麻醉时气管插管有一定参考价值。

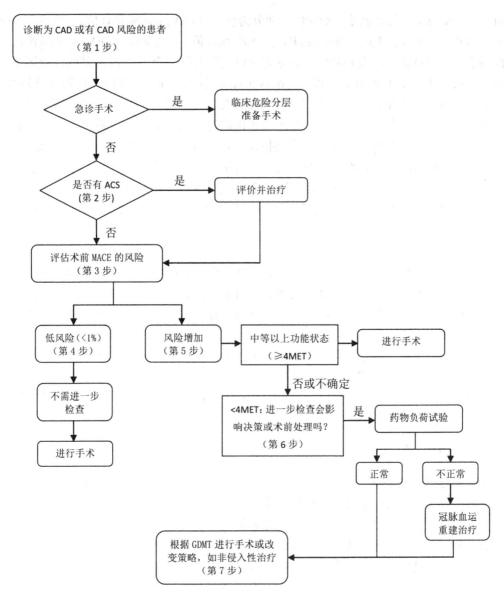

图 12-1 非心脏手术的评估流程

CAD：冠状动脉疾病。ACS：急性冠状动脉综合征。MACE：主要不良心血管事件。MET：代谢当量。GDMT：指南导向药物治疗。

目前，肺功能的测定，在预测术后肺部并发症及术后死亡率方面，没有充分的临床证据，仅对于肺切除术前的肺功能测定存在共识[23]。但肺功能测定可以筛查未诊断慢性阻塞性肺疾病（chronic obstructive pulmonary disease，COPD）者，且提供了更准确的疾病严重程度分层。其中最重要的是 1 秒用力呼气量（FEV_1）、用力肺活量（FVC）及其比值（FEV_1/FVC）。FEV_1/FVC 比值（<80%）与 FVC 降低和其他肺容积减少意味着限制性疾病。阻塞性肺疾病也可以通过肺功能测定来诊断和量化。FEV_1/FVC 比值< 0.70 与 COPD

诊断一致。根据肺功能的测定，COPD 分期分为轻度（$FEV_1 \geq 80\%$ 预计值）、中度（$50\% \leq FEV_1 < 80\%$ 预计值）、重度（$30\% \leq FEV_1 < 50\%$ 预计值）、极重度（$FEV_1 < 30\%$ 预计值）。这在围手术期很重要，因为 COPD 的诊断是 PPCs 发生的一个独立而重要的危险因素。运动耐量测试同样适用于肺功能的评估。6MWT 结果小于 350m 会增加慢性阻塞性肺疾病、慢性心力衰竭和肺动脉高压的死亡率，重症肺纤维化患者 6MWT 小于 207m 死亡率增加 4 倍。6MWT 还可以用来评估肺功能的改善或恶化情况，临床上，步行距离增加或降低超过 50m 的距离就是有意义的[24]。实验室检验指标包括：血气分析高碳酸血症是高风险的持续指标，有助于筛查高危患者术前开始气道正压治疗，从而降低发病率和死亡率[25]；低血清白蛋白水平被证明是术后肺部并发症及围手术期死亡率的重要预测因子，低于 35g/L 是危险增加的有力标志；有充分证据支持血清尿素氮水平为 7.5mmol/L 及血清肌酐水平高于 133mol/L 为 PPCs 的危险因素[26]。

3. 其他系统：

肾脏功能：老年人肾功能较年轻人明显下降，慢性肾脏病是术后并发症的独立危险因素，对老年患者术前应常规进行肾功能评估。由于骨骼肌萎缩使生成的肌酐减少，肌酐清除率的下降常不明显。用 CKD-EPI 公式估算肾小球滤过率可以更准确地反映肾脏功能，评估终末期肾病和死亡率的风险[27]。

血液系统：老年人贫血患病率明显高于年轻人，并且随年龄增高而增加，80 岁以上老年人贫血患病率高达 63%[28]。贫血是老年人术后并发症及围手术期死亡率的独立预测因素[29]。术前纠正贫血，并且明确贫血原因（如营养缺乏、慢性肾脏病、恶性肿瘤等）有利于改善术后结局。

三、术前准备

1. 一般准备：患者术前常有焦虑、恐惧，尤其老年人常因术前焦虑而失眠，更甚至可能出现心率过快、呼吸频率增加、血压增高等一系列改变，良好的术前沟通及充分的术前宣教很重要，包括倾听患者的意愿，取得患者的信任，对患者进行适度讲解，使患者了解手术的必要性及可能取得的效果、手术的风险及应对措施，消除患者顾虑，并对患者术后需要的注意事项进行告知，取得患者良好配合，进而可以改善患者的术后康复[30]。近 2/3 的老年患者在生命的最后阶段缺乏做出治疗决定的能力[31]，术前应确保接受手术的老年患者预先有一个指定的医疗代理人，并将这些信息记录在病历中。吸烟损害气道纤毛运动，使支气管清除能力下降，肺泡容易塌陷，可使围手术期死亡风险增加 38%，使严重术后并发症风险增加 30%～109%[32]。戒烟可使术后肺部并发症发病率明显降低，并且随着戒烟时间越延长，风险降低越明显[33]，尤其是对于 COPD 患者，至少在术前 8 周停止吸烟，可将术后风险降低至与不吸烟者相同[34,35]。术前进行吸气肌训练有利于降低术后肺部并发症发生率[36]和缩短平均住院时间，尤其在老年患者和老年高危患者中获益更大[37]。肥胖患者术后低氧血症及静脉血栓风险增加，与睡眠呼吸暂停相关使术后肺部并发症风险增加，择期手术患者术前应减肥，以期达到身体最佳状态。术前呼吸功能锻炼、咳嗽训练有利于气管内痰液排出，防止术后肺泡萎陷、低氧血症。腹部手术患者由于术后腹式呼吸及排痰受限，术前指导患者进行深吸气训练以及有效咳嗽训练对患者呼吸功能的恢复、早日脱离气管插管具有重要意义[38]。

2. 用药管理：老年人常患多种慢性疾病，65 岁以上老年人共病的患病率达 57%[39,40]。因而在治疗方面老年患者常常服用多种药物，调查发现老年患者服用 5 种以上药物比例高达 80% 以上[41]。多重用药可导致药物间相互作用及不良反应增加，对老年人可能导致跌倒风险增加、认知功能障碍、死亡率增加等不良后果。术前应记录和审查患者的完整药物清单，包括使用非处方药（非甾体抗炎药、维生素、眼药水、外用药品）和草药产品，确定术前应该避免或停止的药物，减少或替换可能使用不当的药物，达到降低患者术后不良事件的风险。

随着年龄增长，各器官衰老、功能下降，老年人药代动力学也出现相应的改变。由于胃肠运动功能减退，胃排空延迟，肠蠕动减慢，药物吸收速度下降，胃肠反应增多；肝酶活性下降，肾功能下降，药物代谢及排泄降低使药物半衰期延长，导致药物作用及毒性作用均显著增加，老年人成为药物不良反应的主要受害者[42]。目前，用于识别老年患者潜在不适当用药、减少不合理用药的标准中，应用最广泛的是 Beers 标准，2015 年由美国老年医学会进行更新后，纳入新的老年药物相关问题、不良事件和新的药物相关证据，新增了 2 个目录：老年患者应该避免的药物相互作用目录和老年患者中应该根据肾功能减量/避免的药物，并对原有目录药物进行调整，例如，地高辛可能增加老年人死亡率、长期使用质子泵抑制剂可能增加艰难梭菌感染、阿片类可能增加跌倒/骨折风险、佐匹克隆对痴呆和认知障碍的不良影响，把这些药物新增为老年应避免的药物。

老年人常用药很多可能增加术后并发症风险，术前注意尽可能停止这些药物使用。术前使用苯二氮䓬类、抗胆碱能类、抗组胺药，可能增加术后谵妄发病率，阿司匹林、氯吡格雷等抗血小板聚集药和非甾体抗炎药、糖皮质激素可能增加术后出血风险，如非必需，围手术期应避免或推迟使用。异丙嗪、甲氧氯普胺有加剧震颤造成意识障碍的风险，应避免用于患帕金森病者。三环类抗抑郁药及选择性 5-羟色胺再摄取抑制剂增加术后跌倒风险，术前也应停用。降压药、降糖药、利尿剂使用时也可增加跌倒风险，应密切监测血压、血糖等指标，避免跌倒。在停用一些药物之前，应考虑到可能出现的戒断反应，如术后需继续服用，应制订后续使用计划。

对老年术后结局有改善作用的药物应继续应用，并调整至最佳剂量。β 受体阻滞剂降低术后心脏并发症风险和术后死亡率的益处已经被大量实验证明，机制可能是通过降低心率来降低心肌耗氧量，导致心脏舒张充盈期延长、心肌收缩性下降。因而建议术前有 β 受体阻滞剂适应证或已经服用 β 受体阻滞剂者，围手术期均应继续应用[43]，注意监测血压，滴定心率在 60~80 次/分钟之间，因为心动过缓与低血压均可能增加术后脑卒中风险。他汀类药物还可通过多效作用使冠状动脉斑块稳定，从而在非心脏手术围手术期预防斑块破裂和心脏并发症，降低术后 30 天死亡以及长期死亡率、心血管事件发生率。研究显示在血管外科手术及心脏手术前使用他汀类药物干预，对降低围手术期并发症及死亡率仍是有益的[44]。所以建议围手术期应继续他汀类药物治疗，并且对大多周围动脉疾病的外科手术前 2 周开始，在术后至少 1 个月继续使用，以获得最大的斑块稳定作用[43]。血管紧张素转换酶抑制剂（angiotensin-converting enzyme inhibitor，ACEI）或血管紧张素受体抑制剂（angiotensin receptor inhibitor，ARB）虽然有器官保护作用，但当用于降血压治疗时可能增加麻醉状态下低血压风险，尤其是在 β 受体阻滞剂同时使用时风险增加，建议术前 24 小时停用，术后血压稳定时继续使用[45]。对于已经诊断 COPD、支气管哮喘等基础疾病者，术前进行肺功能优化治疗（如支气管扩张剂、抗生素、糖皮质激素等），术后肺部并发症低于术前未干预者[45]。术前已经服用的药物，如抗帕金森药物、抗惊厥药物、抗心律失常药、一些降压药物等应于围手术期继续使用。

3. 贫血：贫血在老年人群中患病率较高，并且随着年龄增长而增加，根据 WHO 的贫血诊断标准（血红蛋白：女性 < 120g/L，男性 < 130g/L），65 岁至 80 岁以上患者中，贫血患病率由 10% 增加到 30% 以上[46]。手术过程本身已伴随出血，术前贫血，更增加了输血的机会，贫血、出血、输血增加老年患者术后死亡率，其机制可能与潜在的系统疾病、炎症、应激状态时器官供氧不足所致功能障碍有关，因而所有患者术前均应考虑纠正贫血、减少输血的策略[47]。与年轻人不同，老年人贫血有自己的特点[48]：①程度轻微，后果严重：大多数老年人是轻度贫血，血红蛋白多在 100g/L 以上，但这种轻度贫血明显增加衰弱程度、跌倒风险、认知能力和体力下降，甚至导致痴呆，住院率及死亡率增加。②诊断率低，重视不足：贫血通常没有症状，血红蛋白低于 90 ~ 100g/L 时，才会出现乏力、呼吸困难、心悸等不适，因而诊断率及知晓率较低，很多贫血是在术前筛查时发现并诊断的，因为老年贫血与围手术期死亡率的相关性，应将其视为术前重要的可治疗疾病，而不仅仅是一个异常的检验指标。③贫血病因：1/3 为营养不良（主要为铁缺乏），1/3 为炎症或慢性肾脏疾病，1/3 为不明原因贫血。术前应明确贫血的病因诊断，进行有针对性的干预（图 12-2），包括补充铁剂、叶酸、维生素 B_{12}、促红素、输血等，必要时可联合使用。术前限制性输血策略被专家广泛接受[49]，但可能并不适合老年患者。在包含 12 587 名志愿者旨在探讨输血阈值的系统回顾中，与宽松的输血策略（输血阈值为血红蛋白 90g/L 至 100g/L）相比，限制性输血策略（输血阈值为血红蛋白 70g/L 或 80g/L）虽然输注红细胞使风险降低 43%，但并没有降低 30 天死亡率[50]。在以 65 岁老年患者为对象的 meta 分析（$n = 5780$）中，30 天死亡率在限制性输血策略组比老年输血策略组增高（$P < 0.05$）。因此，宽松性输血策略更适于老年手术患者。在治疗目标方面，老年患者由于共病的存在、器官功能下降，对贫血耐受性更差，尤其骨科手术还存在隐性失血，术后血红蛋白常明显下降，因而建议对于拟行择期手术者，术前血红蛋白的目标水平应尽可能达到 WHO 定义的正常值范围[51]。

第二节　老年患者的术后管理

一、疼痛

老年围手术期疼痛多为急性疼痛，常伴心率加快、血压升高、出汗等自主神经系统表现，急性疼痛的有效处理对改善手术预后非常重要，如果得不到有效控制，可能转化为慢性疼痛，直接影响老年人的生活质量。目前，由于对药物副反应的担忧，老年患者疼痛并未得到足够的治疗。

良好的术后疼痛管理，从适合的疼痛评估开始。疼痛本质上是主观的不适，评估有助于疼痛程度标化，确定疼痛治疗是否足够。由于术后出现认知障碍是影响疼痛评估的主要

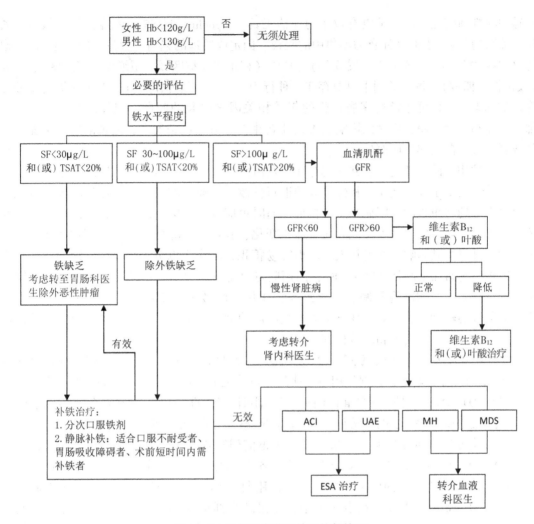

图 12-2　老年患者贫血的评估与管理

Hb：血红蛋白。SF：血清铁蛋白。TSAT：转铁蛋白饱和度。GFR：肾小球滤过率。ACI：炎症性贫血。UAE：未能分类的老年贫血。MDS：骨髓增生异常综合征。ESA：红细胞生成刺激剂。MH：恶性血液病（如慢性淋巴细胞白血病）。

因素，根据老年人意识水平，疼痛评价工具可分为：①意识水平正常的老年患者可使用一维疼痛量表，如视觉模拟量表（VAS）、言语评定量表（VRS）、数字评分量表（NRS）和面部疼痛量表（FPS）。NRS 和 VRS 的误差率较低，是最可靠和最有效的工具，VAS 更适合疼痛的纵向比较。②有轻至中度认知障碍的老年患者，VRS 也是一个适合的工具，但需要更多的时间和解释确保评估的准确性。③对于严重认知障碍的老年患者，无法自我评估，如痴呆症患者或术后意识障碍者，Doloplus-2 和 Algoplus 行为量表的可靠性已经得到验证[52]。Doloplus-2 评估量表分为 3 个亚类：躯体反应（休息时采取的保护性身体姿势、保护疼痛区、表情和睡眠模式）、精神运动反应（洗衣和/或穿衣和活动）、心理社会反应（交流、社会生活、行为问题）。每个项目有 4 个替代反应，根据疼痛相关行为的水平从 0~3 分，总分在 0~30 之间。大于或等于 5 分是痛苦的标志。Algoplus 行为量表使用简单，由于能够快速判断疼痛程度，是更有效率的评估工具。Algoplus 包括 5 项内容：脸（皱眉、紧闭、冰封的脸）、表情（注意力不集中的凝视、固定或遥远的乞讨、哭泣、闭上眼睛）、抱怨（"哎哟""痛""呻吟""哭泣"）、身体（移走或保护区域、拒绝和固定态度）、行为（攻击性、抓取）。每个类别中只要存在一种行为，这一项就算作 1 分。大于或等于 2 分是痛苦的标志。其他可能影响疼痛报告的年龄相关因素引起的问题，包括恐惧、焦虑、抑郁、文化和社会障碍、疾病的影响和丧失独立性[53]。在这些情况下，痛苦的表达可能被低估或者夸大，需引起临床医生注意。

与年龄相关的生理变化、共病的存在以及治疗共病使用的多种药物增加了老年患者术后疼痛处理的复杂性。老年人神经传导的退行性改变、痛阈增高，导致疼痛的表现可能低于疼痛本身的严重程度，因而当患者自诉疼痛时更应该引起医生的重视；肌肉重量减少和体脂增加，血浆蛋白质水平降低和血浆体积变化、肝肾功能降低，使镇痛药物在体内分布和代谢、排泄受到影响，在老年人体内更容易蓄积，副作用也更容易发生，因而，老年人使用镇痛药物常需要减量 30%~50%，用药间隔也常常需要延长；随着年龄增长，心输出量降低、脑血流量和脑容积减少，导致药物作用的脑敏感性增加，心脏不良事件风险更高。老年人的药动学和药效学变化可能影响所需的剂量和镇痛药物的效果，应密切监测治疗效果、不良事件的发生和严重程度。

非阿片类药物中，对乙酰氨基酚（N-乙酰基-对氨基酚，醋氨酚）是一种中枢作用的前列腺素抑制剂，外周作用较小，其副作用较经典的非甾体抗炎药物（non-steroidal anti-inflammatory drug，NSAID）少。过量使用最严重的不良反应是剂量依赖性的肝坏死。通常对乙酰氨基酚的耐受性较好，在没有严重肾损害的情况下，可能没有必要减少给予老年患者的剂量[54]。

非甾体抗炎药通过减少外周和（或）中枢前列腺素的产生而减轻疼痛和炎症，非选择性 NSAID，特别是酮妥酸、双氯芬酸或酮洛芬，能增强止痛作用，降低疼痛评分，减少对阿片类药物的需求 30%~40%，并改善康复结局[55]。不良反应主要包括心血管系统、肾脏和胃肠道并发症。在老年人中，建议减少剂量（25%~50%）和增加剂量间隔时间[55]。肌酐清除率低于 50 mL/min 是 NSAID 在术后使用的禁忌证。NSAID 对老年患者的胃风险不容忽视。NSAID 引起的消化道出血的发生率在 65 岁以上的患者中几乎是年轻患者的两倍，还能干扰一些老年患者常用药物的作用，例如华法林、利尿剂和血管紧张素转换酶（ACE）抑制剂。虽然长期服用 NSAID 的风险和严重程度在老年患者中有所增加，短期使用小剂量 NSAID 治疗急性疼痛仍是比较安全的，并且有确切的镇痛效果，尤其是骨科手术患者。

阿片类药物常可提供有效和快速的镇痛效果，老年患者术后常用的有可待因、吗啡以及类阿片作用的曲马朵。由于年龄相关的生理改变，老年人对阿片类作用的脑敏感度提高，药物半衰期延长，对阿片类药物使用均应减少给药剂量，延长给药间隔。主要副作用是呼吸抑制、恶心、呕吐和便秘、尿潴留，肝肾功能障碍患者副作用风险增加。在非药物治疗和非阿片类药物不能使疼痛明显缓解时，权衡风险和获益后慎重选择阿片类药物。因可能增加老年术后谵妄的发病风险，建议避免使用哌替啶[56]。曲马朵的作用是吗啡的 1/4~1/3，呼吸抑制和便秘的副反应明显减少，过量使用可能诱发癫痫发作，与单胺氧化酶抑制剂和 5-羟色胺再摄取抑制剂联合使用可使患者患上 5-羟色胺综合征，在老年患者中更常见。可待因镇痛同时有较强的镇咳作用，因镇痛作用是通过细胞色素 P 4502D6 转化为吗啡来实现的，活性比吗啡低 10~20 倍，患者之间的疗效差异性较大，可被老年患者常服用的药物（如氟西丁、西咪替丁）所抑制，不良反应主要是恶心、呕吐、便秘和意识障碍。吗啡在体内产生吗啡-6-葡萄糖醛酸酯，是比吗啡作用更强的代谢产物，可在老年肾功能不全者体内蓄积，呼吸抑制的风险明显增加。静脉应用阿片类药注意进行剂量滴定，以使用最小的剂量达到满意的镇痛效果。

二、谵妄

老年谵妄主要表现为意识障碍，根据临床表现，可分为兴奋性谵妄、抑制性谵妄和混合型谵妄。术后谵妄，是老年外科常见的并发症，与住院时间明显延长、认知功能障碍、功能减退和 6~12 个月死亡率升高有关。在血管、心脏或髋部骨折手术后最年老、最复杂的患者中，发病率往往较高。危险因素包括：年龄（＞65 岁）、认知障碍/痴呆等精神疾病史、精神药物使用史、饮酒史、其他系统疾病史（如心力衰竭、肾衰竭、糖尿病、房颤、贫血）等、术中出血、输血、术后疼痛、感染、环境改变（如入住 ICU）、药物使用、留置导管等均会增加术后谵妄的风险[57]。在老年患者，术后谵妄往往也是术后严重并发症的提示信息。

传统认为谵妄是可逆的急性脑功能障碍导致的神经精神症候群，Serrano-Dueñas 的研究发现，谵妄也可以造成老年永久的认知损害。预防谵妄的发生对改善预后非常重要，术后常规进行谵妄的筛查，尤其是高危人群、ICU 患者或专科重症病房，识别谵妄的高危人群，采取积极的干预措施，30%~40% 的谵妄是可以预防的。预防的措施包括：①充分的疼痛管理。②治疗术后恶心。③加强药物管理，避免使用导致谵妄的药物。④保持排便通畅，建议应用渗透性泻药。⑤促进与患者的沟通，为患者配备眼镜、助听器等、鼓励家属探视、维持白天-夜间的睡眠周期。⑥避免缺氧、低血压及贫血，保持水、电解质平衡。⑦尽早拔除尿管。⑧患痴呆、帕金森病者维持术前用药。⑨减少肢体束缚。

尽管采用了最好的预防措施，临床上仍有一部分患者术后出现谵妄，首先应明确病因，去除可能的原因，同时尝试非药物干预，上述干预措施后患者精神症状仍较明显，可尝试药物治疗。氟哌啶醇是治疗谵妄的一线用药，推荐开始予 0.5~1.0mg 口服或肌肉注射，由于可能增加 QT 间期延长的风险而不推荐静脉途径。应在 15 分钟至 1 小时内重新评估，如果无效则加倍剂量，注意当剂量超过 35mg/d 时增加 QT 间期延长的风险。应使用达到疗效的最低剂量以减少药物副反应。有证据表明，新的抗精神病药（如利培酮或奥氮平）和褪黑素可能有效地减少术后精神错乱的发生率[58]。在北京进行的一项随机双盲安慰剂对照试验中发现，对于 65 岁以上的非心脏手术患者，术后预防性小剂量右美托咪定可显著降低术后 7 天谵妄的发生，并且安全性较好[59]。

三、营养

外科患者的营养问题逐渐得到重视，临床医生已经意识到更好的营养状态能够使围手术期并发症发病率和死亡率降至最低。然而老年住院患者营养不良风险仍很高（达 44%~55%）[60-63]，这与老年患者进食能力和肠道吸收能力下降、肝肾等器官功能异常影响营养素代谢及丢失增加相关。术前即对患者进行营养不良筛查（如前所述），并根据患者术后情况综合、个体化制定营养方案是必要的。即使是胃肠道术后也建议尽早进食或肠内营养，已有多项研究报道，术后 24 小时内恢复口服或肠内营养，不仅不会增加吻合口漏或术后肠梗阻的发生率，还可减少感染性并发症，改善伤口愈合，缓解肠梗阻，缩短住院时间[64]。由于肠道耐受性有限，可以从低流量进食开始（如 10~20mL/h），随着肠道功能的恢复，逐渐增加入量，5~7 天内达到目标摄入量。对不能经口进食者可管饲，如果肠内营养不能满足患者生理需求，可结合肠外营养。与年轻人不同的是，老年人在营养摄入方面需要的并不是严格的限制，例如高血压患者饮食中限制盐的摄入、高血糖患者限制碳水化合物的摄入等，严格的限制也会导致营养不良，老年人常有吞咽障碍、常用药物中会有影响食欲、导致厌食、早饱、便秘等不良反应的药物，应注意排除这些因素的存在。肠内营养通常是首选的，当热量摄入在手术后 7~10 天内不能满足患者需求的时候考虑肠外营养，尤其对于高排出量肠外瘘、部分阻塞胃肠病变、严重肠梗阻、肠缺血的患者可能考虑较早开始肠外营养。如果出现胃食管反流、长期需要管饲，那么就要考虑经皮内镜胃造口术。管饲同时注意观察有无管饲相关的并发症，如堵管、误吸、腹泻等，及时采取相应措施，避免不良后果。术后至少前 5 天每天评估患者液体出入量的平衡及热量摄入是否合适，有无营养不耐受的表现，如恶心、呕吐、疼痛、咀嚼或吞咽困难、肠功能受损以及体检和腹部检查出现不耐受的症状。大手术使机体出现免疫失调和氧化应激，肠内或肠外补充精氨酸、谷氨酰胺和 ω-3 脂肪酸等特定营养素，可调节术后炎症和增强免疫应答[65]。

四、术后跌倒

跌倒发生率随着年龄增长而增高，术后衰弱、意识受损、肢体功能障碍以及止痛药、降糖药、降压药等药物的使用会增加跌倒的风险。一项以 65 岁以上老年骨科患者为主要研究对象的回顾性研究表明，10%~70% 的老年患者术后发生跌倒，其中有 5%~20% 为严重损伤[66]，包括撕裂、骨折、硬膜下血肿和死亡，明显延长住院时间、增加住院费用与死亡率。针对高危因素的综合干预是预防跌倒的主要措施，术后应每天筛查跌倒高危因素，如认知障碍、衰弱致平衡障碍或步态失调、尿频或腹泻需要经常如厕、体位性低血压、有跌倒史、抑郁、多重用药等[67]，必要时进行 TUGT 对患者步态、运动受限进行评估，应针对患者可能跌倒的各个环节进行干预，包括：①在患者病房内做出警示性标识，提醒医护人员及家属、陪护注意防止患者跌倒。②改善病房环境，如将报警铃放在患者床头可触及位置、避免地面湿滑、配备床旁坐便器、浴室走廊等地方增加扶手等安全设施。③改善患者肢体肌力恢复，逐渐进行功能锻炼，增加患者步态稳定性。④对急性认知障碍或精神错乱者应排查病因对症治疗，加强管理。目前没有证据显示物理束缚可以降低跌倒发生率，反而可能加重患者意识障碍，所以建议避免使用物理束缚。⑤加强医护人员培训及患者家属和护工的健康教育，提高跌倒防范意识，改善对患者的护理水平。⑥减少患者卧床时间，因完全卧床会减少肌肉力量、导致直立性低血压，进一步降低患者活动能力，增加跌倒风险。老年人仅在几天的卧床休息时间内就会失去显著的肌肉重量和力量，持续卧床和缺乏活动会导致肌肉缩短和关节周围及软骨关节结构的改变，从而限制活动能力，延长卧床时间，成为恶性循环。所以即使患者没有下床意愿，也应由护理人员安排及辅助患者定时下床活动，减少卧床及其产生的不良后果。⑦通过预防术后谵妄、减少术后疼痛、贫血等综合管理，降低跌倒风险。⑧当患者病情出现变化时，应重新评估患者跌倒的风险。

五、术后感染

老年患者由于器官功能降低、多种疾病共存，加之手术创伤，导致机体免疫力降低，术后容易出现感染并发症，据统计，老年患者术后感染发生率3%~23%[68-70]。其中，呼吸道感染和泌尿系感染占大部分比例，严重影响患者的术后结局。

呼吸道感染是多种外科手术后最常见的并发症，在老年骨科术后感染中比例可高达52.94%[70]。术后出现呼吸道感染，容易导致低氧血症、呼吸衰竭甚至多器官衰竭等，严重影响手术效果。术前对呼吸系统进行评估时应采取干预措施（如前述），术后衰弱、营养不良、留置鼻胃管、下床活动晚、气管插管为老年呼吸道感染的独立危险因素，术后干预措施包括：①注意营养支持，改善衰弱状态，患者生命体征平稳、意识恢复即可鼓励患者于病床上主动翻身，避免绝对卧床，辅助患者早期下床活动也是促进术后恢复的重要内容。②术后应给予饮食指导，鼓励患者早日恢复经口进食，脱离鼻胃管，可减少反流误吸，降低肺部感染发生率。对于呛咳误吸明显者，留置鼻胃管进食需注意进食时保持患者坐位，餐后1小时内不能平卧，每次管饲前注意回抽胃管观察有无胃潴留，鼻饲后用清水冲洗胃管防止食物阻塞胃管。③保持呼吸道通畅，辅助排痰。有呼吸道基础疾病患者常有气道分泌物排出，术后患者可能因疼痛或无力导致排痰不畅，或液体入量不足痰液黏稠而不易排出，术后注意每日观测气道分泌物质、量，可借助人工叩背、震荡排痰机、负压吸引等物理手段辅助排痰，对于痰液黏稠不易咳出者，可给予雾化吸入以利于痰液排出，避免痰阻气道导致肺内感染。

泌尿系感染占老年术后感染并发症的5%~12%，感染病原体易通过血行途径引起菌血症和败血症，严重者导致感染性休克，死亡率高达10%~20%[69]。老年人膀胱、尿道等组织黏膜萎缩、变薄，防御功能减低，易发生感染。对于未留置尿管的老年患者，膀胱壁的退行改变及前列腺增生等原因导致残余尿量增多，加之术后卧床时间增加、排尿姿势改变，排尿的生理性冲洗作用减弱，未排干净的尿液成为病原微生物的培养基，导致泌尿系感染危险增加。导尿操作及持续留置尿管是术后尿路感染的直接原因，尿道口或尿道前段的微生物可随着尿管直接进入膀胱导致上行性尿路感染，或通过破损黏膜入血导致血行感染，留置尿管时间越长，感染概率越大[71]。预防泌尿系感染的干预措施包括：①严格掌握留置尿管的适应证，导尿并不是手术前的常规操作，留置尿管也不应成为获得尿液标本的手段或代替护理的简便方法。②规范操作：严格遵守无菌原则，对局部充分消毒，选择大小及材质合适的导尿管，手法迅速且轻柔，避免黏膜损伤，使用防逆流装置及密闭尿袋，妥善固定。③定期对尿道口进行清洗、消毒，更换引流装置，搬动患者时注意夹闭引流管防止尿液逆流。④每日评估患者留置尿管的适应证，尽早拔管，恢复正常排尿功能。⑤鼓励患者下床活动，密切观察患者每日尿液变化，必要时测定残余尿量、留取尿液常规及培养，结合热敷或理疗等手段促进尿液排净，对于无症状性菌尿慎用抗生素。

六、康复和护理

老年患者在住院期间和住院后功能下降的风险很高。30%以上的老年人在住院期间出现了与日常生活活动有关的新残疾。术后一年仅不到一半的老年患者恢复到了术前的功能水平。除了手术的影响，功能下降的危险因素包括年龄、衰弱、认知障碍、抑郁、老年综合征、肢体活动能力受损等，应积极采取干预措施，防止老年人术后功能下降。首先，对患者进行术后康复知识的讲解，使患者了解怎样配合能够促进术后的康复，增强康复信心，鼓励早期下床活动，避免约束，有助于维持功能，减少并发症。一部分老年患者术后虚弱，肢体肌力降低，难以配合康复锻炼，可根据患者活动能力，鼓励患者坐于床边进行下肢活动，或仅扶于床尾站立数分钟至数十分钟，选择最适合患者的活动量，而不宜强求运动量。其次，根据患者手术部位、基础疾病对患者功能状态进行评估，选择有针对性的康复锻炼，可请康复专科协助进行多学科诊疗模式，这也是老年医学一直倡导的诊疗模式。

在老年人的诊疗过程中，护理水平是对临床结局有重要意义的因素之一。老年患者多有肢体活动障碍、生活不能自理，术后更需要依赖他人，及时、正确的护理可以防止围手术期并发症，如有气道分泌物而无力咳痰者，及时吸痰可预防术后肺炎，留置尿管者定时开放尿道防止泌尿系感染，鼻饲患者观察患者有无吞咽动作等防止误吸，卧床患者按时翻身防止压疮，辅助患者康复训练防止跌倒等。提高对患者的护理水平，不仅是提高护士的水平，更重要而且常常被忽视的是对患者家属及陪护人员护理方面的教育，这需要花费一些时间，但却是确实可以改善患者术后结局的重要因素。

小结：随着老年人口增加，老年患者的健康管理、疾病诊疗成为不容忽视的社会问题，由于特殊的生理病理变化及老年病的特点，临床上缺乏老年人群诊疗相关的循证医学证据，很多实验选择受试对象时还特别排除了衰弱的高龄患者，成为老年诊疗过程中的难题。由于衰老进程不同，老年人的异质性增大，因而在临床决策中还应注意制定个体化的诊疗方案。手术带来的风险对老年人意味着巨大的挑战，老年常见病如痴呆、跌倒、谵妄等老年综合征，可以是就医的第一主诉，也可以是住院过程中出现的并发症，这些疾病的管理重在早期发现，因而老年综合评估在筛查疾病、早期诊断方面至关重要。老年病的诊治不仅仅是某一器官、某一系统的诊疗，更应该从整体出发，更多地考虑共患病、多重用药、老年综合征等方面。老年患者诊疗的目标更多的是改善生活质量，而不一定是治愈疾病。

附表为各种功能评估量表。

附表 12-1　衰弱筛查量表（The "FRAIL" Scale）

项目	问题
疲劳（Fatigue）	您感到疲劳吗？
力量（Resistance）	您能上一层楼梯吗？
有氧运动（Aerobic）	您能行走一个街区的距离吗（500m）？
健康状况（Illness）	您患有 5 种以上疾病吗？
营养（Lost）	您在最近 1 年内体重下降超过 5% 了吗？

注：总评分 0~5 分，其中 0 分：强壮，1~2 分：衰弱前期，3~5 分：衰弱。

附表 12-2 功能/体力状态的简短筛查试验

问题
1. 你自己能下床或离开椅子吗？
2. 你自己能穿衣服和洗澡吗？
3. 你自己能做饭吗？
4. 你自己能买东西吗？

附表 12-3 ADL 量表评估计分方法

项目	0分	5分	10分	15分
大便	失禁	偶尔失禁	能控制	
小便	失禁	偶尔失禁	能控制	
洗漱	需要帮助	独立洗脸、刷牙、梳头、剃须		
如厕	依赖别人	需部分帮助	自理	
吃饭	完全依赖	需部分帮助	全面自理	
挪动	完全依赖，不能坐	需大量帮助（2人）能坐	需少量帮助（1人）或指导	自理
活动（步行）	不能动	在轮椅上独立活动（体力或语言指导）	需1人帮助步行	独自步行（可用辅助器）
穿衣	依赖	需部分帮助	自理	
上楼梯	不能	需帮助（体力或语言指导）	自理	
洗澡	依赖	自理		

注：总分100分，达到100分为正常，高龄老年人达到95分为正常。

附表 12-4 老年人简易智能量表（MMSE）评估计分方法

项目	分数
Ⅰ 定向力	最高分（10分）
每答对一题得1分：现在是（星期几）（几月）（几号）（什么季节）（哪一年）	5
每答对一题得1分：我们现在在哪里：（省市）（区或县）（街道或乡）（什么地方）（第几层楼）	5
Ⅱ 记忆力	最高分（3分）
现在我要说三样东西的名称，在我讲完以后，请您重复一遍。请您记住这三样东西，因为几分钟后要再问您的。（请仔细说清楚，每样东西间隔1秒钟）。"皮球""国旗""树木"，请您把这三样东西说一遍（以第一次的答案计分），每答对1个得1分	3
Ⅲ 注意力和计算能力	最高分（5分）
请您算一算100减7，然后从所得的数目再减去7，如此一直计算下去，请您将每减一个7后的答案告诉我，直到我说停为止。93，86，79，72，65（若错了，但下一个答案是对的，那么只记一次错误）	5
Ⅳ 回忆表达能力	最高分（3分）
现在请您说出刚才我让您记住的3样东西？"皮球""国旗""树木"	3
Ⅴ 语言能力	最高分（9分）
（出示手表）这个东西叫什么？	1
（出示铅笔）这个东西叫什么？	1
现在我要说一句话，请您跟着我清楚地重复一遍。"44只石狮子"	1
我给您一张纸请您按我说的去做，现在开始："用右手拿着这张纸，用两只手将它对折起来，放在您的大腿上。"（不要重复说明，也不要示范）	3

续表

项目	分数
请您念一念这句话，并且按照上面的意思去做。（见下面：闭上您的眼睛）	1
您给我写一个完整的句子。（句子必须有主语、动词，有意义）。记下所叙述句子的全文	1
这是一张图，请您在同一张纸上照样把它画下来。（对：两个五边形的图案，交叉处有个小四边形）。请您照下边的图重画一个：	1

注：评分参考：≤22分为痴呆，≤15分为严重痴呆；按文化程度区分的标准：文盲<17分，小学<20分，中学以上<24分为痴呆；总分30分，分数在27~30分：正常，分数<27分：认知功能障碍；初中以上文化者，老年人≥27分为正常，高龄老年人≥25分为正常。

附表 12-5　焦虑自评量表（SAS）

序号	题目	没有或很少时间有（1分）	有时有（2分）	大部分时间有（3分）	绝大部分或全部时间都有（4分）	评分
1	我觉得比平常容易紧张和着急（即焦虑）					
2	我无缘无故地感到害怕（即害怕）					
3	我容易心里烦乱或惊恐（即惊恐）					
4	我觉得我可能将要发疯（即发疯感）					
5	我觉得一切都很好，也不会发生什么不幸（了解有无不幸预感）					
6	我手脚发抖打战（手足颤抖）					
7	我因为头痛、颈痛和背痛而苦恼（躯体疼痛）					
8	我感觉容易衰弱和疲乏（乏力）					
9	我觉得心平气和，并且容易安静坐着（了解有无静坐不能）					
10	我觉得心跳很快（心慌）					
11	我因为一阵阵都晕而苦恼（头昏）					
12	我有晕倒发作或觉得要晕倒似的（晕厥感）					
13	我呼气吸气都感到很容易（了解有无呼吸困难）					
14	我手脚麻木和刺痛（手足刺痛）					
15	我因为胃痛和消化不良而苦恼（胃痛或消化不良）					
16	我常常要小便（尿意频数）					
17	我的手常常是干燥温暖的（了解有无多汗）					
18	我脸红发热（面部潮红）					
19	我容易入睡并且一夜睡得很好（了解有无睡眠障碍）					
20	我做噩梦					

注：题目5、9、13、17、19按反向计分，其余均为正向计分。总分统计标准：将20个项目的各个得分相加，即得初分；用初分乘以1.25以后取整数部分，就得到标准分；SAS标准分的分界值为50分，其中50~59分为轻度焦虑，60~69分为中度焦虑，70分以上为重度焦虑。

附表 12-6 老年抑郁量表（GDS）

项目	请为您在过去 1 周内的感受选择最佳答案	项目	请为您在过去 1 周内的感受选择最佳答案
*您对您的生活基本上满意吗？	是/否	您是否觉得您现在的处境没有希望？	是/否
您减少了很多活动和嗜好（兴趣）吗？	是/否	您是否觉得与多数人比较，您的记性更差？	是/否
您觉得生活空虚吗？	是/否		
您常常感到厌烦吗？	是/否	*您觉得体力充沛吗？	是/否
*您是否大部分时间内精神状态都好？	是/否	您是否感到您现在活得很没有价值？	是/否
您会害怕将有不好的事情发生在您身上吗？	是/否	您是否更愿意待在家里，而不喜欢外出和尝试新鲜事物？	是/否
*大部分时间内您觉得快乐吗？	是/否	您是否觉得大部分人比你过得更好？	是/否
您是否经常感到自己是无能和没用的？	是/否	*您是否认为"现在还能活着"是一件很好的事情？	是/否

注：带"*"问题回答"否"者记 1 分，其他问题回答"是"者记 1 分；正常为 0~5 分，5 分以上提示抑郁。

附表 12-7 谵妄评定量表（CAM-S）

项目	症状缺如	症状轻度	症状显著
1. 急性发作或波动症状	0 分	1 分	2 分
2. 注意力受损	0 分	1 分	2 分
3. 思维不连贯	0 分	1 分	2 分
4. 意识水平变化	0 分	1 分	2 分
总分			

注：总分 0 分为正常，1 分为轻度谵妄，2 分为中度谵妄，3 分以上为重度谵妄。

附表 12-8 微营养评定法简表（MNA-SF）[(3)]

项目
1. 过去 3 个月内，是否因为食欲不振、消化问题、咀嚼或吞咽困难而减少食量？ 0=食量严重减少（>75%） 1=食量中度减少 2=食量没有改变（<±10%）
2. 过去 3 个月内体重下降情况？ 0=下降>3kg 1=不知道 2=下降 1~3kg 之间 3=没有下降
3. 活动能力 0=长期卧床或坐轮椅 1=可以下床或坐轮椅，不能外出 2=可以外出
4. 过去 3 个月内，患者是否受到心理创伤或患上急性疾病？ 0=是 2=否
5. 精神心理问题 0=严重痴呆或抑郁 1=轻度痴呆 2=无精神心理问题
6. 体质指数 BMI（体重/身高^2） 0=BMI<19 1=19≤BMI<721 2=21≤BMI<23 3=BMI≥23 注：如果不能取得 BMI，可以小腿围替代 小腿围（CC）（cm）？ 0=CC<31 3=CC≥31

注：总分：12~14 分，正常营养状态；8~11 分，营养不良风险；0~7 分，营养不良。

附表 12-9 营养风险筛查（NRS 2002）

第一步　NRS-2002 的初步筛查方法

	是	不是
1. **BMI** 是否< 20.5kg/m²		
2. 过去 3 个月内患者是否存在体重下降		
3. 过去 1 周患者是否进食减少		
4. 患者是否患有严重疾病（如接受加强治疗）		

注：任何一个问题回答"是"，则参见"第二步"；若所有问题回答"不是"，而患者准备接受重大手术，每周筛查 1 次；也可以考虑预防性营养治疗，以避免相关危险。

第二步　NRS-2002 的最后筛查方法

营养状态评分		疾病严重程度评分（即需求增加）	
无	营养状态正常	无	正常营养需求
评分 0		评分 0	
轻度	体重 3 个月内下降>5%	轻度	髋骨折，慢性病，尤其是合并急性并发症患者：肝硬化，慢性阻塞性肺疾病（**COPD**），慢性血液透析，糖尿病，肿瘤
评分 1	或食物摄入量是前一周进食量的 50%~75%	评分 1	
中度	体重 2 个月内下降>5%	中度	大的外科手术，中风，重度肺炎，血液肿瘤
评分 2	或 **BMI** 为 18.5~20.5kg/m²+全身情况受损 或食物摄入量是前 1 周进食量的 25%~60%	评分 2	
重度	体重 1 个月内下降>5%（3 个月内下降>15%）	重度	头部损伤，骨髓移植，重症监护患者
评分 3	或 **BMI**<18.5kg/m²+全身情况受损 或食物摄入量是前 1 周进食量的 0~25%	评分 3	

注：总分≥3 分，患者处于营养风险，需要营养支持。总分<3 分，每周复查营养风险筛查。

（白小涓，聂　宁）

参考文献

［1］Population Division of the Department of Economic and Social Affairs of the United Nations Secretariat ［DB］. World Population Prospects：The 2017 Revision. http：//esa. un. org/unpd/wpp/unpp/ p2k0data. asp.

［2］Shah A A, Haider A H, Zogg C K, et al. National estimates of predictors of outcomes for emergency general surgery ［J］. J Trauma Acute Care Surg, 2015, 78（3）：482-491.

［3］Townsend C, Beauchamp R D, Evers BM, et al. Sabiston Textbook of Surgery ［M］, 20th edition. Philadelphia ：Elsevier, 2017：327-359 .

［4］Shah A A, Zafar S N, Kodadek L M, et al. Never giving up：outcomes and presentation of emergency general surgery in geriatric octogenarian and nonagenarian patients ［J］. American Journal of Surgery, 2016, 212（2）：211-220.

［5］Novello M, Gori D, Di Saverio S, et al. How Safe is Performing Cholecystectomy in the Oldest Old? A 15-year Retrospective Study from a Single Institution ［J］. World Journal of Surgery, 2018, 42（1）：73-81.

［6］Riall T S, Zhang D, Townsend C M, et al. Failure to perform cholecystectomy for acute cholecystitis in elderly patients is associated with increased morbidity, mortality, and cost ［J］. J Am Coll Surg, 2010, 210（5）：668-677, 677-679.

[7] Brooks K R, Scarborough J E, Vaslef S N, et al. No need to wait: an analysis of the timing of cholecystectomy during admission for acute cholecystitis using the American College of Surgeons National Surgical Quality Improvement Program database [J]. J Trauma Acute Care Surg, 2013, 74 (1): 167-173; 173-174.

[8] de Mestral C, Rotstein O D, Laupacis A, et al. Comparative operative outcomes of early and delayed cholecystectomy for acute cholecystitis: a population-based propensity score analysis [J]. Ann Surg, 2014, 259 (1): 10-15.

[9] Korc-Grodzicki B, Downey R J, Shahrokni A, et al. Surgical considerations in older adults with cancer [J]. J Clin Oncol, 2014, 32 (24): 2647-2653.

[10] 李小鹰. 老年医学 [M]. 北京: 人民卫生出版社, 2015: 32-42.

[11] 陈旭娇, 严静, 王建业, 等. 老年综合评估技术应用中国专家共识 [J]. 中华老年医学杂志, 2017, 36 (5): 471-477.

[12] 林逸飞, 丁群芳, 曾理, 等. 临床老年科医师对老年综合评估的认知与运用现状 [J]. 中国老年学杂志, 2017, 37 (8): 2050-2051.

[13] Ellis G, Whitehead M A, Robinson D, et al. Comprehensive geriatric assessment for older adults admitted to hospital: meta-analysis of randomised controlled trials [J]. BMJ, 2011, 27; 343: d6553.

[14] Pilotto A, Cella A, Pilotto A, et al. Three Decades of Comprehensive Geriatric Assessment: Evidence Coming From Different Healthcare Settings and Specific Clinical Conditions [J]. Journal of the American Medical Directors Association, 2017, 18 (2): 192.e1-192.e11.

[15] Partridge J S, Harari D, Martin F C, et al. The impact of pre-operative comprehensive geriatric assessment on postoperative outcomes in older patients undergoing scheduled surgery: a systematic review [J]. Anaesthesia, 2014, 69 (Suppl.1): 8-16.

[16] Haynes A B, Weiser T G, Berry W R, et al. A Surgical Safety Checklist to Reduce Morbidity and Mortality In a Global Population [J]. N Engl J Med, 2009, 360 (5): 491-499.

[17] Devereaux P J, Chan M T, Alonso-Coello P, et al. Association between post-operative troponin levels and 30-day mortality among patients undergoing noncardiac surgery [J]. JAMA, 2012, 307 (21): 2295-2304.

[18] 李小鹰. 老年医学 [M]. 北京: 人民卫生出版社, 2015: 53-59.

[19] Gerson M C, Hurst J M, Hertzberg V S, et al. Prediction of cardiac and pulmonary complications related to elective abdominal and noncardiac thoracic surgery in geriatric patients [J]. Am J Med, 1990, 88 (2): 101-107.

[20] Ma J, Xin Q, Wang X, et al. Prediction of perioperative cardiac events through preoperative NT-pro-BNP and cTnI after emergent non-cardiac surgery in elderly patients [J]. PLoS One, 2015, 10(3): e0121306.

[21] Yang C K, Teng A, Lee D Y, et al. Pulmonary complications after major abdominal surgery: National Surgical Quality Improvement Program analysis [J]. J Surg Res, 2015, 198 (2): 441-449.

[22] Bevacqua B K. Pre-operative pulmonary evaluation in the patient with suspected respiratory disease [J]. Indian J Anaesth, 2015, 59 (9): 542-549.

[23] Nagamatsu Y, Shima I, Hayashi A, et al. Preoperative spirometry versus expired gas analysis during exercise testing as predictors of cardiopulmonary complications after lung resection [J]. Surg Today, 2004, 34 (2): 107-110.

[24] Bohannon R W, Crouch R. Minimal clinically important difference for change in 6-minute walk test distance of adults with pathology: a systematic review [J]. J Eval Clin Pract. 2017, 23 (2): 377-381.

[25] Chau EH, Lam D, Wong J, et al. Obesity hypoventilation syndrome: a review of epidemiology, pathophysiology, and perioperative considerations [J]. Anesthesiology, 2012, 117 (1): 188-205.

[26] Nakhaie M, Tsai A. Preoperative Assessment of Geriatric Patients [J]. Anesthesiol Clin, 2015, 33 (3): 471-480.

[27] Matsushita K, Mahmoodi B K, Woodward M, et al. Comparison of risk prediction using the CKD-EPI equation and the MDRD study equation for estimated glomerular filtration rate [J]. JAMA, 2012, 307 (18): 1941-1951.

[28] Robalo Nunes A, Fonseca C, Marques F, et al. Prevalence of anemia and iron deficiency in older Portuguese adults: An EMPIRE substudy [J]. Geriatr Gerontol Int, 2017, 17 (11): 1814-1822.

［29］ Gupta P K, Sundaram A, Mactaggart J N, et al. Preoperative anemia is an independent predictor of post-operative mortality and adverse cardiac events in elderly patients undergoing elective vascular operations［J］. Ann Surg, 2013, 258（6）: 1096-1102.

［30］ Vignali A, Elmore U, Cossu A, et al. Enhanced recovery after surgery（ERAS）pathway vs traditional care in laparoscopic rectal resection: a single—center experience［J］. Teeh Coloproctol, 2016, 20（8）: 559-566.

［31］ Silveira M J, Kim S Y, Langa K M. Advance directives and outcomes of surrogate decision making before death［J］. N Engl J Med, 2010, 362（13）: 1211-1218.

［32］ Wong J, Lam DP, Abrishami A, et al. Short-term preoperative smoking cessation and postoperative complications: a systematic review and meta-analysis［J］. Can J Anaesth, 2012, 59（3）: 268-679.

［33］ Mills E, Eyawo O, Lockhart I, et al. Smoking cessation reduces postoperative complications: a systematic review and meta-analysis［J］. Am J Med, 2011, 124（2）: 144 - 154. e8.

［34］ Guldner A, Pelosi P, de Abreu MG. Nonventilatory strategies to prevent postoperative pulmonary complications［J］. Curr Opin Anaesthesiol, 2013, 26（2）: 141 - 151.

［35］ Wong J, Lam DP, Abrishami A, et al. Short-term preoperative smoking cessation and postoperative complications: a systematic review and meta-analysis［J］. Can J Anaesth, 2012, 59（3）: 268 - 279.

［36］ Lai Y, Huang J, Yang M, et al. Seven-day intensive preoperative rehabilitation for elderly patients with lung cancer: a randomized controlled trial［J］. J Surg Res, 2017, 209: 30-36.

［37］ Kendall F, Oliveira J, Peleteiro B, et al. Inspiratory muscle training is effective to reduce postoperative pulmonary complications and length of hospital stay: a systematic review and meta-analysis［J］. Disabil Rehabil, 2018, 40（8）: 864-882.

［38］ 许慧, 季芳, 赵云云, 等. 普外科手术患者围术期干预预防肺部感染的临床研究［J］. 中华医院感染学杂志, 2016, 26（12）: 2776-2778.

［39］ 张可可, 朱鸣雷, 刘晓红, 等. 北京部分社区老年人共病及老年综合征调查分析［J］. 中国实用内科杂志, 2016, 36（5）: 419-421.

［40］ 常晶, 侯原平, 吴金玲, 等. 住院老年共病患者5505例疾病分布特点分析［J］. 中华老年多器官疾病杂志, 2014, 13（4）: 251-254.

［41］ 滕晋, 王丹, 徐熙, 等. 老年患者多重用药调查及共病管理的临床策略［J］. 中国卫生事业管理, 2015, 32（9）: 695-697.

［42］ Cahir C, Bennett K, Teljeur C, et al. Potentially inappropriate prescribing and adverse health outcomes in community dwelling older patients［J］. Br J Clin Pharmacol, 2014, 77（1）: 201-210.

［43］ Kristensen SD, Knuuti J, Saraste A, et al. 2014 ESC/ESA Guidelines on non-cardiac surgery: cardiovascular assessment and management: The Joint Task Force on non-cardiac surgery: cardiovascular assessment and management of the European Society of Cardiology（ESC）and the European Society of Anaesthesiology（ESA）［J］. Eur J Anaesthesiol, 2014, 31（10）: 517-573.

［44］ Coldrey J C, Upton R N, Macintyre PE. Advances in analgesia in the older patient［J］. Best Pract Res Clin Anaesthesiol, 2011, 25（3）: 367 - 378.

［45］ Sachdev G, Napolitano M. Postoperative pulmonary complications: pneumonia and acute respiratory failure［J］. Surg Clin North Am, 2012, 92（2）: 321-344.

［46］ Halawi R, Moukhadder H, Taher A. Anemia in the elderly: a consequence of aging［J］. Expert Rev Hematol. 2017, 10（4）: 327-335.

［47］ Smilowitz N R, Oberweis B S, Nukala S, et al. Association Between Anemia, Bleeding, and Transfusion with Long-term Mortality Following Noncardiac Surgery［J］. Am J Med, 2016, 129（3）: 315-323.

［48］ Goodnough LT, Schrier SL. Evaluation and management of anemia in the elderly［J］. Am J Hematol, 2014, 89（1）: 88-96.

［49］ 北京医学会输血医学分会, 北京医师协会输血专业专家委员会. 患者血液管理—术前贫血诊疗专家共识［J］. 中华医学杂志, 2018, 98（30）: 2386-2392.

［50］ Carson J L, Stanworth S J, Roubinian N, et al. Transfusion thresholds and other strategies for guiding allogeneic red blood cell transfusion［J］. Cochrane Database Syst Rev, 2016, 12: 10: CD002042.

［51］ Goodnough L T, Maniatis A, Earnshaw P, et al. Detection, evaluation, and management of preoperative anaemia in the elective orthopaedic surgical patient: NATA guidelines [J]. Br J Anaesth, 2011, 106 (1): 13-22.

[52] Torvik K, Kaasa S, Kirkevold O, et al. Validation of Doloplus-2 among nonverbal nursing home patients: an evaluation of Doloplus-2 in a clinical setting [J]. BMC Geriatr, 2010, 10 (1): 9.

[53] Chopra V, Wesorick D H, Sussman J B, et al. Effect of perioperative statins on death, myocardial infarction, atrial fibrillation, and length of stay: a systematic review and meta-analysis [J]. Arch Surg, 2012, 147 (2): 181 – 189.

[54] Coldrey J C, Upton R N, Macintyre P E. Advances in analgesia in the older patient [J]. Best Pract Res Clin Anaesthesiol, 2011, 25 (3): 367 – 378.

[55] Winchester D E, WenX, Xie L, BavryAA. Evidence of pre-procedural statin therapy a meta-analysis of randomized trials [J]. J Am Coll cardiol, 2010, 56 (14): 1099 – 1109.

[56] Chow W B, Rosenthal R A, Merkow R P, et al. Optimal preoperative assessment of the geriatric surgical patient: a best practices guideline from the American College of Surgeons National Surgical Quality Improvement Program and the American Geriatrics Society [J]. J Am Coll Surg, 2012, 215 (4): 453-661.

[57] Schenning K J, Deiner S G. Postoperative Delirium in the Geriatric Patient [J]. Anesthesiol Clin, 2015, 33 (3): 505-516.

[58] Clegg A, Young J B. Which medications to avoid in people at risk of delirium: a systematic review [J]. Age Ageing, 2011, 40 (1): 23-29.

[59] Su X, Meng Z T, Wu X H, et al. Dexmedetomidine for prevention of delirium in elderly patients after non-cardiac surgery: a randomised, double – blind, placebo – controlled trial [J]. Lancet, 2016, 388 (10054): 1893-1902.

[60] 朱跃平, 丁福, 刘欣彤, 等. 老年住院患者营养风险筛查及营养支持状况 [J]. 中国老年学杂志. 2013, 33 (11): 2609-2611.

[61] 吴晓娜, 崔越, 杨咏涛. 老年住院状况的营养状况评价 [J]. 肠外与肠内营养, 2013.20 (1): 26 -28.

[62] 王绚璇, 龚勋, 周尚成, 等. 湖北省老年住院患者营养状况 [J]. 中国老年学杂志.2015, 35 (23): 6900-6901.

[63] 朱海英, 于常英. 老年住院患者营养风险、营养不良 (不足与超重) 发生率及营养支持现状 [J]. 中国老年学杂志.2012, 32 (10): 2057-2059.

[64] Osland E, Yunus R M, Khan S, et al. Early versus traditional postoperative feeding in patients undergoing resectional gastrointestinal surgery: a meta – analysis [J]. Journal of Parenteral and Enteral Nutrition, 2011, 35 (4): 473 – 487.

[65] Braga M, Wischmeyer P E, Drover J, et al. Clinical evidence for pharmaconutrition in major elective surgery [J]. Journal of Parenteral and Enteral Nutrition, 2013, 37 (Suppl. 5): 66S – 72S.

[66] Kronzer V L, Wildes T M, Stark S L, et al. Review of perioperative falls [J]. Br J Anaesth. 2016, 117 (6): 720-732.

[67] Severo I M, Kuchenbecker R S, Vieira DFVB, et al. Risk factors for fall occurrence in hospitalized adult patients: a case-control study [J]. Rev Lat Am Enfermagem, 2018, 26: e3016.

[68] 赵霞, 王力红, 张京利, 等. 老年患者术后医院感染的危险因素分析 [J]. 中华医院感染学杂志, 2017, 27 (8): 1825-1828.

[69] 陈宏, 李非, 贾建国, 等. 老年患者择期开腹手术后感染风险因素分析 [J]. 中国普外基础与临床杂志, 2013, 20 (10): 1137-1140.

[70] 李坚, 张金喜, 李敏昇, 等. 骨科老年患者术后医院感染相关因素及预防策略分析 [J]. 中华医院感染学杂志, 2018, 28 (6): 876-882.

[71] 李晶, 刘静, 刘志英, 等. 老年人工关节置换术后拔除尿管时间选择与感染的研究 [J]. 中华医院感染学杂志, 2013, 23 (5): 1061-1063.

第十三章　围手术期中医中药治疗

随着中西医结合临床外科的普遍发展和提高，中西医结合在围手术期显示了越来越明显的优势。目前中医药在术前准备和术后康复中得到了广泛应用。实践证明，中医药治疗不仅可以缓解患者的急性症状，阻止病情进展，变急诊手术为择期手术，同时还可以有效地调整和改善机体的生理功能，提高患者对麻醉和手术的耐受能力，这对于提高手术安全性和降低手术风险具有不可低估的作用，从而降低术后并发症和手术死亡率[1,2]，达到术后康复的目的。

第一节　术前紧张焦虑

患者手术前由于对疾病的恐惧，或者对手术过程及预后有各种顾虑，多有不同程度的恐惧、紧张和焦虑等情绪。这种状态属于中医学"郁证""郁病"等范畴。表现为心情抑郁、情绪不宁、胸部满闷，或易怒易哭，或咽中如有异物感等[3]，严重者影响睡眠，出现失眠、多梦等症状，甚至影响手术的正常进行。

【病因病机】

1. 情志所伤：忧思郁结，七情过极，超过了自身的调节能力，导致情志失调，肝失疏泄，或思虑忧郁，损伤心脾，使心失所养，脾失健运，以致心情抑郁、情绪不宁、胸胁满闷、食欲不振等。

2. 体质因素：素体肝旺，肝气郁结，或体质虚弱，机体的调节能力减弱，复加对疾病、手术的恐惧，或悲伤、忧郁、思虑等情志刺激而致病。

本病的病机主要为忧思郁结，七情过极，致肝失疏泄，脾失健运，心失所养及脏腑阴阳气血失调。其病位主要在肝，可涉及心、脾、肾等脏。

【辨证论治】[4,5]

1. 肝气郁结：

症状：精神抑郁，情绪不宁，善太息，胸部满闷，胁肋胀痛，痛无定处，脘闷嗳气，不思饮食，或大便失常，舌质淡红，苔薄腻，脉弦。

治法：疏肝解郁，理气调中。

方药：柴胡疏肝散。柴胡、川芎、香附、陈皮、枳壳、白芍、炙甘草。

加减：嗳气频作，脘闷不舒明显，肝气犯胃，胃失和降者，加旋覆花、代赭石、紫苏梗、法半夏等和胃降逆；腹胀明显，饮食停滞者，加六神曲、麦芽、砂仁、炒鸡内金等消食导滞；伴腹胀、腹痛、腹泻，肝气乘脾者，加苍术、厚朴、茯苓、白豆蔻等以健脾化湿。

2. 气郁化火：

症状：心烦易怒，胸闷胁胀，口苦咽干，或头痛、面红目赤，或脘腹不适、便秘，舌质红，苔黄，脉弦数。

治法：疏肝解郁，清肝泻火。

方药：加味逍遥散加减。牡丹皮、栀子、柴胡、当归、白芍、茯苓、炒白术、香附、川芎、合欢皮等。

加减：口苦、便秘，肝火炽盛者，加龙胆、大黄以泄热通便；胁肋疼痛、反酸呕吐，肝火横逆犯胃者，加左金丸（黄连、吴茱萸）以泻肝火，行湿开痞；头痛、目赤耳鸣，肝阳上亢者，加菊花、钩藤以平肝清热。

3. 痰气郁结：

症状：精神抑郁，胸闷胁胀，咽中有异物感，舌苔白腻，脉弦滑。

治法：行气开郁，化痰散结。

方药：半夏厚朴汤加减。制半夏、厚朴、紫苏叶、生姜、茯苓、柴胡、白芍、香附等。

加减：烦躁、口苦、恶心欲吐，舌红苔黄腻，痰郁化热者，去生姜，加黄连、竹茹、瓜蒌子以清热化痰。

4. 心脾两虚：

症状：多思善疑，心悸胆怯，健忘失眠，头晕乏力，食欲不振，面色无华，舌质淡，苔薄白，脉细弱。

治法：健脾养心，补益气血。

方药：归脾汤加减。人参、炒白术、茯神、黄芪、龙眼肉、酸枣仁、木香、远志、佛手、当归、炙甘草。

加减：心胸郁闷，情志不舒，肝气郁结明显者，加柴胡、郁金、合欢皮等疏肝理气开郁；心烦、口干、舌红，阴虚火旺者，加生地黄、麦门冬、黄连等以滋阴清热。

【中成药】

1. 柴胡疏肝丸： 疏肝解郁、行气止痛，适用于肝气郁结证。口服。每次 1 丸，每天 2 次。

2. 丹栀逍遥丸： 疏肝清热、养血健脾，适用于肝郁血虚内热证。口服。每次 1 丸，每天 2 次。

3. 疏肝解郁胶囊： 疏肝解郁、健脾安神，适用于肝郁脾虚证。口服。每次 2 粒，每天 2 次，早、晚各 1 次。

4. 九味镇心颗粒： 养心补脾、益气安神，适用于心脾两虚证。温开水冲服。早、中、晚各服 1 袋，每天 3 次。

【针灸】[4,6]

治法：疏肝解郁，养心调神。

主穴：百会、印堂、太冲、神门、内关、膻中。

配穴：肝气郁结配期门；气郁化火配行间；痰气郁结配丰隆、中脘；心脾两虚配心俞、脾俞。

操作：毫针常规刺法。

手术期间可选择合谷、神门、内关、印堂、外关、太冲及耳穴神门。于术前 20 分钟开始，毫针常规刺法，得气后留针至手术结束，并在术中行针。

【其他疗法】[4,5]

1. 耳针： 取穴肝、心、胆、脾、枕、缘中、内分泌、神门。每次选 3~5 穴，毫针刺法或埋线法、压丸法。

2. 灸法：取穴百会、膈俞、胆俞。百会温和灸，膈俞、胆俞直接灸。

3. 穴位贴敷：取穴神阙、足三里、中脘、天枢，将肉桂、吴茱萸、当归、五味子打粉装瓶备用，使用时按 0.5：1：1：1 比例，加蜂蜜适量混合，制成边长为 1cm，厚为 2mm 大小的药块，粘于胶布贴于穴位上，也可选用专用的空白外敷贴。

【预防与调摄】

除药物治疗外，心理护理对本病尤为重要。医护人员术前多与患者沟通，取得患者的充分信任，使患者正确认识疾病，了解手术的必要性、手术过程、手术风险及预后，有助于患者正确对待疾病与手术，增强信心，使患者情绪稳定，更好地配合手术。

第二节　失眠

围手术期间患者由于恐惧、紧张和焦虑等情绪，常常影响睡眠，表现为睡眠时间减少、质量下降，轻者入睡困难，或寐而不酣，时寐时醒，或醒后不能再寐，严重时彻夜不寐等症状。这种状态归属于中医学"不寐""不得卧""目不瞑"等范畴。术后失眠患者也可参照此节治疗。

【病因病机】

1. 情志失常：五志过极均可导致脏腑功能的失调，围手术期患者由于恐惧、忧虑，情志不遂，肝气郁结，郁而化火，扰动心神，而致夜不能寐，或因思虑过度，伤及心脾，运化不健，气血生化乏源，以致心神失养而失眠。

2. 久病体虚：久病血虚，或手术伤精耗气，气血不足，引起心血不足，心失所养，心神不安而不寐。或年迈体虚，阴阳亏虚，而不寐。

不寐的病理，总属阳盛阴衰，阴阳失交。其病位主要在心，与肝、脾、肾密切相关。肝郁化火，或痰热内扰，心神不安者以实证为主，多见于术前。心脾两虚，气血不足，或由心胆气虚，或由心肾不交，水火不济，心神失养，多属虚证，多见于久病体虚及术后患者。

【辨证论治】[7,8]

1. 肝火扰心：

症状：突发失眠，性情急躁易怒，不易入睡或入睡后多梦惊醒，胸胁胀闷，善太息，口苦咽干，头晕头胀，目赤耳鸣，便秘尿赤，舌质红苔黄，脉弦数。

治法：疏肝泻火，镇心安神。

方药：龙胆泻肝汤加减。龙胆、黄芩、栀子、泽泻、车前子、当归、生地黄、醋柴胡、炙甘草、生龙骨、生牡蛎、磁石等。

加减：善太息，胸闷胁胀明显，属肝气郁结者，加香附、郁金、合欢皮以疏肝解郁；若头晕目眩，头痛欲裂，不寐躁怒，大便秘结，肝火上炎重症者，加可用黄连、黄柏、大黄以清泻肝火。

2. 痰热扰心：

症状：心烦不寐，胸脘痞闷，泛恶嗳气，伴头重，目眩，舌偏红，苔黄腻，脉滑数。

治法：清化痰热，和中安神。

方药：黄连温胆汤加减。制半夏、陈皮、竹茹、枳实、栀子、黄连、茯苓、远志、柏子仁、甘草等。

加减：嗳腐吞酸，脘腹胀痛，饮食停滞，胃中不和者，加炒六神曲、砂仁、炒鸡内金、炒莱菔子等以消食导滞和中；彻夜不眠，大便秘结者，加生大黄。

3. 心脾两虚：

症状：不易入睡，睡而不实，多梦易醒，心悸健忘，神疲乏力，四肢倦怠，面色少华，口淡无味，食少纳呆，腹胀便溏，舌质淡苔薄，脉细无力。

治法：补益心脾，养血安神。

方药：归脾汤加减。人参、黄芪、白术、当归、茯神、木香、远志、龙眼肉、酸枣仁、合欢皮、甘草等。

加减：心血不足较甚者，加熟地黄、白芍、阿胶以养血安神；不寐较重者，加五味子、合欢皮、柏子仁养心安神，或加生龙骨、生牡蛎以镇静安神；兼见脘闷纳呆，苔腻，痰湿中阻者，重用炒白术，加苍术、制半夏、陈皮、茯苓、厚朴等以燥湿健脾，理气化痰；大便稀溏者，去当归，加薏苡仁、白扁豆健脾利湿。

4. 心肾不交：

症状：入睡困难，甚则彻夜不眠，心中烦乱，心悸多梦，伴头晕耳鸣，五心烦热，咽干少津，舌红少苔，脉细。

治法：滋阴降火，交通心肾。

方药：六味地黄丸合交泰丸加减。熟地黄、山茱萸、山药、牡丹皮、茯苓、泽泻、黄连、肉桂等。

加减：心悸失眠，手足心热，心阴不足为主者，可用天王补心丹以滋阴养血，补心安神；心神烦乱、惊悸，失眠，阴血不足，心火亢盛者，可选朱砂安神丸。心烦不寐，彻夜不眠，易惊者，加磁石、生龙骨、龙齿重镇安神。

5. 心胆气虚：

症状：心悸胆怯，不易入睡，寐后易惊，遇事善惊，气短乏力，倦怠自汗，舌质淡苔白，脉弦细。

治法：益气镇惊，安神定志。

方药：安神定志丸合酸枣仁汤加减。人参、龙齿、茯神、石菖蒲、远志、川芎、合欢皮、知母、夜交藤、酸枣仁等。

加减：惊悸汗出，心肝血虚者，重用人参，加白芍、当归、黄芪以补益气血；胸闷，善太息，纳呆腹胀者，加柴胡、陈皮、山药、炒白术以疏肝健脾；心悸甚，惊惕不安者，加生龙骨、生牡蛎以重镇安神。

【中成药】

1. 人参归脾丸：益气补血，健脾养心，适用于失眠心脾两虚证。口服。大蜜丸每次1丸，每天2次。

2. 天王补心丹：滋阴养血、补心安神，适用于失眠阴虚血少证。口服。水蜜丸每次6g，小蜜丸每次9g，大蜜丸每次1丸，每天2次。

3. 朱砂安神丸：镇心安神、清热养血，适用于失眠心火亢盛，阴血不足证。口服。水蜜丸每次 6g，小蜜丸每次 9g，大蜜丸每次 1 丸，每天 1~2 次。本品中朱砂含硫化汞，不宜多服或久服，以防引起汞中毒；亦不宜与碘化物或溴化物同用，以防导致医源性肠炎。

4. 柏子养心丸：补气，养血，安神，适用于失眠心气虚寒证。口服。水蜜丸每次 6g，小蜜丸每次 9g，大蜜丸每次 1 丸，每天 2 次。本品含朱砂，不可过服、久服；不宜与碘化物或溴化物同用。

【针灸】[8]

治法：交通阴阳，宁心安神。

主穴：照海、申脉、神门、三阴交、安眠、四神聪。

配穴：肝火扰心证配行间；痰热扰心证配丰隆、劳宫；心脾两虚证配心俞、脾俞；心肾不交证配心俞、肾俞；心胆气虚证配心俞、胆俞。

操作：泻申脉，补照海；其他穴位常规针刺。

【其他疗法】[8,9]

1. 耳针：取穴心、肝、胆、脾、肾、交感、神门、皮质下。每次选 3~5 穴，毫针刺法或压丸法。

2. 穴位贴敷：肝火扰心证可用桑葚子 1 粒捣烂，左侧太冲穴外敷；痰热扰心证取枳实、陈皮、茯苓各 10g，甘草 8g，粉碎后开水调成膏，贴于肺俞、心俞穴；心脾两虚证用归脾丸 1 丸捣碎，神阙穴外敷，晚上贴，过夜，早晨取下；阴虚火旺、心肾不交证取黄连、生地黄、麦门冬，加黄酒调膏，贴于大陵、神门、太溪穴中任意两穴；心胆气虚证取黄芪 10g 当归、远志、石菖蒲各 5g，粉碎后制成贴剂，睡前 0.5 小时贴于气海、三阴交，每次贴 6~12 小时，隔日 1 次。如果采用中药饮片应先将饮片用粉碎机粉碎，也可采用中药配方颗粒，没有特殊说明的话，可以将中药粉或配方颗粒加温水调成糊剂，贴于相应的穴位，外用纱布和胶布固定，也可选用专用的空白外敷贴。治疗失眠一般可睡前 0.5~1 小时外贴，成人 4~6 小时，刺激性小的药物可贴敷过夜，早晨取下。贴敷前后应注意患者局部皮肤的清洁。

【预防与调摄】

围手术期失眠有明确的诱因，因此，积极与患者沟通，进行心理情志调整，克服过度的紧张、焦虑、抑郁、恐惧等不良情绪，帮助患者正确认识疾病，了解手术过程与预后，保持精神舒畅，尽量以放松、顺其自然的心态对待睡眠，有助于较好地入睡。

第三节　运用补法为手术创造良好的条件

腹部外科疾患除急腹症等发病急、变化快、以"邪实"为主的疾病外，许多腹部疾病由于病程较长，或合并出血、梗阻或肿瘤等病症，直接影响机体的消化与吸收功能，加之疾病的消耗，表现为纳差和食欲不佳、精神萎靡、乏力、消瘦等多种慢性虚弱症状。可归属于中医学"虚证"范畴，严重者可发展为"虚劳"。对于这类患者，术前可以采取"虚则补之"的治疗原则，辨证施治，根据患者气血阴阳的不足，以补法为主进行术前准备，改善患者的全身状况[1,10]。术后患者一般存在不同程度的气虚和血虚[2]，也可参照本节辨证论治。

【病因病机】

1. 大病久病，耗伤正气：大病，如恶性肿瘤等，邪气过盛，脏气损伤，耗伤气血阴阳；或久病迁延，日久不愈，损及人体的气血阴阳而致正气亏虚。

2. 急症重症，失血耗气：骤然腹部创伤、出血等原因，导致阴精气血耗损。

围手术期患者或因久病迁延不愈，耗伤气血阴阳，或创伤、出血等危急重症损及人体的阴精气血而正气亏虚。往往首先导致气、血亏损，但由于五脏互关，气血同源，阴阳互根，所以在病变过程中常互相影响，日久病情趋于复杂。脾为后天之本，肾为先天之本，因此病位以脾肾为主，而涉及五脏。

【辨证论治】[1,10]

1. 气虚：

症状：面色苍白无华或萎黄，气短懒言，语声低微，头昏神疲，肢体无力，食欲不振、食后胃脘不舒，腹胀或便溏，舌苔淡白，脉细弱。

治法：补气健脾。

方药：加味四君子汤加减。人参、黄芪、炒白术、茯苓、白扁豆、炙甘草。

加减：胃脘胀满，嗳气呕吐，胃失和降者，加陈皮、姜半夏以和胃降逆；食少纳呆、脘闷腹胀，嗳气，苔腻，食滞中焦者，加六神曲、麦芽、焦山楂、炒鸡内金、砂仁以健脾消食；腹痛即泻，手足欠温，脾阳不足者，加肉桂、炮姜以温中散寒。脘腹坠胀，气短，脱肛，证属中气下陷者，可改用补中益气汤以补气升阳举陷（黄芪、人参、当归、陈皮、升麻、柴胡、炒白术、炙甘草）。

2. 血虚：

症状：面色萎黄或淡白无华，唇、舌、指甲色淡，头晕目眩，胁痛，肢体麻木，筋脉拘急，舌质淡红苔少，脉细。

治法：补血和血。

方药：四物汤加减。熟地黄、当归、白芍、川芎、黄芪、党参、炒白术。

加减：血虚甚者，加制首乌、枸杞子、鸡血藤增强补血养肝的作用。

3. 气血两虚：

症状：面色苍白或无华，头晕目眩，少气懒言，心悸怔忡，神疲乏力，食少纳呆，舌淡苔薄白，脉细弱或虚大无力。

治法：益气补血。

方药：八珍汤加减。人参、黄芪、炒白术、茯苓、熟地黄、当归、白芍、川芎、陈皮、炙甘草。

加减：气虚重，重用人参、黄芪、炒白术；血虚重，重用熟地黄，同时加阿胶。食欲差、脘闷腹胀者，加六神曲、麦芽、焦山楂、炒鸡内金、砂仁以健脾消食、理气除胀。

4. 脾胃阴虚：

症状：口干唇燥，不思饮食，大便燥结，甚则干呕，呃逆，面色潮红，舌质光红少津，脉细数无力。

治法：养阴和胃。

方药：益胃汤加减。沙参、麦门冬、生地黄、玉竹、白芍、乌梅、甘草、谷芽、鸡内金、玫瑰花。

加减：口干唇燥，津亏较甚者，加石斛、天花粉以益胃生津；不思饮食甚者，加麦芽、扁豆、山药以健脾益胃；呃逆，胃气上逆者，加刀豆、柿蒂、竹茹降逆止呃；大便干结，津亏肠燥者，加当归、火麻仁、蜂蜜以润肠通便。

5. 脾肾阳虚：

症状：畏寒肢冷，面色苍白，腰膝酸软，神疲无力，大便溏泻，小便不利，多尿或不禁，浮肿，或腹胀如鼓（腹水），舌淡胖或边有齿痕，舌苔白滑，脉沉细无力或浮大无根。

治法：温补脾肾。

方药：右归丸加减。制附子、肉桂、杜仲、山茱萸、菟丝子、熟地黄、山药、枸杞子、当归、黄芪、党参。

加减：下利清谷，脾虚重者，去熟地黄、当归，加炒白术、薏苡仁益气健脾，渗湿止泻；五更泄泻，命门火衰者，合四神丸（煨肉豆蔻、盐炒补骨脂、醋五味子、制吴茱萸、大枣）以温脾暖肾，固肠止泻；水肿、尿少明显，阳虚水泛者，加茯苓、车前子，或合五苓散（猪苓、茯苓、白术、泽泻、桂枝）以利水消肿。

【中成药】

1. 四君子丸：益气健脾，适用于脾胃气虚证。口服。每次 3~6g，每天 3 次。

2. 补中益气丸：补中益气，升阳举陷，适用于脾胃虚弱、中气下陷证。口服。每次 6g，每天 2~3 次。

3. 归脾丸：益气补血，健脾养心，适用于心脾两虚证。口服。水蜜丸每次 6g，小蜜丸每次 9g，大蜜丸每次 1 丸，每天 3 次。

4. 附子理中丸：温中健脾，适用于脾胃虚寒证。口服。每次 1 丸，每天 2~3 次。

5. 金匮肾气丸：温补肾阳，适用于肾阳不足证。口服。水蜜丸每次 6g，小蜜丸每次 9g，大蜜丸每次 1 丸，每天 2 次。

6. 右归丸：温补肾阳，用于肾阳不足，命门火衰证。口服。大蜜丸，每次 1 丸，每天 3 次。

【针灸】[11]

治法：益气补血，健脾补肾。

主穴：脾俞、肝俞、肾俞、百会、关元、足三里、三阴交。

配穴：贫血或血虚加膈俞、气海、血海；气虚加膏肓；胃阴不足加胃俞、内庭；阳虚加命门；脾胃不和配胃俞、足三里；脾肾阳虚加命门。

操作：毫针常规刺法，可同时加灸法（肾阴虚证除外）。

【其他疗法】

耳针：取穴脾、肾、脑、神门、皮质下。每次选 3~5 穴，毫针刺法或压丸法。

【预防与调摄】

患者由于身体功能不佳，对麻醉及手术的耐受能力差，往往增加手术的危险或影响术后康复。因此，手术前提高患者生理机能有重要的意义。除了采取"虚则补之"的治疗原则，辨证论治，调整人体气血阴阳，改善患者的整体状况外，饮食情志等方面的调护也很重要。

围手术期患者正气不足，卫外不固，易感外邪。感受外邪，通常是病情恶化的重要原因，故应避风寒，适寒温，避免感冒。脾胃为后天之本，围手术期患者饮食应以富于营养、易于消化、不伤脾胃为原则，同时，避免辛辣刺激、滋腻厚味及生冷之物。"药食同源"，还可以采用食补的方法以扶助正气。阳虚忌寒凉之物，食宜温补；阴虚忌燥热之品，食宜清淡。同时，戒烟戒酒。生活起居要有规律，注意劳逸适度。调畅情志，保持乐观的心理状态、避免过分的情志刺激，这些都有利于疾病的恢复及整体状态的好转。

第四节　危重患者术前的中医辨证治疗

腹部外科和急腹症患者，由于重症感染，失血及水、电解质和酸碱平衡失调的存在，常导致病情迅速恶化，甚至合并休克[1]。其中以严重创伤、大量失血发生的低血容量休克及重度感染导致的感染性休克等最为常见。必须立即采取补充血容量、积极处理原发病、输血、纠正酸碱平衡失调、抗感染和抗休克等治疗，在这一时期，同时采用中医辨证论治可以为手术创造良好的条件，这对于降低手术并发症和病死率有不可低估的作用[1]。这种状态可归属于中医学"脱证"范畴，除原发症状外，多表现为神志淡漠，甚至昏迷，气息微弱，面色苍白，四肢厥冷，大汗淋漓，脉微欲绝等[12]。

【病因病机】

（1）失血失液，气随津脱：呕血便血，或创伤后大量失血，而致气随血脱，阳随阴亡；或暴吐暴泻，阴液大伤，气随津脱，阳随阴亡。

（2）热毒内蕴，正气衰亡：热毒内蕴，化火成毒，毒热过盛，而致气血逆乱，正气衰亡，而致阴阳之气不相维系。

（3）气血阴阳俱虚：久病羸弱，或爆发重疾，耗气伤阴，气血亏虚，阴阳之气不相维系。

各种疾病危重阶段，或邪毒内侵，内陷营血，气血逆乱；或大汗、暴吐、暴泻、大失血，耗气伤阴；或过敏性疾病、剧烈疼痛而致气机逆乱，导致"阴阳气不相顺接"或"阴阳之气不相维系"，而发"脱证"。多属虚实夹杂，以虚为主。

【辨证论治】[1,12]

1. 毒热内陷，燔灼营血：多见于各种外科感染性疾病如急性腹膜炎、胆道感染、绞窄性肠梗阻等所致之脓毒性休克（感染性休克）。这个时期患者多热毒炽盛而营血已伤。

症状：高热谵语或体温呈弛张热，烦躁口渴，小便短赤，大便秘结，舌质红绛，苔黄燥，脉细无力或数。

治法：清热解毒，清营凉血。

方药：清营汤加减。犀牛角10g（水牛角30g代替），金银花炭30g，连翘30g，栀子15g，蒲公英30g，黄连10g，板蓝根15g，紫草12g，牡丹皮10g，石菖蒲10g，安宫牛黄丸1丸（兑服）。另加白参6g，单煎频服。

2. 神陷气脱，心脾逆乱：多见于创伤性休克和过敏性休克，以真气亏虚为主。

症状：面色苍白，口唇发绀，烦躁不安，胸闷，气憋，汗出口张，四肢厥冷，舌淡，脉微欲绝。

治法：益气固脱，升阳救逆。

方药：独参汤加味。人参10g，黄芪30g，炙甘草10g。水煎频服。

3. 热伤耗津，气虚亡阴：多见于脓毒性休克中的高排低阻型休克，失血或失液所致的低血容量休克。

症状：心烦身热，口干思饮，手足尚温，汗咸不黏，呼吸气粗，舌质红绛干瘪，脉细数或虚大无力。

治法：益气补津，养阴增液。

方药：生脉散加减（人参、麦门冬、五味子）。可应用生脉注射液30~50mL，稀释后静脉滴注。

4. 元气大伤，阴损阳亡：多见于脓毒性休克中的低排高阻型休克及心源性休克。

症状：神情淡漠，畏寒身凉，四肢厥冷，冷汗淋漓，呼吸微弱，舌淡润，脉微欲绝。

治法：益气敛阴，回阳固脱。

方药：参附汤。人参、制附子。尤其适用于临床抢救时间长，对升压药依赖的患者。也可应用参附注射液10~20mL，加入10%葡萄糖注射液250mL中静脉滴注。

【注意事项】人参一般需另炖，制附子需先煎，患者状态差，给药方法以少量频服为宜。

【针灸】[1,12]

治法：回阳固脱，救逆。

主穴：素髎、内关。

配穴：人中、中冲、涌泉、足三里。

操作：先刺主穴以中强刺激，持续运针或电针，可加配穴留针或脉冲电刺激。

加减：热毒内陷证，针刺人中、百会、大椎、曲池、涌泉穴，或用三棱针点刺十宣、曲泽、委中出血。

【其他疗法】[1]

耳针：取穴肾上腺、皮质下、心、内分泌、神门、交感。毫针刺法或压丸法。

灸法：取穴百会、气海、关元、膻中，以艾条灸，不计壮数，以脉回汗止为度。气虚阳脱者以艾灸神阙、气海、关元穴。

【临证备要】

危重患者术前的救治必须针对病因采取不同的综合治疗措施，如立即补充血容量、积极处理原发病、输血、纠正酸碱平衡失调、抗感染和抗休克等治疗，中药和针灸可作为抢救措施之一。

第五节　术前肠道准备

腹部手术前的肠道准备关系到手术的成败，是术前准备中极其重要的一个环节，尤其是结肠、直肠手术，术前良好的肠道准备可以减少术后并发感染的机会。从20世纪80年代开始，我国中西医结合外科专家采用"通里攻下"法进行肠道准备，取得了良好的效果。"通里攻下"法属于中医治法中的"下"法，主要是应用泻下类中药，以排除胃肠积滞和燥屎。现代研究证实泻下药具有促进胃肠道运动的作用，研究也发现采用中药进行术前肠道准备可以促使术前肠道排空，降低术后感染率，促进术后肠功能早期恢复[1,13]。

一、单味中药制剂

1. 大黄[14]：

【药性】苦，寒，归脾、胃、大肠、肝、心包经。

【功效】泻下攻积，清热泻火，凉血解毒，逐瘀通经，利湿退黄。

【用法】生大黄 15~20g，术前 1 天上午 10:00，沸水冲服，饮水量不限。初始排便时间在 3 小时左右，服药后 8 小时代谢约 61%。

【使用注意】妇女哺乳期、月经期及孕妇慎用。

【药理作用】大黄主要成分为蒽醌衍生物，能增加肠蠕动，抑制肠内水分吸收，促进排便；同时有抗感染作用；此外，还有利胆和胃、保肝止血和降压作用。

2. 番泻叶[15]：

【药性】甘，苦，寒，归大肠经。

【功效】泄热行滞，通便，利水。

【用法】番泻叶 15g，术前 20 小时左右口服。用沸水 1500mL 浸泡 30 分钟，取其浸液分 3 次代茶饮，每次间隔 4~5 小时。

【使用注意】妇女哺乳期、月经期、孕妇及痔疮患者忌用。番泻叶泻下作用较强，用量较大时有较重腹痛、恶心、呕吐等不良反应，作用持续时间较长。

【药理作用】番泻叶致泻有效成分主要为番泻苷 A 和番泻苷 B，可以收缩大肠，引起腹泻；同时对多种细菌有抑制作用。

【其他】番泻叶泡水的效果不稳定，近来已较少使用。

3. 芒硝[16,17]：

【药性】咸，苦，寒，归胃、大肠经。

【功效】泻下通便，润燥软坚，清火消肿。

【用法】芒硝 54g，术前 1 天用温开水 400mL 溶解，分 2 次口服，中间间隔 0.5~1 小时。每次服药后 1 小时内根据个人承受力饮入温开水 750 ~1000mL。

【使用注意】孕妇慎用。其口感略咸，易于接受，仅 3.8% 的患者有恶心呕吐、胃部不适等症状。

【药理作用】芒硝主要成分是含水硫酸钠，有少量的氯化钠、硫酸钙等。芒硝经水溶解口服后，其硫酸根离子不易被肠黏膜吸收，在肠腔内形成高渗盐溶液，阻止肠内水分吸收，使肠内容积增大，促进肠蠕动，从而致泻。

二、复方中药制剂

术前肠道准备的复方中药制剂多以承气汤类泻下剂为主方，或配伍补气、行气、化瘀及清热解毒之品。这类方剂除具有泻下攻实、洗涤肠胃积滞作用外，还可以降低腹部术后感染率，促进术后肠道功能恢复，减少并发症的出现。常用方剂包括大承气汤、小承气汤、调胃承气汤[13]及大黄牡丹皮汤[18]等。

1. 大承气汤：

【组成】生大黄、厚朴、枳实、芒硝。

【功用】峻下热结。

2. 小承气汤：

【组成】生大黄、厚朴、枳实。

【功用】轻下热结。

3. 调胃承气汤：

【组成】生大黄、芒硝、炙甘草。

【功用】缓下热结。

4. 大黄牡丹皮汤：

【组成】生大黄、牡丹皮、桃仁、冬瓜子、芒硝。

【功用】泄热破瘀，散结消肿。

【加减】气虚，加黄芪、党参等补气健脾；行气，加炒莱菔子、枳壳、木香、紫苏梗；清热凉血化瘀，加牡丹皮、赤芍、桃仁；清热解毒，加蒲公英、金银花、栀子、败酱草。

【用法】水煎服。多于术前1~2天开始服用，每日1剂，分早、晚2次服用，术前晚服1剂。

【使用注意】生大黄泻下作用强，入汤剂不宜久煎，可后下，也可用开水泡服；芒硝应冲服。妇女哺乳期、月经期、孕妇慎用。

5. 胃肠复元汤[19]：

【组成】黄芪15g，太子参10g，生大黄15g，炒莱菔子20g，枳壳10g，木香10g，紫苏梗10g，桃仁10g，赤芍15g，蒲公英30g。

【功用】泄热破瘀，散结消肿。

【用法】术前3天开始，每天服用1~2剂。

第六节 原发性高血压

原发性高血压是临床常见的心血管疾病，高血压患者在围手术期由于精神紧张、焦虑等原因，往往出现血压控制不良，影响手术、麻醉的正常进行，并增加了手术的风险，是围手术期管理较为棘手的问题之一。原发性高血压属于中医学"眩晕""头痛"等范畴。一部分患者无明显临床症状，大部分患者常见头晕、头痛等症状，或伴有头部如裹、面红目赤、口苦口干、耳鸣耳聋、汗出、腰膝酸软等。

【病因病机】

1. 情志不遂： 围手术期忧思紧张，情志失调，肝失条达，肝气郁结化火，肝阴耗伤，风阳上扰。

2. 饮食劳伤： 平素嗜酒无度，或过食肥甘厚味，损伤脾胃，以致健运失司，水湿内停，聚湿成痰，阻于中焦，清阳不升，清窍失养。

3. 年老体衰： 年老肾精亏虚，髓海不足，无以充养于脑，致髓海空虚。

本病的病机主要为情志不遂、饮食劳伤及年老体衰，以致脏腑气血阴阳失调，风、火、痰、虚、瘀彼此影响，互相转化，扰乱血脉。其病位在心、肝、脾、肾，病性有实有虚，也有虚实夹杂者。

【辨证论治】[20,21]

1. 肾气亏虚：

症状：腰背酸痛（外伤性除外），胫酸膝软或足跟痛，耳鸣或耳聋，心悸或气短，发脱或齿摇，夜尿频，尿后有余沥或失禁，舌淡苔白，脉沉细弱。

治法：平补肾气，调和血脉。

方药：补肾和脉方加减。生黄芪、黄精、桑寄生、淫羊藿、炒杜仲、女贞子、怀牛膝、泽泻、川芎、当归等。

2. 痰瘀互结：

症状：头部如裹，胸闷，呕吐痰涎，刺痛（痛有定处或拒按），脉络瘀血，皮下瘀斑，肢体麻木或偏瘫，口淡，食少，舌胖舌苔腻，脉滑，或舌质紫暗有瘀斑瘀点脉涩。

治法：祛痰化浊，活血通络。

方药：半夏白术天麻汤合通窍活血汤加减。制半夏、苍术、白术、天麻、陈皮、茯苓、薏苡仁、桃仁、红花、当归、赤芍、川芎、枳壳、郁金等。

3. 肝火亢盛：

症状：眩晕头痛，急躁易怒，面红目赤，口干口苦，便秘，小便赤，舌红苔黄，脉弦数。

治法：清肝泻火，疏肝凉肝。

方药：调肝降压方加减。柴胡、香附、佛手、夏枯草、炒栀子、黄芩、牡丹皮、菊花、钩藤等。

4. 阴虚阳亢：

症状：腰酸膝软，五心烦热，心悸失眠，耳鸣健忘，舌红少苔，脉弦细而数。

治法：滋阴补肾，平肝潜阳。

方药：天麻钩藤饮加减。天麻、钩藤、石决明、炒栀子、黄芩、川牛膝、炒杜仲、益母草、桑寄生、夜交藤、茯神、牡丹皮等。

【中成药】

1. 牛黄降压丸：清心化痰，平肝安神，适用于肝火亢盛证。口服。每次1~2丸，每天1次。

2. 天麻钩藤颗粒：平肝息风，清热安神，适用于阴虚阳亢证。开水冲服。每次10g，每天3次；或遵医嘱。

3. 清脑降压片：平肝潜阳，清脑降压，适用于阴虚阳亢证。口服。每次4~6片，每天3次。

【针灸】[20]

治法：平肝潜阳，调和气血。

主穴：百会、曲池、合谷、太冲、三阴交。

配穴：肝火上炎者，加风池、行间；痰湿内阻者，加丰隆、足三里；瘀血内阻者，加血海、膈俞；阴虚阳亢者，加太溪、肝俞；阴阳两虚者，加关元、肾俞。

操作：毫针常规刺法。实证针用泻法，虚证针用补法。

【其他疗法】[20]

1. 耳针：取穴耳背沟、肝、心、交感、肾上腺；备用穴：耳神门、耳尖、肾。每次取3~4穴，酌加备用穴。肾气亏虚、肝火亢盛及阴虚阳亢者选用肾、枕、皮质下；痰浊壅盛者选用脾、枕、皮质下。压丸法，每隔 2 天换贴 1 次，每次一侧，双耳交替，15 次为 1 疗程。

2. 穴位贴敷：

（1）吴茱萸散：吴茱萸、清醋各 1 份，肾气亏虚证涌泉、太溪、太冲穴贴敷；痰湿壅盛证内关、丰隆、解溪穴贴敷。

（2）清肝散：吴茱萸、清醋各 1 份、黄连 6 份，涌泉、太溪、太冲穴贴敷，用于肝火亢盛证；肝阳偏亢伴有头晕者，以吴茱萸、川芎颗粒剂各 3g，混匀，白醋调成糊状，每晚临睡前双侧涌泉穴贴敷，2 周为 1 疗程；肝阳偏亢伴头痛明显者，以决明子 10g 焙干研末，以绿茶水调成糊状，两侧太阳穴贴敷，干后更换。

（3）生大黄 2g，生石决明 5g，牛膝 5g，冰片 0.5g，诸药为末，过 600 目筛，适量凡士林调为糊状，等分 4 份，均匀涂于自黏性无菌敷料上。肝阳上亢证取穴曲池、风池、合谷、太冲；风痰上扰证取穴曲池、合谷、丰隆、太溪；肝肾阴虚证取穴曲池、合谷、足三里、三阴交；阴阳两虚证取穴曲池、足三里、气海、涌泉；气虚血瘀证取穴曲池、合谷、气海、丰隆。每天 1 次，每次贴 6 小时，次日更换，15 天为 1 疗程，可以连续 2 个疗程或以上。

3. 中药足浴：

（1）夏枯草 30g，钩藤 20g，桑叶 15g，菊花 20g。上药制成煎剂，用时加温至 50℃ 左右，浸泡双足，两足相互搓动，每次浴足 20~30 分钟，每日 2 次，10~15 天为 1 疗程。

（2）钩藤 20g，吴茱萸 10g，桑寄生 30g，夏枯草 30g，水煎取药液 1500mL，加入食醋 100mL，每天足浴 30 分钟左右，每天 1 次，10 天为 1 疗程。

（3）钩藤 15g，野菊花 10g，豨莶草 30g，夏枯草 20g，川牛膝 20g，赤芍 20 g，川芎 15 g，葛根 20 g，花椒 10 g，浸泡 1 小时后，大火煮开，小火再煮 30 分钟，后下钩藤，连水带药倒入盆中，水温 40~45℃，赤足泡药中，浸过踝部，双足互搓，每次 30 分钟，每天 1 次，10 次为 1 疗程。疗程间间隔 3 天。

【预防与调摄】

保持膳食平衡，限制食盐摄入，减少膳食脂肪；戒烟；限酒；围手术期血压控制不良与精神紧张、焦虑有关，因此，围手术期保持乐观心态，避免情绪激动；及时调整降压药物，注意监测血压。

第七节 慢性阻塞性肺疾病急性发作（轻症阶段）

慢性阻塞性肺疾病急性发作，多表现为由于呼吸道感染及其他原因，气促加重，常伴有喘息、胸闷、咳嗽加剧、痰量增加和（或）黏度改变及发热症状，此外还可出现全身不适症状，乏力、失眠、嗜睡及抑郁等精神紊乱症状。其中，不伴有呼吸衰竭的轻症患者可归属于中医学"肺胀""喘病""喘证""痰饮"等范畴，是以喘息气促、咳嗽咳痰，胸部满闷或唇甲发绀为临床特征的病证[22,23]。围手术期对伴有此类病症的患者可参照此节治疗。

【病因病机】

1. 久病体虚：肺病迁延，日久肺虚，或年老体虚，肺肾俱亏，体虚不能卫外。

2. 外邪侵袭：久病肺虚，易感外邪而诱发或加重，或因风寒袭于肺，引动伏饮，壅阻气道，或因风热外袭，内犯于肺，肺气壅实，清肃失司；或痰浊壅盛，或痰热内扰，壅阻肺气，升降失常而发病。

本病的发病机制主要为久病肺虚，痰瘀潴留，每因外邪侵袭而诱发加剧。病位在肺，涉及脾、肾、心等多个脏腑。本病为本虚标实，急性发作期以邪实为主。

【辨证论治】[23]

1. 外寒内饮：

症状：受凉后出现头身疼痛，发热畏寒，咳嗽，气急，喉中痰鸣，痰色白而清稀，呈泡沫状，胸闷气憋，舌质淡，苔薄白或白滑，脉滑，浮紧或弦紧。

治法：散寒解表，宣肺平喘。

方药：小青龙汤加减。炙麻黄、桂枝、细辛、干姜、制半夏、白芍、五味子、炙甘草等。

加减：咳而上气，喉中如有水鸡声，表寒不重者，可用射干麻黄汤（射干、麻黄、生姜、细辛、紫菀、款冬花、大枣、制半夏、五味子）以温肺化饮，下气祛痰；烦躁而喘，脉浮，内饮郁而化热者，可加生石膏以祛风寒，宣肺气，豁痰热。

2. 风热犯肺：

症状：发热，恶风或恶热，头痛、肢体酸痛，咳嗽咽痛，气急，痰黄质稠，舌质红，苔薄白或黄，脉滑或脉浮数。

治法：疏散风热，清肺平喘。

方药：银翘散合麻杏石甘汤加减。金银花、连翘、竹叶、荆芥、牛蒡子、淡豆豉、桔梗、麻黄、杏仁、生石膏、甘草等。

加减：喘甚痰多，黏稠色黄，可加葶苈子、鱼腥草、冬瓜子、薏苡仁以清热泻肺，化痰泄浊；痰涌便秘，腑气不通者，加瓜蒌、大黄或芒硝，以通腑清肺泻壅。

3. 痰浊壅肺：

症状：咳嗽喘息，咯唾痰涎，量多色灰白，胸胁膨满，气短，不得平卧，心胸憋闷。苔白腻，脉弦滑。

治法：化痰宣肺，降浊平喘。

方药：宽胸理肺汤合三子养亲汤加减。炙麻黄、杏仁、瓜蒌实、瓜蒌皮、薤白、地龙、紫苏子、白芥子、莱菔子、葶苈子、橘红、法半夏、前胡、茯苓等。

加减：痰湿较重，舌苔厚腻，可加苍术、厚朴燥湿理气，以助化痰定喘；喘促不重，倦怠乏力，纳少便溏，脾虚者，加党参、炒白术、砂仁以健脾益气；痰黄黏稠，或发热汗出，舌质暗红，苔黄或黄腻，痰浊郁而化热者，加生石膏、黄芩、栀子、鱼腥草等以清泻肺热。

4. 肺气郁闭：

症状：常因情志刺激而诱发，发时突然呼吸短促，息粗气憋，胸闷，咽中如窒，但喉中痰鸣不甚，或无痰声，平素多忧思抑郁，失眠、心悸，舌苔薄，脉弦。

治法：开郁宣肺，理气通络。

方药：五磨饮子加减。木香、沉香、槟榔、枳实、乌药等。

加减：肝郁气滞较重，加用柴胡、郁金、青皮以疏理肝气；心悸、失眠者加百合、合欢皮、酸枣仁等以宁心安神；气滞腹胀，大便秘结者，可加用生大黄以降气通腑。

【中成药】

1. 小青龙合剂：解表化饮，止咳平喘，适用于外寒内饮证。口服。每次 10~20mL，每天 3 次。

2. 双黄连口服液：疏风解表，清热解毒，适用于风热犯肺证。口服。每次 20mL，每天 3 次。

3. 橘红丸：清肺，化痰，止咳，适用于风热犯肺证。口服。每次 1 丸，每天 2 次。

4. 猴枣散：清热化痰，开窍镇惊，适用于痰浊壅肺证。口服。每次 0.3~0.6g，每天 1~2 次，白开水送下。

【针灸】[22]

治法：祛邪平喘。

穴位：疏风解表，取风池、列缺、外关等穴；清热解表，取风池、大椎、曲池、合谷等穴；平喘取定喘、大椎、天突、肺俞等穴；化痰取丰隆、鱼际等穴；胸闷取内关、膻中等穴。

操作：毫针常规刺法，或电针刺激 20 分钟，每天 1~2 次。

【其他疗法】

穴位贴敷：白芥子、川椒各等份，全蝎适量共研末，用姜汁调拌后，掺入冰片适量，双肺俞、膏肓、四花、膻中穴贴敷，以皮肤灼痛难忍、发疱、溃烂为度。每天 1 次，皮肤敏感者慎用。适用于外寒内饮证及痰浊壅肺证。

【预防与调摄】

对于本病的预防，平时防寒保暖，预防感冒，防止受邪而诱发；饮食以清淡而富有营养为宜，少食黏腻和辛热刺激之品，以免助湿生痰动火；忌烟酒，避免接触烟尘，以免诱发本病；平时保持乐观的心态，调畅情志；加强体育锻炼，增强体质，提高机体的抗病能力，活动量应根据个人体质而定，不宜过度疲劳。

第八节　术后疼痛

腹部外科术后疼痛，可归属于中医"腹痛""胁痛"等范畴，其病机总体为腹部手术后脏腑经脉气机不畅，阴阳气血失调。其病位可涉及肝、胆、脾、肾、三焦。针刺止痛已成为疼痛处理的有效措施之一，在国内外均得到了广泛应用。采取针刺进行术后阵痛的镇痛，可以降低镇痛类药物的用量，增强镇痛效果，降低镇痛类药物的副作用，对于缓解患者术后疼痛，促进术后恢复具有非常重要的意义。

1. 循经取穴[24-27]：

主穴：内关、足三里。

配穴：合谷、公孙、支沟、曲池、梁丘。

操作：采用强刺激，留针 30~60 分钟，每 5 分钟行针 1 次。或加脉冲电刺激，刺激强度以患者可耐受为宜。

2. 内麻点[28,29]：

定位：内麻点位于小腿的内侧，内踝上 7 寸，胫骨后缘约 0.5 寸处。

操作：皮肤消毒后，术者站在针刺侧，右手持长 50mm、直径 0.4mm 的一次性针灸针与患者皮肤垂直进针约 37mm 深，刺激后以针感放射至足部（有四肢麻木感觉，或足趾同时轻微弯曲）为有效。连接电脉冲针灸治疗仪，运用连续波，频率在 100~1000 次/分钟，输出强度以患者可耐受为宜，30 分钟后拔针。

3. 背俞穴[30,31]：

穴位：上腹手术取肝俞、胆俞、脾俞、胃俞、三焦俞、肾俞、气海俞；下腹手术取脾俞、胃俞、三焦俞、肾俞、气海俞、大肠俞、关元俞。

操作：麻醉前 2 小时患者取俯卧位，将皮内针（直径 0.16mm，长 5mm）几乎水平刺入穴位，留置 4 天。

4. 阿是穴（切口附近）[32,33]：

定位：在切口疼痛反应明显区域，距敷料外缘 1~2cm，呈旋转式反复用力按压，当伤口疼痛出现明显减轻或消失倾向时，即为阿是穴。

操作：消毒后进针直刺 15~40mm，深度视患者体质而定，轻刺激，以得气为度，持续行针 1~2 分钟。

5. 全方位取穴[32-35]：

胆囊造瘘术、胃肠造瘘术：双侧足三里、三阴交、公孙及上巨虚、人中、承浆穴。

胃穿孔修补术：双侧足三里、三阴交、公孙及上巨虚、人中、承浆穴；或双侧足三里、三阴交及阿是穴（切口附近）。

胆囊切除术：阿是穴、阳陵泉、太冲。

急性阑尾炎：双侧足三里、三阴交及脾俞、胃俞、章门穴。

阑尾切除术：双侧足三里、三阴交及脾俞、胃俞、章门穴；或双侧足三里、三阴交、阿是穴。

疝修补术：双侧足三里、公孙及患侧肝俞、肾俞、横骨、维道穴；或阿是穴、关元、双侧三阴交。

配穴：气滞血瘀加关元、血海；腹胀心烦加合谷、神门；恶心呕吐加内关。

操作：阿是穴操作方法同前。其他穴位均针尖斜向腹部斜刺，以得气为度，行针使针感直至疼痛部位。5 分钟行针一次，留针期间，可间断行针刺激，留针时间以疼痛缓解情况而定。针刺 30 分钟后疼痛无缓解时，可以重复以上操作，一般留针 30 分钟。

【注意事项】

针刺止痛比较安全，操作简便，但效果因患者体质不同而有个体差异；临床常用体针及耳针，背俞穴可采用皮内针。一般采取留针，间歇行针的方法以保持较强的针感，或采用电针，电针频率不同，止痛作用也不同，临床可以重复应用。

第九节　术后呃逆

呃逆是腹部外科手术后的常见症状，多为暂时性的，有时也可发生顽固性呃逆。本病的中医病名在宋代以前称为"哕"，元代朱丹溪开始称其为"呃逆"。呃逆是指喉间频发短促呃呃声响，不能自制为主要表现的病证[36]。

【病因病机】

1. 外邪犯胃：术中术后，外感寒凉之邪，内客脾胃，寒遏中阳，胃失和降，上逆动膈。

2. 饮食不当：术后脾胃虚弱，进食太快，过食生冷，寒气蕴蓄于胃，循手太阴之脉上动于膈。

3. 情志不遂：肝气郁结，肝失疏泄，气机不利，横逆犯胃，逆气动膈；气郁化火，燥热内生，腑气不行，逆气动膈；忧思伤脾，或肝郁克脾，脾虚运化失职，痰浊内生，影响肺胃之气，而发生呃逆。

4. 正气亏虚：素体不足，或大病久病，再兼术后正气亏虚，损伤中气，或胃阴耗伤，胃失和降，而发生呃逆。甚则病深及肾，肾气失于摄纳，上逆动膈，均可发生呃逆。

腹部手术后正气亏虚，或肝失疏泄，气机不畅，津液失布，痰浊内生，影响肺胃之气，或胃阴耗伤，胃失和降，而发生呃逆。呃逆之病位在胃、膈，与肝、脾、肺、肾诸脏有关。其基本病机是胃失和降，膈间气机不利，胃气上逆动膈。

病理性质有虚实之分，实证多为寒凝、火郁、气滞、痰阻，胃失和降；虚证每由脾肾阳虚，或胃阴耗损等正虚气逆所致。但术后正气亏虚，脾胃虚弱，多有虚实夹杂并见者。亦有气郁日久或手术致瘀，气机不畅，胃气上逆者。

【辨证论治】[36,37]

1. 胃中寒冷：

症状：呃声沉缓有力，胸膈及胃脘不舒，得热则减，遇寒更甚，进食减少，喜食热饮，口淡不渴，舌苔白润，脉迟缓。

治法：温中散寒，降逆止呃。

方药：丁香散加减。丁香、柿蒂、高良姜、干姜、荜茇、香附、陈皮等。

加减：脘腹冷痛，寒气较重者，加吴茱萸、肉桂、乌药以散寒降逆；脘腹痞满，寒凝气滞者，加枳壳、厚朴以行气消痞；呃逆频作，气逆较甚，加刀豆、旋覆花、代赭石以理气降逆。还可辨证选用丁香柿蒂散（丁香、柿蒂、青皮、陈皮）等。

2. 胃火上逆：

症状：术后呃声洪亮有力，冲逆而出，口臭烦渴，多喜冷饮，脘腹满闷，大便秘结，小便短赤，苔黄燥，脉滑数。

治法：泄热清胃，降逆止呃。

方药：竹叶石膏汤加减。竹叶、生石膏、沙参、麦门冬、制半夏、粳米、甘草、竹茹、柿蒂。

加减：术后排气少，痞满便秘，腑气不通者，合用小承气汤（生大黄、厚朴、炒枳实）以通腑泄热，呃逆自止；大便秘结，胸膈烦热者，可用凉膈散（大黄、芒硝、连翘、栀子、黄芩、薄荷、甘草）以攻下泄热。

3. 气机郁滞：

症状：患者平素精神抑郁，情绪不宁，术后呃逆连声，常因情志不畅而诱发或加重，胸胁满闷，脘腹胀满，嗳气，肠鸣矢气，苔薄白，脉弦。

治法：解郁顺气，和胃降逆。

方药：五磨饮子加减。木香、乌药、枳壳、沉香、槟榔、丁香、代赭石。

加减：烦闷不宁，肝郁明显者，加川楝子以疏肝解郁；心烦口苦，气郁化热者，加栀子、黄连以泄肝和胃；眩晕恶心，舌苔白腻，气逆痰阻者，可用旋覆代赭汤加减（旋覆花、代赭石、姜半夏、人参、生姜、甘草、陈皮、茯苓）以顺气降逆，化痰和胃。

4. 脾胃阳虚：

症状：呃声低长无力，气不得续，泛吐清水，脘腹不舒，喜温喜按，面色㿠白，手足不温，食少乏力，大便溏薄，舌质淡，苔薄白，脉细弱。

治法：温补脾胃，降逆止呃。

方药：理中丸加减。人参、炒白术、干姜、吴茱萸、丁香、柿蒂、甘草。

加减：若嗳腐吞酸，兼食滞者，可加六神曲、麦芽以消食导滞；脘腹胀满，脾虚气滞者，可加法半夏、陈皮以理气化浊；若呃声难续，气短乏力，中气大亏者，可加黄芪、党参以补益中气；若病久及肾，肾阳亏虚，形寒肢冷，腰膝酸软，呃声难续者，为肾失摄纳，可加肉桂、补骨脂、山茱萸、刀豆以补肾纳气。

5. 胃阴不足：

症状：呃声短促而不得续，口干咽燥，烦躁不安，不思饮食，或食后饱胀，大便干结，舌质红，苔少而干，脉细数。

治法：益胃生津，降逆止呃。

方药：益胃汤合橘皮竹茹汤加减。沙参、麦门冬、玉竹、生地黄、陈皮、竹茹、枇杷叶、柿蒂。

加减：若咽喉不利，阴虚火旺，胃火上炎者，可加石斛、芦根以养阴清热；若神疲乏力，气阴两虚者，可加党参或西洋参、山药以益气生津。

【中成药】

1. 舒肝和胃丸：疏肝解郁、和胃止痛，适用于气机郁滞证。口服。水丸每次 6g，水蜜丸每次 9g，小蜜丸每次 12g，大蜜丸每次 1 丸，每天 2 次。

2. 木香顺气丸：行气化湿、健脾和胃，适用于气机郁滞证。口服。每次 6~9g，每天 2~3次。

3. 沉香舒气丸：舒气化郁、和胃止痛，适用于气机郁滞证。口服。每次 2 丸，每天 2~3次。

【针灸】[37]

治法：宽膈和胃，调气降逆。

主穴：天突、中脘、膻中、膈俞、内关、足三里。

配穴：寒邪犯胃、胃火上逆、胃阴不足者，加胃俞；脾胃阳虚者，加脾俞、胃俞；气机郁滞者加期门、太冲。

操作：毫针常规刺法。膈俞、期门、脾俞、胃俞等穴位不可深刺。寒邪犯胃、脾胃阳虚者，针灸并用，虚补实泻，可采用隔姜灸；胃火上逆、气机郁滞者，只针不灸，采用泻法，或加用沿太阳膀胱经循经闪罐；胃阴不足者，只针不灸，平补平泻。

【其他疗法】[37,38]

1. 耳针：取穴耳中、胃、神门及病变所在的肺、脾、肝、肾。每次选 3~5 穴，毫针刺法或埋线法、压丸法。

2. 穴位贴敷：吴茱萸 10g，研细末，用醋调成膏状，外敷双侧涌泉穴。实证呃逆还可用麝香粉 0.5g，放入神阙穴内外敷。

3. 指针疗法：取穴睛明、攒竹、鱼腰、翳风、肩井、缺盆、气舍、天突、膈俞、合谷。任取一穴，或多穴，用拇指或中指缓缓重力按压，以患者能耐受为度，连续按压 1~5 分钟，同时嘱患者深吸气后屏住呼吸。

4. 夹脊穴电针：取穴双侧第 4 颈椎夹脊穴。局部常规消毒后，快速刺入直达颈椎横突处，针尖稍指向胸腹部，强刺激提插捻转，使针感向胸腹部传导，然后接电针仪，选用疏波，电流量以局部肌肉出现轻度节律性收缩，且患者能耐受为度，留针 30 分钟。每日 1 次，严重者每天 2 次。

5. 艾灸疗法：取乳根穴。将艾条点燃，距离皮肤 3 分钟左右，以患者有温热感而无灼痛感为度。悬灸时，患者取坐位为宜，卧位者应注意勿使灰屑落于皮肤上而致烫伤。左右两穴，交替施灸。

6. 推拿疗法：患者取坐位或俯卧位，循经点、按、揉颈项部诸经、背部太阳膀胱经内侧线；揉压翳风、肩井、天突、气舍、风池、肺俞、膈俞、肝俞、脾俞、胃俞、大肠俞等。手法：点、按、揉、滚等。

7. 拔罐疗法：患者取俯卧位暴露腰背部皮肤，在腰背部涂抹润滑油，然后沿太阳膀胱经走罐。走罐速度均匀，力度以患者能耐受为宜，至皮肤潮红、充血或瘀血时。最后在大椎、肺俞、膈俞、胃俞、胆俞、大肠俞等穴位处留罐 5~8 分钟。实证用泻法，力度稍重，时间稍长；虚证用补法，力度稍轻，时间稍短。其中实证、年轻、体壮者留罐时间稍长，虚证或年老、体弱者留罐时间稍短或不留罐。其次，取仰卧位或坐位，在膻中、中脘、期门穴处留罐 4~5 分钟。方法：闪罐、走罐、留罐。

【预防与调摄】

术后应保持精神舒畅，避免暴怒、过喜等不良情志刺激；注意寒温适宜，避免外邪侵袭；进食应循序渐进，饮食宜清淡，易消化，忌生冷、辛辣、肥腻之品，避免饥饱无常。

【临证备要】

1. 术后呃逆，轻重预后差别较大。术后多为暂时性的单纯性呃逆，大都轻浅，预后良好；顽固性呃逆，病情多较重；如见于重病后期，正气甚虚，呃逆不止，呃声低微，气不得续，饮食不进，脉沉细伏者，多属胃气将绝、元气欲脱的危候，极易生变。提示病情严重，预后不良。

2. 辨病论治与辨证论治相结合。术后呃逆，总的病理是胃气上逆动膈，故治疗以理气和胃、降逆止呃为基本治法，常选用柿蒂、丁香、制半夏、竹茹、旋覆花等。肺气宣通有助胃气和降，故宣通肺气也是胃气得以和降的保证，临证时可加入桔梗、枇杷叶、杏仁之品。胃气以降为顺，腹部术后易出现腑气不通，如排气少、便秘等，需加入大黄、枳实、厚朴等以通腑理气，泻下通便。术后呃逆，多有正气不足，又由于患者术后多有情志不遂，因此还应注意扶正补虚，调畅情志，同时积极治疗原发病。

3. 顽固性呃逆的治疗注重理气活血。除理气和胃、降逆止呃之外，如病情允许，无出血倾向者，当结合应用活血化瘀之法，临证可以血府逐瘀汤（当归、生地黄、桃仁、红花、赤芍、枳壳、牛膝、川芎、桔梗、柴胡、甘草）加减。

4. 重视针灸等其他疗法的应用。

第十节　术后恶心呕吐

恶心呕吐是术后常见的并发症，术后发生率在 20%~30%，腹部术后恶心呕吐的发生率在 50% 以上。术后恶心呕吐归属于中医学"呕吐"范畴，是指胃失和降，气逆于上，迫使胃内容物从口而出的一种病证[39]。

【病因病机】

1. 情志失调：平素情志抑郁，或因疾病及手术等骤然情绪刺激，而致肝失条达，横逆犯胃，胃气上逆；忧思伤脾，脾失健运，胃失和降，均可发生呕吐。

2. 病后体虚：平素脾胃素虚，或术后气血亏虚，或损伤脾胃，耗伤中气，胃虚不能盛受水谷，脾虚不能化生精微，胃失和降；或胃阴不足，胃失和降，上逆而呕。

术后恶心呕吐的基本发病机理为胃失和降，胃气上逆。病位主要在胃，与肝、脾有密切的关系。而术后多有脾胃虚弱，多见虚证及虚实夹杂之证。临证之时需注意时时顾护脾胃。

【辨证论治】[39]

1. 肝气犯胃：

症状：呕吐吞酸，嗳气频频，或干呕泛恶，胸胁胀痛，脘闷不舒，舌质红，苔薄腻或微黄，脉弦。

治法：疏肝和胃，降逆止呕。

方药：四七汤加减。姜半夏、厚朴、紫苏叶、茯苓、生姜、大枣、香附、佛手、旋覆花。

加减：胸胁胀满疼痛明显者，加柴胡、香附、川楝子以疏肝解郁；心烦口渴，肝郁化热者，加黄芩、竹茹、芦根以泄热生津止渴；如呕吐苦水或黄绿水者，多为胆热犯胃，宜黄连温胆汤合左金丸加减（黄连、陈皮、制半夏、竹茹、枳实、茯苓、甘草、大枣、吴茱萸、黄芩、连翘、代赭石）以清泻胆火，降胃止呕；呕吐日久，诸药无效，兼见胸胁刺痛，舌有瘀斑者，可酌加桃仁、红花等活血化瘀。

2. 痰饮内阻：

症状：呕吐清水痰涎，脘闷纳呆，头眩，心悸，或胃部如囊裹水，或呕吐肠鸣，舌苔白滑而腻，脉滑。

治法：温中化饮，和胃降逆。

方药：小半夏汤合苓桂术甘汤加减。制半夏、茯苓、生姜、白术、桂枝、甘草。

加减：脘腹胀满，苔厚腻，湿阻中焦者，去白术、加苍术、厚朴以燥湿理气、行气除满；脘闷不欲饮食者，加白豆蔻、砂仁、鸡内金以化浊开胃；胸膈烦闷，口苦，烦躁，失眠，舌苔黄腻，郁而化热者，去桂枝，加黄连、陈皮，或改用黄连温胆汤以清热化痰，和胃止呕。

3. 脾胃气虚：

症状：食欲不振，食入难化，恶心呕吐，脘部痞闷，乏力懒言，面色萎黄，大便不畅，舌苔白滑，脉虚弦。

治法：健脾益气，和胃降逆。

方药：香砂六君子汤加减。党参、炒白术、茯苓、甘草、姜半夏、陈皮、木香、砂仁。

加减：呕吐频作，嗳气，胃脘满闷者，加旋覆花、代赭石以镇逆止呕；呕吐清水较多，畏寒肢冷者，可加吴茱萸、肉桂以温中降逆止呕。

4. 脾胃阳虚：

症状：饮食稍多即吐，时发时止，面色㿠白，倦怠乏力，畏寒喜暖，四肢不温，口干而不欲饮，大便溏薄，舌质淡，脉濡弱。

治法：温中健脾，和胃降逆。

方药：理中丸加减。人参、炒白术、干姜、吴茱萸、制半夏、砂仁、炙甘草。

加减：呕吐嗳气频繁，胃脘满闷，按之硬，胃虚痰阻者，加旋覆花、代赭石、枳壳以和胃降逆，下气消痰；呕吐清水不止，胃脘冷胀，水饮内停者，加制附子、桂枝、川椒以温中化饮，降逆止呕。

5. 胃阴不足：

症状：呕吐反复发作，或时作干呕，似饥而不欲食，口燥咽干，胃中嘈杂，舌红苔少，少津，脉细数。

治法：滋养胃阴，降逆止呕。

方药：麦门冬汤加减。麦门冬、人参、制半夏、粳米、大枣、北沙参、石斛、炒谷芽、甘草。

加减：呕吐重者，加竹茹、枇杷叶、陈皮以和降胃气；大便干结，舌光红无苔，津伤较重者，加生地黄、天花粉、火麻仁、白蜜以润肠通便；倦怠乏力，纳差舌淡，脾气虚者，加白术、山药以益气健脾。

【中成药】

1. 舒肝丸：舒肝和胃，理气止痛，适用于肝气犯胃证。口服。每次 6g，每天 2~3 次。

2. 香砂养胃丸：温中和胃，适用于脾胃气虚证。口服。每次 9g，每天 2 次。

3. 附子理中丸：温中健脾，适用于脾胃阳虚证。口服。每次 1 丸，每天 2~3 次。孕妇慎用。

4. 桂附理中丸：补肾助阳，温中健脾，适用于脾胃阳虚证。用姜汤或温开水送服。1 次 1 丸，每天 2 次。孕妇慎用。

【针灸】[40]

治法：和胃止呕。

主穴：中脘、足三里、内关。

配穴：肝气犯胃配太冲、期门；痰饮内阻配丰隆、公孙；脾胃虚弱配脾俞、胃俞。

操作：毫针常规刺法。虚证呕吐可加灸法。

【其他疗法】[40]

1. 耳针：取穴胃、贲门、食道、交感、肝、脾、神门。每次选 3~4 穴，毫针刺法或埋线法、压丸法。

2. 穴位注射：胃复安或维生素 B_6 注射液，足三里穴，穴位注射。

3. 穴位贴敷：生姜切片贴敷，取穴神阙、中脘、足三里、内关。

【预防与调摄】

保持心情舒畅，避免精神刺激。术后脾胃虚弱，饮食不宜过多，勿食生冷瓜果及肥甘厚腻、辛辣香燥、醇酒等品。呕吐较重者应卧床休息，密切观察病情变化。服药时，应选择刺激性气味小的，以少量频服为佳，减少胃的负担。根据患者情况，以温热饮为宜，并可加入少量生姜或姜汁。

第十一节　术后胃瘫

腹部手术后胃瘫综合征是指腹部手术后（尤其是胃大部切除术）继发的非机械性梗阻因素引起的以胃排空障碍为主要征象的胃动力紊乱综合征，是腹部手术后近期主要并发症之一[41]。表现为上腹部饱胀感、腹痛、恶心及呕吐等症状，根据其临床表现可归属于中医的"反胃""胃缓""痞满"及"呕吐"等范畴[42,43]。

【病因病机】

1. 情志失和：或忧愁思虑，有伤脾胃，中焦阳气不振，寒从内生，致脾胃虚寒，不能腐熟水谷；或素体肝旺，或因疾病及手术等骤然情志刺激，肝气郁结，肝失疏泄，七情忧郁，竭其中气，脾失健运，胃失和降。

2. 术后脾胃受损：术后脾胃受损，脾胃虚弱，中焦阳气不振；手术损伤脉络，气血瘀滞，阻遏气机，再兼饮食不当，受纳失职，脾胃虚寒，不能腐熟水谷，饮食入胃，停留不化，或聚而成饮，饮停中焦，逆而向上。

本病病机主要为术后脾胃受损，胃失和降，或兼气滞、血瘀、食滞、湿阻，多为虚实夹杂。其病位主要在胃，可涉及肝、脾。治疗以健脾益气、降逆和胃为原则，兼理气通络、导滞化湿。

【辨证论治】[43-48]

1. 脾胃阳虚：

症状：食后脘腹胀满，朝食暮吐，暮食朝吐，宿谷不化，吐后则舒，神疲乏力，面色少华，手足不温，大便溏泻，舌淡，苔白滑，脉细缓无力。

治法：温中健脾，降气和胃。

方药：丁香透膈汤。丁香、木香、沉香、藿香、陈皮、青皮、厚朴、人参、茯苓、白术、炙甘草、制半夏、香附、草果、砂仁、白豆蔻、肉豆蔻、六神曲、麦芽。

加减：胃虚气逆，呕吐甚者，加旋覆花、代赭石镇逆止呕；嗳气频频，胸胁胀痛，肝气不舒者，加柴胡、紫苏梗；脘腹胀满，苔厚腻，湿阻中焦者，去白术，加苍术以燥湿理气、行气除满；日久不愈，肾阳虚弱者，加制附子、肉桂以益火之源；吐甚而气阴耗伤者，去丁香、砂仁、豆蔻，酌加沙参、麦门冬养胃润燥；若反复呕吐，津气并虚，可加山药、太子参等益气养阴之品；呕吐清水痰涎，脘闷纳呆，头眩心悸，苔白滑而腻，脉滑者为痰饮内阻，合茯苓、桂枝以温中化饮，和胃降逆；兼见胸胁刺痛，或日久不愈，或伴有顽固性呃逆，舌有瘀斑者，可酌加桃仁、红花等活血化瘀。

2. 脾胃虚弱：

症状：食欲不振，食后脘腹胀满，恶心呕吐，脘部痞闷，乏力懒言，面色萎黄，大便不畅，舌苔白滑，脉虚无力。

治法：健脾益气，和胃降逆。

方药：六君子汤加味。党参、黄芪、茯苓、白术、厚朴、炒枳实、砂仁、炒鸡内金、陈皮、制半夏。

加减：呕吐甚者加代赭石、旋覆花镇逆止呕；嗳腐吞酸，食滞胃脘者，加炒六神曲、焦山楂、木香消食理气；呕吐清水痰涎，脘闷纳呆，苔白滑而腻，脉滑者为饮停于内，加茯苓、桂枝以温中化饮，和胃降逆。

3. 腑气不通：

症状：食后脘腹胀满明显，或腹痛，恶心呕吐，口干口臭，大便秘结，舌红苔黄燥或腻，脉滑数。

治法：通腑理气，和胃降逆。

方药：大承气汤加减。生大黄、厚朴、炒枳实、芒硝、炒莱菔子、木香、火麻仁、陈皮、制半夏。

加减：若反复呕吐，食少乏力，脾胃虚弱者，可加太子参、炒白术、山药等益气健脾；舌红有瘀斑，苔黄，脉弦涩，可酌加桃仁、红花等活血化瘀。

4. 肝胃不和：

症状：食欲不振，食后脘腹胀满，恶心呕吐，吞酸嗳气，胸胁胀痛，脘闷不舒，舌质红，苔薄腻或微黄，脉弦。

治法：疏肝理气，和胃通降。

方药：柴胡疏肝散合平胃散加减。柴胡、川芎、香附、白芍、厚朴、枳实、苍术、茯苓、木香、槟榔、陈皮、砂仁、党参、蒲公英、甘草。

加减：胸胁胀满疼痛较甚者，加川楝子、延胡索以疏肝理气；心烦口渴，肝郁化热者，加黄芩、牡丹皮、栀子以清肝泄热；胃虚气逆、呕吐甚者，加旋覆花、代赭石降逆止呕。

【中成药】

1. 香砂枳术丸：健脾开胃，行气消痞，口服。每次 1 袋，每天 2 次。

2. 枳术宽中胶囊：健脾和胃，理气消痞，饭后口服。每次 3 粒，每天 3 次。

【针灸】[42,45,47]

治法：健脾和胃、理气降逆。

主穴：内关、足三里、天枢和气海。

配穴：根据手术部位选择上脘、中脘和下脘。

操作：毫针常规刺法。平补平泻，留针20分钟。

【其他疗法】

1. 穴位贴敷[42]：砂仁、姜半夏、厚朴、枳实、香附和冰片等研成细末，每次取10g，适量凡士林调成糊状，外敷神阙及双涌泉，外敷4~6小时后取下。每天1次。

2. 中药灌肠[47,49]：大黄、厚朴、枳实、芒硝、炒莱菔子、桃仁、赤芍、金银花等煎汤后保留灌肠，或大承气汤煎汤后保留灌肠。每天1剂，每天2次，药温控制在37℃左右。

3. 捏脊法[50]：患者取俯卧位，暴露脊背部，术者双手食指半屈，拇指伸直并对准食指，另三指握成空拳状，从患者长强穴开始沿督脉向前捏拿至大椎穴。从第二遍后可重点提捏病证所选主穴如脾、胃、肝、膈俞等，有针对性地刺激，以增强疗效。一般每提捏六遍为施术1次。需连续施术2~3次。

4. 按摩法[50]：可在实施捏脊疗法后进行按摩。患者取俯卧位，暴露脊背部。从患者颈部沿脊椎自上而下按摩34个夹脊穴。其按摩顺序：①双手拇指垂直放于脊椎两侧0.5~1.0寸处自上而下按压，所用力度以患者能够耐受为宜。②双手掌沿肋骨自上而下用力均匀按摩。③将手部力量集中于腕部及大鱼际肌处，沿脊椎自上而下螺旋式按摩夹脊穴。④双手拇指并拢于脊椎两侧0.5~1.0寸自第一胸椎垂直按摩至第五腰椎。上述每一个顺序均需做5~10遍。然后以同样的手法于脊椎旁开1~1.5寸处第一胸椎起自上而下按摩膀胱经穴。按摩次数视患者具体情况而定。背部按摩后嘱患者取仰卧位放松腹部，以神阙穴为中心由内向外顺时针按摩患者腹部，力度适中。按摩300次或视患者情况酌情增减按摩次数。捏脊与按摩疗法每天上、下午各进行1次，每次30~40分钟，以患者不感觉劳累且能耐受为原则，并随时观察患者的病情变化，发现异常停止操作及时处理。

【预防与调摄】

术后保持心情舒畅，避免紧张、焦虑等精神刺激；尽早下床活动；术后脾胃虚弱，饮食宜清淡易消化，勿食生冷瓜果及肥甘厚腻、辛辣香燥、醇酒等物品。对不能口服中药的患者可采用胃管注入中药：每剂熬煎100mL，冷却至适宜温度，经胃管内注入，每次50mL，闭管保留2~3小时，每天2~3次。

第十二节 术后便秘

术后便秘是腹部外科临床常见的术后并发症之一，常发生在患者需要开始进行正常进食期间，临床表现为3天以上未排便，并伴有腹部闷胀疼痛等不适症状[51]。本病可归属于中医学"便秘"范畴，多伴腹胀、腹痛、口臭、纳差及神疲乏力等症[52]。

【病因病机】

1. 素体阳盛：素体阳盛，或感热病，而致肠胃积热；津液耗伤，而致大便干燥，糟粕不行，排便困难。

2. 情志失调：忧思抑郁，脾气郁结，肝失疏泄再兼术后多卧少动，活动减少，气机郁滞，不能宣达，致通降失常，传导失职，糟粕内停，不得下行，而致大便秘结。

3. 年老及术后体虚：素体虚弱，或术后及年老体虚之人，气血两亏，气虚则大肠传送无力，血虚则津枯肠道失润，甚则致阴阳俱虚，阴亏则肠道失荣，导致大便干结，便下困难，阳虚则肠道失于温煦，阴寒内结，导致便下无力，大便艰涩。或老年津枯，或因病失血伤津，津亏血少，肠道失润，而致便秘。

术后便秘的基本病理为术后气血不足，大肠通降不利，传导失司，病位主要在大肠，同时与肺、脾、胃、肝、肾等脏腑的功能失调有关。

【辨证论治】[52]

术后便秘以虚秘为主，气血不足，肠失润养，推动无力而致，故以扶正为先，给予益气温阳、滋阴养血之法，使正盛便通，决不可单纯应用泻下药。但对确有燥热结滞肠道，便结难下者，也可攻下通腑，但药量不宜过大，同时应注意扶正。

1. 气虚秘：

症状：大便干或不干，虽有便意，但排便困难，用力努挣则汗出短气，便后乏力，面白神疲，肢倦懒言，舌淡苔白，脉弱。

治法：补脾益肺，润肠通便。

方药：黄芪汤加减。黄芪、党参、白术、火麻仁、陈皮、紫苏子、瓜蒌子、枳实、白蜜。

加减：排便困难，腹部坠胀，中气下陷者，可合用补中益气汤（黄芪、人参/党参、白术、炙甘草、当归、陈皮、升麻、柴胡、生姜、大枣）升阳举陷；若肢倦腰酸者，可用大补元煎（人参、山药、熟地黄、杜仲、当归、山茱萸、枸杞子、炙甘草）滋补肾气；脘腹痞满，舌苔白腻，湿阻中焦者，可加白扁豆、生薏苡仁健脾祛湿；若脘胀食欲不振者，可加炒麦芽、砂仁以和胃消导。

2. 血虚秘：

症状：大便干结，面色无华，头晕目眩，心悸气短，健忘，唇舌色淡，苔白或少，脉细。

治法：滋阴养血，润燥通便。

方药：润肠丸加减。当归、生地黄、白术、火麻仁、桃仁、枳壳。

加减：面白，眩晕重，血虚明显者，加熟地黄、枸杞子养血润肠；手足心热，午后潮热，阴虚者，可加知母、玄参等以养阴清热；兼神疲乏力，气虚者，加黄芪、党参健脾益气。

3. 阴虚秘：

症状：大便干结，形体消瘦，头晕耳鸣，两颧红赤，心烦少眠，潮热盗汗，腰膝酸软，舌红少苔，脉细数。

治法：滋阴增液，润肠通便。

方药：增液汤加减。玄参、麦门冬、生地黄、当归、玉竹、沙参、火麻仁、柏子仁、瓜蒌子。

加减：口干面红，心烦盗汗，阴虚重者，可加芍药、知母以助养阴之力；口干口渴，食欲不振，胃阴不足者，可重用生地黄、麦门冬以养阴生津；腰膝酸软，肾阴不足者，可加用熟地黄、山药、山茱萸，或用六味地黄丸滋阴补肾；伴脘腹胀满，口干唇燥，舌红苔黄，脉细数，属阴亏燥结、热盛伤津者，可用增液承气汤（玄参、麦门冬、生地黄、生大黄、芒硝）增水行舟。

4. 阳虚秘：

症状：大便干或不干，排出困难，面色㿠白，四肢不温，腹中冷痛，小便清长，或腰膝酸冷，舌淡苔白，脉沉迟。

治法：温补肾阳，润肠通便。

方药：济川煎加减。肉苁蓉、牛膝、制附子、火麻仁、当归、升麻、泽泻、枳壳。

加减：神疲纳差、脾阳不足者，加黄芪、党参、干姜、白术以温中健脾；便意频频、腹中冷痛，加肉桂、白芍温中散寒。

【中成药】

1. 补中益气丸： 补中益气，升阳举陷，适用于气虚便秘。每次 6g，每天 2~3 次。

2. 麻仁滋脾丸： 润肠通便，消食导滞，适用于阴虚便秘。每次 1 丸，每天 2 次。

【针灸】[53]

治法：润肠通便。

主穴：天枢、大肠俞、上巨虚、支沟、照海、关元、脾俞。

配穴：口臭、舌红、苔黄燥配合谷、腹结；胸胁胀满，嗳气腹痛配中脘、太冲；腹中冷痛，面色㿠白，四肢不温配神阙。

操作：毫针常规刺法。可加灸法。

【其他疗法】[53,54]

1. 耳针： 取穴大肠、直肠、交感、皮质下。毫针刺法或埋线法、压丸法。

2. 穴位贴敷： 党参、黄芪、何首乌、当归、生地黄各 10g，研细末后以水调成糊状，取适量药外敷于神阙穴，每天换药 1 次，10 天为 1 疗程。

3. 中药灌肠： 生大黄 10g 或番泻叶 30g 加沸水 150~200mL，浸泡 10 分钟后，去渣，或大承气汤等煎汤后保留灌肠，药温控制在 37℃ 左右，保留 20 分钟。

【预防与调摄】

术后应注意饮食的调理，合理膳食，以清淡易消化为主，逐渐增加进食量，勿过食辛辣厚味；病情允许的情况下嘱患者早期下床活动；保持心情放松，避免紧张焦虑。

第十三节　术后肠梗阻

术后肠梗阻是指因腹部或非腹部手术而引起的术后胃肠动力障碍性疾病，是腹部术后常见的并发症之一。归属于中医学"肠结""关格"等范畴。表现为不同程度和性质的腹痛，腹胀，呕吐，肛门排气排便减少或停止[55,56]。

【病因病机】

1. 气机不畅： 腹部术后正气耗损，脾失健运，肝失疏泄，气机郁滞，或瘀血、邪毒滞留腹中，瘀闭肠腑，而致腑气不通，发为肠结。

2. 素体虚弱： 素体虚弱及年老体虚之人，再兼手术耗伤气血，正气亏虚，气虚则大肠传送无力，津亏则肠道失荣，大肠传导失司，气机失调，清浊相混，糟粕内停，气结则血凝，血瘀肠腑，腑气不通，发为肠结。

其病机主要为术后正气不足，脾失健运，肝失疏泄，或血瘀气滞，或实热内结，腑气不降，气机失调，壅遏上逆，发为便闭。其病位主要在大肠，可涉及脾、肺、肝、肾。

【辨证论治】[55,56]

1. 气机壅滞：

症状：腹胀如鼓，腹中转气，腹痛时作时止，痛无定处，恶心，呕吐，无矢气，便闭，舌淡，苔薄白，脉弦紧。

治法：行气导滞，理气通便。

方药：厚朴三物汤加减。厚朴、生大黄、炒枳实、炒莱菔子、砂仁、炙甘草。

加减：舌红苔黄，气郁化火者，加牡丹皮、栀子泻火清热；腹痛明显，舌有瘀斑者，加赤芍、桃仁化瘀止痛。

2. 实热内结：

症状：腹胀，腹痛拒按，口干口臭，大便秘结，或有身热，烦渴引饮，小便短赤，舌红，舌苔黄腻或燥，脉滑数。

治法：泄热导滞，通里攻下。

方药：大承气汤加减。生大黄、炒枳实、芒硝、厚朴、黄芩、延胡索、白芍、甘草。

加减：乏力懒言，气虚者，加党参、白术以健脾益气；口干口渴，舌红苔少或有剥脱，阴液不足者，加生地黄、麦门冬、当归以养阴润肠。

3. 脉络瘀阻：

症状：发病突然，腹痛拒按，痛无休止，痛位不移，腹胀如鼓，腹中转气停止，无矢气，便闭，舌红有瘀斑，苔黄，脉弦涩。

治法：活血化瘀，行气通便。

方药：桃仁承气汤加减。桃仁、当归、生大黄、炒枳实、白芍、牡丹皮、炙甘草等。

加减：腹胀明显，加厚朴、延胡索理气通腑；乏力懒言，气虚者，加党参、白术以健脾益气；口干，苔少，阴津不足者，加生地黄、麦门冬以养阴生津。

4. 气阴两虚：

症状：腹部胀满，疼痛，忽急忽缓，喜温喜按，恶心呕吐，大便不通，乏力，面白无华，或有潮热盗汗，舌淡或红，苔白，脉细弱或细数。

治法：益气养阴，润肠通便。

方药：新加黄龙汤加减。生地黄、人参、生大黄、玄参、麦门冬、当归、炒枳实、厚朴、杏仁。

加减：神疲倦怠，少气懒言，气虚甚者，加黄芪、白术以益气健脾，或合补中益气汤以补益中气，升阳举陷；潮热盗汗，舌红少苔，阴虚重者，可加玉竹、芍药、知母以养阴生津；口干口渴，食欲不振，胃阴不足者，可重用生地黄、麦门冬以养阴生津；腰膝酸软，肾阴不足者，可加用熟地黄、山药、山茱萸以滋阴补肾。

【针灸】[55,56]

治法：通腑理气。

主穴：足三里、大横、大肠俞、内关、气海、天枢。

配穴：气滞者，加中脘、行间；热结者，可加曲池、合谷、支沟；脉络瘀阻者，加血海等；气阴两虚者，加脾俞、肾俞；寒凝者，加关元、中脘，或灸气海、神阙；食积者，可加梁门、内庭。

操作：患者取仰卧位，肢体穴位垂直进针，腹部穴位与腹平面成45°斜向下进针，每隔5~10分钟重复手法1次，留针30分钟。诸穴均施捻转提插，酌情采取泻法或补法。

【其他疗法】[55,56]

1. 耳针：取穴大肠、小肠、交感，毫针刺法或埋线法、压丸法。

2. 电针：取穴足三里、天枢穴。腹穴接阴极，下肢穴接阳极，施术3分钟后接中频刺激，留针20~30分钟。可酌情重复施术，每天1~2次，年老体弱者不适宜。

3. 中药灌肠：生大黄、炒枳实、厚朴，煎汤200mL，制成灌肠液，保留灌肠，每次100mL灌肠，保留30分钟，每日2次。

4. 中药外敷：可选用中药单味（如生大黄、芒硝、吴茱萸、生姜、葱白等）或复方（可参考上述中药方剂）研末，调以鸡蛋清或蜂蜜，装入棉布袋内，封闭后平铺于患者上腹部（中脘）、脐部（神阙穴、天枢），紧贴皮肤，进行热敷，每次30分钟，每天1~2次，5天为1疗程（实热内结者不适用）。

【预防与调摄】

保持精神放松，避免过分焦虑；对不能口服中药的患者可采用经胃管注入：每剂熬煎100mL，冷却至适宜温度，经胃管内注入，每次50mL，闭管保留2~3小时，每天2~3次，直至腹痛、腹胀、呕吐等症状缓解，肠鸣音恢复，大便通畅。梗阻解除后，宜先给予流质或半流质饮食。

第十四节　术后尿潴留

尿潴留是腹部术后常见的并发症之一，以老年患者较为常见，与麻醉、切口疼痛、紧张焦虑、既往泌尿系统疾患及排尿习惯的改变等因素有关。本病可归属于中医学"癃闭"的范畴，癃闭是以小便量少，排尿困难，甚则小便闭塞不通为主症的一种病证[57,58]。

【病因病机】

1. 外邪侵袭：下阴不洁，湿热秽浊之邪上犯膀胱，膀胱气化不利；或湿热毒邪犯肺，肺气闭塞，水道通调失司，不能下输膀胱；也有因燥热犯肺，肺燥津伤，水源枯竭，而成癃闭。

2. 饮食不节：平素久嗜醇酒、肥甘、辛辣之品，脾胃运化功能失常，酿湿生热，阻滞于中，下注膀胱，膀胱气化不利；或饮食不足，脾胃气虚，中气下陷，无以气化则生癃闭。

3. 情志内伤：惊恐、忧思、郁怒、紧张，五志过极，疏泄失司，三焦气化失常，水道通调受阻，而成癃闭。

4. 瘀浊内停：术后瘀血阻塞尿道，小便难以排出，而成癃闭。

5. 体虚久病：年老体弱、久病及术后体虚，脾胃气虚，中气下陷，无以气化则生癃闭；或肾阳不足，膀胱气化无权而生癃闭。

癃闭的基本病理变化为膀胱气化功能失调，其病位主要在膀胱与肾，与肺、脾、肝及三焦密切相关。膀胱湿热，肝郁气滞，尿路阻塞，以致膀胱气化不利者为实证。脾气不升，肾气不足，导致膀胱气化无权者为虚证。术后尿潴留，常互相关联，或彼此兼夹，可表现为虚实夹杂之证。

【辨证论治】[57]

"腑以通为用"，实证者宜清邪热，利气机，散瘀结；虚证者宜补脾肾，助气化。对于水蓄膀胱、小便闭塞不通的急症，应配合针灸、导尿等法急通小便。

1. 膀胱湿热：

症状：小便点滴不通，或量极少而短赤灼热，小腹胀满，口苦口黏，或口渴不欲饮，或大便不畅，舌红，苔黄腻，脉数。

治法：清利湿热，通利小便。

方药：八正散加减。黄柏、栀子、大黄、滑石、瞿麦、萹蓄、茯苓、泽泻、车前子。

加减：舌苔厚腻，湿热盛者，可加苍术、黄柏以助清化湿热；若兼心烦、口舌生疮糜烂者，可合导赤散（木通、生地黄、生甘草梢、竹叶）以清心火，利湿热。

2. 肺热壅盛：

症状：小便不畅或点滴不通，咽干，烦渴欲饮，呼吸急促，或有咳嗽，舌红，苔薄黄，脉数。

治法：清泄肺热，通利水道。

方药：清肺饮加减。黄芩、桑白皮、鱼腥草、麦门冬、芦根、天花粉、地骨皮、车前子、茯苓、泽泻、猪苓。

加减：干咳少痰，舌红少苔，肺阴不足者，加沙参、黄精、石斛以养阴润肺；大便不通者，加生大黄、杏仁以通腑泄热；尿赤灼热、小腹胀满者，合八正散上下并治。

3. 肝郁气滞：

症状：小便不通或通而不爽，情志抑郁，或烦躁易怒，胁腹胀满，舌红，苔薄白，脉弦。

治法：疏利气机，通利小便。

方药：沉香散加减。沉香、陈皮、柴胡、青皮、乌药、香附、当归、石韦、车前子、冬葵子、茯苓。

加减：急躁易怒，舌红苔薄黄，气郁化火者，可加牡丹皮、栀子以清肝泻火；舌有瘀斑，伴瘀血阻络者，病情允许可加王不留行、郁金以行下焦气血。

4. 脾气不升：

症状：小腹坠胀，时欲小便而不得出，或量少而不畅，神疲乏力，食欲不振，气短而语声低微，舌淡，苔薄，脉细。

治法：升清降浊，化气行水。

方药：补中益气汤合春泽汤加减。人参、党参、黄芪、白术、桂枝、肉桂、升麻、柴胡、茯苓、猪苓、泽泻、车前子。

加减：血虚加熟地黄、当归以补血；舌红苔少，气虚及阴，脾阴不足，清气不升，气阴两虚者，可加山药、薏苡仁、白扁豆等，或改用参苓白术散（白扁豆、白术、茯苓、甘草、桔梗、莲子、人参、砂仁、山药、薏苡仁）；若脾虚及肾，可加熟地黄、山药、山茱萸、肉桂、桂枝以补肾通阳，或合用济生肾气丸（熟地黄、山药、制山茱萸、牡丹皮、茯苓、泽泻、肉桂、制附子、牛膝、车前子）以温补脾肾，化气利水。

【针灸】[57]

治法：调理膀胱，行气通闭。

主穴：中极、膀胱俞、委阳、三阴交、阴陵泉。

配穴：膀胱湿热配委中、行间；肝郁气滞配蠡沟、太冲；肺热壅盛配肺俞、尺泽；脾气虚弱配脾俞、足三里；肾气亏虚配肾俞、大钟。

操作：毫针常规刺法。针刺中极时针尖向下，使针感能到达会阴并引起小腹收缩、抽动为佳，不可过深，以免伤及膀胱；脾气虚弱者可温针灸。

【其他疗法】[57,58]

1. 耳针：取穴膀胱、肾、三焦、肺、脾、尿道。每次选3~5穴，毫针刺法或压丸法。

2. 穴位贴敷：将食盐炒黄待冷放入神阙穴填平，再用2根葱白压成0.3cm厚的饼放在食盐上，艾炷置葱饼上施灸，至温热入腹内有尿意为止。

3. 外敷法：①独头蒜头1个，栀子3枚，盐少许，捣烂，摊纸贴脐部，良久可通。②食盐250g，炒热，布包熨脐腹，冷后再炒热敷之。

4. 流水诱导法：使患者听到水声，即可有尿意，而随之排出小便。此法适用于情志失调（神经官能症患者）所引起的术后尿潴留。

【预防与调摄】

围手术期注意进行心理疏导，消除患者紧张情绪，切忌忧思恼怒；对不习惯在床上排尿的患者，病情允许情况下可协助患者离床排尿；术后要保持大便通畅，积极治疗泌尿系统感染；对尿潴留需进行导尿患者，必须严格执行规范操作，当患者能自动排尿时，尽快拔除导尿管。

【临证备要】

术后尿潴留为临床急症，一般内服药缓不济急，可急用导尿、针灸、少腹及会阴部热敷等法，急通小便。中药治疗常可在辨证基础上稍加开宣肺气、升提中气之桔梗、杏仁、紫菀、升麻、柴胡等，为下病上治，提壶揭盖，升清降浊之法。

（于　飞，陈苏宁）

参考文献

［1］何清湖. 中西医结合外科学 ［M］. 北京：中国中医药出版社，2016：181-183.

［2］黄建平. 中医药在围手术期快速康复外科中的作用 ［J］. 上海医药，2017，38（8）：3-6.

［3］张伯礼，吴勉华. 中医内科学 ［M］. 北京：中国中医药出版社，2017：289-295.

［4］高树中，杨骏. 针灸治疗学 ［M］. 北京：中国中医药出版社，2016：58-59.

［5］国家中医药管理局. 郁病（抑郁发作）中医诊疗方案(2017年版) ［EB］. http://yzs.satcm.gov.cn/gongzuodongtai/2018-03-24/2651.

［6］Gioia L, Cabrini L, Gemma M, et al. Sedative effect of acupuncture during cataract surgery：prospective randomized double blind study ［J］. J Cataract Refract Surg, 2006, 32（11）：1951-1954.

［7］张伯礼，吴勉华. 中医内科学 ［M］. 北京：中国中医药出版社，2017：107-111.

[8] 高树中，杨骏. 针灸治疗学［M］. 北京：中国中医药出版社，2016：59-60.

[9] 王富春，李铁. 跟名师学穴位敷贴［M］. 北京：人民军医出版社，2014：39-43.

[10] 张伯礼，吴勉华. 中医内科学［M］. 北京：中国中医药出版社，2017：339-348.

[11] 高树中，杨骏. 针灸治疗学［M］. 北京：中国中医药出版社，2016：43-44，183-184.

[12] 刘清泉. 中医急诊学［M］. 北京：中国中医药出版社，2016：110-113.

[13] 陈孝平，汪建平，赵继宗. 外科学［M］. 北京：人民卫生出版社，2018：91-94.

[14] 李娟，李坚. 大黄用于术前肠道准备临床效果观察［J］. 实用医院临床杂志，2007，4（1）：70-71.

[15] 耿朝义，高梅峨，高学礼，等. 番泻叶在手术前肠道准备中的应用［J］. 中国中西医结合外科杂志，1997，3（4）：282.

[16] 左燕妮，银东智，袁又能，等. 中药芒硝在胃肠外科的术前肠道准备中的作用［J］. 时珍国医国药，2014，25（3）：654-655.

[17] 石蕾，尹一然，陈霞. 三种中药导泻剂在结肠镜检查时肠道清洁效果的评价［J］. 四川中医，2015，33（12）：104-105.

[18] 叶德才，戚坚永. 大黄牡丹汤肠道预洁临床应用研究［J］. 现代中西医结合杂志，2010，9（20）：1973-1974.

[19] 马必生. 围手术期中西医结合研究的内容与进展［J］. 中国医刊，1999，34（4）：39-42.

[20] 国家中医药管理局. 眩晕病（原发性高血压）中医诊疗方案（试行）［EB］. http：//yzs. satcm. gov. cn/gongzuodongtai/2018-03-24/2651.

[21] 张伯礼，吴勉华. 中医内科学［M］. 北京：中国中医药出版社，2017：121-127.

[22] 国家中医药管理局. 喘病（慢性阻塞性肺疾病急性发作）轻症阶段中医诊疗方案［EB］. http：//yzs. satcm. gov. cn/gongzuodongtai/2018-03-24/2651.

[23] 张伯礼，吴勉华. 中医内科学［M］. 北京：中国中医药出版社，2017：75-81.

[24] 马必生. 大力开展围手术期研究是外科系统中西医结合必由之路［J］. 中国中西医结合急救杂志，1999，6（7）：291-294.

[25] 单春艳. 针刺治疗腹部术后疼痛50例［J］. 实用中医药杂志，2004，20（2）：87.

[26] 王晋，杨世忠，陆文博. 针刺辅助麻醉对腹部手术患者术后恢复质量的影响［J］. 新中医，2016，48（12）：107-109.

[27] 陈文婷，傅国强，沈卫东. 针刺镇痛术后疗效的研究进展［J］. 针刺研究，2013，38（1）：83-87.

[28] 丁刘欣，邢群智，孙君军，等. 针刺内麻点对腹部手术后镇痛效果的观察［J］. 世界针灸杂志（英文版），2011，21（4）：37-43.

[29] 常青，常庚申，赵丽艳. 内麻点的发现及其临床应用［J］. 世界针灸杂志（英文版），2015，25（2）：53-57.

[30] Kotani N, Hashimoto H, Sato Y, et al. Preoperative intradermal acupuncture reduces postoperative pain, nausea and vomiting, analgesic requirement, and sympathoadrenal responses［J］. Anesthesiology. 2001, 95（2）：349-356.

[31] Wang S M, Kain Z N, White P F. Acupuncture analgesia：II. Clinical considerations［J］. Anesth Analg, 2008, 106（2）：611-621.

[32] 许艳花，王秋云，俞振宝，等. 针刺治疗腹部术后伤口疼痛临床观察［J］. 中国针灸，2010，30（11）：904-906.

[33] 王祥瑞，王蓓蕾，孙大金. 针刺在围手术期应用的研究进展［J］. 临床麻醉学杂志，2007，23（9）：784-785.

[34] 王笑然. 危重、急诊手术应用针麻经验［J］. 贵阳中医学院学报，1999，21（2）：34-35.

［35］肖亮，海东，蔡清萍. 腹部针麻手术穴位选择和药物配伍研究进展 ［J］. 上海针灸杂志，2006，25（3）：48-50.

［36］张伯礼，吴勉华. 中医内科学 ［M］. 北京：中国中医药出版社，2017：183-188.

［37］国家中医药管理局. 呃逆病（呃逆）中医诊疗方案 ［EB］. http：//yzs. Satcm. gov. cn / gongzuodongtai/2018-03-24/2651.

［38］高树中，杨骏. 针灸治疗学 ［M］. 北京：中国中医药出版社，2016：72-73.

［39］张伯礼，吴勉华. 中医内科学 ［M］. 北京：中国中医药出版社，2017：170-176.

［40］高树中，杨骏. 针灸治疗学 ［M］. 北京：中国中医药出版社，2016：70-71.

［41］秦新裕，刘凤林. 术后胃瘫综合征的发病机制和治疗 ［J］. 诊断学理论与实践，2006，5（1）：13-15.

［42］杨国旺，郭佼，郑朝旭，等. 针药并用外治法治疗消化道肿瘤术后胃瘫的疗效观察 ［J］. 中国肿瘤临床与康复，2017，24（5）：513.

［43］张伯礼，吴勉华. 中医内科学 ［M］. 北京：中国中医药出版社，2017：182-183.

［44］齐炳. 浅谈胃瘫的病机证治 ［J］. 光明中医，2009，24（2）：324-325.

［45］张银清，蔡喆，张转喜，等. 针刺"胃三针"联合通腑汤治疗脑卒中后胃瘫疗效观察 ［J］. 齐齐哈尔医学院学报，2016，37（24）：3031-3032.

［46］蔡元训，张小风，屠德敬，等. 中西医结合治疗腹部术后胃瘫 ［J］. 实用中西医结合临床，2006，6（3）：25-26.

［47］李妮娇，庞连晶，符思. 术后胃瘫综合征的中医药治疗进展 ［J］. 中国医药指南，2013，11（15）：85-87.

［48］郭星. 四君子汤加味治疗胃癌直肠癌术后胃瘫的疗效观察 ［J］. 中国医药指南，2018，16（3）：185-186.

［49］佟宛云，阿依古丽，庞瑞. 复方大承气汤保留灌肠治疗胃大部切除术后胃瘫35例 ［J］. 陕西中医，2014，35（9）：1133-1134.

［50］刘素琴. 捏脊与按摩促进腹部术后胃瘫患者康复效果观察 ［J］. 现代生物医学进展，2006，6（7）：49-50.

［51］肖明，陈盼敏，肖勋文. 腹部外科术后便秘综合治疗的 Meta 分析 ［J］. 实用中西医结合临床，2015，15（5）：63-67.

［52］张伯礼，吴勉华. 中医内科学 ［M］. 北京：中国中医药出版社，2017：207-213.

［53］高树中，杨骏. 针灸治疗学 ［M］. 北京：中国中医药出版社，2016：77-78.

［54］王富春，李铁. 跟名师学穴位敷贴 ［M］. 北京：人民军医出版社，2014：70-73.

［55］国家中医药管理局. 肠结病（不完全性肠梗阻）中医诊疗方案（2017 年版）［EB］. http：//yzs. satcm. gov. cn/gongzuodongtai/2018-03-24/2651.

［56］刘清泉. 中医急诊学 ［M］. 北京：中国中医药出版社，2016：184-187.

［57］张伯礼，吴勉华. 中医内科学 ［M］. 北京：中国中医药出版社，2017：269-276.

［58］高树中，杨骏. 针灸治疗学 ［M］. 北京：中国中医药出版社，2016：84-85.